Cognitive Therapy Techniques:

A Practitioner's Guide (Second Edition)

认知治疗技术
——从业者指南
（原著第二版）

［美］罗伯特·L. 莱希（Robert L. Leahy）　著

宋一辰　译

中国轻工业出版社

图书在版编目（CIP）数据

认知治疗技术：从业者指南／（美）罗伯特·L.
莱希（Robert L. Leahy）著；宋一辰译. —北京：中国
轻工业出版社，2022.2（2024.5重印）
ISBN 978-7-5184-3537-1

Ⅰ. ①认… Ⅱ. ①罗… ②宋… Ⅲ. ①认知–
精神疗法 Ⅳ. ①R749.055

中国版本图书馆CIP数据核字（2021）第111434号

版权声明

Copyright © 2017 The Guilford Press
A Division of Guilford Publications, Inc.
Published by arrangement with The Guilford Press

责任编辑：刘　雅　朱胜寒　　　责任终审：张乃東
策划编辑：戴　婕　　　　　责任校对：刘志颖　　　责任监印：吴维斌

出版发行：中国轻工业出版社（北京鲁谷东街5号，邮编：100040）
印　　刷：三河市鑫金马印装有限公司
经　　销：各地新华书店
版　　次：2024年5月第1版第2次印刷
开　　本：850×1092　1/16　印张：34.75
字　　数：370千字
书　　号：ISBN 978-7-5184-3537-1　　定价：128.00元
读者热线：010-65181109
发行电话：010-85119832　　010-85119912
网　　址：http://www.chlip.com.cn　http://www.wqedu.com
电子信箱：1012305542@qq.com
版权所有　侵权必究
如发现图书残缺请拨打读者热线联系调换
240542Y2C102ZYW

译者序

　　许多有经验的咨询师轻技术而重个人成长。在进行心理咨询时，他们会通过强大而稳定的自我人格，与来访者形成抱持的咨访关系，对来访者进行疗愈。可这样的过程需要在工作和学习中慢慢积累，新手咨询师在面对当下紧迫的问题时仍然感到无所适从。这种矛盾常常体现在督导中，新手咨询师拿出一个卡在一半的案例，问应该怎么办。督导师却很少直接给出具体方法，而是引导新手咨询师回顾和觉察，让他们自己体会出最适合的方法。当然，根据不同流派的理念，督导的方式有所不同。但似乎普遍的观点认为，技术并不是解决咨询困境的核心。

　　不过，就像武侠小说里讲到的练武，内功修为固然重要，一招一式的学习也必不可少。心理咨询是一门科学，许多咨询技术的有效性已被研究印证。尤其是认知疗法，本身就是以拥有大量标准化的技术而著称。对于新手咨询师来说，学习技术，是入门的重要一步，这会让他们在咨询过程中更自信。即便是成熟的咨询师，通过不断学习、尝试和合理使用新技术，也能在咨询中达到事半功倍的效果。

　　认知治疗是国际上应用最广泛的心理疗法之一，相比于精神分析等流派，其特点是结构化、见效快，尤其适用于行为矫正和情绪管理。本书就是一部认知治疗技术的工具书。作者 Leahy 博士是一名临床经验丰富又博采众家之长的认知治疗师，他在书中分门别类地记录了认知治疗过程中所涉及的各种技术，还吸纳了其他疗法中的相关技术。本书的结构非常清晰，如同字典。每一项技术都先介绍理念，再描述使用方法，接着通过一段对话进行咨询实例展示，之后还会提出可能遇到的问题或者进行扩展。最终，每个技术都呈现为一张表格，附在章节最后，读者可以直接拿去使用。在第十三章到第十五章，作者还完整呈现了三个咨询案例，读者可以直观看到咨询师是如何综合运用认知治疗技术进行心理治疗的，仿佛亲临了三例高质量的长程临床观察。本书既有理论又有实操，可以说是一本手把手的教学实践手册了。

　　当然，需要警觉的是，正如前面所说，技术从来不是心理治疗的核心，我们要防止掉进技术的迷窟里。技术只是工具，是为人所用、服务于来访者的。技术不是咨询进展不顺利时的救命稻草，也不是咨询师回避焦虑的挡箭牌。一遇到障碍就想学习更多的技术，这种思维可能会同时伤害咨询师和来访者。心理咨询，说到底还是人与人之间的工作。咨询师的自我成长与人格完善永远是需要毕生修习的内功。

　　另外，正如前面反复强调的，本书是一本字典型的工具书，不能代替教材。想要系统学习认知疗法，还需要单独选配教材，参加培训和督导。也正因为如同字典，它的意义便在于被查阅，而非全文背诵。读者不必贪多求全，样样技术都要掌握。再有，对于非心理咨询专业的普通读者而言，本书太过繁杂，且需要一定的理论基础，并不适合自助。如有自助需求，可以阅读我参与翻译的另一本由中国轻工业出版社"万千心理"引进出版的认知疗法系列书籍——《理智胜过情感》。相比之下，那本书更加简洁明了，浅显易懂，容易上手。当然，在有条件的情况下，寻求专业的心理咨询是更好的选择。

对我个人而言，这本书颇有意义。在翻译期间，我从一名国内高校的专职心理咨询师，转变为国外临床心理学的博士生，这本书见证了我职业和生活重大转变的全过程。翻译的过程也是学习的过程，我获益匪浅，乐在其中。对心理咨询领域的未来，我充满期待；对自己，我同样也充满期待。希望这本书可以为国内同行在认知疗法的学习道路上提供帮助和启发，也希望我可以通过这本书和同行们有更多交流。

本书的翻译得以顺利完成，离不开"万千心理"的信任和戴婕编辑的支持。本书涉及的名词及概念尽量参照学界通用译法。但限于水平，纰漏在所难免，望读者谅解。另外，我的好友胡斌协助进行了全书表格的整理。我的学生沈亦夫、谭相宜参与了部分章节的校译。我的好友丁嘉恒提供了文字方面的反馈与润色。感谢他们对我翻译工作的热心帮助，也感谢他们给予我初到异乡时的远程陪伴。祝他们学业有成，生活顺遂。

宋一辰

2021 年 10 月于维也纳

作者简介

　　Robert L. Leahy 博士是位于纽约的美国认知治疗研究所主任，同时也是康奈尔大学医学院精神病学系的临床心理学教授，研究方向是情绪调节的个体差异。Leahy 博士现任《国际认知治疗期刊》（*International Journal of Cognitive Therapy*）副主编，他曾是认知行为治疗协会、国际认知心理治疗协会、认知治疗学会前主席。他在 2014 年获得了由认知治疗学会颁发的"艾伦·T. 贝克奖"。Leahy 博士出版了大量著作，包括独立写作的《克服认知治疗中的阻力》（*Overcoming Resistence in Cognitive Therapy*），以及与他人合著的《神经性贪食症和暴食症的治疗计划及干预》（*Treatment Plans and Interventions for Bulimia and Binge-Eating Disorders*）、《抑郁和焦虑障碍的治疗计划与干预方案》（*Treatment Plans and Interventions for Depression and Anxiety Disorders*, Second Edition）、《心理治疗中的情绪调节》（*Emotion Regulation in Psychotherapy*）等书。

前　言

《认知治疗技术》第一版为治疗师提供了大量的认知行为技术，可以帮助临床工作者扩展心理干预方法。在我最初考虑这本书到底需要涉及哪些内容时，我假想，如果我要开始学习认知行为治疗（cognitive-behavioral therapy, CBT），或者重新开始已经中断了若干年的临床实践，那么我想从这本书中获得什么。许多人都曾发现，自己会"卡"在少数几种技术当中，或者说只熟悉某几种技术，比如，有人可能会发现自己使用的技术包括识别自动化思维、检验思维的成本收益、寻找证据、构建替代性思维等，从某种程度上讲，这没什么问题。有人可能会想，"我要使用一些行为激活技术"，这些技术也很好用。或者正念——这同样有效。可是就我所学而言，来访者的问题、需要改变的信念、他们用来拒绝变化的理由，以及他们在前进的道路上会遇到的障碍都是多种多样的。所以，作为一名临床工作者，我基于自己在工作中遇到的种种困难写作此书，如果你也和我一样，希望在已经熟悉的技术中前进一步，尝试其他可能的做法，那么这本书可能会对你有所帮助。

我很幸运，能在纽约市的美国认知治疗研究所拥有一群出色而有创意的同事。我不希望我的同事只是一味地复制我的工作模式，我鼓励他们以自己最喜爱的方式努力工作，他们可以采用多种心理治疗技术，无论是认知治疗、行为疗法、接纳承诺疗法、辩证行为疗法、正念疗法，等等，只要他们觉得有用、好用，就都可以使用。这样的经历也极大地丰富了我的知识，我从他们身上学到了很多。因此，这本书中所述的认知治疗技术，实际上整合了更广泛的技术和方法。当然，我也从来访者身上学到了很多，感谢他们在治疗过程中对我的信任；感谢他们告诉我，当一个人抑郁、焦虑的时候会有什么样的思维和感受；他们甚至能自己创造出有疗愈作用的方法。我和许多来访者共同工作，他们的所思所想常常给我启示，让我觉得："天啊，也许我应该试试这个呢！"

在这本书里，我把干预技术做了分类汇总，前面部分是传统的认知技术，包括识别和评估思维与假设。第二章至第五章分别为"引出思维""评估和检验思维""评估假设和规则""检查信息加工和逻辑错误"，介绍的技术主要用于处理有偏或无益的思维。第六章"修正决策"，用于检查在决策过程中引发困难或问题的典型假设和偏见或启示。决策领域是我近年来主要感兴趣的研究主题之一，在这一章中，我介绍了沉没成本、风险厌恶、基于有限信息的决策、过分关注短期效果等决策研究中的概念。许多焦虑或抑郁的来访者都是在决策过程中出现问题，总是陷入相同的困境难以改变。第七章"应对和评估侵入性思维"，主要使用了 Adrian Wells 的元认知模型，该模型是心理学研究中近十年来的重大创新之一。侵入性思维常引发一些不良的思维倾向，比如过分强调思维的内容；把思维理解为和个人是密切相关的；觉得如果不把糟糕的思维彻底除掉，就会失去控制，等等。我希望这一章能为治疗师提供一些有用的新方法。

熟悉我作品的人肯定知道，我一定会在我的书中加入"修正焦虑和思维反刍"（第八章）的章节，这一章的许多技术都可以同处理侵入性思维的技术联合使用。这些技术可用于帮助患创伤后应激障碍和其他障碍的来访者摆脱焦虑、思维反刍和侵入性思维的困扰。第九章"全面看待事物"，我提供了多种技术，有助于支持来访者减少面对事件时的过度反应倾向，让他们学会接纳生活中难以避免的困难。第十章"识别和修正图式"，介绍了多种技术用以识别长期影响个体的图式问题，正是这些图式导致了个体的人格问题或人格特质。如果治疗师发现来访者反复在亲密关系、自我认同、工作中遭遇同一类型的问题，那么长期的认知行为治疗将对他们大有裨益。第十一章"情绪调节技术"，介绍了我、我的同事以及其他许多心理治疗师的工作成果，他们用了多种方法帮助来访者处理情绪问题。的确，对于一些来访者来说，他们需要先处理情绪问题，才能进一步使用本书介绍的其他方法。

第十二章比较简短，提供了一些例子来展示如何处理本书前面提到的各种认知扭曲。之后的三个短章节中，我通过一些常见的问题展示了认知治疗技术的具体应用，例如"修正对认可的需求"（第十三章）、"挑战自我批评"（第十四章）、"处理愤怒"（第十五章）。认知治疗技术覆盖的心理问题不止这些，我希望这几个样例能够为治疗师提供参考，将各种认知治疗技术应用到其他常见或不常见的心理问题中。

我希望治疗师能够整合更多的技术和策略，克服不可避免的治疗困境，向来访者提供新技巧使他们在处理面临的问题时可以使用。要知道，任何一个技术都不是万能的，世上也没有完美的模型。我们生活的世界就是有局限的，而获得更多的技能让我们可以走出困境，改变真正重要的事情。这也是我们都应该拥抱的灵活性的一部分。

致　谢

在这本书的写作过程中，我深深地感受到了这些年来自各方的帮助和鼓励。首先，我要感谢编辑 Jim Nageotte，从我与 Guilford 出版社合作第一本书开始，他就一直与我共同工作。另外，Guilford 出版社的 Jane Keislar、Jeannie Tang 以及文字编辑 Margaret Ryan 也为本书的出版做出了巨大贡献。

本书得以成形是基于前人宝贵的研究成果。首先要感谢的是认知治疗的创始人艾伦·贝克。接下来我要感谢一系列对我的工作产生重要影响的人，他们是：Jill Abramson、Lauren Alloy、Arnoud Arntz、David Barlow、Judith Beck、David Burns、David A. Clark、David M. Clark、Frank Dattilio、Keith Dobson、Michel Dugas、Edna Foa、Paul Gilbert、Allison Harvey、Steve Hayes、Stefan Hofmann、Emily Holmes、Sheri Johnson、Marsha M. Linehan、Doug Mennin、Cory Newman、Christine Purdon、Stanley J. Rachman、John Riskind、Paul Salkovskis、Debbie Sookman、John Teasdale、Dennis Tirch、Adrian Wells、Mark Williams、Jeffrey Young 和 Zindel V. Segal。我还要感谢美国认知治疗研究所的同事，他们了解我这些年关于认知治疗和出版文稿的全部过程。我要感谢 Melissa Horowitz、Laura Oliff、Susan Paula、Mia Sage、Scott Woodruff、Maren Westphal 和 Peggilee Wupperman。我还要特别感谢我的编辑助理 Sindhu Shivaji，在研究和出版过程中，她孜孜不倦地做出了远超常人的努力。我还要感谢我的同事兼好友 Philip Tata，他来自英国行为与认知心理治疗协会，在这些年的工作中，他给予了我出色的指导和支持。

当然，我还要感谢我的挚爱——我体贴又聪慧的妻子 Helen，她用幽默和爱一直支持着我。没有她，这本书是不可能完成的。

目　录

第一部分　开始认知治疗

第二部分　技术

PART
ONE

BEGINNING
COGNITIVE THERAPY

第一部分
开始认知治疗

《认知治疗技术》(*Cognitive Therapy Techniques*)第二版为临床工作者提供了大量认知行为技术，用以处理抑郁、焦虑、愤怒、人际关系等问题。本书主要围绕认知治疗的内容、功能及思维方式展开讨论，但并不局限于此，我还介绍了一些反映了其他疗法或视角的贡献的技术作为扩展补充，包括元认知（metacognitive）、接纳（acceptance）、辩证行为疗法（dialectical behavioral therapy, DBT）、行为激活（behavior activation）以及慈悲聚焦疗法（compassion-focused therapy）。

相比于贝克（Beck）、艾利斯（Ellis）最早构建的认知模型，如今的认知模型有了更多扩展。早期模型强调思维的具体内容，比如扭曲的自动化思维、潜在假设、核心图式或信念等，这是大家非常熟悉的经典思维分类。认知模型强调图式的作用，探讨图式如何影响注意和记忆，如何令有问题的信念长期存在。通过认知模型，我们可以看到证实偏差（confirmation bias）和图式加工过程对个体的影响，对于抑郁的人来说，消极思维是如此强大，即便生活中有大量的积极信息，仍然难以反驳他们根深蒂固的消极思维。

现在的认知模型保留了认知架构（cognitive architecture），并扩展了它对人格障碍的解释。人格障碍是关于自我和他人的持久图式，以及补偿、回避或维持图式的风格。认知架构还将人类的各种反应模式统一成了有机的整体，包括认知、动机行为、人际功能、与自我概念一致的情绪反应（如愤怒、躁狂、抑郁）等（Beck & Haigh, 2014）。认知架构是一个上位概念，它体现的是多种成分的有机组合。认知架构既可以解释个体现有的问题，也可以扩展至未来生活的新方面。

认知模型为心理咨询做出了突出贡献，当然，我们不应忽略其他同样优秀的咨询流派，它们也为心理咨询师提供了丰富的咨询理念、策略和技术。具体来说，本书第二版中提及的重要疗法包括 Wells（2007, 2008, 2011）的元认知治疗；Martell、Dimidjian 和 Herman-Dunn（2010）的行为激活模型；Hayes、Strosahl 和 Wilson（2003）的接纳承诺疗法（acceptance and commitment therapy, ACT）；Linehan（2015）的辩证行为疗法；Gilbert（2009）的慈悲聚焦疗法；等等。另外，本书还引用了决策（Kahneman, 2011）、正念（Teasdale et al., 2012）研究中的相关理念，以及我本人所做的关于情绪图式的研究内容（Leahy, 2015）。

本书开头的几个章节将从认知模型的角度说明，抑郁、焦虑、愤怒等问题情绪的发生、发展及恶化是由思维偏差造成的。具体说来，发生偏差的核心原因就是图式的作用，个体原有的概念会让他总是以固定的模式来组织和加工信息。图式并不是个新鲜概念，在巴特利特（Bartlett）和皮亚杰（Piaget）时代，心理学就有了图式的概念。20世纪70年代，认知科学和社会认知心理学家在研究选择注意、记忆、信息解释等领域时，强调了图式在其中所起的重要作用。因此，认知模型的建立也可以说有信息加工革命思潮的部分功劳。尽管贝克和杨（Young）的图式模型均强调图式在童年时期的形成，但近年的图式加工研究表明，人生的各个时期都可以形成新的图式，并且图式一旦形成，就可以立刻在外部反映出来（Bargh & Morsella, 2008; Andersen, Saribay, & Przybylinski, 2012; Fiske & Macrae, 2012）。图式的形成和作用过程是无意识的，不过按照认知模型的思路，我们可以通过多种技术手段将其识别出来。因此，认知模型的目标之一就是将内隐信息外显化。

认知治疗强调对来访者的心理教育，治疗师要根据来访者的基本假设帮助他们找到切实可行的治疗方法。所以，在第一次会谈时，咨询师要向来访者说明，咨询过程将重点关注来访者当前觉察到的思维和行为，来访者可以从不同的角度看待事物，对于同一件事可以有不同的做法，两次咨询之间可能会有家庭作业，这可以帮助他们巩固咨询效果。另外，认知治疗中也常常涉及书面材料的阅读，治疗师会给来访者提供针对特定问题的表格，还可能推荐一些书籍，帮助来访者更详细地了解某些操作过程。

认知治疗认为，通过事实来检验来访者构建的心理世界是非常重要的。因此，认知治疗师会通过询问和做行为实验，帮助来访者发现他们惯常的思维模式，验证他们自以为真实的事实，正是这些潜藏着的不良思维模式，导致来访者出现种种问题。比如，抑郁的人会对自我、生活和未来产生全面性的消极想法，反正做什么都有可能失败，因而他不愿意尝试新的行为，进而陷入更大的低落和自责情绪之中。认知治疗的目的就是让来访者明白，是他们的思维改变了生活形态，进而让他们越来越消极，认知治疗要帮助来访者学会从根本上质疑这些不正确的思维方式。治疗师会鼓励来访者批判性地看待任何让他们感到不适的思维，思维会对人产生影响，因此需要对思维进行评估，看看这些思维到底有没有用，到底符不符合客观实际。简单来说，就是要用实证的方法检验现实："这样想会怎么样？""换一个角度想会怎么样？""我们用事实来检验一下你的想法吧。"

再有，认知治疗师还会关注根植在抑郁或焦虑个体内心深处最核心的概念，检验这些概念的意义，或者意义的缺乏。这类概念往往没有事实依据，比如"无价值的人""失败者"等。我在长期工作中发现，如果能够让来访者学会不要给自己贴上固定特质的一般性标签（比如，"我是个失败者"），而是用更具体的行为来描述自己（比如，"这一次，在这项任务上，我没有达到自己的目标"），这将给他们带来巨大的帮助。通过对行为、情境和时间的具体化和限定性描述，治疗师和来访者将树立起这样的观念：随着情境、信念、动机、行为的变化，我的表现也会有所不同。这种更具体、敏感的视角将帮助来访者由僵化变灵活，这样他们才能接受用实验方法来检验消极思维是否属实——这时候，我可以说："我们来尝试一种不同的方法吧，看看会怎么样。"要知道，行为是可变的，但特质会给我们一种不变的错觉，于是我们才产生了悲观的信念，陷入了永远也改变不了的无望之中。

在认知模型里，"现实"是一个开放系统。因此，认知模型的理念是，身处其中的观察者（包括治疗师和来访者）永远无法获知全部事实。也就是说，没有任何一种方法能够检验所有信息。生活就是这样，大多数决策都是基于有限的信息，在不确定的条件下即时做出的。开放系统的观点是对决策过程的重要认识，我将在第六章详细阐述。我们对现实世界的认识，更多的是一种可能性，而非确定性。因为几乎所有的预测都是根据片面的信息做出的。能够认识到推论思维总是不完整的、不确定的、或然的，这是认知治疗师必备的基本视角。因此，当来访者试图寻求确定性时——"对，但我可能就是正巧赶上空难的那个倒霉蛋！"认知治疗师需要意识到，任何可能性都是存在的，不能将其忽略。而来访者寻求确定性的真正问题在于："对于你来说，接受不确定性为何如此困难？"这个问题给了来访者新的视角，让他们开始了解自己的需求，即他们需要确定地做出预测。通过检验这样的需求，来访者将会发现，他们的"确定性"观念源于对绝对控制感的渴求，对他们来讲，失去了绝对控制感，灾难就会降临。你会发现，这些"思想者"们殚精竭虑，试图穷尽所有的可能性，并找出所有的应对措施，就是为了获得确定感，因此，对于他们的过度焦虑和思维反刍来说，不确定性训练是一剂良药。来访者需要认识到，我们是在一个不确定的世界中做决策的，在不确定的世界中，没有什么是确定的。生活就是在有限的信息和有限的掌控中不断前行的。

认知治疗并不提供积极思考的力量。治疗师并不是为人鼓舞士气的啦啦队队长。治疗师会要求来访者为他们的信念寻找正反两方面的证据，思考从多角度看待问题的现实效果。来访者要明白，利用单一证据检验某个信念而得到的结论不可靠，因为他们总会不断地接触到新信息。现实生活是一个流动系统。这种流动视角会让来访者明白，信念是可以修正的，行为是可以调整的，他们可以做出新的决定，采取新的策略。因此，寻求问题解决的过程是机动的动态过程，伴随着思维、行为、结果等多种因素的反馈作用。如果说你想从认识论层面为无助感和无望感寻求解脱，没有什么比这种全新的世界观更有效了，这是一个机动的、开放的、动态的系统，包含思维、行为、策略等多个层面。凡事总存在其他的可能性，总可以从不同的角度看待问题，总会有新的事情值得尝试。

认知治疗需要用到行为技术，比如活动计划（activity scheduling）、暴露练习、自我奖励、构建奖励清单、坚决主张练习（practicing assertiveness），等等。评估行为技术分为以下几个步骤：首先做出初始预测（"如果我们做这个暴露练习，你觉得会怎么样？你觉得你的焦虑会持续多久？有多强？如果你感受到焦虑，你会做不了什么？"），然后收集证据（"实际发生了什么？"），最后将收集到的证据和初始预测做比较。行为技术的一个重要内容就是修正信念，这样就能改变来访者对未来的预测，并有勇气调整自己的行为。行为可以影响认知，认知反过来又会影响人们采取行为的意愿，以及他们从行为实验中学到了什么。行为实验不仅能扩展来访者的行动范围，还能修正长期以来影响他们的不良信念。比如，来访者可能觉得，被人拒绝是很可怕的，治疗师就可以邀请来访者一起来检验这种信念。你可以使用坚决主张练习技术来设计行为实验，来访者将在这一过程中体验到，被拒绝没什么大不了的，生活不会因此发生任何改变。信念和行为紧密相连，一旦治疗师能帮助来访者树立新的信念，来访者就可能改变行为。行为实验还可以用于治疗惊恐障碍。治疗师鼓励来访者唤起恐惧体验，并用满灌疗法诱发来访者的恐惧思维，使其暴露在恐惧当中，然后看看会发生什么。注意一个要点，行为实验结束后一定要讨论其中的收获。行为后面一定要跟着反馈。

传统认知模型强调思维的内容（例如，"我是个失败者"），而较近的认知行为治疗则认为，来访者对思维所做的回应更为重要。在本书中，我提供了来自正念、元认知治疗、接纳模型和整合认知模型的技术，整合认知模型帮助来访者认识到，他们对侵入性思维的反应通常是思维反刍和焦虑。来访者总是被思维劫持，把不良思维的发生看作不可接受的心理体验。治疗师可以用上面提到的方法处理如下的问题：把思维解释为危险的、与个人有关的、失控的；想要获得与思维保持距离的能力；想要把思维当作背景噪音，即便有侵入性思维，仍然可以做其他事情；把思维暂时放置到其他心理过程当中。本书中的许多技术都可以帮助治疗师解决这些问题。

心理治疗常常是不舒适的。可以这样说，不舒适感是心理治疗的重要组成部分，无论是采用接纳承诺疗法、正念、行为疗法、辩证行为疗法，还是情绪图式疗法，皆是如此。我们会谈论到不愉快的话题，会唤起悲伤或焦虑的记忆，尝试新行为常常让人感到难受。不适感让人难受，但也不可避免，如果想要追求有价值的改变，那么不适感其实是非常有用的经验。来访者将发现，如果他们追求的新行为是有价值的，那么他们完全可以为之忍受暂时的不适。在本书中，我总结了多种情绪调节方法，帮助人们承受不舒服的感受。例如，情绪图式疗法可以让来访者识别和修正关于情绪的不良信念，让他们知道情绪不会一直存在，即便不去压抑和控制，情绪的强度也不会一直上升。如果一直抱持着不正确的信念，那么他们会产生更多的回避和消极行为。你可以这样提问："你关于情绪的信念真的对吗？"治疗师可以采用多种方法来调整来访者的情绪信念，这不仅能促成来访者的行为改变，还能从更深的层面让来访者感受到心理治疗的意义所在。如果不想让心理治疗仅仅流于表面，那么就必须要承担一定的不适感，甚至是痛苦。

使用认知治疗技术也需要进行个案概念化。个案概念化没有统一的标准，不同流派的治疗师针对相同问题会有不同的处理方式。认知治疗师比较强调认知层面的作用——自动化思维、潜在假设、关于自我和他人的图式、针对图式的应对策略、童年习得的经验、重要生活事件（现在的和过去的）以及应对策略造成的后果，等等。我发现，在治疗过程中，个案概念化的过程是不断发展变化的，治疗师会越来越多地发现来访者的不良认知策略（思维反刍、焦虑），行为回避趋势，惯性，功能失调的决策过程，不能合理地选择伴侣和朋友，以及其他各种长期反复出现的问题模式。治疗师可以定期这样提问，来更深地挖掘治疗的意义："这件事和我们目前已经讨论过的议题有什么关联吗？"认知治疗技术可以帮助来访者克服障碍、改变思维，但发展个案概念化可以在更大的图景下让来访者认识自我，指导今后的行为，来访者不但可以知道让他们反复陷入同样困境的源头是什么，还可以知道哪些思维、行为或选择会让他们的问题更加严重。总之，心理治疗的目的绝不是仅仅让人感觉好一点，而是应该帮助来访者学会有效的方法应对未来的问题。因此，综合地使用技术和概念化将产生强有力的治疗效果。

认知治疗师可能会发现，仅仅依靠理性分析和描述思维过程，不能让来访者发生有效的改变，还必须综合使用能够唤起情绪、激发动力或引发情感体验的技术。来访者在学会新的理性应答或思维模式之后，必须能够在情感层面上使用新的技能来面对现实。认知治疗师可以采用行为实验的方式帮助来访者把思维转化成行为，并用于实践。

有些人批评认知治疗过于简单理性，更多的是语言练习而非情绪练习。这里我专门加进了一个关于体验性技术的章节，介绍了包括情绪焦点疗法在内的一些模型，以及我自己在情绪处理方面的工作。认知治疗技术一定要和共情、验证、动机访谈等方式结合起来——这种治疗风格能帮助来访者在认识到，认知干预也关乎情绪。其实有的时候我也在想，认知治疗技术确确实实显著改变了来访者的焦虑、抑郁水平，那些批评者们将如何解释这些疗效呢？毕竟，如果认知治疗让人们不再抑郁和焦虑，那不正是改变了消极情绪吗？这不正是最重要的情绪处理方式吗？

许多认知治疗师都有自己最喜欢的技术。有些人特别喜欢做活动计划、检查证据、每日记录功能失调思维，等等。有些人则更多地使用理性角色扮演、双重标准、检验假设，等等。只使用有限的技术可能会有一些问题，因为针对不同来访者的不同议题，并没有一个放之四海而皆准的技术。有些来访者对认知重构的反应很好，有些喜欢行为激活，有些偏好元认知技术，有些则对接纳做得很好。治疗师不应局限在某一流派之中。毕竟，来访者来求助是为了得到最有效的治疗，就跟药物治疗一样，世上没有万能药。要让治疗方案贴近来访者，而不是要求来访者贴近治疗方案。

我回忆起多年前的一名受训学员问过我："你怎么知道什么时候要提什么问题？"我想，他想问的可能是，你怎么知道什么时候要使用什么技术。刚开始我觉得这不是个好问题，其实可能是因为我不知道怎么回答。不过后来我发现，这是个非常好的问题（我真遗憾自己没有提出这个问题）。现在这么多年过去了，我已经掌握了很多技术，但我还是没法回答这个问题。许多读者可能会发现，他们可能从未使用过（甚至闻所未闻）本书写到的某些技术。但是很有可能，读者将发现这本技术概述将是一个很有效的记忆恢复器，一些东西将在记忆中慢慢地流动，并帮助他们再认某些技术，比如，原本他们对于正在工作的来访者可能只常用 5 个技术，但是读完这本书后，一下子扩展为 50 个技术。我建议治疗师可以定期参考回顾本书，特别是在为下一个治疗做准备时，可以看看能用什么技术。当然，本书也可以帮助治疗师扫清咨询道路上的障碍。如果你能常常问自己："我还可以做什么？"那就是改变的开始。

本书提供的技术几乎可以覆盖各种类型的心理问题，即它是跨诊断的。例如，精神分裂症和广泛性焦虑障碍当然是不同的疾病，但它们都涉及侵入性思维和不良策略与解释，故而都可以进行修正。

本书并不是学习认知行为治疗的分步指南，但是治疗师有责任帮助来访者明白认知治疗的基本原理。对认知治疗的理解是一个不断累积的过程，治疗师要让来访者明白，人的思维感受同客观事实可能不同，治疗目标是发现和改变一个人对生活一以贯之的消极思维模式。许多来访者在寻求心理治疗之初都抱有一些不太合理的观念，比如，心理治疗就是追溯历史和强调过去的经验，或者心理问题都是有生理基础的，靠吃药就可以解决。当然，这些观点在某种程度上讲也不能说全错，但认知行为治疗确实是一个行为导向的、关注当下问题的、需要自助的、需要来访者和治疗师共同合作的心理疗法。

例如，我曾遇到一名有自杀史的来访者，她最近仍有严肃的自杀计划，在与她的第一次会谈中，我问她希望从治疗中获得什么。她说："我想知道我为什么这么消极。"

我回答说："理解自己确实有意思，有时候也是有用的。但是心理治疗的目的是为了改变。所以，我更感兴趣的是，你希望改变什么。你的思维、行为、悲观、人际关系、思维反刍和绝望，都是可以尝试去改变的东西。理解自己，确实可以提供一些理论支持，但是如果关注改变，就可以获得更多东西。"

第二次会谈的时候她说："我已经接受心理治疗好几年了，这是我第一次从这个角度思考问题：'我想改变什么？'"

认知行为治疗的核心理念是识别有问题的思维和应对方式，构建可行的替代方法。认知治疗是关于改变的疗法。所以，如果考虑第一个可以用于治疗的技术，那就是提问"你想要改变什么？"当我介绍这个提问方法的时候，我会叫它"魔杖技术（magic wand technique）"："假设有一根魔杖（虽然我并没有），只要挥动它，就能让你发生改变。那么你觉得，必须改变什么才会让你感觉好转呢？"强调改变，可以让来访者去寻找可替代的行为和思维方式，这才是应对无助感和无望感的良药。

本书的前四章——"引出思维""评估和检验思维""评估假设和规则""检查信息加工和逻辑错误"，介绍了认知治疗技术的概况和基本技术。这几个章节需要按次序阅读。第二章介绍的技术可以帮助来访者理解人的思维、感受和现实是不同的，并意识到自动化思维有可能会决定他们的情绪和行为。思维描述的东西可能与事实一致，也可能不一致。这些关于事实的、或真或假的解释会导致特定的感受。治疗的目的之一是评估思维和现实的对应关系。第三章的技术主要用于评估和检验思维与现实是否不同，并找出更灵活的、更具适应性的思维方法。第四章主要讲条件规则（"应该"陈述、"如果……就……"陈述、"必须"规则），条件规则导致了错误的推论，产生不良的应对方式，并使得消极图式长期持续。第五章检验了导致证实偏差和消极信念长期持续的典型信息加工过程和常见的逻辑错误。有效的认知治疗应该能够让来访者学会识别并修正这些错误。第六章"修正决策"，主要讲了关于不良决策的问题，并向治疗师提供了相关的概念、策略和技术来提升决策过程。许多人的抑郁或焦虑与决策过程有关，他们可能做不出良好的决策，也可能总是在反复琢磨和拖延，无法承担决策中产生的合理风险。毕竟，改变也是一种决策。在第七章中，我主要总结了一系列关于体验、评估和处理侵入性思维的模型。治疗师可以使用元认知、接纳、正念等方式清除咨询路上的障碍。第八章主要介绍了一系列关于如何处理焦虑（或思维反刍）的技术。和第七章一样，这一章节也涉及了广泛的理论模型，比如认知模型、情绪回避模型、不确定训练、元认知模型、接纳，等等。我在处理焦虑问题上的多年观察发现，掌握的技术越多越好，因为不同的焦虑来访者对不同的技术有不同的反应，同样的技术，对有的人有用，对有的人没用。咨询师需要不断地尝试，针对某个来访者，哪个技术效果好，哪个效果一般。在第九章里，我把一个常见问题放在焦虑、抑郁、愤怒中进行了阐述，也就是全面看待事物。理性这个词源自希腊词汇 *"ratio"*，它准确地描述了把事物放在宏观背景下看待。第十章讲的是图式治疗取向。我介绍了如何引出和识别图式，如何追踪图式发展的源头，如何识别回避、补偿和保持的图式模式，以及如何对抗顽固和普遍的图式。第十一章介绍了情绪调节技术，主要参考了辩证行为疗法、情绪图式疗法、正念和接纳疗法等治疗方法。治疗师可能会发现，有时候必须先进行情绪调节，因为有些来访者的情绪问题过于严重，必须先做处理，否则没办法进行后续的认知反映、行为激活或暴露，或者因为来访者或他人的安全受到了威胁。

第三部分是具体应用，包括四个章节。第十二章列出了针对各种认知扭曲的具体技术清单。比如，针对读心术、个人化、贴标签等认知扭曲，每个我都列出了 10~15 个技术，并提供了简短的例子。（有些治疗师反对使用"扭曲"一词，但我还是这么使用了，因为我觉得抑郁、焦虑、愤怒情绪，很多就是因为认知扭曲导致的。不过如果你不喜欢，你完全可以将其替换为"偏差""无益""问题"等任何你觉得更好的词汇。）这一章提供了一个大的分类构架，治疗师可以根据自己的经验在每个分类下添加自己觉得更合适的技术。第十三章的例子是关于修正对他人认可的需求。治疗没有一定的路径，但读者可以从案例的逐字稿当中获得一些参考，知晓治疗师在治疗过程中如何说话。第十四章类似，讲的是如何修正自我批评思维。读者可以看到具体的对话，并根据自己的风格在实际治疗中予以调整。

我常常觉得，观摩有经验的治疗师的治疗过程是非常有帮助的。但是，你如何做治疗将反映你自己的风格，你采用什么样的技术也与你自己的人格特质有关。第十五章的案例是一名有愤怒管理困难及面临离婚威胁的来访者。有愤怒问题的许多来访者其求治动机都比较复杂，一方面他们想要改变，另一方面，他们又总是通过责备他人来弱化自己的问题。第十五章的对话展示了如何接近有这样问题的来访者。本书篇幅有限，想要了解更多案例，例如惊恐、社交恐惧、冲动强迫障碍等的治疗，可以参见 Leahy、Holland 和 Mcginn（2012）。关于具体案例的描述，以及如何使用更多认知治疗技术，可以阅读朱迪斯·贝克（Judith Beck，2011）的著作《认知疗法：基础与应用（第二版）》[1]（*Cognitive Behavior Therapy: Basics and Beyond, Second Edition*）。

关于认知治疗的批评也有很多，主要是认为认知治疗太过技术导向，太过结构化。我同意，认知治疗有时候确实比较机械、缺乏情感、比较简单，有时显得有些无聊。这就是为什么我写过反对认知治疗的书，我强调了验证问题、风险回避、受害者角色、图式加工、自我限制和自我一致性（Leahy, 2001b）。我也写到，认知行为治疗应当强调情感因素，以及如何处理情感因素（Leahy, Tirch, & Napolitano, 2011; Leahy, 2015）。还有很多讲述认知行为治疗个案概念化的优秀著作（Persons & Tompkins, 1997; Beck, 2005; Kuyken, Padesky, & Dudley, 2009），读者也可以阅读。认知治疗模型也可以涉及反移情问题，治疗师识别自己的反移情问题同样可以帮助来访者更好地理解他们的人际问题和人际相处策略（Leahy, 2001b; Bennett-Levy, Thwaites, Haarhoff, & Perry, 2015）。但是我们要时刻记得，认知治疗最基础的技术仍然是引出、检查、检验、挑战和修正思维与行为。这是认知治疗的根基，而且已经被证明是有效的。

很多治疗师都偏爱实践自己的风格和整合模型。独立和创新当然是值得鼓励的，不过在治疗初期应该让位于循证治疗方法。例如，在焦虑和抑郁问题得到有力的治疗（被证明是有效的干预）后，才进行关于图式的工作，是正常合理的治疗流程。难道我们不应该让来访者率先享受到成熟有效的（基于现有研究的）治疗方法吗？我想起来曾经有位学员，她非常有才华，但是她非要用自己的方式进行认知治疗。结果她的来访者早期脱落率特别高。后来，她修正了自己"不拘一格"的治疗方式（从不给来访者布置家庭作业），依照最基本的认知治疗模型，关注技术、结构和家庭作业。果然，她的治疗效果和来访者保持率都有了显著的上升。所以，我总是向治疗师强调，在进行自己的发明创造之前，最好先能严格遵守认知治疗最基本的理念和流程。因为那已经被证明是行之有效的，这也是对来访者负责。

在治疗的时候，我一般喜欢给一名来访者使用多种技术，即便在他的消极思维已经有所改变的情况下仍是这样。我相信过度学习和过度练习的效果，特别是，许多思维习惯已经在个体身上保持了太长时间，需要反复练习才能改变。提供多种技术还有一个好处，就是让来访者在以后处理自己的消极思维时，如果发现一种方法无效，就可以换其他方法。这种方法在多年前就让我印象深刻，当时我正在接受技术大师大卫·伯恩斯（David Burns）的个人督导，跟他学习认知治疗。我会向大

---

1   本书简体中文版已由中国轻工业出版社"万千心理"出版。——译者注

卫提到来访者遇到的问题，比如某个非常难缠的消极思维，大卫就会说："告诉我 10 个你能提供的技术。"在实际操作中，我发现对多种技术的依赖可以让结构治疗变得十分有力量，能够极大地影响来访者。他们可以得到足够多能应对消极思维的方法！

我还发现，及时从来访者那里获得反馈也很重要。来访者和治疗师可以定期总结他们使用过的技术，把它们写出来，逐一评估，哪个有效，哪个无效，为什么。例如，为什么评估证据对于修正自动化思维没有用处。也许需要去探索更基本的信念、条件规则，或者对绝对确定的需求。一旦一个技术不管用，我们就可以去寻找更深层次的东西，比如图式或绝对规则。事实上，每一个有雄心和好奇心的治疗师都应该期待遇到技术无效的情形，因为治疗失败（和阻抗）就像一个窗口，通过它可以发现根本的问题，这为发展个案概念化提供了绝妙契机，然后促使进一步处理来访者的核心信念。

我认为行为技术是非常重要的，为此，我在《抑郁和焦虑障碍的治疗计划与干预方法》[1]（*Treatment Plans and Interventions for Depression and Anxiety Disorders*）一书的附录中列出了详细的行为技术（Leahy, Holland et al., 2012）。对于想要更全面地了解行为疗法的读者，可以阅读 Micheal D. Spiegler（2016）主编的《现代行为治疗（第六版）》（*Contemporary Behavior Therapy, Sixth Edition*）。作为一名认知治疗师（或说认知行为治疗师），我觉得行为技术就是为了检验消极思维而存在的。比如，你可以用活动计划、分级任务作业（graded task assignments）、预测快乐（pleasure prediction）等行为干预方式来检验来访者的消极信念，如"我对什么都不感兴趣"或"我总是抑郁"。自信训练（assertive training）可以用来检验思维"没人喜欢我"或"我就是太内向了"。分散注意力（attentional distraction）可以用来检验思维"我没法控制我的思维"或"我总是焦虑"。层次暴露技术（exposure hierarchies）可以修正关于特定刺激的信念，比如觉得某个东西是危险的，是不可容忍的。想象暴露（imaginal exposure）可以用来处理关于某个事物不可接受的思维。放松训练（relaxation training）则有许多方面的应用：（1）可以检验思维，例如"我总是紧张"；（2）可以引导来访者放松，以便后续检验其他消极思维；（3）可以在整体水平上降低情绪唤起，减少由情绪引发的消极思维。自我奖赏（self-reward）和自我权变（self-contigency）管理可以用来修正关于能力的消极信念。总之，在使用行为技术的时候，要先让来访者识别出自动化的消极思维，然后再用行为检验来挑战这些思维。

在介绍每个技术的时候，我都列出了治疗师和来访者之间的一些真实对话，来示范如何操作（这对于我总是很有帮助）。我希望这本书尽量发挥最大作用，但书仍然代替不了实际的训练和督导。不过，治疗师有很多继续学习的机会，比如通过网络学习，或者参加行为与认知治疗协会、英

---

1 本书中文版已由中国轻工业出版社"万千心理"出版。——译者注

国行为与认知治疗协会、美国焦虑与抑郁协会等组织赞助的会议，还可以参加地方性的工作坊和会议。认知治疗学会（the Academy of Cognitive Therapy）是证书制和会员制的组织，提供关于认知治疗的各种学习和交流机会。当然，最好的知识来源还是我们的来访者，聆听来访者的声音，看看什么有用，什么没用，思考为什么。只有真正了解那些接受我们帮助的人，才能更好地理解他们的需求。治疗不是一个抽象理论的事，它是一种体验，需要面对真实的人，克服真实的困难。

这本书是讲技术的，但是最有价值和最有意义的干预永远是人的关怀，无论做什么都要让来访者感受到他们被关注、被聆听。我想起多年以前我离开费城搬去纽约的时候，我问我的来访者，关于我的治疗，他们最喜欢什么，最不喜欢什么。令我惊讶的是，没有一个人说我的治疗太过理性和结构化。一名女性来访者说："我知道你真的很关心我。当我需要你的时候，我知道你一直在那。""那么，你最不喜欢的是什么？""你不让我拥抱你。"她说。

所以，在使用本书的时候，请一定记得，每一个技术的背后都是一个真诚的人，你要关怀、理解、同情来访者正在经历的痛苦。也许这就是最好的技术，我们叫它"慈悲"。

PART TWO

TECHNIQUES

第二部分
技术

第二章

引出思维

许多关于压力、焦虑、精神病理学的认知模型都强调对诱发和维持问题模式的事件进行评价、归因和解释的作用。艾利斯的理性情绪行为疗法（rational-emotive behavior therapy, REBT）提出，心理问题的根源是扭曲或偏差的思维（Ellis & Harper, 1975; Ellis, 2001），例如"严重化"（"我考这么差，简直太糟糕了"），"绝对化要求"或"必须"（"我必须完美"或"你必须满足我的要求"），"泛化"（"这件事总是发生在我身上"），"低耐受力"（"我无法忍受等这么久"）。例如，一名学生觉得论文得个 C 简直太糟糕了，她认为必须在每一项工作上都做到完美，她无法容忍自己没有达到预期。结果，她觉得自己是个彻头彻尾的失败者，从而开始抑郁和焦虑。

贝克关于精神病理的认知模型与之类似，他强调思维在引发抑郁、焦虑和愤怒上的核心作用（Beck，1967, 1976; Beck, 2011; Beck, Emery, & Greenberg, 1985; Beck, 1979）。认知偏差导致个体更容易将认知偏差归咎于消极生活事件，比如他们更可能把丧失或困难解释为夸张的、与个人相关的或极其消极的东西（Beck & Alford, 2009）。贝克的认知模型认为，认知评估有几个水平（Beck, 2011）。最直接的水平是自动化思维，这是一种自发的、快速出现的思维，常与问题行为或不良情绪关系密切。根据自动化思维的偏差和扭曲类型，可以对其进行分类，例如，读心术、个人化、贴标签、预测未来、灾难化、两极化（全或无），等等（见 Beck, 1976; Beck, Emery, & Greenberg, 1985; Beck, 1995, 2011）。自动化思维可能是真的，也可能是假的。比如，"她不喜欢我"这样的自动思维，就很可能是基于读心术偏差（这个信念可能是基于不充分的证据得出的）。但无论如何，这个思维有可能确实是正确的。如果某个个体对这个思维的情绪反应比较厉害，那可能是因为他拥有其他一些潜在假设或核心信念（比如，"我必须得到所有人的赞许，这样我才有价值"），也可能有一些潜在的个人图式（例如，"我是不可爱的"或"我是没有价值的"）。潜在的不良假设或规则常常是僵化的、泛化思维的、难以达到的，正是这样的假设或规则让个体在未来更易受到抑郁或焦虑的困扰（见 Dozois & Dobson, 2001; Dykman, Abramson, Alloy, & Hartlage, 1989; Halberstadt et al., 2007; Ingram, Miranda, & Segal, 1998; Persons & Miranda, 1992; Everaert, Koster, & Derakshan, 2012）。特别要注意，自杀倾向的个体基本都拥有消极的认知偏差（Pinto & Whisman, 1996）。个人图式是更一般化的信念：自我是不可爱的、无助的、特殊状况的，等等；他人是评价的、控制的、不负责的，等等。我们会在第十章详细讲述关于图式焦点治疗（schema-focused approach）的内容。不过，那些个人图式为"自我是无能的"的个体，常常会预测他们的失败（预测未来），觉得未来的失败非常可怕（灾难化），并且进一步总结出他们完完全全就是无能的（图式）。类似地，那些觉得自己必须获得每个人的认可的个体，也会更容易焦虑或抑郁，因为他们永远无法达到这样的期待和要求。他们的读心术和个人化扭曲思维会让他们更容易感到被拒绝，尽管实际上并没有人在拒绝他们。

外界的信息通过自动化思维（例如，"她拒绝我了吗"）的过滤，有选择地进入意识，之后个体根据潜在假设（例如，"假如我没有得到认可，我就是毫无价值的"）对其进行评估。潜在假设和个人图式（例如，"我是不可爱的"）相关，进一步强化了消极的个人信念，并且增加了个体对他人的恐惧和不信任。消极的个人图式（"我是不可爱的""我是毫无价值的""我是有缺陷的"）会导致选择性注意和记忆，也就是说，个体更容易发现和记住那些与图式一致的信息，从而继续强化图式。因此，抑郁和焦虑思维看起来总是"理论驱动"和"基于研究"的，个体不断地寻找能够确认图式的信息，这就是"证实偏差"。比如，抑郁的个体更容易想起消极的体验，他们更容易泛化对消极事件的记忆（Kircanski, Joormann, & Gotlib, 2012; Rude, Wenzlaff, Gibbs,Vane, & Whitney, 2002; Williams et al., 2007）；而焦虑的个体则更容易关注那些具有威胁性的信息，但在回忆威胁性信息方面，焦虑个体与非焦虑个体没有显著差异（Coles & Heimberg, 2002; Mogg, Bradley, Williams, & Mathews, 1993）。认知模型能够识别各类心理障碍对应的具体认知偏差和应对策略，用以进行详细的个案概念化（Beck & Haigh, 2014）。

贝克及其同事倡导的当代认知模型强调，用科学研究的思维来"证伪"一个信念，也就是说，要检查信念如何能够被证明是错误的或者是不充分的，而不仅仅是寻找能印证信念的证据（Popper, 1959）。抑郁的个体可能只收集让他感到抑郁的信息，忽略那些与信念相反的证据。认知模型强调同时检验正反两方面的证据。

在本书中，我主要基于贝克的认知模型，但我同样大量借鉴了阿尔伯特·艾利斯的理论工作（Dryden & DiGiuseppe, 1990; Ellis, 1994; Tafrate, Kassinove, & Dunedin, 2002）。艾利斯的体系和贝克的模型几乎同时产生，主要强调了一系列常见的认知缺陷，为精神病理学提供了更广阔的视角。这些认知缺陷包括低耐受力、"应该"思维，以及其他一些绝对化的要求和非理性的认知扭曲（David, Lynn & Ellis, 2010）。目前的模型和传统的理性情绪行为疗法模型并不矛盾，完全可以整合使用。

自动化思维偏差和不良假设都是情绪和焦虑障碍的一部分。比如，一名社交焦虑障碍的来访者就可能产生读心术思维（"她能发现我焦虑，因为我出汗了"）和灾难化思维（"别人发现我在焦虑，这太糟糕了"）；强迫症来访者则可能产生预测未来思维（"我要是摸了这个肯定会被感染"）和灾难化思维（"我要得埃博拉了！"）；惊恐障碍来访者也可能出现预测未来思维（"我要失去控制了"）和灾难化思维（"如果我的焦虑继续恶化下去，我就要犯心脏病了"）；抑郁来访者可能产生一系列的认知偏差，比如，贬损积极面（"任何人都能大学毕业"）、贴标签（"我是个失败者"）、预测未来（"我永远也不可能再快乐了"）（Beck & Haigh, 2014）。

本章（乃至本书）中，我尽力让治疗师学会帮助来访者识别和评估各种类型的思维（Leahy, 2011a）。认知模型将所有的认知扭曲概括分类，并不区分具体的心理障碍类型，但注意，各种类型的心理障碍可能有其独特的思维类型。本章的目的是帮助来访者用认知的方法解决问题，通过改变无益的思维来改变有问题的思维模式。

技术：区分事件、思维和感受

概述

"事件"可以指一个特定的情境（"我这次考试得了个 C"），该情境可以发生在过去、现在或未来（"我这次考试可能会得 C"）。它也可以指一种感觉（"我觉得我心跳得很快"），可以是实际发生的感觉，也可以是预计将要发生的感觉。（第十一章将详述"情绪"是怎么变成"事件"的，个体先是发觉自己"开始焦虑了"，而后就对这个焦虑产生了一系列的解释，例如"我总是这么焦虑"，"我焦虑说明我很弱"。）许多人在抑郁、焦虑、愤怒的时候，会认为，他们之所以产生这样的反应，是由具体的事件造成的，"我绝望是因为我丢掉了工作"，"我焦虑是因为马上要考试"。这类想法隐含的假设是，事件必然导致某种情绪。这样一来，个体就会将自己的行为反应归咎于事件："我从饭局上离开是因为这里没有熟人。"这样的解释看起来很合理，而且很常见，但认知治疗师却会对这些解释做进一步探讨，看看事件究竟是如何引发情绪和行为的。比如，丢了工作是否一定会感到绝望呢？一个人也不认识就一定要离开饭局吗？关于事件的思维才是最核心的部分，是思维引发了情绪和行为。

提问或干预

治疗师可以通过说出下面这些话来帮助来访者区分事件、思维、感受和行为："我很感兴趣你对于生活中发生的事件是怎么看待和感受的。假设你正经历以下事件或情境：老板告诉你，你工作的进度太慢了，你必须在今天下午之前把事情全部搞定。在这个例子里，'事件'是老板跟你谈话及谈话的内容。现在，你可能会说：'这让我很焦虑。'很正常，很多人都会这么觉得。但是，也许有人不觉得焦虑，反而感觉充满斗志，然后集中各种资源努力完成工作。他们可能会想，'我现在必须认真工作了，我不能被别的事情打扰'。而那些焦虑的人则可能是这么想的，'我根本完不成了，老板会非常生气并且把我炒了'。你看，这就是相同的情境引发了不同的思维和感受。"

示例

治疗师：你能不能再多讲一点，为什么你在工作中感到焦虑？

来访者：嗯，我老板对我提交的文件做了很多修订，让我照她说的修改，改好后再给她看。

治疗师：所以，你感到焦虑是因为老板修订了你提交的文件？

来访者：对啊，所以我昨天特别忙。她总是这样，她就是不喜欢我。我知道的。

治疗师：好的，听起来这里面有许多需要处理的过程。在认知治疗中，我们需要区分事件、思维和感受。在这里，事件就是你老板给你的反馈。你的感受是焦虑，可能还有一些不满。你的思维是，她不喜欢你。

来访者：好吧，她只是批评了我的工作。

治疗师：好的，那么这里的事件或者说情境，就是"她对你的工作给予了反馈"。你能不能想象一下，会不会有个人，也接到了老板要求修改文件的任务，但是却没那么焦虑？

来访者：可能吧。

治疗师：所以，在这里，你产生了一种特定的思维，你猜测了老板的想法，于是你一直为这种猜测而担惊受怕。但这只是你的思维，而事件本身仅仅是老板给了你一些反馈。你的思维可能是对的，也可能有些偏颇，你可能还会有其他思维。但你可以看到，相同的事件会导致不同的思维，进而引发不同的感受。

作业

来访者可以使用工作表 2.1[1] 来记录事件、思维和感受。治疗师可以告知来访者，使用工作表 2.1 的目的是为了识别由事件引发的思维和感受，进而让来访者看到思维和感受之间的联系。

可能存在的问题

有些来访者可能会坚持认为，是具体的情境和事件引发了他们的感受、思维和行为。比如，来访者可能会说："任何人被老板要求修改报告，都会觉得焦虑。"或者说："我当然感到焦虑，因为那样的事情发生了啊。"

确实，在生活中我们往往觉得是事件引发了思维和感受。"她当然很绝望，她失业了啊。"认知治疗中的一个关键步骤就是要让来访者认识到，相同的事件可以引发不同的思维、感受和行为。比如，一名失业的男子这样解释说："我感到非常绝望，因为我两周前失业了。"治疗师说："失业确

1　本书提到的工作表均列在各章章尾。——译者注

实很令人难受，但不同的人面对这一困境会有不同的反应。如果你觉得自己只剩下绝望，那你就会把自己封闭起来，放弃尝试，持续悲伤。但是如果你把这段时间看作你两次工作之间的间隔，你就可以趁此机会尝试做许多事，你会充满能量，充满斗志，你会更积极地行动起来。有没有人在失业的时候积极行动，争取面试机会，利用这段职业空隙多做自己想做的事呢？你身边有这样的人吗？"关键是要帮助来访者明白，一个事件不必然导致人的某种反应，还有其他可能性，人可以是灵活的、好奇的、富于想象力的、有适应能力的，人可以有多种多样的思维和行为。

相关技术

区分事件、思维和感受是认知治疗的第一步，在此基础上可以使用多种多样的技术。比如，解释思维导致感受的原理，区分思维和事实，评估对思维的相信程度。另外，与替代解释、问题解决、接纳等相关的一切技术也都适用于此。

工作表

工作表 2.1（区分事件、思维和感受）。

技术：解释思维如何引发感受

概述

个体对事件的解释决定了个体的感受和行为，这是指导认知治疗的基本假设。许多人在得知自己的感受是来源于思维时，会感到非常惊讶，同样，他们也会惊奇地发现，修正对事件的解释会导致截然不同的感受。在本章，我会提到许多有用的技术，帮助来访者认识思维和感受互相影响的原理。毕竟，没有人会因为自己的思维方式不合理而前来求助，人们往往是因为自己的感受、行为、关系出现了问题，才来寻求心理治疗。这里，我们需要特别注意两个基本点：

1. 思维和感受是两种不同的现象。
2. 思维引发了感受（和行为）。

思维和感受不是一回事（虽然我们也可能产生关于感受的思维）。感受是情绪的内部体验。比如，我可能感觉焦虑、抑郁、愤怒、恐惧、绝望、快乐、兴奋、冷漠、好奇、无助、后悔或自责。说到人有某种情绪，就和说起"烧红的铁烫手"或者"这块甜饼挺好吃"一样，没有任何区别。这仅仅是一种事实的描述。我们不会去质疑感受，因为这是个事实。如果你跟来访者说："不，你不是真的焦虑。"这一点意义也没有。这就跟你告诉来访者"烧红的铁一点都不烫手"一样。因为来访者只要去抓一下烧红的铁，就会立刻大叫。大叫就是在报告，说明感受的存在。同样，"我很高兴"，"我很难过"，这些也都是对感受的报告。感受没什么可争议的。我们要评估的是引发感受的思维。思维可以用事实检验。

治疗师要向来访者解释思维和感受的关系，告诉他们思维是如何引发、增强或减弱感受的。比如，面对同样的事情，下面两条陈述就代表了不同的感受："我觉得我一点也不可爱，所以我感到很绝望。""没有他我活得更好了，我觉得未来充满希望，我感到一身轻松。"图 2.1 展示了更多实例。

思维：我认为……	感受：因此，我觉得……
我要搞砸了。	焦虑、挫败
我搞砸了。	难过
他觉得我很无聊。	焦虑、难过
他在侮辱我。	愤怒、焦虑

图 2.1　思维如何引发感受

提问或干预

治疗师可以用直白易懂的语言向来访者说明思维引发感受的原理，可以参考如下的说法："在学会评估和改变思维之前，我想有必要先了解一下思维是怎么影响情绪的。在感到低落或焦虑的时候，你的脑海中可能会产生一些思维。比如，假设你正走过一个陌生的街角，天很黑，你忽然听见背后有脚步声。你用余光瞄了一眼，发现是两个身形高大的男子。你会怎么想？你可能会想：'他们是不是要抢劫？'这时候你有什么感觉？害怕吗？那如果你想的是：'咦？是我的朋友们下班了？'你会有什么感觉？瞬间放松了是不是？如果你在生活中总是感到低落，感到焦虑，那也许是你产生了某些想法。那么，现在我想要问问你，当你待在家里，发现自己开始焦虑了的时候，你在想什么？"

示例

正如图 2.1 所示，思维可以引发积极的感受，也可以引发消极的感受。有时候，来访者太过沉浸在自己的感受之中，以至于意识不到是背后的思维引发了感受。下面的对话展示了这种现象：

治疗师：是什么让你感到困扰？

来访者：我就是觉得挺难过的。

治疗师：那你能不能告诉我，为什么你感到难过？

来访者：我就是觉得糟透了，就像要死了一样。我成天哭。

治疗师：好吧，也许你可以帮助我更好地理解你为什么这么难过。你试试完成这个句子：我感到难过，是因为我认为……

来访者：我不高兴。

治疗师：不高兴是一种感受。但是你可以问问自己，是什么让你感到这么难过？比如，你有没有一些关于自己、未来或者难过本身的一些论断？

来访者：我觉得我就是在说我永远不会快乐了。

在这个例子中，治疗师能够引出绝望的预期，"我永远不会快乐了。"可以用下述的技术来评估这个预期：成本收益分析（cost-benefit analysis），检查支持或反对预期有效性的证据，检查逻辑错误（比如，"我现在觉得难过，因此我将永远感到难过"）。接下来我们将讨论所有这些技术。

作业

治疗师可以要求来访者记录自己的情绪感受，并记录与此相关的思维。治疗师可以这样说："我希望你在接下来的一周里使用工作表2.2来记录自己的负面思维。当你发现自己产生了某种情绪或感受时，把它们写在右边一栏里，比如，难过、焦虑、恐惧、绝望、愤怒和迷茫，这些都属于情绪感受。然后是左边这栏，你在里面写上与情绪相伴而生的思维或想法。比如，你写的情绪是'焦虑'，那么你的想法可能是'我害怕工作做得不好'。然后你就可以把想法写成完整的一句话：'我感到焦虑，是因为我害怕工作做得不好。'"

可能存在的问题

来访者常常会混淆思维和感受。你应该对这个问题有所预计，在你遇到类似的问题时，说出下面这段话也许会有用："人有时会混淆思维和感受。比如，有人会说：'我感到焦虑是因为我很紧张。'这其实是报告了两种感受。'我感到焦虑'是个感受。'我很紧张'还是一个感受。而思维是什么呢？比如：'我认为我做不好的。''我觉得我会一直紧张。'这些都是思维。"另外还有一些人，他们混淆的方式是，报告了两种思维："我觉得我永远都不会再开心了，因为我再也找不到一个像她那样的人了。"这两个都是思维，一个是关于是否开心的预测，一个是关于是否找得到理想伴侣的预测。治疗师可以指出，对未来的预测会让人产生一些感受，比如悲伤、孤独、无望、焦虑。再次强调，思维可以被事实检验。例如，"那么我们就来看看，接下来的一周里，你的情绪会不会有变化，有没有你觉得开心的时候，那会儿至少没有那么难受。"来访者关于情绪的论断是非常有价值的（除非他撒谎）。对于"我对未来充满绝望"这样一个论断，不要去质疑，但可以去检验它（思维）是否合理，事情是否真的如来访者描述得那样无望。

还有一个常见问题需要注意，来访者可能识别不出来与感受相关的思维。

相关技术

本章提到的各种技术都可以在这里使用。比如，猜测思维（guessing the thought）、想象诱导技术（imagery induction techniques）。许多来访者会通过阅读认知治疗相关的书籍来学习识别自动化思维，比如我写的《治疗焦虑：战胜焦虑七步法》（*The Worry Cure: Seven Steps to Stop Worry from Stopping You*; Leahy, 2005）、《打败沮丧：如何战胜抑郁》（*Beat the Blues: How to Overcome Depression*; Leahy, 2010）、《告别焦虑：在恐惧吞噬你之前直面恐惧》（*Anxiety Free: Unravel Your Fears Before They Unravel You*; Leahy, 2009）。另外，还可以向来访者展示常见的认知扭曲类型（工作表 2.7），这也很有帮助。

工作表

工作表 2.2（思维如何引发感受）。

技术：区分思维和事实

概述

当我们生气或抑郁的时候，很容易把头脑中的思维当成事实。比如，我可能会说："他以为他能利用我。"这时候，我觉得自己的想法完全正确，但事实上可能错了。我焦虑的时候，可能会想："我知道自己肯定做不好这次演讲了。"这个想法可能是对的也可能是错的。我可以相信或者以为自己是只长颈鹿，但不意味着我真的是一只长颈鹿。我可以相信任何事是真的，但不意味着这件事就一定是真的。思维可能是解释、说明、观点，甚至是猜测。思维可以被证实或证伪，也可以只有一部分是真的。来访者需要学会如何识别思维，并且用事实检验其真伪。为了帮助来访者区分思维、感受和事实，治疗师可以使用 ABC 技术。来访者将明白，同样的诱发事件（Activating event, A）是如何导致不同的信念（Belief, B；思维）和结果（Consequence, C；感受和行为）的。如果我坚信，我肯定考不好（思维），那么我就会感到很绝望，并且做出相应的行为，例如，不去学习。可是，如果我相信自己有机会考出不错的分数，那么我就会觉得充满希望，并且努力学习。

这里有一点很有意思，上例中我最初的思维是"我肯定考不好了"，这导致了不良的行为（不好好学习，不认真准备考试），进而导致真的考不好。这就是自我实现的预言。

许多焦虑、抑郁、愤怒的人会觉得他们的思维就是事实。"这是真的，我就是考不好啊。""我知道她肯定会拒绝我。"图 2.2 展示了一些样例，你可以看看相同的事件如何引发了不同的思维、感受和行为。图 2.3 对消极思维和事实做出了区分。治疗师要求来访者想象自己产生了消极思维，比如"我没准备好考试"。右栏提供了来访者找出的一些事实，以说明他的考试究竟准备得怎么样。最初的思维是一个信念，经过认真思考后的事实也可以成为一个信念。你可以这样问来访者："有没有可能你的想法不是唯一的真相？你愿不愿意看看有没有其他可能的事实？"思维和事实并不等同。你还可以通过如下的提问来揭示思维和事实之间的关系：

你是否曾经经历过，对某些情况的想法后来被证明是错的？

你是否曾经预测过某件事会发生，结果却没有发生？

你是否曾经注意到，对于同样一件事，有时候别人的解释跟你不同？

有没有可能你现在看到的只是一部分事实，随着时间的推移，又会有新的事实出现？

对于同一事实，人与人的想法是否不同？

A = 事件	B = 信念（思维）	C = 结果：感受	C = 结果：行为
我听见窗户咯吱响	有人要闯进我家	焦虑	锁门，报警
我听见窗户咯吱响	外面在刮风，而且窗户年久失修，有点松了	轻微的烦躁	鼓捣了一会儿窗户，继续回去睡觉
在空旷黑暗的街道上，有个人正向我走来	有人要抢劫	恐惧	跑
在空旷黑暗的街道上，有个人正向我走来	是不是我的朋友史蒂夫	好奇、愉快	喊史蒂夫的名字
我丈夫坐在那儿看报纸	他一点都不在意我的感受	愤怒、怨恨	告诉丈夫，他真自私
我丈夫坐在那儿看报纸	他生我气了，所以他不理我	低落、内疚	不去打扰他
我觉得自己心跳很快	我要犯心脏病了	焦虑、惊恐	去急诊室
我觉得自己心跳很快	我喝太多咖啡了	有点后悔	减少咖啡因摄入

图 2.2 ABC 技术 相同的事件引发不同的思维，导致了不同的感受和行为。你需要用事实检验思维的真伪。

消极思维	可能的积极事实
外面下雨了，我永远无法按时回家了	我都在屋子里待了 1 小时了，说不定外面雨早停了。我这就出去看看
我没准备好考试	我读了文献，从不翘课，做了作业
我注定孤独一生	我不是上帝，不能预知未来。我有朋友，我身上有许多优良的特质，很令人喜欢

图 2.3　思维和可能的事实

提问或干预

"思维和事实不同。你觉得一件事是真的不代表它必然是真的。我可以觉得自己是一匹斑马，但我这么想不代表我就是一匹斑马。我们必须用事实来检验思维。"

示例

治疗师：可不可以告诉我，你想到了什么让你如此焦虑？

来访者：我觉得我要被炒鱿鱼了。

治疗师：你怎么知道你要被炒鱿鱼了？

来访者：我就是知道。我眼睁睁地看着这件事发生。

治疗师：你可能相信或认为你要被炒了，但有没有可能你想错了呢？

来访者：我有很强烈的感觉。我就是知道，事情就要发生了。

治疗师：当然，这有可能是真的。你可能会被炒鱿鱼。但也可能不会。你的信念和事实，这二者是不同的。你相信它是真的不代表它一定是真的。你能不能想一些例子来证明你会被炒鱿鱼，或者不会被炒鱿鱼？

来访者：我不知道。我真的、真的觉得会这样。我真的感到非常焦虑。

治疗师：有时，我们觉得自己越焦虑，想法就会越真实。这就像我们直接从情绪中得出了推论："我感到焦虑，因此一定有坏事发生。"但这合理吗？我感到非常焦虑，我坚信自己会失败，但这并不意味着一定会失败。这只是我此时的感觉和想法。

来访者：我觉得我经常这样，把焦虑作为基础，推断有什么事情会发生。

治疗师：那么你会发现一个有意思的事情，焦虑让我们做出的推断往往和事实不符。我把这个叫作"情绪推理"，也就是把情绪当成事实证据。经过事实的检验，那些最坚定的信念也不一定就是真的。也许我们可以看看。

在这个例子中，治疗师承认来访者拥有某种强烈的信念，并向来访者解释，信念和事实并不相同。接着，治疗师可以邀请来访者一同寻找证据，检验他即将被炒鱿鱼的信念是否为真。明白思维不等于事实是第一步，接下来来访者才能够开始构建对事实的替代性解释。

作业

治疗师可以要求来访者使用工作表 2.3 来记录引发其特定信念和感受的事实。尤其要注意，那些引发问题情绪和问题思维的事件是否具有特定模式。来访者是否特别容易在某些特定情境中感到焦虑，比如，尝试新行为，与人交往，独处，或者面对新的任务和挑战。来访者在人多的地方，或者在一些能够唤起糟糕记忆的地方，是否会格外焦虑？另外，来访者还可以使用工作表 2.4 来检验，特定的思维是否总能概括所有的真实情况。比如，"我没准备好考试"的思维，并不包括以下可能事实，如"我很聪明""我从不翘课""我阅读了材料"。显然这时，治疗师可以建议："如果存疑，就多收集些事实证据。"这样更能帮助来访者明白，思维和事实是不一样的。

可能存在的问题

有些人认为，思维是对真相的最后定论。确实，有时候消极思维也是真的。治疗师并不是要让来访者觉得，他们相信的所有事情都是错的。认知治疗并不是积极思维疗法，我不希望向大家传递这样的错误理念。认知治疗是关于现实思维的疗法。你可以这样表述两者的区别："有时候思维可以精确概括当下的事实，可有时候不一定。那么，如果有一个通用方法可以帮助你用尽可能全面的事实来检验思维，那么为什么不尝试一下呢？"有时候，来访者的思维可能仅仅描述了事实的一部分。看这个例子："虽然我这篇论文得了 C，但是我其他的论文和考试都得了 A 或 B。"确实，如果谈到工作绩效或学习成绩，那么就有无数种可能，但是来访者会选择性地关注能证实其消极信念的信息上。

一些来访者认为，用事实检验信念的操作好像是在批判或否定他们原本的感受或立场。关于这一问题，我在《克服认知治疗中的阻抗》（*Overcoming Resistance in Cognitive Therapy*; Leahy, 2001b）一书中有所论述。如果来访者产生了被批判的感觉，那么治疗师可以直接询问来访者，这个提问是否让他感到"被贬低"或"被拒绝"。另外，产生不舒适的感觉其实是促进治疗的好时机，治疗师应鼓励来访者将这种不舒适的感觉说出来。要让来访者明白，即便有些认知治疗技术让他感到被批判，但治疗师并没有不尊重他，也没有不关心他的感受。相反，治疗师要和来访者一起，帮助来访者变得更好。想象一下，你觉得自己有心脏问题，然后去看医生，医生做了各种检查之后，没有发现任何问题。你会认为患者的怀疑是无效的吗？重点在于，检查事实并不必然意味着来访者是错误的。当然，如果来访者是对的（"我这次考不好了"），那么治疗师就可以帮他检验，到底是什么原因导致了这样不良的后果（比如，选课不合适，学习习惯不好，缺少参考材料，或者总翘课），他有什么需要改善的行为。如果事实真的比较糟糕，那就可以使用问题解决策略，帮助来访者做出积极的改变。

相关技术

可以使用的相关技术包括：寻找正反两方面的证据检验思维，区分思维和感受，归类认知扭曲，检查对思维的信念的变化。例如，来访者在"我失败了"的想法上发生了变化，就可以问他这个信念是否有事实可依。

工作表

工作表 2.3（ABC 技术），工作表 2.4（其他可能的事实）。

技术：评估情绪强度及对思维的相信程度

概述

对于一个事件，我们会产生许多不同的感受和信念。需要重点讨论的是，我们的情绪有多强烈，我们抱持的信念有多坚定。很显然，情绪在强烈程度上是有差别的。我可以感觉有点悲伤、比较悲伤、非常悲伤、极度悲伤，甚至是被悲伤淹没了。鉴于大多数悲伤、焦虑、愤怒的人都不去区分感受和思维，也不去观察情绪的强烈程度，因此教来访者学会如何评估情绪的强度是非常有益的。在咨询中，改变往往是缓慢发生的，所以，来访者能够随时检测自己的情绪变化就变得非常重要。例如，一名来访者发现自己的情绪从"被悲伤淹没"转变为"比较悲伤"，他就知道自己正在进步。生活现实并不是非黑即白的（"我要么悲伤，要么不悲伤"），治疗师要鼓励来访者去区分情绪，并尽可能细化情绪的强度："我现在悲伤的程度有 60%，而且我知道我应该到不了 50% 了。"另外，治疗师还可以帮助来访者拓展他所观察到的事实的范围，让信息能够涵盖消极、中性、积极等各个方面，这样，来访者就可以看到，随着时间和情境的变化，他所看到的事实也在变化。"流动性""灵活性""区分性"等特质让来访者的视野更广阔，能够考虑变化的可能性。

提问或干预

"现在，你感觉自己的沮丧有多强烈？你在多大程度上相信你所抱持的这条信念？用 0%~100% 给你的感觉（或情绪）评分，0% 表示完全没有这种情绪，100% 表示最强烈的情绪。同样，也给你的信念打分：0% 表示完全没有这样的想法，100% 表示绝对相信这个想法。你的感受和信念会怎么变化呢？你在什么情况下会感觉好一些，什么情况下会感觉更糟？当你感到沮丧或者高兴的时候，你是不是在做什么事？不同的情绪状态下，你的想法会有不同吗？"

示例

治疗师：你说自从和约翰分手之后你就感到悲伤。你能描述一下你的悲伤吗？

来访者：哦，我感到非常悲伤。一想到他离开了我，我就忍不住会哭。

治疗师：你的感受非常重要，所以我想要理解你，在想到分手这件事的时候，你的悲伤是什么样的。如果你给自己的悲伤按照0%~100%打分，0%代表完全不悲伤，100%代表你能想象到的最大程度的悲伤，那么你会给自己打多少分？

来访者：我从来没想过要给自己的情绪打分。那么，90%吧。

同样地，这个来访者可能还抱持着一些绝对化信念，例如，"失去了约翰，我再也不可能快乐了。"但是，来访者对这条信念的坚定程度不一定就是100%。信念也是有强度的，强度是会变化的，认识到这一点，你就迈出了远离不良信念的第一步。如果一条信念没能100%占据我的内心，就说明我对这条信念仍存一点怀疑。这就表示，这条信念的强度可以变化，它会变弱。那我就可以让这种变化发生得更明显。从这个角度来讲，认知治疗就是关于"怀疑"的疗法，一旦我对消极信念产生了怀疑，我就可以试着改变它。

治疗师：你说，当你想到约翰离开了你，你就感到非常悲伤。你能试着用脑海中冒出的第一个想法来完成下面这个句子吗：当我想到约翰的离开，我就感到非常悲伤，因为我认为……

来访者：没有他我再也不可能快乐。

治疗师：好的，你的自动化思维是"没有他我再也不可能快乐"。可不可以把这句话写下来？（治疗师给来访者递上纸笔。）现在我们来看看，你在多大程度上相信这条思维：没有他我再也不可能快乐。如果用0%~100%打分，0%表示你完全不相信，100%表示你非常确定这个想法是真的。你会打多少分？

来访者：我觉得我会打挺高分的。我真的很相信这一点，至少大部分时间是。我会打90%。

有些人面对打分时会感到很困难。评价情绪和信念，这对他们来说是陌生的，是反常识的。这时，治疗师可以用画图的方式更直观地向来访者展示，帮助他们进行打分。

治疗师：你说感到悲伤，但是你难以在分数上评估自己到底有多悲伤。我们来看看这样一个度量轴。（画一个如图 2.4 那样的标尺。）0% 表示完全不悲伤，100% 表示你能想象到的人类最悲伤的程度，你完完全全地被悲伤吞没了，脑子一片空白，除了悲伤什么也想不起来了。50% 表示中等程度的悲伤，90% 表示极端程度的悲伤，这是非常糟糕的情况，强度很大，但是仍然没有彻底失控。现在，想想约翰离开了你，你会把悲伤标记在这条标尺的哪一点上呢？

来访者：那我觉得是 90%。我极度悲伤，但还没有完全失控。

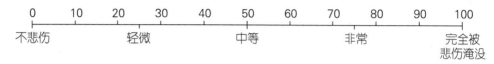

图 2.4　在 0%~100% 的标尺上评估情绪

作业

治疗师可以要求来访者在两次咨询期间记录他们的信念强度，以此来监控思维的变化。来访者可以使用工作表 2.5 来评价情绪和信念，注意，不同事件引发的思维和情绪强度是不同的。做完这个练习，你可以让来访者思考，是什么让他们的消极思维和情绪发生了变化。

可能存在的问题

来访者可能没有足够的动力来做追踪情绪和信念强度的练习，他们可能记录了一次之后就不做了，这种现象经常发生。他们可能会想："我已经记录过一次了，这就可以了。"然而，这个练习的目的是要追踪观察信念和情绪的变化，并且寻找是什么原因导致了变化。这个练习也能帮助治疗师找到来访者的"关键困难时刻"，这些时刻他们更容易抑郁和焦虑。这些信息让治疗师可以针对性地处理来访者的问题时刻。

相关技术

相关技术包括，检验思维如何引发感受、区分思维和事实、垂直下降技术、消极思维分类，以及寻找特定思维的变化。

工作表

工作表 2.5（评估情绪和信念）。

技术：寻找特定信念的变化

概述

思维、感受、行为和事实都是流动的，常常变化。而抑郁或焦虑的个体总是被困在特定的思维或感受上，他们完全意识不到，随着时间的推移，许多体验都会改变。正如前文所述，当我们获得了更多的信息，无论是与原始思维完全相反，还是只有轻微的不同，事情都会变化。即便是处在现有的情境下，信念的强度和我们的相信程度也可能发生改变，这样我们就能后退一步，削弱不合理信念的影响。之后，治疗师可以着手处理和改变来访者的不合理信念。本节讲述的技术和上节的评估情绪强度及对信念的相信程度技术关系非常紧密。我们将重点关注特定信念，探讨其随时间和情境不同而发生的变化。

提问或干预

"有没有某些时刻，你觉得自己对这个想法没那么坚定了？一般是什么情况？如果你觉得自己的想法完全是正确的，那为什么在这个时候你的想法就没那么坚定了？"

示例

治疗师：你说，你相信如果没有了约翰，你就再也不会快乐了。你给这个信念评分为90%。

来访者：对。我真的很相信这一点。这就是为什么我如此不高兴。

治疗师：我猜，在一天当中，你的情绪是有波动的，有时候你会比其他时间更不开心。

来访者：对。我也不是总哭，也不是老想着约翰。

治疗师：那么，你没想着约翰的时候，你在想什么？

来访者：我在想，重新布置一下房间，也许买些新家具。可能还想着约朋友一起吃个午饭。类似这些吧。

治疗师：很显然，当你没想着约翰的时候，你这条信念的强度就是0%。因为，在那些时候，即便约翰不在你身边，你也没有不开心。

来访者：好吧，这倒是一个新的角度。不过我觉得你说的有道理。

治疗师：在一天之中，有没有什么时候，你想着约翰，但并没有90%的悲伤？

来访者：有。有时候我就想，"没了他，我活得更好"。

治疗师：那么，这时候如果你钻进自己的大脑里，问自己："告诉我，现在，你在多大程度上相信'没有约翰我再也不可能快乐'？你会怎么回答？"

来访者：哦，这种时候，我觉得这个信念可能会非常弱，可能有 10% 吧。

治疗师：也就是说，仅仅在几个小时之中，你的这条信念就会有变化。你觉得这是为什么？

来访者：我觉得可能是我关于分手的想法变了吧。

治疗师：人们在经历分手的时候，总会有一些非常强烈的消极信念。我相信，你肯定也有朋友经历过类似的事情吧。

来访者：是的。我的朋友爱丽丝五年前离婚了。

治疗师：可能她那个时候和你现在的想法完全一样。这些年，她的想法有变化吗？

来访者：你说得很对，爱丽丝有变化！她现在甚至都不想和她前夫待在一个房间里。

治疗师：所以，一定要记着，你的信念是怎么变化的，其他人的信念又是怎么变化的。

作业

使用工作表 2.6，来访者可以追踪特定信念在几天之中的变化。我们预设，信念的强度和来访者对其的相信程度会受到不同时间、事件及其他思维的影响而改变。这反过来就能印证，信念的强度的确可以改变。另外，来访者信念的强度也会在咨询过程之中不断变化。在处理某一信念或矫正行为的过程中，治疗师可以不断地询问来访者，他的信念强度是多少。刚开始，来访者的信念强度可能有 90%，而治疗结束时，强度可能下降到 40%，这在治疗中非常常见。

信念的改变可以引发情绪的改变。在本节示例中，随着来访者的信念强度减弱，悲伤的情绪也会缓解。这印证了认知治疗的假设，也是对来访者莫大的鼓励，让来访者相信，坚持的信念可以改变，糟糕的情绪终将缓解。治疗师可以这样问："你看，在治疗的 30 分钟里，你的信念强度已经发生了改变，那么在未来，它还会发生多大的改变呢？"

治疗师：在这 30 分钟里，你的信念强度从 90% 下降到了 40%，你的悲伤情绪也明显下降了。你觉得这是为什么？

来访者：我觉得，这样的治疗能让我的思维和情绪发生改变。

治疗师：如果在 30 分钟里，我们都能让你的思维和情绪发生变化，那么如果之后你能坚持自己使用这些技术，会怎么样呢？

来访者：我觉得我会变得更好。

治疗师：那不如我们拭目以待？

可能存在的问题

和前面讲过的其他技术一样，来访者的动机是一个重要问题，一旦来访者感觉好转，他们可能就没有那么大的动力继续记录自己的消极信念。治疗师一定要提醒来访者，即便暂时感受好转，其中仍有值得讨论的东西。比如，某个来访者认为："我是个彻头彻尾的失败者，我什么也给不了别人。"但是，当他和朋友们一块儿谈天说地时，这条信念的强度就是0%，这个变化就很有意义，根据这一点，可以进行下一步干预："原有的信念变了，你的心中腾出更多空间，可以容纳新的积极信念。原有的信念变了，说明它并不是全然正确的。你能否想一想，是什么原因让你感觉没那么糟糕了？"

相关技术

同前所述，相关技术包括：分级任务作业，全面检查事实或信息，用正反两方面证据挑战信念，区分事实和思维，以及区分思维和感受。

工作表

工作表2.6（追踪对思维的相信强度）。

技术：认知扭曲类型

概述

抑郁或焦虑的个体总有一些特定的思维扭曲模式，比如，喜欢妄下结论，喜欢罪责归己，或者乱贴消极标签。认知模型认为，不良情绪通常与偏差或扭曲的思维密切相关。自动化思维（头脑中自动产生的思维）与消极情绪或不良行为有关，个体常常对自动化思维深信不疑。例如，"我永远都不会再开心了""我真蠢""没人喜欢我""都是我的错""她觉得我特别无聊"，等等。自动化思维可能是真的，可能是假的，也可能半真半假。一条思维可能包含若干种扭曲类型，例如，"我一去参加聚会，她就觉得我特别无聊"，这条思维反映了"预测未来"和"读心术"两种认知扭曲。贝克（1976; Beck et al., 1979）及其他研究者（Leahy et al., 2012）对认知扭曲类型进行了总结。工作表2.7列出了与抑郁、焦虑及愤怒情绪相关的常见认知扭曲类型。

提问或干预

"你是不是总以有偏差的方式思考问题？看看这张认知扭曲类型清单。有没有发现哪些是你在使用的认知扭曲类型？是什么呢？"

示例

治疗师要先引出来访者的自动化思维："当你难过的时候，你在想什么？"也可以提供一个句子，让来访者补充完整："我感到焦虑是因为我认为……"然后对自动化思维进行分类。治疗师可以这样说："把令你烦扰的消极思维写下来，写在这张表格的左栏，然后把它所属的认知扭曲类型写在右边。"图2.5是一份示例。

自动化思维	认知扭曲类型
我很失败	贴标签
她觉得我毫无吸引力	读心术
我做什么都没用	二分思维
谁都能做这个工作，这没有什么了不起的	贬损积极面

图2.5　自动化思维的扭曲类型

作业

可以给来访者留作业，在接下来的几周里，让他们用工作表2.7和工作表2.8记录自己的消极自动化思维，并对其进行分类。这个练习的意义在于，来访者可以认识到，自己是多么反复地陷入同一种认知扭曲模式当中。例如，预测未来："我永远也不会再开心了""做什么都没有用""再也没有人需要我了""我注定孤独一生"。一旦明确发现了来访者的某一种扭曲类型，治疗师就可以同来访者一起设计方法来挑战这种重复性的思维模式，以削减它造成的影响。例如，一位来访者总是喜欢使用读心术——比如，"他觉得我是个失败者""他们不喜欢我""我肯定看起来特别糟糕"——就可以设计方案来挑战这类思维。在进行认知扭曲分类之后，可以这样来挑战原有思维："我没有证据证明这种想法是对的""我在妄下结论""他们甚至都不认识我，为啥会不喜欢我呢？""我和其他人一样好""我不需要他们的赞同""我不需要令别人印象深刻""也许他们也在想，我是不是喜欢他们呢"。

可能存在的问题

有些来访者可能认为，对思维进行认知扭曲分类，会显得他们很愚蠢，甚至是疯了。需要强调的是，有些消极思维的确是真的。例如，"她不喜欢我"，这个思维就有可能是真的。我们仍然会把它归类为读心术，但它的确可能是真的。有可能她就是不喜欢我。我总是这样告诉来访者，我们使用认知扭曲类型清单，是因为它能够很方便地对思维进行分类，不过，很多消极思维是真的，或者在某种程度上是真的。对消极思维进行分类，是为了有针对性地对其进行干预。对思维分类不意味着驳斥或贬低思维。我们需要用事实检验。因此，有些治疗师会使用"认知习惯""认知偏差""认知模式"这样的说法来代替"认知扭曲"，毕竟"扭曲"这个词在某些来访者听来是有些刺耳的。

相关技术

你可以要求来访者坚持追踪思维、事实以及对思维的相信程度。另外，工作表 2.7 是一份认知扭曲类型清单，它可以帮助你对来访者进行后续的干预，比如，使用垂直下降技术，识别潜在假设和图式，评估恐怖的幻想，审视成本和收益，寻找正反两方面的证据检验特定思维的有效性。

工作表

工作表 2.7（认知扭曲类型清单），工作表 2.8（认知扭曲类型）。

技术：垂直下降

概述

有些消极思维最后会被证明是真的。比如，一名男性来访者认为，自己会在聚会中被大家忽略或排挤。这就是预测未来，但这个预测有可能是正确的。和来访者探讨对这一预测结果的恐惧，有助于减轻消极思维对其造成的影响。使用垂直下降技术时，治疗师可以就某一思维或事实进行连续发问："如果这是真的，将会怎么样？"或"如果真的这样发生了，对你来说意味着什么。"我们把这个过程称为垂直下降，因为我们试图一直向下挖出最根源的深层信念。操作的时候，治疗师可以把来访者的某个思维写在一页纸的最顶端，然后不停地发问，不停地向下画箭头，就能得到由原始思维引发的一系列思维（如图 2.6）。

提问或干预

"如果你所想的是真的，它为什么令你困扰？它会让你想到什么？接下来会发生什么？"治疗师可以对思维进行持续的深度挖掘，基本问法就是，如果这个想法是真的，后续会发生什么。目的是为了找到某个思维或事件对来访者的最深层意义。

示例

垂直下降技术可以挖掘来访者未意识到的潜在恐惧。我经常使用这个技术，因为我发现，要一

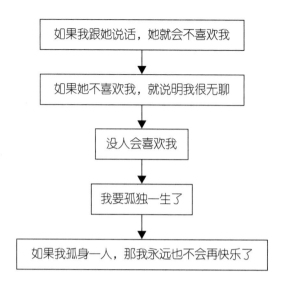

如果我跟她说话，她就会不喜欢我

如果她不喜欢我，就说明我很无聊

没人会喜欢我

我要孤独一生了

如果我孤身一人，那我永远也不会再快乐了

事件和思维	含义
事件：要去参加一个聚会。 **思维**："想到要接近聚会上的那名女士，我就很焦虑。"	
你觉得会发生什么？	我会被拒绝
如果这是真的，那意味着……	我是个失败者
如果我是个失败者，那意味着……	我永远也找不到女朋友
如果我永远也找不到女朋友，意味着……	我会孤独一生
如果我孤独一生，我会觉得很糟糕，是因为……	如果我孤身一人，我就永远也不会再快乐了——我永远是只可怜虫
我的潜在假设是什么？	我需要和别人在一起才会快乐

图 2.6　使用垂直下降技术探索思维的含义

句话说出来访者的潜在信念和潜在恐惧并不容易。例如，看起来大多数人都怕死，但实际上，对于每个人来讲真正恐惧的究竟是什么呢？看看下面两个案例，两个来访者都惧怕死亡。

　　治疗师：你提到，有时你会害怕自己得癌症，即便医生已经反复告诉你你的身体没问题。那么，如果你真的得了癌症，对你来讲意味着什么？

　　来访者：我就是害怕可能会死。

　　治疗师：当然，每个人都怕死，但我还是想问问，对于你来讲，死亡最令你恐惧的是什么。你试试来完成这个句子："我很怕死，因为……"

来访者：我害怕我并没有真的死，而只是昏迷了。当我醒来之后会发现自己在坟墓里，被活埋了。

这名来访者对活埋的恐惧很有象征意义。她的很多问题都与这种被束缚的行为有关，比如，饮食限制、老板对她的限制，以及经济限制。用表格或者白板把她的思维写出来，用箭头一路向下挖掘，就可以得到她的核心恐惧。图 2.7 展示了这名来访者对活埋的恐惧。

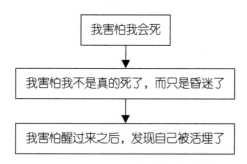

图 2.7　用垂直下降技术发觉思维背后的含义

另一名来访者，我把他形容为"强迫性照料者"，因为他永远试图照顾所有人的需求。他也怕死。他的恐惧主要集中在他死之后妻子和女儿的状况。

治疗师：死亡最令你难受的是哪一点？

来访者：倒不是肉体上的疼痛。我不是特别担心这一点。我感觉我好像已经活了十辈子了，也活够了。我主要担心，我死了以后，就没办法照顾别人了。

治疗师：你需要照顾谁？

来访者：我太太和女儿。如果我能确定她们好好的，哪怕我现在就死了也没什么。

治疗师：所以你的意思是说，如果你知道你爱的人能够得到很好的照料，你是可以接受死亡的。

来访者：对。

治疗师：你认为，如果没有了你，她们会非常的无助？

来访者：我觉得是。

针对事件和思维，治疗师有多种提问方式，例如：

"为什么这对你来说是一个问题？"

"会发生什么？"

"这为什么令你困扰？"

"然后呢？"

"这对你来说意味着什么？"

"这让你想到什么？"

"如果这真的发生了，你能想到的最坏后果是什么？"

作业

来访者可以使用工作表 2.9 做垂直下降练习，挖掘消极思维背后的含义。工作表 2.9 会对来访者提出一连串问题。治疗师可以这样向来访者解释："你的消极思维往往和其他消极思维有联结。我们很想知道，你的思维背后还有什么，每个消极思维对你来说意味着什么。比如，有些人会有这样的消极思维：'我没准备好考试。'这导致他想：'我要考砸了。'接着他会想：'我会被退学。'请你试着识别自己的消极思维，并检查与此相伴的一连串思维。你可以连续问自己：'如果这是真的，会令我很困扰，因为这对我来说意味着……'"

可能存在的问题

有些来访者会在持续提问的过程中停止识别消极思维。比如，一名来访者在写到"我考试会不及格"之后，就不再继续进行垂直下降了。来访者可能会说"不及格就已经够糟糕的了"，或者"我其实觉得不会真的不及格"。这时候，要鼓励来访者推自己一把，继续挖掘从原始思维引发的"更深层""更糟糕"的想法。根据经验，来访者关于失败或拒绝的思维常常与恐怖幻想或灾难性后果有关。正是这种潜在的对糟糕结果的恐惧，令来访者在产生原始思维时焦虑不堪。

相关技术

相关技术包括，识别思维和感受、检验思维的正反两方面证据、评估思维的成本和收益、评估思维中潜在的逻辑跳跃、计算后续可能性，以及挑战原始思维。

工作表

工作表 2.9（应用垂直下降技术）。

技术：评估序列事件概率

概述

抑郁或焦虑的个体，往往陷入二分（全或无）的思维模式里，他们总是泛化或模糊思考。这样的思维模式会使个体无法精确地描述事实，产生类似下述这样绝对化的想法："这根本没用。"另外，因为思维过度模糊和泛化，个体难以精确地判断事件发生的概率，就可能永远对一件事情存疑。概率评估是一项非常不错的技术，它可以帮助来访者评估所恐惧的事件的发生概率，从而发现自己过度夸大了潜在的风险。

通过前文的垂直下降技术，来访者可以依次评估他所担心的事件的发生概率（假设他所担心的事情全部都是真实存在的）。我们不光关心来访者所担心的事件本身，我们还关心，在来访者眼中，这些事件到底有多大可能真的会发生。鉴于每个个体在全人类中都只是沧海一粟，我们想象中遭遇危险的可能性常常与实际发生的概率相去甚远。

提问或干预

"你觉得，发生 X 事件的概率有多大？在 0%~100% 的范围内，你会怎么打分？"

示例

治疗师可以用以下方式来介绍本技术。

治疗师：一件事情发生的可能性叫作概率。概率的范围是 0%~100%。不过，我们在生活中很少遇到概率是 0% 或 100% 的事。比如，抛一枚硬币，花向上的概率是 50%。下面我会对你刚才提到的事情依次提问，"你觉得，这件事在多大程度上是真的？"我们从第一个问题开始，"我没准备好考试"，这件事在多大程度上是真的？

来访者：我觉得有 90% 吧。

治疗师：接下来你说，你要考砸了。假设你确实没有准备好考试，你觉得，你考试没通过的概率有多少？

来访者：恩，我觉得有 30%。其实，我也不是什么都不会。

治疗师：好的。不过，假设你确实考试没过，那么你被学校退学的概率是多少？

来访者：可能 2%。我已经选过许多课，并且也都通过了考试，取得了学分。

治疗师：好的。不过，假设你退学了，那么，你永远也找不到工作的概率有多大？

来访者：不到 1%。

治疗师：看，我们刚刚将了一系列发生概率递减的事件，考试没过的概率是30%，退学的概率是2%，永远找不到工作的概率是1%。并且，这还是在每一件事都依次发生的前提下。

来访者：所以，这看起来就是个根本不可能发生的事。

作业

治疗师可以让来访者使用工作表 2.10 评估其所担心的事件的发生概率。这可以帮助来访者明确，自己究竟是怎么看待这些消极事件的。有时，你还可以让来访者用这种方法对积极事件的发生概率进行评估。

可能存在的问题

跟上面的垂直下降技术一样，应用本技术时，来访者也可能会在序列进行过程中就停止了，他可能会说，他已经觉得接下来的事情根本不可能发生。来访者还有可能会认为，他所描述的原始思维就已经足够糟糕。这时候，治疗师要向来访者强调，即便继续往下的事件看起来已经是完全不可能发生的了，仍然有必要继续进行这个练习，因为这样才能揭露来访者内心深处真正担心的东西。另外你还可能在咨询中遇到这样的来访者，他们会说："是啊，我知道这件事不太可能发生，但是万一呢，万一我就是那个不幸中枪的人呢？你也不能证明这是完全不可能的呀。"对于这些寻求"确定性"的来访者，可以这样提问："寻求这种确定性的成本和收益是什么？""在你的生活中，有没有什么事是不太确定的？""你为什么能接受那种不确定性？"

另外，人们普遍有一种"损失厌恶（loss aversion）"的倾向，也就是说，人们害怕失去。如果把一件事以损失模式呈现出来，人们就会非常不愿意冒险（Kahneman, 1979, 2011）。因此，在对一系列消极事件进行概率评估时，我们可以换一种说法，采用积极的提问方式。比如上例中，治疗师可以这样提问："你通过考试的概率有多大？""你顺利从学校毕业的概率有多大？""你找到工作的概率有多大？"这种提问方式会让来访者看到积极的结果，从而更有可能以积极的角度看待当前所处的情境。

相关技术

相关技术包括第八章涉及的所有有关修正焦虑和思维反刍的技术。

工作表

工作表 2.10（依次评估事件概率）。

技术：猜测思维

概述

来访者不一定都能识别出自己的消极思维，有时候，消极情绪太过强大，以至于来访者很难从汹涌的情绪中把思维识别出来。贝克（1995）建议，在这种情况下，治疗师可以根据来访者当前的状况，对其所思所感进行猜测，并直接提供这些猜测以供参考。在提供猜测时，治疗师要格外小心，不要把只有治疗师才能发现的来访者无意识中的信念直接告诉来访者。治疗师和来访者都可以试着大胆猜测，以探索真正潜伏在来访者头脑中的思维。

提问或干预

"你不能明确地说出自己的思维。当你陷在这些消极感受中时，脑海中都想了些什么？你是不是在对自己说这些话？"（治疗师提出了一些可能的思维。）

示例

来访者在订婚期间分手之后，陷入巨大的悲伤与绝望之中。她一直在述说身体上的不良反应："我吃不下饭，总是特别疲惫。"她不断地向治疗师重复："分手之后我感觉糟透了。我脑子乱糟糟的，没法好好想事情。"于是，治疗师试着引出她的特定消极思维。

治疗师：你说，分手之后你感觉糟透了。能不能告诉我，你都想了些什么？

来访者：我就是觉得很难受。睡不着觉。

治疗师：是的，你描述的都是现在的真实感受。不过你能不能试着完成这样一句话，"分手之后我感觉糟透了，因为我认为……"

来访者：我什么也不认为。我就是觉得跟死了一样。

治疗师：你能不能说出一些跟你的绝望感相关的思维？

来访者：说不出来，难受的感觉太强烈了。

治疗师：我们可以猜测一下你可能存在的消极思维。我也不知道你的思维具体是什么，我只是提供一些可能的思维，如果哪一个猜测触动了你，请你告诉我。

来访者：好。

治疗师：你会不会对自己说："我永远也不可能再快乐了"？

来访者：对，确实是，我的确这么想。

治疗师：那么，你是不是还对自己说，"没有了罗杰，我永远也不可能再快乐了"？

来访者：对对，就是这样，这就是我现在的感觉。

作业

治疗师可以要求来访者把所有的消极情绪都列出来，然后挨个识别或"猜测"其背后的潜在思维。

可能存在的问题

治疗师要帮助来访者明确思维和感受的区别，当然，有时候来访者的情绪过强，以至于他们根本无法把思维抽离出来。一旦识别出了消极思维，治疗师就可以使用垂直下降技术："没有了罗杰，我永远也不可能再快乐了，因为……罗杰是唯一的……我再也不可能像爱他一样去爱别人了……如果我的生命中没有一个男人，我就永远也不可能再快乐了。"有时候，来访者会坚持认为，他们什么都没想，只有情绪。这时，治疗师可以让来访者闭上眼睛，尽可能识别自己的思维。治疗师可以让来访者想象特定的场景，帮助他们引出思维。例如，"你正一个人坐在家里，想着罗杰。"治疗师可以在来访者感到情绪强烈的时候，引导他们直面自己的思维："当你感到非常悲伤的时候，你能否想象一下，你脑海里正在想什么？你是不是在想，没有罗杰，我永远也不可能再快乐了？"

使用工作表 2.11，治疗师和来访者可以把他们猜测的、可能的消极思维写下来。所有的猜测都需要被仔细检验，因为有的来访者会以为，所有的事情都是被神秘的无意识所驱动的。治疗师应该和来访者一同检验，这些猜测到底是不是蕴含在来访者情绪之中的思维。另外，通过工作表 2.11 的记录，来访者下次遇到类似的悲伤或绝望感受时，就可以用自己的真实体验来检验这些思维是否属实。

相关技术

相关技术包括：垂直下降；监控情绪、思维和情境；参考认知扭曲类型清单，看能否对来访者产生提示，从而识别自己的潜在思维；想象技术；情绪唤起；正反辩论；挑战思维；来访者与治疗师对积极思维和消极思维进行角色扮演。

工作表

工作表 2.11（猜测消极思维）。

工作表 [1]

工作表 2.1
区分事件、思维和感受

下面列举了一些事件、思维和感受。请你识别，左栏的句子分别是事件、思维还是感受？请在相应的框中标记"√"。例如，"老板批评了我的工作"是一个事件。

	事件	思维	感受
老板批评了我的工作			
我会丢掉这份工作			
我焦虑			
我连口气都不能喘			
我悲伤			
我正在堵车			
下雨了			
我认为她不喜欢我			
我感到难堪			

---

1 如无特别标注，本书所涉工作表版权状况皆如下：From *Cognitive Therapy Techniques: A Practitioner's Guide, Second Edition*, by Robert L. Leahy. Copyright © 2017 The Guilford Press. Permission to photocopy this material is granted to purchasers of this book for personal use or use with individual clients (see copyright page for details). Purchasers can download additional copies of this material (see the box at the end of the table of contents).——译者注

工作表 2.2

思维如何引发感受

我们的思维往往与感受有关。例如，"我这次考不好了"的思维可能会引起焦虑和悲伤的感受。再比如，"我会考出好成绩"的思维可能会带来平静和自信的感受。在下面的表格中，请在左栏写出你的思维，并在右栏写出思维引发的感受。

思维：我认为……	感受：因此，我感到……

工作表 2.3

ABC 技术

"激活事件"是指在思维或信念之前发生的事件。例如，"明天有考试"就是激活事件，它发生在思维"我没有准备好"之前，会引发相应的结果，比如感受结果，焦虑和担心；以及行为结果，努力准备考试。

相同的激活事件可能会导致不同的思维、感受和行为。假设，老板批评了你的工作（激活事件）。有时候，你可能会想到"她今天心情不好，谁都有过这样的状况"，那么，你可能感到有点沮丧（感受），但不会特别焦虑，于是你就继续工作（行为）。而有时候，你可能会想"她会解雇我！"这种思维会导致强烈的焦虑（感受），让你很沮丧，导致你决定第二天待在家里不去上班（行为）。因此，相同的激活事件可以导致不同的思维、感受和行为。

在 A 栏中，记下最近发生的一个激起了你强烈感受的事件。在 B 栏中，简要说明事件发生时你脑海中产生的信念或思维。在 C 栏中，写下你因为该思维或信念而产生的感受，然后在最后一栏里写出你因这些思维和感受而采取的行为。

A = 事件	B = 信念（思维）	C = 结果：感受	C = 结果：行为

工作表 2.4

其他可能的事实

有时候，我们会产生消极思维，结果就忽略了其他可能的因素。例如，你认为自己没有为考试做好准备，但其实你可能有其他的积极面。比如，你很聪明，你读了一些论文，你已经学习了一些材料。请在以下表格的左栏写出消极思维，然后在右栏写出可能的积极事实。

消极思维	可能的积极事实

工作表 2.5

评估情绪和信念

你对消极思维的相信程度可能随着不同事件和时间而改变。写下让你反复产生消极思维的事件或情境。例如，"独自坐着""想参加聚会"或"试图完成一些工作"。然后写下你的消极思维，评估你对消极思维的相信程度，你的情绪及情绪强度。

事件和情境	消极思维和对信念的相信程度（0%~100%）	情绪和情绪强度（0%~100%）

工作表 2.6

追踪对思维的相信程度

　　你对消极思维的相信程度可能会在一天之中发生变化。例如，早上躺在床上时，"我什么事也做不了"的想法可能非常强烈。你对它的相信程度可能有 95%。但是工作时，你可能会对该想法只有 10% 的相信程度。在接下来的几天内追踪你的消极思维，并记录对该思维的相信程度是否有变化或调整。当这种变化发生时，你在做什么？你和谁在一起？信念的强度是否随着时间而变化？

消极思维： 			
时间和活动	相信程度（%）	时间和活动	相信程度（%）
6（早上）		4（下午）	
7		5	
8		6	
9		7	
10		8	
11		9	
12（中午）		10	
1（下午）		11	
2		12	
3		1（凌晨）	

工作表 2.7
认知扭曲类型清单

1. **读心术（mind reading）**：在没有足够证据的前提下，你认为自己知道别人是怎么想的。比如，"他认为我是个失败者。"

2. **预测未来（fortune telling）**：用消极的方式预测未来。比如，"我要考砸了"，"我得不到这份工作。"

3. **灾难化（catastrophizing）**：相信已经发生或即将发生的事情是恐怖的，是无法承受的。比如，"如果我失败了，那简直太恐怖了。"

4. **贴标签（labeling）**：把泛化的消极特质扣到了自己或他人头上。比如，"我不招人喜欢"，"他是个烂人"。

5. **贬损积极面（discounting positives）**：觉得自己或别人做的积极事件都是微不足道的。比如，"这就是妻子应该做的，这不能代表她对我好"，"这些成功来得太容易，算不得什么"。

6. **消极过滤器（negative filter）**：几乎总是关注消极方面，而不去注意积极方面。比如，"看看这些人，全是不喜欢我的人。"

7. **泛化（overgeneralizing）**：根据单一事件做出了普遍性的消极推断。比如，"这件事总在我身上发生，我在好多事上都失败了。"

8. **二分思维（dichotomous thinking）**：用全或无的视角看待自己和他人。比如，"我会被所有人拒绝"，"这完全就是在浪费时间"。

9. **"应该"思维（shoulds）**：把事情解释为，它就应该这样，而不关注它本来是什么样。比如，"我应该做好的，如果我没做好，我就是个失败者。"

10. **个人化（personalizing）**：错误地把造成消极事件的原因归于自己。例如，"因为我不好，所以我的婚姻破裂了。"

11. **责备（blaming）**：把别人当作消极情绪的来源，拒绝改变自己，拒绝接受自己也需要承担责任。例如，"我这么难受全是她造成的"，"我的所有问题都是父母造成的"。

12. **不公比较（unfair comparisons）**：用不现实的标准来解释某个事件。只看到了那些比你好的人，在与他们的比较中总觉得自己很糟糕。例如，"她比我成功多了"，"别人都比我考得好，我简直就是个失败者"。

13. **后悔倾向（regret comparisons）**：总是关注本应选择更好的选项。例如，"如果我去尝试，我本可以有一份更好的工作"，"我不该说那些的"。

14. **万一呢（what if）**：遇到事情，总是问自己"万一呢"，任何答案都无法令其满意。例如，"是的，但万一我焦虑呢"，"万一我喘不上气呢"。

15. **情绪推理（emotional reasoning）**：让情绪引导对事实的解释。例如，"我感到抑郁，所以我的婚姻要完蛋了。"

16. **无法驳斥（inability to disconfirm）**：拒绝一切与消极思维相反的证据。例如，当你觉得"我不可爱"

时，你拒绝看到一切喜欢你的人，例如，"这都不是真的，我有更深层的问题，他们没有看到其他因素"。

17. **评判聚焦**（judgment focus）：评判自己、他人或事件时，会采用好或坏、高级或低级的方式，而不仅是描述、接受和理解。总是用武断的标准来衡量自己和他人，总是发现自己和他人身上的缺点。总是批判性地看待自己和他人。例如："我在大学里表现不好。""如果让我去打网球，我肯定打不好。""看看她多么成功。我就一点也不成功。"

From Leahy (1996). Copyright ©1996 Jason Aronson, Inc. Reprinted by permission.

工作表 2.8

认知扭曲类型

在左栏，记下你的自动化思维。然后在右栏，对该思维进行认知扭曲分类。请使用以下认知扭曲类型：读心术、预测未来、灾难化、贴标签、贬损积极面、消极过滤器、泛化、二分思维、"应该"思维、个人化、责备、不公比较、后悔倾向、"万一呢"、情绪推理、无法驳斥、评判聚焦。

自动化思维	认知扭曲类型

工作表 2.9

应用垂直下降技术
（如果我的思维是真的，为什么还会困扰我？）

　　想要评估事件对我们的意义，其中一种行之有效的方法就是梳理我们对该事件的系列思维。例如，事件是：我单身。第一个思维可能是"我会孤独终老。"如果这个思维是真的，我可能会总结"……因为我不讨人喜欢"；如果这个思维是真的，我可能会想"没有人一起，我就不会幸福。"我们称之为"垂直下降"，因为我们会看到每个思维背后的思维。在下面的表格中，请确定事件和事件后面的思维序列以及其中涉及的每个思维。

事件：_____

思维

┌─────────────────────────────────────┐
│   │
│   │
└─────────────────────────────────────┘

它困扰我因为它让我想到……

思维

┌─────────────────────────────────────┐
│   │
│   │
└─────────────────────────────────────┘

这意味着

┌─────────────────────────────────────┐
│   │
│   │
└─────────────────────────────────────┘

这意味着

┌─────────────────────────────────────┐
│   │
│   │
└─────────────────────────────────────┘

这意味着

┌─────────────────────────────────────┐
│   │
│   │
└─────────────────────────────────────┘

这意味着

┌─────────────────────────────────────┐
│   │
│   │
└─────────────────────────────────────┘

工作表 2.10

依次评估事件概率

我们经常对一系列事件感到不安，但是其实序列中各个事件真正会发生的概率越来越低。例如，有人可能会认为"我的老板对我不满意"，并认为这个事件的概率是 50%。然后这个人可能会想"如果她不高兴，我可能会被解雇"，他认为这个事件有 10% 的概率。

事件：＿＿

它困扰我因为它让我想到……

思维

↓

这意味着

可能性

↓

这意味着

可能性

↓

这意味着

可能性

↓

这意味着

可能性

评论：什么原因让你觉得这些事件不会发生？

工作表 2.11

猜测消极思维

　　"情绪"是指悲伤、焦虑、愤怒、无助或无望之类的感受。中间那栏"可能的消极思维"是指你认为可能与这些感受有关的思维。在右栏中，在0%~100%的范围内评估你对每个消极思维的相信程度。

情绪	可能的消极思维	相信程度（0%~100%）

第三章

评估和检验思维

当治疗师帮助来访者识别出各种类型的消极思维，并发现它们同抑郁、焦虑和愤怒的关系之后，就可以开始评估、检验和挑战这些思维了。认知治疗既包括识别与抑郁、焦虑、愤怒相关的思维，也包括通过事实评估这些思维的有效性。仅仅认识到一个人有消极思维是远远不够的。我们要通过各种方法来检验思维，比如，它们是否基于事实、它们是否有用、是否基于逻辑、是否普适——只能应用于你自己身上还是能应用于所有人。因此，认知模型认为，正是因为个体过度相信不良思维的有效性，才造成了种种情绪问题。

治疗师要帮助来访者引出和识别问题思维，更要帮他们评估思维的有效性和思维对他们的影响。例如，你可能会产生"我是个失败者"这样的思维，但你知道它并不可信，因为你可以找到大量的证据来驳斥这个标签。另外认知行为治疗师还可以帮助来访者检验并摆脱以下信念：一旦产生消极思维，就会必然按着这个消极思维去行动。就好比说，你觉得某个人很无聊，但你不一定非得把这个观点说出来。你可以做出与观点相反的行为，就好像你并不相信这个观点那样。我曾通过行为实验帮助来访者检验他们的思维，结果发现，不管他们的思维存不存在，甚至不管他们相不相信自己的思维，思维都不一定能掌控一个人的行为。

怀疑和批判是可以增强的，这是认知模型的一个核心假设。来访者刚开始进行心理治疗的时候，可能会小心地说出他的疑虑，比如："我不知道心理治疗对我到底有没有用。"治疗师可以鼓励他把这种怀疑变成健康的批判态度。治疗师甚至可以参与这个怀疑："我们发现，诚恳的怀疑是心理治疗中非常有用的一个工具。希望我们都能保持用批判的态度看待我们的所作所为，也用这种态度看待消极思维。你越有批判性，在评估思维和行为时就会对自己越诚实。怀疑让我们能够自由地检验所思所想。你不想把自己限制在固有的习惯里吧？你可以有各种想法，你可以告诉自己：'如果我有这样的疑问，会发生什么？'然后我们就可以进一步探索：'即便带着怀疑，也许还是可以试试去做这件事。'比如，你可能怀疑'我觉得和朋友出去玩不会开心的。'虽然你怀疑，但你仍然可以和朋友出去，你可以把怀疑和行动分开。"

一个人当然可以有消极思维，但你可以不信它。认知模型的一个重要概念就是思维的"有效性"，正因为如此，思维才可以被检查、检验和挑战。你可以拥有任何你并不完全相信的思维，这个思维也不会影响你的行动选择。认知治疗不是压抑思维的疗法。

　　本章提供了许多用以检验消极思维有效性的技术，不过要记住，消极思维有时候是真的。认知治疗并不提倡"积极思维的力量"，而是鼓励识别正在思考的内容，并检验其有效性。有时候，个体会低估行为对他们的影响，比如那些酗酒、吸毒或躁狂的人（Leahy, 1999, 2002a, 2002b）。从技术上讲，认知治疗师的主要工作是评估或检验思维，检查它们的影响，寻找证据，考虑替代性解释。不过有时候，治疗师可能会让来访者进行更大、更刺激的挑战，希望能够在争论当中激发新的更具适应性的解释。换句话说，争论和挑战也是检验消极思维有效性的一种方式。当然，治疗师也要认识到，过度的争论会让来访者感到无聊、被控制、被羞辱或者被误解。带着这些提示，我们来看看有哪些技术可以帮助来访者检验思维的有效性。

技术：定义用语

概述

　　对于这一环节，治疗师可以向来访者解释："为了更好地检验和挑战你的原始思维，我们需要先明确你所谈论的内容。假设你给自己贴上了'失败者'的标签，那我们就得知道，对你来说，失败者究竟是什么意思。你怎么定义失败者。你是不是使用了一些你自己或他人从没有认真定义过的用语或概念？我们现在要使用的这个技术叫作'定义用语（defining the terms）'，这是一个语义学技术，该技术要求你明确所使用的用语的含义。假设你是一名科学家（或者心理学家），正在做研究。有人说：'比尔是个失败者。'那你就得明确，这个陈述是否精确地反映了比尔的特质。这时候你首先要做的就是定义什么是失败者。例如，你可能会这样定义：

- '毫无成就'
- '无法获得任何奖励'
- '各方面都比绝大多数人差'"

　　"不过，如果你是一个有自我批评或抑郁倾向的人，那么你可能会用相当特殊的方式定义失败者。你的定义可能只有你这么认为，别人都不这么认为。比如，你可能会用下面的标准来认定自己是个失败者：

- '没做到我想象中的那样好'
- '没有发挥出100%的水平'

- '没有做到别人那样好'
- '有一件事没做好'"

"那么今天，我们就来一起看看你对失败者的定义是怎样的。"

提问或干预

"你怎么定义困扰你的这些事情？比如，你怎么知道一个人是否没用、成功或失败？能不能更细致地描述一下？你谈论的这些特质，能不能在生活中找到一个典型的例子呢？如果你想让别人明白你所指的是什么，你会举个什么例子呢？对方听了你的例子，是不是就能立刻理解你所定义的那些特质了呢？为什么？如果不是的话又为什么？"

示例

治疗师：你提到，比尔离开之后你就觉得自己很失败。你怎么定义失败？

来访者：呃，就是婚姻破裂。

治疗师：所以你认为，婚姻破裂是因为你这个人很失败？

来访者：如果我做人很成功，那他就会和我好好在一起了。

治疗师：那么我们是不是可以总结为，所有婚姻破裂的人都是失败者？

来访者：不，我觉得没有那么夸张。

治疗师：为什么？难道同样一个定义，你的失败和别人的失败有什么不一样吗？

在上例中，治疗师帮助来访者对"失败"进行定义，并且通过泛化至他人的方法，让他进一步明确了该定义的内涵。对某一个词语进行定义的关键点在于，这个定义必须是放之四海而皆准的。定义必须清晰、普适，并具有内在一致性。比如，我们不能说，如果我的婚姻破裂我就是失败者，但若是别人的婚姻失败了他们就不一定是失败者。定义的时候不能使用只针对自己有效的"私人语言"。另外，有的人会把失败定义为没有取得巨大的成功，这种定义就是极端化的定义，说明这个人有一种全或无的思维模式，在他心中，要么是绝对成功，要么是绝对失败。你会把你的定义应用到其他人身上吗？这里有许多种提问技巧，比如，你可以让来访者说说，别人可能怎么定义"成功"和"失败"。我在这里推荐一个自己常用的提问方法。如果从成功到失败是一个连续谱，那么我会把注意力放在积极的那一端，先让来访者定义，什么是"成功"，什么是"有价值"。多让来访者说说积极的方面，他们就会慢慢发现自己的积极特质，而不是总盯着极端负面的东西看。

治疗师：你看，你对失败的定义好像和别人很不同。很少有人说，一个人离婚了就是个失败者。现在我们再来看看积极方面。你觉得大家一般会怎么定义一个人是成功的？

来访者：嗯，要是一个人达到了他的目标，应该就可以说他是成功的。

治疗师：好的，也就是说，如果一个人达到了目标，那他就是成功者？

来访者：对。

治疗师：那我们能不能说，成功是有不同程度的。有的人就是比别人达到了更多的目标？

来访者：我觉得是。

治疗师：那么，再来看看你。你是否在生活中曾经达成了一些目标呢？

来访者：是啊，我大学毕业，又工作了六年。我一直辛勤地抚养泰德，他前几年一直生病，但我给他找了好医生。

治疗师：能不能说，这些行为都是你成功的部分？

来访者：确实。我还是有些成就的。

治疗师：那么你看，这里面有矛盾吗？你刚才说，你是个失败者，可你又说你取得过不少成就。

来访者：对啊，这根本没道理嘛，是吧？

作业

使用工作表3.1，来访者可以对他们的消极思维进行定义。图3.1是一名男性来访者填的示例，他对自己使用的一些用语进行了定义，以此来检查自己的思维是不是有问题。来访者要尽可能对他们所使用的词语做出准确的定义。

消极思维："我的关系没有一个有好结果。"

用语	定义	我的定义中的问题
没有一个	无一例外	全或无思维。我有过很多不同种类的关系，积极和消极水平各异。
关系	恋爱关系	我有不同的友谊关系、恋爱关系和一些短期关系。
好结果	稳定、幸福的婚姻	"好结果"不一定是稳定、幸福的婚姻。在不同的时间，积极水平高于消极水平的程度不同。

图3.1 定义用语的示例

可能存在的问题

对于部分来访者来讲，感受就是定义。例如，"我感觉自己就是个失败者。"这种情绪性推理唤起了来访者关于失败的概念。这时候，我会建议来访者看看失败这个词在字典上的定义。字典上写的是最通用的定义，也就是大多数人对失败一词的定义。我会建议来访者以科学研究的态度来定义用语，也就是说，别人看到这个词会有相同的理解，会得出相同的结论。例如，可以把"寒冷"定义为"低于−1℃"，这样人们就可以很容易地判断屋外到底冷不冷。如果我把成功定义为完成某个目标，那我就可以看看一个人是不是达到了他的目标，从而判断他到底有没有成功。

在定义用语的过程中，来访者可能会定义得过于整体，过于模糊，只适合他自己，或者前后不一致。并且，随着情绪变化，他们给出的定义也可能变化。这时候，有必要向来访者指出，他们所做的定义不够明确。治疗师可以这样问："如果把你对'失败'的定义告诉别人，你觉得他们能不能猜出'失败'这个词并评判某个人是失败的？"必须让来访者知道，他们的定义太特异了，可能只是他们自己的定义，和别人完全不一样。治疗师可以问："大部分人都这么定义这个词吗？""别人会怎么使用这个词？"治疗师还可以幽默一点："能不能让医生给你做一个检查，找到你体内的失败在哪里？""能不能有个关于失败的全国统一考试，完美地选拔出所有失败的人？"

不过，有些词与价值观有关，并带有主观色彩，因而很难精确定义。例如，对"有价值的人"下定义就没什么意义，因为我们几乎没办法以统一的标准来判定谁有价值谁没价值。但是我们可以变通一下，对"有价值的行为"下定义，即对自己和他人有价值的行为，但即便如此，这个定义仍然比较牵强，因为它可能只是在此时此地对某个个人有意义。另外我们还可以鼓励来访者，试试能否用更平和的、不那么负面的词来形容某个情境。例如，"你是否觉得用以下说法会更客观：'这一次，这个做法对我没有用'？"通过替换掉一些整体性的或极端的用词，可以使描述显得更有针对性，并消减负面影响。我在本书其他技术中还会讨论模糊化和泛化思维以及负面评价。许多人发现，他们总是被一些含义模糊的词困扰，比如"有价值的人""失败者""彻底完蛋"之类的。治疗师应帮助来访者关注和发掘，哪些行为能够激励他们，哪些行为会影响他们的情绪，下一步可以针对相关行为的频率进行干预。可以这样说，最好的定义就是可验证的、清晰的、可重复的定义，这样的定义才可以让人的行动更灵活、更自由。

相关技术

与本技术相关的技术包括引出自动化思维、对思维进行认知扭曲类型分类、寻找正反两方面的证据验证思维有效性、检查证据质量。

工作表

工作表 3.1（定义用语）。

技术：让定义清楚客观

概述

如前文所述，人们在定义那些引发他们抑郁、焦虑、愤怒的词汇时，常常会以一种模糊并有失公允的方式来进行定义。但当我们想要做理性讨论时，就必须让定义具有普适性。许多抑郁的个体倾向于使用泛化的语言进行描述，令细节变得模糊（Williams, Teasdale, Segal, & Soulsby, 2000）。例如，某人认为，"失败"就是"事情不太对劲"，这就是一个模糊、泛化并且令人难以评判的描述。我们怎么评判一件事情是不是不对劲呢？没办法。另外，有些定义对于个体来讲显然有失偏颇。例如，某人将"失败"定义为"事情没能按照设想的那样完成"。这就是不太客观的，毕竟，几乎每个人都有事情没按预想方向发展的经历，但不能说每个人都是失败的。如果你的定义，比大多数人所认为的都要消极，那这个定义就是不客观的。这时就可以使用本技术来评估一个定义是否清楚客观。

提问或干预

"你刚刚定义了一个词语，首先，我们要评估一下这个定义是否清楚客观。比方说，别人听了这个定义之后是不是能立刻明白你说的是哪个词语？别人怎么知道他们所看到的和你所描述的是否一样？我们举一个日常生活中的例子来说明什么样的定义是完全清楚客观的。比如，'椅子是一种有腿的家具，你可以坐在上面。'这样，人们绝不会将一把椅子和一只狗混淆，因为两者的区别是很明显的。可是，你给词语下的定义也许不这样清晰。例如，你把'失败'定义为'没得到想要的东西'，那么你觉得，听到这个定义的人能想到你所描述的词语是'失败'吗？"另外，治疗师还可以直接面质来访者，他们的定义是否客观公正。例如，"假如我们把'失败'定义为'没得到想要的东西'，那所有没得到想要的东西的人是不是就都失败了呢？如果不是的话，为什么这个定义只对你适用呢？是不是对你不太公平呢？我们的目标是尽量清楚客观地定义用语。"

示例

治疗师：清楚客观地定义那些通常是适用的但会让你感到困扰的用语，这一点非常重要，定义要能够清楚地反映你的思维。可以这样讲，思维既是工具，也是目标。说它是工具，因为它能够引发众多的心理现象。例如，"我是个失败者"，这个思维就是工具，通过它，你成功地批判了自己。说它是目标，因为它体现了价值取向。因此，我们要聚焦思维，看看你所使用的词语究竟是什么意思。他们是否清晰？是否客观公正？

来访者：我其实不太懂你说的"清楚"是什么意思。

治疗师：对，你所疑惑的正是"清楚"所要达到的目的。如果一个词含义不清楚，我们双方都不知道彼此在说什么，那我们怎么评价同一件事呢？举个例子，假如你把"我是个失败者"定义为"我没得到自己想要的"。那么，怎么让别人通过观察你的行为，知道你是不是"得到你想要的"了呢？假设有个人从早到晚观察你一天的生活，你觉得你的定义对他来说是否清楚？是否具有可操作性？

来访者：（停了一会）我没想过这些。只不过，在我想到我是个失败者的时候，我就是这么感觉的。

治疗师：这是个有趣的现象。就像"我是个失败者"，"我就是这么感觉的"这个思维只是一种感觉。这是一种情绪而非事实。我们发现，情绪性思维往往是模糊的。而"这是把椅子"这样的思维就是清晰的，我们可以同意这是一把椅子，也可以不同意，这很容易判断。但是相比之下，"我是个失败者"就不那么清晰了，对不对？

来访者：对，感觉很强烈，但是抓不住。

治疗师：所以，看到其中的矛盾了吧。如果一件事我抓不住，别人也不明白，那我就是在为一件看不见摸不着的事情感到烦恼，是在用一个模糊而不准确的东西在惩罚自己。

来访者：我想是的。

治疗师：如果一件事这么模糊，那你就很难区分自己到底是对还是错，这会让你感到非常无助，非常绝望。

来访者：对，这就是我的感觉。

治疗师：所以，我们得让自己使用的词语含义更明确，这样就可以知道我们想的到底对不对。你可以这样做，用能被观察到的行为来定义某个用语。例如，我们都能看到，这是把椅子，那是个挂钟。我们都能看到，我一伸手就能够到这些东西。好的定义是易被识别的，是大家都认同的。你觉得，你是个失败者这件事，大家能观察到吗？观察之后都能得出和你一样的结论吗？

来访者：不，别人和我的感觉会不一样。

治疗师：所以，我们是不是可以看看可观测的行为，而不是一直使用含义模糊的词汇，比如"失败"或者"有价值"之类的？想象一下，假如你要教给别人"失败"是什么意思，你怎么让对方更清楚地理解其含义？对方怎么才能相信，你所使用的这个词义和人们普遍的理解是一样的？

作业

治疗师可以让来访者列出他们沮丧时常常使用的词语，比如，"失败""完蛋""无聊"。然后，请来访者一一定义这些词语。同时，来访者可以在心中向自己提问：（1）"我的定义清楚吗？别人都能准确理解我说的是什么吗？"（2）"如果把这个定义用到别人身上，公平吗？"（3）"我使用的词语，有什么行为表现吗？能用例子证明吗？"例如，当来访者将"失败"定义为"没得到想要的东西"，这个定义就是不可被他人观察的。另外，如果把这个定义用在别人身上，那我们会发现每个人都是失败的，这样一来这个词就没有意义了。再者，有些行为不会导致我们所想象的结果，就可以把这些行为列出来。正是因为这些行为不适用，我们可以发现，其实我们想说的并不是这个模糊又概括的词，比如"失败"，而可以换一种说法。来访者可以使用工作表 3.2 来探讨他下的定义。图 3.2 是一份样例。

我沮丧时的常用语	我怎么定义这个词语	别人能理解我在说什么吗？我的定义是不是模糊的、特殊的、难以定义的？为什么？
无论我做什么都没用	"都没用"——任何事，无一例外	人们会觉得这样的定义是模糊的、泛化的，会觉得我看待事物不太理性

图 3.2　让定义清楚客观

可能存在的问题

要求来访者将定义细化并明确，这是一个相当困难的工作，因为对于大多数人来讲，他们都太习惯于局限在自己的语言体系中，无法想象别人是否能够理解他们。可是，一旦能够让来访者从模糊、不确定、不可观察的用词转向具体的、行为导向的、可观察的用词，那将是革命性的变化，对来访者说几乎是一次重生。比如，某个来访者坚持认为"我就觉得自己是个失败者。"这混淆了情绪与事实，情绪是指感觉无助、挫败、沮丧等，事实则是"他是个失败者，每个人都这么认为。"治疗师可以要求来访者用具体的行为来替换模糊的或泛化的词语："如果我们放弃那些模糊的、泛化的词语，而是采用一些简单的行为来描述事情，你觉得会有什么不同呢？比如，你总是使用自我批评的用语'失败者'，如果把它换成'这一次，我的行为没有奏效'，你觉得两者有什么不同吗？"通常，来访者能发现，用具体的行为进行描述，显得更友善，更容易被接受。事实也确实如此，具体的行为更容易被观察到，对自我和他人更具有普适性，而且免受情绪的裹挟。并且，使用对行为进行描述的语言可能导致行为改变。

相关技术

相关技术包括语义技术、检验正反两方面的证据、检验认知扭曲类型（如情绪推理、泛化、二分思维等）。

工作表

工作表 3.2（让定义清楚客观）。

技术：思维的成本收益分析

概述

当来访者明确了那些引发他不良情绪的思维之后，治疗师就可以提问："你有没有动力改变你的思维？"我们希望引导来访者仔细地审视某个信念带来的结果，包括正面和负面的。确定了正负结果之后，事情就很清晰了，来访者可以选择继续保持这个信念，或者将其替换为新的信念。我们可以聚焦在某个思维或行为的成本和收益上，治疗师可以帮助来访者检验，这些成本和收益是长期的还是短期的，是否与他们的长期目标或价值相契合。例如，一个学生在考虑今晚是写作业还是出去玩，仅对于今晚来讲，写作业的成本比较大，出去玩的收益比较大。但是这个学生的长期目标是成为好学生，考上研究生，那么付出短期成本，取得长期收益，才是一个明智的选择。注意，检验成本收益必须依托来访者所认可的重要目标和价值。

提问或干预

"这条信念的成本和收益是什么？这个思维的优势和劣势是什么？如果你不再坚持这样的信念，会有什么变化？如果你更坚定这个信念，会有什么变化？如果让你把 100 分分配给成本和收益，两者会是一半一半吗？还是六四开或者四六开？你会怎么分配？然后，你再看看这个更积极一点、不那么带有批判性的思维，它的成本和收益是怎样的？新思维的成本收益分析和你的原有思维有什么不同吗？"图 3.3 展示的是一名来访者对自己应该待在家里还是参加聚会而做的成本收益分析。治疗师可以让来访者使用工作表 3.3 来做成本收益分析，并进一步进行评估。

示例

治疗师：我们来检验一下你的思维——"我在聚会上会被大家排斥"。我想请你把这个思维写下来，然后在纸的中间画一条竖线。左栏写"好处"，右栏写"坏处"（如图 3.3）。现在，我们来看看，认为自己会在聚会上被大家排斥的想法可能带来的所有好处。

　　来访者：这能有什么好处？

　　治疗师：如果一个人坚信一件事，那这件事一定会给这个人带来某种好处。想想看，你的这个思维是不是在某种程度上保护了你呢？

　　来访者：嗯，我觉得，如果我相信自己会被排斥，那当我真的被别人排斥时，我就不会感到惊讶了，反正我都准备好了嘛。

　　治疗师：很好。还有吗？

　　来访者：如果不去参加聚会，那我就能避免被别人排斥了。（接着，治疗师和来访者又探讨了该信念的坏处。）认为自己会被别人排斥，会让我感到焦虑，并且很自卑。（治疗师和来访者又继续讨论了一下，是否还有其他的好处和坏处，并且填在了工作表 3.3 中。然后，他们把 100 分按权重分配给了好处和坏处。）看起来坏处比好处多。如果让我分配 100 分的话，我会分 10 分给好处，剩下 90 分都给坏处。

　　治疗师：所以，坏处比好处多了 80 分。

　　到这里还没结束。治疗师还要继续帮助来访者检验能够替代上述思维的新思维："我不需要那么在意别人怎么看我。"治疗师和来访者为新思维也做了一张成本收益分析表（同样使用工作表 3.3）。来访者发现，新思维的好处占 95%，坏处只占 5%，好处比坏处多 90%。那么显然，来访者更应该去采用和相信新思维，即她不必那么在意别人怎么看她。

消极思维： "我最好待在家里，而不是去参加聚会。"
该思维的好处和坏处： "我在聚会上会被大家排斥。"

好处	坏处
被拒绝时我不会感到惊讶。	我很焦虑。
我避免了被拒绝。	我的自尊心受到了打击。
	我逃避人群。
	我很不坚定。
	我没有得到我想要的。
	我把自己和别人隔绝了起来。
	我交不到新朋友了。

图 3.3　检验好处和坏处

　　如果来访者发现，某个不良思维的好处比坏处多，那该怎么办呢？来看看下面的例子。比尔认为："我应该永远满足老板的期待，无论他的期待有多么不合理。"比尔觉得，该信念的好处是，能够刺激他更努力地工作，保持兴奋状态，并且他的"同事们都是这样拼命工作的"，他也不能搞特殊。不好的方面是，该信念让他感到焦虑、自我怀疑，他会过度工作，并且有点太惯着老板了。当比尔给好处和坏处打分时，他认为好处占70%，坏处占30%。这样一来，好处比坏处多，那么总体来看，这条思维对他是有用的。即便治疗师想要帮他认清，他想通过满足老板的全部不合理要求来激发工作效能的想法有多么不合理，他仍然坚信，高效的工作对目前的他来说是最重要的。

治疗师：你认为，这个思维对你来说是有用的？

来访者：是的。如果我不这么想，我就工作不下去了。

治疗师：好。那么，也就是说，你相信自己所希望的东西。如果你认可这个思维，并且选择相信它，那我是否可以认为你愿意承担这个思维所带来的成本和代价。

来访者：什么意思？

治疗师：我是说，你愿意为此付出诸如焦虑、过度工作、自我批评、情绪受老板左右等一系列的代价。

来访者：我并不想焦虑或自我批评。

治疗师：是的，我知道你不喜欢这些代价。但是如果你坚信这个思维是你需要的，你就不可能躲开这些代价。这就是这条思维需要你付出的成本。

上面的记录显示，来访者必须面对他的选择——要么修正不良思维，要么为此付出相应的成本。在这个例子里，比尔选择保持原有信念。本技术是让来访者有机会自由选择，在检验了信念的成本和收益后，他们可以选择继续坚持原有信念，直到他们承受不了因该信念所付出的代价为止。

治疗师要提醒来访者，信念的成本和收益有短期、长期之分，有时他们只是满足了短期的利益，但会使长期目标受损。例如，一名希望减肥约9千克的来访者要在早餐吃掉一长条面包和锻炼之间做选择，对今早来讲，面包显然获益更大，锻炼则看不到什么好处。这时，治疗师可以这样问："你现在是否更关注短期获益而非长期目标呢？这样的思维对你来讲，有什么样的成本和收益呢？"

作业

成本收益分析技术可以应用于来访者的拖延、回避、潜在假设等问题。假设某来访者正在纠结是否要参加一个健身俱乐部。治疗师可以要求该来访者将坐在家里看电视和去健身俱乐部这两者的好处和坏处都列出来（使用工作表3.3）。另外，治疗师还可以引导来访者从中明确出一条潜在信念："我必须很确定了才可以去做一件事情。"接下来可以对该信念进行成本收益分析，进而提出与该信念相反的信念："我可以接受一定程度的风险变化。"并对此做出分析。成本收益分析技术让来访者有机会面对不同的选择，从而真正获得改变的动力。

你可以在很多地方使用工作表 3.3，它能够帮你明确思维、直面选择，并且衡量每个选择的优劣。治疗师可以这样说："现在，我们已经找到了一些对你造成不良影响的思维（或行为）。我希望你能把它们都写在纸上，并且一一分析它们的成本和收益，看看它们对你来说到底意味着什么。"

可能存在的问题

最可能发生的问题就是，来访者认为某个消极思维完全没有好处："哦，我知道它很荒谬。它对我一点好处都没有。可我也不知道为什么就是改不了。"这时，治疗师就要坚定地帮助来访者体察其中隐蔽的、微妙的好处："这世界上没有什么事能让我们坚持做下去，却一点好处也得不到。就好像我们都知道吸烟费钱，而且一点好处都没有，可是人们还是愿意吸烟，因为吸烟能获得短期的快乐。吸一根烟，人们立刻就能感觉良好，并且有效缓解对香烟的渴望。"治疗师可以告诉来访者，不必总是从理性上推断："在面对消极思维的时候，你可以尽量让自己保持中立，不要批判。再来想一想这条思维的好处。"通常来讲，消极思维可能的好处包括，帮助来访者避免挫败感、绝望感，避免遭受失败、承担风险，避免产生不适感，等等。焦虑可能的好处包括，让来访者提前做好准备、避免惊讶、激发动力，等等。有时候，治疗师可以让来访者闭上眼睛，想象他正面对着某个选择（例如，去健身俱乐部或者看电视）时是什么感觉，然后再想想，为什么会有这样的感觉，把所有的原因列出来。

另一个问题是，虽然某些消极思维的好处是短暂的，但因其即时性和显著性的特点，导致来访者的行为被高度强化。比如，吸烟、饮酒、暴食、回避行为等，这些行为都具备高强度的即时获益效果。这时，来访者需要仔细检验这些不良思维和行为的长期负面后果。成本的变化就类似经济学中所说的"前重后轻法"或者"预付款"，你需要在更长的时间范围内来综合考量成本和收益（Leahy，2001a）。同理，替代行为的好处也需要随着时间累积才能看到，你要有耐心。

相关技术

相关技术包括引出自动化思维、垂直下降、思维的角色扮演、猜测思维等。某些来访者无法坚持采用积极的行为或思维，若要帮助其探讨原因，可以应用想象技术。

工作表

工作表 3.3（思维的成本收益分析）。

技术：检验短期和长期成本收益的有效性

概述

来访者有时会认为，做出某事或某想法的成本实在太高了，这其实就是他们的一种预测，预测事情会如何发生，他们会如何感受。例如，他们会有这样的想法："如果我参加这个远距离徒步，我就会精疲力竭、浑身肌肉酸痛。"这就是对成本的预测（个人感受）。同样的，来看这个想法："就算我去锻炼，我也不会感到多愉快、多骄傲。"这是另一种关于个人感受的预测。然而研究表明，这类关于个人感受的预测往往极其不精确（Wilson & Gilbert, 2003, 2005）。人们常常认为，消极事件会引发极端负面的情绪并长期维持，却低估了积极事件的缓解和平衡效果。抑郁和焦虑的个体对他们做出选择后所造成的负面结果持有更加极端的态度，他们会严重低估可能的积极面。由此可见，在面对消极事件时，预期成本和收益可能会被夸张化。

除了上面描述的这种享乐效应的预测偏差之外，现实生活中的许多收益都是要靠时间积累的，你需要忍耐相当长的时间，才能看到积极的结果。例如，运动减肥就是一个长期过程，通常要花费数月时间才能达到满意的效果。这时，治疗师可以询问来访者，"达成最终目标"是不是他唯一的收益？"努力进步""自我的坚持"，这些特质算不算积极的过程收益呢？如果来访者的思维局限在最终目标，而忽略过程收益，那一件事的成本就显得过于突出了。

再者，许多抑郁和焦虑的个体在探索成本和收益的时候束手束脚，过于局限，一旦发现某事需要花费成本，就立刻停手，甚至放弃了。后面我会详细探讨这种行为（见第五章）。现在你只需要记住一个结论：来访者越广泛、全面地探索成本和收益，就越能灵活地采用各种适应性行为。

提问或干预

"关于该思维的成本和收益，你已经确认出了一些，但是我想请你思考一下，你考虑的成本和收益是否大都是短期的，而非长期的呢？如果考虑一下长期的成本和收益，你会怎么想呢？许多收益都需要长期重复地做一件事，才能看到效果。它不是全或无，或者立即显效的事情。如果你坚持某个积极行为，不断重复，你觉得收益会怎么样呢？"

"另外，我们经常发现，我们很难预测做事过程中的感受。我想知道，你有没有过这样的经验，你曾预测某个事情会很糟糕，可是实际做起来发现并没有那么糟糕，甚至还不错。有没有可能你对未来的感受的预测常常偏负向呢？"

示例

治疗师：在你描述和朋友一起的成本和收益时，你似乎更关注自己见到他们或想到他们时产生的不适感。所以你总是不太愿意去见他们。但我想问一下，你是不是更多地聚焦在了暂时的成本和收益上，而没有考虑长远的成本和收益？例如，如果你更积极地去见朋友、锻炼身体、走出家门和做事情，收益会不会随着时间累积呢？

来访者：唔，我认为，让我在抑郁的时候去见朋友，感觉会很糟糕。

治疗师：是的，我可以理解，那可能不太舒服。但我们想到的这些坏处往往是暂时的。比如，你也许想过："假如我去健身房锻炼，我肯定会感觉精疲力竭。"但当真的去了以后，你会发现其实感觉更好了。

来访者：是的，这种情况经常发生。我很难开始动手做事。

治疗师：这可能是因为你做事的时候只想到了要付出的成本，你首先想到的是负面东西，一旦发现了负面的东西，你就觉得它是这件事唯一的方面，于是就决定不去做了。去见朋友，刚开始可能确实觉得不情愿，但待一段时间，好处就渐渐凸显了。你曾经观察到过这种现象吗？

来访者：可能你说得对吧。我也不知道。可能我一跟朋友聊起天来，就暂时忘了我抑郁的事了吧。

治疗师：所以你看，看到收益是需要时间的。我们再举个减肥的例子。如果你只锻炼一次，那肯定是没什么效果的。但如果你一周锻炼五次，坚持一年，那肯定会有明显的改变。你看，收益是不是随着时间累积的？

来访者：是的，我知道。两年前，我确实下定决心要去健身房锻炼，而且我确实减掉了一些体重。不过那的确花了相当长的时间。

治疗师：你是怎么让自己如此自律的？

来访者：我只是想让自己有一些社交生活，想让自己的生活规律一点，就是这样。每次从健身房出来的时候我都很高兴，因为我觉得我在照顾自己。

治疗师：可见，能够明白坚持做事的好处是随时间累积的，能在坚持的过程中感到自豪，能坚持长期的兴趣并给自己奖励，这些都是非常有意义的。

来访者：我觉得我确实想事情有点局限，我只考虑了眼前暂时的感受。

治疗师：能够从更大的视野来审视做一件事的成本和收益，多关注长期的、累积的益处而非眼下暂时的不适，尽自己最大的努力充满自豪地把一件事坚持做下去，这些都是非常重要的。有时候，我们觉得努力没有回报，而付出的成本过多，产生的不适感过于强烈，导致我们很容易放弃，但这种想法常常有失偏颇。

作业

治疗师可以让来访者仔细评估自己当下的预测，并试着扩展预测范围：积极的、消极的和中性的。然后对比来访者之前通常所做的预测。治疗师可以这样问："你所做的预测有没有可能并未成真？""你所做的预测会不会有极端负面的倾向？会不会觉得不好的事情会一直发生？""这样带有偏见的预测会导致什么结果？会不会增加你的无助感、无望感，以及焦虑和抑郁情绪？"治疗师应鼓励来访者从短期、长期两方面寻找成本和收益。来访者可以使用工作表 3.4 进行评估，看看如果坚持忍耐某个短期看来并不舒适的决定，会不会获得长期的收益。图 3.4 展示了一名来访者的样例。

思维	短期成本和收益	长期成本和收益
和朋友出去吃饭，我会被他们所有人排斥。	**成本**：隔离、自我批评、孤独、抑郁、陷入负面焦虑的思维中。 **收益**：避免被拒绝。	**成本**：感到更加焦虑、孤立，感到对生活失去了控制，再也不会有好的事情发生了。 **收益**：没有。

图 3.4　检验成本收益的短期和长期效果

可能存在的问题

许多喜欢做消极预测的来访者觉得，他们的预测思维根本没有意义，只能添乱，不值一提。治疗师可以告诉他们，检验思维的有效性看起来好像没什么用处，但是有效的思维应该能够禁得起质疑，再说检验一下这些思维也没什么坏处。还有的来访者坚称，他们很确定后面会发生什么，可以告诉他们，既然他们很确定，就应该很容易找出证据来支持他们的想法。治疗师可以这样说："听起来这是一个非常强烈的信念，既然如此，也许我们可以把它写下来，然后收集一些证据，用事实证明你的信念究竟会产生什么样的结果。"

相关技术

相关技术包括检查证据，回溯以前的预测，设计行为实验，检验来访者是否使用了"启发式"或"经验法则"做推论，正反辩论等。

工作表

工作表 3.4（检验成本收益的短期和长期有效性）。

技术：检查证据

概述

治疗师可以采用如下的表述来描述本技术："你已经定义了你的用语，明确了你的思维，还为思维可能产生的后果做了预测。接下来，你可以寻找正反两方面的证据来验证消极思维。仍以'我是个失败者'这一消极思维为例。你认为，失败就是'没有达成目标'，成功就是'达成目标'。现在，请把消极思维写在纸的最顶端，中间画一条竖线，左边写支持消极思维的证据，右边写不支持消极思维的证据，尽可能把所有的证据都列出来（见图3.5）。"

消极思维："我是个失败者。"

支持的证据	不支持的证据
我还是单身。 我挣不到什么钱。 我不像别人那么优秀。 我感到抑郁。	我有朋友。 我是个好人——我拥有一些优良的品质。 我在工作中表现不错。 我对家人很友好，很体贴。
支持该思维的最主要证据： 我挣不到什么钱。	不支持该思维的最主要证据： 我是个好人。
支持证据的权重：10%	反对证据的权重：90%
支持和反对证据的权重差：-80%	
结论： 很多好人也会抑郁，挣钱多少并不意味着你比别人更好或更糟。每个人都是独立个体。我不能总是贬低自己，不应该总用"失败者"这样的词来形容自己。	

图3.5 检查证据

"注意，在检验某个信念的时候，一定要把这个信念以事实的形态表述出来，也就是说，你必须非常相信它是真的。避免使用那些仅仅是反映感受的表述，比如：'我觉得很难过、很抑郁、很生气，等等。'因为感受不是思维或信念，很难被验证。你说你很难受，我说你不难受，纠缠在这样的辩论中是毫无意义的。类似地，我们也不要去验证那些比喻性的夸张表述，比如'生活难道不是一团糟吗？''我简直不敢相信这件事就这么发生了！'这些也都验证不了。如果你很想验证，那你就把它们转换为事实陈述，例如，'生活是一团糟'，'发生这件事是很可怕的'。这样，我们就可以收集正反两方面证据来验证这些思维了。"

"检验普适事实是没有意义的。例如'我有惊恐发作的可能'，鉴于每个人都有可能惊恐发作，检验这个事实就没有意义。那么你真正担心的是什么呢？是一种推断：'我马上就要惊恐发作了'，或者'如果我惊恐发作，那就太可怕了'，或者'如果我惊恐发作，那我就是疯了'，这些是可以验证的。最后一点，我们无法为'万一呢'的陈述收集证据，因为这不是关于事实的清晰陈述。如果你想验证，那么你依旧需要把它转换成关于事实的陈述或预测。例如，'万一我惊恐发作呢'可以改为'我马上要惊恐发作了'，或者'惊恐发作实在太可怕了'，或者'如果惊恐发作，那我就要死了'。"

提问或干预

"权衡一下支持和反对思维的正反证据。是五五开？四六开？六四开？用收益减成本，是多少？另外，你还应设计一个更积极的思维，替换掉原有思维。对新思维也做成本收益分析。其最主要的成本是什么？最主要的收益是什么？为什么它们是最主要的成本和收益？"

示例

治疗师：你说你是一个"失败者"，因为你和罗杰离婚了。我们之前已经对失败者做了一个定义，就是一个什么事也做不成的人。

来访者：对，听起来挺极端的。

治疗师：好的，我们来找一下支持和反对"什么也干不成"这句话的证据。在这张纸中间画一条竖线。顶上写："我达成过一些目标。"

来访者：（画线，写了那句话。）

治疗师：有没有什么证据表明，你达成过一些目标？

来访者：我读完了大学，抚养了我儿子，我在公司上班，我交了一些朋友，还有我坚持锻炼身体。我是个好人，我很靠谱，我很关心我的朋友们。

治疗师：好的。把这些都写在竖线左边。现在，在右边写你完全没有达成任何目标的证据。

来访者：呃，也许这不太理性，但我还是想把离婚写在右边。

治疗师：好的。现在，看看你为"我达成过一些目标"所寻找的证据。对于正反两方面的证据，你认为权重是怎么样的？一半一半？还是其他？

来访者：我觉得正面证据占 95% 吧。

治疗师：所以，现在你在多大程度上相信，你曾经达成过许多目标？

来访者：100%。

治疗师：那么，你在多大程度上相信，离婚之后，你就是个失败者？

来访者：可能我也不是失败者吧，但是我的婚姻确实失败了。那我觉得，我可能是个 10% 的失败者吧。

作业

让来访者坚持每天使用工作表 3.5 分析一条消极思维（或者分析在咨询中识别出的消极思维），寻找正反两方面的证据，检验该思维的真实性。我常常鼓励来访者用同样的方法为积极思维寻找证据并分析，这样可以有效地改善他们的情绪。

可能存在的问题

在认知治疗过程中经常遇到这样的问题，来访者可能会说："我知道这很不理性，但我就是觉得它是真的。"这就是认知扭曲类型中的"情绪推理"，有许多技术可以解决它，例如，双重标准、成本收益分析、正反辩论、想象引导、想象重建、恐怖幻想、角色扮演，等等。有些来访者可能会认为，评估消极思维是没有意义的，是在批判和贬损他们，他们可能对此不屑一顾。治疗师可以向他们解释，该练习的目的是为了对思维进行检验，让他们更好地看清自己的思维。当然，经检验，有些消极思维就是真的，这就意味着我们也许可以进一步验证更深层的潜在假设，可能是那些潜在假设不断孕育出丰富的消极思维，持续影响来访者的情绪；也许可以行动起来，寻找解决问题的办法，改变外部事实，可能正是那些不合理的现状激发了来访者的不良反应。

相关技术

相关技术包括，引出和识别自动化思维、成本收益分析、区分认知扭曲类型、定义用语、双重标准技术、检验有限信息搜集、检验图式等。

工作表

工作表 3.5（检查证据）。

技术：检查证据的质量

概述

治疗师可以这样描述本技术："消极信念可能是你惩罚自己的工具，为了验证它的真实性，我们已经列出了正反两方面的证据。可能你早就决定想尽快抛弃这个消极信念，但看过支持的证据之后，你可能又觉得，有许多理由继续坚持原有的思维。现在，请你问问自己，'这些证据的质量究竟怎么样？'用现有的证据，你觉得能说服别人相信这个消极信念吗？假设你面对着陪审团，陪审团会接受你的证据为有效证据吗？就拿'我是个失败者'这个思维来举例，你提供了一系列支持它的证据，如下：

'我感觉我就是个失败者。'
'丹尼认为，我没有他好。'
'我考试考得不好。'
'我网球比赛打输了。'"

"假设你正在起诉自己，你给陪审团呈上了这些证据。你告诉陪审团：'我感觉自己是个失败者——这证明我的确是个失败者。'你觉得陪审团会接受吗？显然不会。"

"你也可能这么说：'丹尼认为我不好，所以我是个失败者。'你觉得陪审团会把丹尼的评价当作审判证据吗？显然也不会。那么如果你说考试没考好，所以你就是个失败的人，这样行吗？不，还是不行。你的感受，你在意别人的看法，你考试没考好，这些都不是有效的证据，都不足以评价你是否是个失败的人。"

"可以看到，在得出结论之前，你可能使用了大量的无效信息，比如情绪的、个人的、有争议的，甚至是无关的证据。你可能收集了一大堆证据来支持你的消极信念，但这不代表那些证据都是有意义的。你可能采用了大量的认知扭曲方式来证明自己是失败的，比如，情绪推理、个人化、泛化、使用完美标准、贬损积极面、消极过滤器、读心术、预测未来、采用无关材料、得出无逻辑结论。"

提问或干预

"这个证据能否很好地证明或反驳你的信念呢？想象一下，别人会怎么看待你的证据？它们是令人信服的？还是不理性的？或是极端的？别人会觉得这些证据足以说服陪审团相信你的结论为真吗？还是他们觉得这些证据太极端了？为什么？你觉得这里面有什么问题吗？"

示例

治疗师：你觉得自己不够吸引人，你找出了证据，一是你觉得自己长得丑，二是罗杰和你分手了。

来访者：我就是觉得自己长得不好看。

治疗师：好。你还说，杂志上的女人长得都比你好看。

来访者：对啊。她们看起来很完美。

治疗师：你觉得这些证据的质量怎么样？和你的思维"我很丑"的关联度有多高？如果你希望陪审团判决某人是丑的，你能用"他们觉得自己很丑"来说服陪审团吗？

来访者：不能。我觉得还需要一些额外的信息吧。

治疗师：你是指一些更为独立的信息？除了你自己的感觉之外，还需要来自其他途径的信息，对吗？

来访者：对，比如，别人怎么看这个人。

治疗师：有没有哪些男士觉得你好看？

来访者：嗯，其实也有。但是我对他们不感兴趣。

治疗师：为了证明你没有吸引力，你还引用了罗杰和你分手这件事。你们为什么分手呢？

来访者：我们没法相处。他对任何人都不做承诺。而且他还说谎。

治疗师：所以，你把他的缺点联系到自己身上，并且得出结论说自己不吸引人？

来访者：是这样的。

治疗师：我想，我们可以来看看你找出的这些证据，看看它们是否相关？是否足够有说服力？是否能支持你的消极信念？或者，也许其中充斥着各种各样的认知扭曲，我们来理一理。

来访者可以在工作表3.6中列出所有支持消极信念的证据，并用认知扭曲类型来检查证据的质量。许多人发现，他们的证据既不相关又不可信，完全无法支持他们的消极信念。

作业

在一周的时间里，来访者可以对多个消极思维进行评估，为每个思维都寻找正反两方面证据，并评估证据的质量。来访者可以回顾之前在作业中使用过的思维，也可以使用咨询中提到过的思维。这个练习的主要目的是让来访者寻找证据中可能存在的问题，看看是不是有认知扭曲、偏见或无逻辑推理等现象。治疗师可以这样说："在你识别出消极思维，并列出正反两方面的证据之后，请你使用工作表3.6来检查证据的质量。问问自己，你的证据里有没有什么失调的认知？你还可以给证据质量评级。不要只评价支持消极信念的证据，你还可以评价不支持消极信念的证据。"

可能存在的问题

正如前面说过的，许多来访者会坚持把感觉当证据："我的感觉很真实，我知道这可能不太理智，我也知道我的证据不支持我的观点，但我就是这么感觉的。"对此，治疗师可以采用以下几种应对方式。第一，使用正反辩论，该技术会在后文详述。第二，可以指出尽管感觉不是证据，但感觉的确很重要，我们需要做的不过是区分感觉和事实。第三，可以解释感觉和认知属于两个层面，对一个信念有没有效的感觉不等于对它的认知。不过如果你感觉一个信念不那么有效，那么这个不良信念就会改变得更多。再有，治疗师可以告诉来访者，感觉有时候会有些滞后，即便你看到了事实，检验了逻辑，却仍然可能需要过一段时间才能感觉到原本熟悉的信念不那么笃定了。

相关技术

如上所提，配合使用正反辩论、双重标准、角色扮演、垂直下降、检验认知扭曲、逻辑推断等，都是有益的。

工作表

工作表 3.6（检查证据的质量）。

技术：辩护律师

概述

治疗师可以这样描述本技术："现在，我们用一个模拟情境来质询你的消极思维。假设你被法庭传唤，你的自动化思维几天前刚刚起诉了你，理由是，你懒惰、一事无成、毫无能力、总在自责。现在，你的任务是扮演自己的辩护律师，你要去质证、质询控方证人、理顺案件的逻辑。要知道，庭审是艰难且漫长的，你总不希望自己的辩护人只是站起来说一句：'我的当事人是无辜的。'然后就坐下，整场睡大觉吧？你期待的是一场精彩的辩论，你方可以提供证据和证人来为你辩护。辩护律师不需要相信自己的委托人（也就是你自己）是否真的无辜，他只需要端正态度，认真做好自己的工作即可。"（想要了解更多关于法庭辩论的类比，参见 Freeman, Pretzer, Fleming, & Simon, 1990; Reinecke, Dattilio, & Freeman, 1996; de Oliveira, 2014。）

提问或干预

"如果让你扮演自己的律师，只需要为自己辩护，你会怎么做呢？请你尽可能做一个优秀的辩护律师，为自己辩护。想一想消极思维中的逻辑漏洞。里面是不是有一些扭曲、失调的认知呢？例如个人化、贴标签、责备、贬低积极面、泛化、使用'应该'陈述、只关注负面、灾难化，等等。从公平公正的角度来看，你的消极思维足够公平吗？这个思维能普遍应用于每个人身上吗？"

示例

治疗师：你对自己成年后的生活进行了大量的批评，比如，称自己为失败者、没用的人、懒鬼。现在，我请你假设，一个名叫汤姆的人正面临你上面提到的这些诽谤，汤姆希望聘请你为他的代理律师。当然，你相不相信汤姆是无辜的并不重要，你喜不喜欢汤姆这个人也不重要。我只是请你遵循自己的职业道德，做一名合格的律师，努力为汤姆进行辩护。我会扮演检察官，努力控诉汤姆的罪状。你来为汤姆辩护。

来访者：好的。

治疗师：（扮演检察官）汤姆是个懒惰的失败者，他一事无成。

来访者：（扮演辩护律师）你说的并不属实。他读完了大学，有一份好工作，他能够养家，他的老板认为他干得很不错。

治疗师：（扮演检察官）可是，我感觉汤姆就像个失败者。

来访者：（扮演辩护律师）你的感觉不能当作证据。事实不足以支持你的结论。

治疗师：（扮演检察官）好吧，那他不够完美，这可以说明他是个失败者了吧。

来访者：（扮演辩护律师）如果这就能说明的话，那每个人都是失败者。

辩护律师技术之所以好用，就是因为很多人发现，要他们为自己辩护很困难，但是如果让他们想象自己为别人辩护，事情就变得容易多了。一旦穿上"职业的外衣"，来访者就能够代入角色，勇敢地提出证据、进行质证、挑战陪审团，因为，这就是我们在生活中对一名律师的合理期待。

作业

治疗师可以指导来访者想象自己是辩护律师，并参考工作表 3.7 中列出的问题为自己进行辩护（图 3.6 是一份样例）。

违反了什么"法规"？有什么不良行为？有没有关键证据？
我抑郁了，我不应该抑郁，因为我有一份很好的工作，还有一个很好的爱人。
以什么罪名起诉？
我不该抑郁。
有没有关键证据证明该罪名？
有很多证据证明我抑郁了。可是我过去从来没有患过抑郁症。
关于被告的行为，还有什么其他原因？
我的家族好像有抑郁史。我母亲就抑郁，她对我很严厉。

图 3.6　扮演自己的辩护律师

被告的行为是否是恶意的？
不。抑郁只是发生在我身上了而已。

被告的行为对于一个正常人来说是合理的行为吗？
我不知道怎么回答这个问题。我觉得如果你抑郁了，你大概就会表现得像个抑郁症来访者吧。

别人是否应对该行为负一部分责任？
我觉得我可能就带有抑郁的基因，另外我的成长经历也会造成我的抑郁，我有个挑剔的母亲和疏离的父亲，这些都是可能的原因吧。

基于公诉人提出的证据，被告是否有罪？
不，我觉得把我表述为无辜的受害者更合理。

我们能否将此判决或此"法规"应用于所有人？
我觉得不应谴责抑郁症来访者。

陪审团应该定罪吗？
不应该。

你会怎么为自己辩护？
不是我故意要抑郁的。我很不幸。

关于你的行为，还有其他解释吗？
我就是抑郁了。因为遗传因素和幼年的不良养育方式。有时候事情不能尽如人意，因为抑郁，我反应过激。

你的行为是恶意的吗？是残忍的吗？
不。

遇到这种情况，一个理性的人会怎么办？
一个理性的人应该会去寻求治疗，我现在就在这样做。

本案的证据的质量怎么样？
用来控诉我的证据其质量并不好。我们不应该责备抑郁的人，而应该帮助他们。我觉得那些支持我的证据还不错。

陪审团将如何评估这些证据？
陪审团应该会同情我的遭遇。他们会拒绝那些不利于我的证据。

陪审员对你的惩罚会像你对自己的惩罚那样严重吗？
绝不会。

图 3.6 扮演自己的辩护律师（续）

可能存在的问题

认知治疗中有许多技术都在鼓励来访者积极地质疑自己的消极思维，应用这些技术时，来访者可能会觉得非常幼稚，认为这是在用欺骗自己的方法让情绪好转一点，辩护律师技术同样面临这样的问题。有时候，来访者认为他们就应该被批评，而不应该再让自己继续狡辩，因为他们真的很鄙视自己。这时，治疗师可以尝试引出这些自我批评的思维："能不能告诉我，对你来说，担任自己的辩护律师的最大困难是什么？"有些来访者认为，如果他们不能完全相信替代性的积极思维，就不应该昧着良心为消极思维进行辩护。这时，治疗师就可以告诉来访者，律师的作用就是提供不同方面的事实，一名好的律师要让陪审团尽可能全面地看到事实的真相，这就是法庭辩论的意义所在。

相关技术

相关技术包括检查证据、正反辩论、评估逻辑推断、角色扮演、区分认知扭曲类型。

工作表

工作表 3.7（扮演自己的辩护律师）。

技术：理性回答和自动化思维相关吗

概述

很多时候，来访者会用所谓的"理性回答"来质疑消极思维，但是有的理性思维只是故作乐观的说教（例如，"我是个好人"），而不是能真正对抗消极思维的有力证据。由于许多理性回答可能跟自动化思维无关，许多来访者宣称，认知技术对他们没有用，他们仍然受到消极思维的支配。最常用的一种认知技术就是让来访者用两栏或三栏表格列出自己的消极思维、理性回答及替换的积极思维。因此，认知治疗的要点就是聚焦最重要的自动化思维，并使用多种认知技术去检验、检查、质疑该思维。仅仅生硬地列出积极思维是不够的，那是在强迫来访者说谎。找到思维中的逻辑漏洞，发现证据的不足，挖掘思维内在的矛盾和不公正，这样多管齐下才能令人信服，这比单纯地正面说教要有效得多。来访者找出的理性回答必须和消极思维相关，要能够质疑、驳斥消极思维，减弱消极思维的力量。

提问或干预

"人们在挑战或检验消极思维时，常常仅是列出一些积极陈述，简单了事。确实，某些积极的口号能暂时鼓励你，让你感觉好转，但他们可能和真正困扰你的消极思维并不相关。例如，对于'我是个失败者'这个思维，你进行了质疑，你说'我妻子很喜欢我。'但问题是，妻子喜不喜欢你可能并不影响你心里觉得自己是个失败者。再比如，你受到思维'我学业表现不好'的困扰，你对自己说：'我很努力地学习了。'但这并不能真正解决你担心的学业问题。所以，我们需要看看，你的理性回答和困扰你的自动化思维到底相不相关。"

示例

治疗师：要想挑战你的消极思维，最好每次只集中在一个思维上，然后找寻证据，与其辩论。换句话说，我们需要知道，你现在最想处理的是哪个思维，你怎么跟该思维辩论。以"我是个失败者"这个思维为例。它看起来是一个非常负面、笼统的思维，被这样的思维缠上，一定很难熬。在你上次做的作业里，我看到你在左栏写了很多消极思维，右栏写了一些替代性的积极思维。但是现在我还不清楚，你的哪条积极思维对应的是哪条消极思维。例如，你在左边写了"我是个失败者"，在右边写了"我上班"和"我一直在拼尽全力"。但是这些积极思维对消极思维真的有作用吗？

来访者：唔，我在尽可能地往积极方面考虑。这难道不是这个心理治疗的目的吗？

治疗师：我理解，人们很容易对心理治疗产生这种印象，但认知治疗并不是关于积极思维的疗法，它的目标是让人能够现实地、理性地、有益地思考。所以，来看看"我是个失败者"，这个思维让我觉得，我们是不是可以找出一些和它相关的思维，来与它做对抗。你能想到什么相关的证据，和你是个失败者的思维不相符的吗？

来访者：哦，我明白你的意思了。嗯，要让积极思维和它相关。我之前确实没这么想过。

治疗师：这很正常，因为自动化思维往往是情绪化的，让人很难从实际出发，从逻辑思考。但是认知治疗是关于现实的疗法。所以，你能否想到一些证据，证明你不是个失败者？

来访者：嗯，我有工作，我有朋友，我上了大学，我基本还清了我的助学贷款。

治疗师：你看，现在我们就推进了一步，你的反驳证据能够直接打中消极思维了。还能想到别的证据吗？

来访者：嗯，就像你之前说的，我觉得"失败者"这个词确实有点太模糊、太笼统了，直接把一个人叫作"失败者"，这不太公平。

治疗师：所以，你提出了一个驳斥的观点，即基于少量的负面行为就把一个人贴上"失败者"的标签，是不合逻辑的、不公平的，也是不精确的。

来访者：对，就是这样。

治疗师：所以，你有没有觉得，找到与消极思维直接相关的逻辑和证据，能够让你更自信地挑战它？

来访者：是的，现在我更明确了。

作业

治疗师可以让来访者在接下来的一周里记录一些典型的自动化思维，针对这些思维写出理性回答，然后再描述一下，这些理性回答和自动化思维有多相关，在多大程度上能驳斥自动化思维（使用工作表 3.8）。许多来访者会先写下一个消极思维（例如，"我是个失败者"），然后写下一个积极思维（例如，"我有一些朋友"），可却没有仔细想一想，积极思维（或理性思维）和消极思维（或自动化思维）真的相关吗？不相关的理性回答不能削减自动化思维的影响力。

可能存在的问题

有些来访者宣称，他们的理性回答已经足以让他们好转了，不需要再去验证相关性或逻辑性。"如果我的感觉已经好多了，为什么还要那么麻烦？"这好像很合理，甚至很有用，但治疗师应当告诉来访者，如果消极思维不是基于事实产生的，或者消极思维本身是非逻辑的，那么即便现在暂时压制，将来也会反弹得更大。仅仅现在感觉好一点是不够的，更重要的是釜底抽薪，要削减消极思维的长期影响。最有效的方法是证明消极思维是不合理的，是不真实的。"这就像一个很怕鬼的小孩，如果我用冰激凌逗她，分散她的注意力，她会说：'我现在感觉好多了。我不怕了。你陪着我，我吃着冰激凌。'可这真的能令她彻底不再害怕了吗？从长远角度看，如果能让她明白，鬼只是我们想象出来的，并不存在于真实世界当中，是不是对她的帮助更大呢？"

相关技术

相关技术包括明确思维的成本和收益、检查证据、检查证据质量、思维的角色扮演，以及辩护律师技术。

工作表

工作表 3.8（我的质疑与消极思维相关吗？）。

技术：正反思维的角色扮演

概述

为了更好地修正消极思维，治疗师和来访者可以轮流扮演思维的正反两面。比如，治疗师可以先来扮演积极或理性思维，来访者扮演消极思维。角色扮演之后，两人交换，治疗师扮演消极思维，来访者扮演积极思维。这样做的好处是，来访者可以从治疗师身上观察到一些非常有用的驳斥方式，而治疗师也可以更好地了解，哪些理性回答对来访者更有用，哪些自动化思维对来访者来说更难克服。在治疗过程中，这种角色互换可以进行很多轮。

提问或干预

"现在，我们就你的消极思维来做个角色扮演吧。我来扮演积极思维，也就是说，我会以积极、理性的方式来回答问题。你来扮演消极思维，你的任务是尽力说服我，让我相信你的消极思维是真的。"角色扮演过程中，治疗师可以询问来访者，哪些理性回答对他来说是有用的，哪些是没用的，哪些消极思维对他来说特别难以处理。另外，治疗师还应询问来访者，在角色扮演过程中，有没有其他尚未提到的消极思维。

示例

治疗师：我们来做一个角色扮演吧。你来扮演"我是个失败者"这个消极思维，我来扮演你的理性和积极面。

来访者：（作为消极思维）你和简妮分手了，所以你是个失败者。

治疗师：（作为积极思维）好吧，这是个全或无思维。你是说，单独这一件事就能说明我是个失败者？

来访者：（作为消极思维）不能，但你确实失败了。

治疗师：（作为积极思维）你的意思是说，我有一个行为没有做好？

来访者：（作为消极思维）不，我是说，你整个人就是个失败者。

治疗师：（作为积极思维）我不知道你说整个人就是个失败者是什么意思。我们如何从行为上观察出一个人是不是失败者？

来访者：（作为消极思维）我们看到了你是怎么把一段好好的恋爱搞砸的。

治疗师：（作为积极思维）你是说，你看到了我的某些行为？

来访者：（作为消极思维）对，是的。

治疗师：（作为积极思维）能具体说说是什么行为吗？

来访者：（作为消极思维）嗯，你总是对她很挑剔。

治疗师：（作为积极思维）好吧，所以你觉得我这个行为做得不好？那么，我有没有什么好的行为或者中性的行为？

来访者：（作为消极思维）你确实也做了一些好的事情。你对她很大方。你给她买礼物，给她做饭。

治疗师：（作为积极思维）所以，我有一些行为是好的，有一些是不好的？如果我做过一些好的行为，你怎么能说我整个人就是失败的呢？

来访者：（作为消极思维）那，你就是好的和不好的混合体。

治疗师：（作为积极思维）你的意思是说，我就和其他所有人一样？

来访者：（作为消极思维）嗯，差不多吧。

角色扮演结束之后，治疗师可以询问来访者，在这个过程中，哪些理性回答对于他的自动化思维来说不太好用。在上例中，来访者表示，当评价他的女朋友时，他感到有点难以接受。他觉得，他绝对不能太刻薄，不能犯错误。这样的交流提供了更多信息，治疗师可以进一步和他探讨他的完美主义和自我批评倾向，也许就可以得出其他替代性假设："我可以从错误中学习，并尝试改正错误。"

作业

治疗师可以让来访者在工作表3.9中写出一系列针对消极思维的积极或理性回答，然后针对理性回答写出一系列消极回答。另外，来访者还应找出，哪些理性回答对于他的消极思维没有帮助，哪些自动化思维特别难以处理。在下一章中，我们会针对难以处理的这部分自动化思维做进一步挖掘，检验更深层次的潜在假设，例如"我应该一直保持完美"或"我永远不能犯错"等等。

可能存在的问题

有些来访者的消极思维非常坚定，难以被辩驳。治疗师要尽量像朋友那样鼓励来访者，例如，"你不一定非得现在立刻转变观念，我们只是先试着换一个角度思考，看看能不能有些新发现。"另外，有的来访者会说，他们不具有治疗师指出的这些消极思维，治疗师可以这样回答："你可能现在还没有这样想，那么假设你有这样的消极思维，你会怎么处理呢？"还有的来访者会认为，这种角色扮演很可笑，治疗师是在取笑他们。治疗师可以这样回答："我绝对不是在取笑你，我想帮助你从新的角度去思考和感受。角色扮演有时可能确实让人觉得不太舒服，如果过程中你有什么不适，就告诉我，我们可以立刻停下来，看看有什么其他的方式可以处理。"

相关技术

相关技术包括认知扭曲类型分类、检验成本收益、检查证据、语义技术、双重标准技术、正反辩论。

工作表

工作表 3.9（正反思维的角色扮演）。

技术：区分人和行为

概述

把单个行为等同于整个人，是一种常见的思维错误。这种思维的含义是，如果我在一个行为上搞砸了，那我整个人就完蛋了。本技术的目标是帮助来访者把单个的错误同他们对自身的整体评判分开。另外，该技术可以提升来访者修正扭曲认知的能力，具体说来，就是贴标签、个人化、全或无思维，以及泛化。一旦学会把行为和人区分开，来访者就可以去寻找那些能够改变的行为。毕竟，要改变"整个人"实在是太难了。

提问或干预

"把行为和整个人区分开，这一点非常重要。有时候我们说自己'是个失败者'，但其实我们想说的是'我这次考试没有考好'或者'我被解雇了'。现在来看看你的自我批评思维，你是不是本想描述某一个行为做得不好，而不是直接给整个人贴上标签？如果你只是觉得某个行为有问题，那也许可以想想有什么办法来改变行为，让事情有所好转。"

示例

治疗师：你说考完试后就觉得自己整个人是失败的。我想和你聊聊，你觉得一次考试的失败和整个人的失败有什么不同？

来访者：可是我就是觉得自己是个失败者。

治疗师：好吧，这是一个情绪推理，对吧？你把情绪当成证据，证明自己是个失败的人。

来访者：我知道这很不理智。

治疗师：对呀，所以再看看这句话"我是个失败者"。在生活中，你有没有做过什么成功的事情？

　　来访者：我选了很多别的课，其他课的考试都通过了。我有很多朋友。我还有个男朋友。

　　治疗师：好，所以这些就是成功的行为。即便再说回这次考试，一共 40 个题目，你有没有答对的呢？

　　来访者：应该大部分都答对了吧。但是我很确定有 5 道题答错了。

　　治疗师：如果我说你大部分题目都答得很好，有几道题答得不好，你觉得这样说公平客观吗？

　　来访者：嗯，这样更精确。

　　治疗师：所以再看看你刚才的评价，你把有几道题没做好等同为你整个人都是失败的，这里面有没有问题呢？

　　来访者：嗯，我确实说得不太对。

作业

　　本节作业主要要求来访者学会区分具体的行为和笼统的标签。来访者可以在工作表 3.10 上列出他们给自己贴的负面标签，例如"垃圾""失败者""没用的东西"，并评价他们在多大程度上相信自己符合这些标签，然后列出正反两方面的证据，即列出能证明自己符合消极标签的行为和证明自己并不总是这么糟糕的行为。另外，治疗师还可以让来访者预测未来的行为，并把可能的积极或消极行为都列出来。在此基础上，请来访者结合两方面证据得出结论，并重评对消极标签的相信程度。能不能用一个更公平客观的方式描述自己在当时那个情境下的行为呢？

可能存在的问题

　　有些人会对自己或他人的行为做道德评判。他们觉得自己的评判完全是凭良心的、符合伦理的、讲道义的。我把这种现象称为"道德阻抗（moral resistance）"，为了挑战这种道德阻抗思维，我设计了许多提问方法（Leahy, 2001b）。例如，当来访者说："唉，我做了这么坏的事，我就是个坏人。"我就会问他，你的评判标准是否适用于所有人？也就是说，任何人做了这样的事，我们都应该把他叫为坏人吗？我们还可以问他，这个评判标准能否提升人的尊严——这个问题是哲学家康德提出的。来访者还会犯一种典型的分类错误，例如，他们会宣称："坏人就会做坏事。"但事实上，每个人都可能做坏事，也都可能做好事，好人会做好事，坏人也会做好事，这一点可以和来访者讨论。再有一点，我们应提醒来访者，像"好人""没用的人"这样不精确的词是没有什么真正意义的。可以尝试着把笼统模糊的价值标签替换为可以验证的具体事物，锻炼实证思维模式。比如："你预测这个人将会做出什么行为？"举个实例，假设一名员工给老板贴了个标签"混蛋"，他就会觉得，老板做什么事都很混蛋。可是，如果他用更实证、具体的描述替代"混蛋"这个模糊的标签，他就会发现，其实这个"混蛋"老板也做了不少好事，这样的思维就更接近事实。接下来，治疗师可以询问来访者，怎么样扩大积极面的影响，改善消极面。

相关技术

相关技术包括消极思维分类、向下箭头技术（downward arrow technique）、检验成本收益和检查证据。

工作表

工作表 3.10（评估消极标签）。

技术：检查行为在不同情境中的变化

概述

用单一的行为推断整个人，这是人们经常犯的一种思维错误。日常生活中，我们常用许多语言概括性地描述人的性格、特征或气质。例如，我们会说："他对人很有敌意。"却绝不会说："我在 50 种不同的情境中对他进行了观察，发现他只在这一种情境中有 20% 的敌意，因为他使用了一些批评性的语言。"另外，当我们用"很有敌意"来描述一个人的时候，我们就把这种行为表述成了他的特质，而不是他在特定情境中的反应。如果我们能关注环境因素，也就是说，是什么导致了他的行为（或者说是什么激发了他的行为），之后又发生了什么，他之前与对方的关系如何，等等，那我们就能更好地理解他在特定情境中做出的行为。如果能跳脱出特定情境，我们就能够看到，某一行为在不同情境中发生的频率和强度是不同的。当视角变得广泛，我们就不容易按单一维度给一个人贴标签，而是能够考虑事前和事后因素，这样一来，我们就能更灵活地判断某个行为是否合理。

提问或干预

"当我们给别人贴标签的时候，常常是用全或无的思维在考虑问题。如果你给自己贴上了'失败''愚蠢'之类的消极标签，你很可能忽略了其他很多证据。请你想一想曾经给自己或他人贴过的标签。现在，我们来想一想，在不同的情境中，你的行为是不是有程度上的变化。比如，假设你给自己贴了'懒惰'的标签，那请你评价一下，在不同的情境中，你分别有多懒，按 0%~100% 打分。你会不会在某些情境中没那么懒？你会不会有充满活力的时候？是什么因素导致了行为的程度变化？这种变化是不是和你最开始给自己贴的标签不完全相符？"

示例

治疗师：你说，你不去锻炼是因为"懒"。那么你觉得自己到底有多懒？如果让你按0%~100%给自己打分，100%表示懒到完全不动，你会给自己打多少分？

来访者：如果仅就锻炼这件事来评价，我会打95%。

治疗师：那么你有没有锻炼的时候？

来访者：有啊，我上周还去过健身房呢。不过在那之前，我已经两周没去了。

治疗师：那么，当你去健身房的时候，你觉得自己有多懒？

来访者：可能0%吧。

治疗师：好的。你说你是一名全职的行政管理人员。那么你每天几点开始工作，几点结束工作呢？

来访者：我早上8点上班，下午6点左右下班。然后会开车回家，大概需要1小时。哦，当然，早上上班路上也需要开1小时的车。

治疗师：那么，当你完全按照这个行程安排进行的时候，你有多懒？

来访者：那可一点也不懒。我一直在工作。

治疗师：另外，你还养孩子。你要带儿子去练棒球。那时候你有多懒？

来访者：一点也不懒。

治疗师：你看，在这么多领域里你都证明了自己不是一个懒惰的人，可是为什么在不去锻炼这件事上，你把自己归因为懒呢？

来访者：可能我就是累了吧。

治疗师：当你说自己累的时候，和说自己懒有什么不同？

来访者：说累的时候，我没有在自我批评。

作业

来访者可以使用工作表3.11来列出他们常常给自己或他人贴的标签。接下来，要检验某个行为或特质在不同的时间、情境中是否不同。然后，咨询师可以询问他们，为什么行为在不同情境中会不同，发现这种不同之后，他们如何看待自己曾经贴过的标签。将一个人描述为灵活的、变化的是否更准确呢？如果一个人的行为是依赖情境的，是否还应给他们贴上概括性的标签呢？

可能存在的问题

有些人特别喜欢给自己贴消极标签，因为他们坚信，自我批评有助于他们激发自我和面对现实。他们觉得，不断告诫自己有多蠢、多糟，可以避免骄傲自满。对于这样的来访者，治疗师可以让他们检验自我批评标签的成本和收益，并考虑自我奖赏和积极行为的价值。有些来访者觉得，这样的练习会让他们"死于安乐"，他们决不允许自己躺在舒适区里不起来。咨询师可以告诉他们，认识到行为在不同情境中的变化，可以让他们知道，哪些因素可以提升积极行为的发生频率。他们可以设计行为实验，检验自我奖赏的好处和坏处，只需要持续两周时间就能看见效果，到时候他们可以看看，"舒适区"是否让他们更糟糕了。这个练习尤其适用于夫妻治疗，有些人认为，对伴侣恶语相加能够激发对方的上进心，那就让行为实验帮他们看看，事实是否真的如此。

相关技术

相关技术包括，区分认知扭曲类型、连续谱技术、双重标准、垂直下降、成本收益分析，以及检查证据。

工作表

工作表 3.11（寻找变化）。

技术：用行动解决消极思维

概述

很多时候，失调的自动化思维是真的，来访者并没有扭曲现实。这时候，仅仅质疑自动化思维就不足以帮助来访者摆脱困境。不过，不失调的自动化思维确实能够让事情显得充满希望，让人感觉不那么无助，因为不失调的自动化思维能够让人把注意力放在接纳问题和解决问题上。如果能这样转变思维，来访者将有动力学习新的技能来解决问题，例如，更合群、更会交流、更职业等。当然，来访者也可以改变消极的行为。

提问或干预

"问问自己，'如果（一个消极思维）是真的，那你能做些什么让事情好转？能否学到什么新技能来解决问题、改变环境？'"

示例

治疗师：听起来你对自己的求职面试非常不满意。

来访者：对。我总是跟自己说，没人愿意雇我。我总是把面试搞砸。

治疗师：好，我们来角色扮演一个场景吧。我来扮演面试官，你来扮演自己。（两人开始角色扮演练习，来访者展示出了非常浮夸的举止，并且肆意批评那些表现良好的应聘者。）

来访者：你觉得我做得怎么样？

治疗师：你说得很对，从我们的互动上来看，你对自己面试表现的判断是正确的。你确实不擅长面试。

来访者：看，没错吧，我真的毫无希望了。

治疗师：不不不，当然不是。这恰恰为我们提供了非常有用的信息。现在，我们可以把咨询目标转为训练提升你的面试能力。我们先来讨论一下，如果企业需要雇用一个人，他们喜欢招聘什么样的人。

来访者：所以，你的意思是说，我的消极思维是对的？

治疗师：在这个情况里，我们能够把目标缩小为解决一个具体问题，这是非常棒的。你可以学习更多的面试技巧。比如说，你学习打网球，可是你总把球打在网上，教练发现，这是因为你握拍的姿势有问题。于是，教练向你展示了正确的握拍姿势。这时，虽然你的思维"我总把球打在网上"是正确的，但这又有什么呢？只要你改变行为，就可以成为一个不错的网球手呀。

接下来，来访者在咨询师的帮助下致力于提升面试技巧，他们列出了在面试中"要做的和不要做的行为列表"，还在咨询中不断进行角色扮演并录像。最终，来访者成功找到了一份工作。

作业

治疗师可以做如下解释："有时候，我们的消极思维是正确的。有的人就是不喜欢我们，有的事我们就是没做成。可是，这样的事实可以引导我们做出更积极的改变：'我该怎么样解决这个问题？''我还能为此做些什么？'如果你的消极思维是真实的，你就可以问问自己：'我的行为能有什么改变和提升？'"

"在工作表 3.12 中列出困扰你的事，再列出你可以为此做出的积极改变。"

可能存在的问题

有些来访者认为，如果他们的自动化思维是真的，那就彻底无望了。这时候，治疗师要重申认知治疗的本质，认知治疗是基于现实的治疗，要检验现实，检查和评估消极思维。因此，消极思维当然可能是真实的。有些来访者认为，如果让治疗师知道消极思维是真的，那治疗师就会开始评价他们。治疗师要告诉他们，认识到消极思维是真实的，恰恰能提供改变的动力。不过，来访者可能会由于过度的自我批评，而不相信自己能够做出改变。这时，治疗师就可以用行为列表来检验来访者的消极自我评价："我们来做一个简单的积极行为列表，请告诉我，其中哪些行为你能做，哪些你不能做。接下来，我们看看你做每个行为的成本和收益。"

相关技术

相关技术包括，分级任务作业、坚决主张练习、问题解决、垂直下降、成本收益分析、检查证据。

工作表

工作表 3.12（通过改变行为来改变消极思维）。

工作表

工作表 3.1
定义用语

有时我们会使用模糊的用语。也许其他人不知道这些用语指的是什么，或者他们可能会以别的方式使用这些用语。在下面工作表的顶部写出困扰你的消极思维。在左栏，写出你在使用的每个相关用语。在中间栏，写下你如何定义每个用语。在右侧栏中，识别你使用和定义这些用语的问题。

消极思维：_____

用语	定义	我所给出的定义的问题

工作表 3.2

让定义清楚客观

　　一个好的定义应该能让几乎每个人都认可，并且能够被轻松确定是真实的。例如，大多数人都可以就外面是否下雨达成一致，但当我们说"这太糟糕了"或"他是个白痴"时，并不是每个人都知道这意味着什么。你的用语或语言是否清晰准确？如果它们不清楚，那么你是否会对那些模糊的、难以确定的甚至是毫无意义的事情感到沮丧？在下面的工作表中，请在左栏记下你用来描述令你感到沮丧的内容的用语或表达。在中间栏中，记录你目前如何定义该用语。在右栏，写下你认为其他人会如何解释此表达，以及他们是否能够轻易理解你。

我沮丧时使用的用语	我对这个用语的定义	其他人是否理解我在说什么？它是不是模糊的、特殊的或难以定义的？为什么？

工作表 3.3

思维的成本收益分析

　　思维有时会让我们感觉很糟，但有时候消极思维又是有帮助的。我们或许会觉得某个思维可以激励我们，也可以让我们更现实。写下一个困扰你的消极思维，然后写出持有这个思维的好处（左栏）和坏处（右栏）。

检验好处和坏处

消极思维：_____

好处	坏处

　　列出信念的成本和收益后，圈出最显著的一个。为什么这些成本或收益如此重要？你是否可以质疑自己的观点，即这些成本和收益是否重要？有没有其他替代信念——更具适应性的信念？你如何对替代信念进行成本收益分析？

信念：_____

成本	收益

结果：成本 = 　　　　　　　　　　　收益 =

　　　　　　　　　　　　　　　　　　成本 − 收益 =

总结：

工作表 3.4

检验成本收益的短期和长期有效性

　　思维和预测常常看起来非常真实，对我们而言，这几乎是真实的现实，但检查证据时，我们却发现，这些思维和预测可能是极端的或不准确的。学会权衡短期和长期的利弊非常重要。例如，在接下来的几个小时，你可能会觉得锻炼身体几乎没有什么收益，但如果从长期考虑，那么定期锻炼可能可以带来一定好处。看看你的思维、决策和预测，检验它们的短期和长期成本收益。

思维	短期成本收益	长期成本收益
	成本： 收益：	成本： 收益：
	成本： 收益：	成本： 收益：
	成本： 收益：	成本： 收益：
	成本： 收益：	成本： 收益：

工作表 3.5

检查证据

我们常常对只有有限证据的事情存在消极思维。在下表中，你可以检验支持和反对消极思维的证据。通过回答最后的问题来评估，这些证据是否能够有力地支持你的思维。

消极思维：_____

支持证据	反对证据
最重要的支持证据	最重要的反对证据
支持证据所占比重 %	反对证据所占比重 %
支持证据 – 反对证据 =	
结论：	

工作表 3.6

检查证据的质量

确定你要评估的自动化思维。然后列出支持这一思维的证据。之后，评估每项证据的认知扭曲情况，如情绪化推理、把事件个人化、泛化、使用完美主义的标准、贬损积极面、消极过滤器、读心术、对于未来武断地下结论、参考不相关的材料、引入不合逻辑的结论，等等。接着，给证据评级，最强有力的证据评为"A"级，最弱的证据评为"F"级。最后，基于前面的分析，写下你的结论。

证据	证据的质量或相关性有没有什么问题	证据评级
结论：		

工作表 3.7

扮演自己的辩护律师（1/2）

我们太容易责怪自己，却很少花时间捍卫自己，帮助自己对抗消极思维。在本练习中，你来扮演自己的辩护律师，为自己洗脱这些消极"罪名"或批评。依次回答工作表中的每一个问题，并检验你是否对自己太苛刻了。

违反了什么"法规"？有什么不良行为？有没有关键证据？
以什么罪名起诉？
有没有关键证据证明该罪名？
关于被告的行为，还有什么其他原因？
被告的行为是否是恶意的？
被告的行为对于一个正常人来说是合理的行为吗？
别人是否应对该行为负一部分责任？
基于公诉人提出的证据，被告是否有罪？

（待续）

扮演自己的辩护律师（2/2）

我们能否将此判决或此"法规"应用于所有人？
陪审团应该定罪吗？
你会怎么为自己辩护？
关于你的行为，还有其他解释吗？
你的行为是恶意的吗？是残忍的吗？
遇到这种情况，一个理性的人会怎么办？
本案的证据的质量怎么样？
陪审团将如何评估这些证据？
陪审员对你的惩罚会像你对自己的惩罚那样严重吗？

工作表 3.8

我的质疑与消极思维相关吗?

　　找出困扰我们的消极思维，然后构建出积极思维，这常常可以使我们暂时感觉好一点。不过，如果新构建的思维能够彻底证明消极思维是错的，或者新思维可以带来更现实的视角，那么帮助更大。请在左栏写下消极思维，中间栏写下有帮助的思维，然后在右栏描述有帮助的思维是如何与消极思维相关的。你必须陈述理由或参考相关证据，证明你的消极思维是不现实的、不合逻辑的或者没有事实根据的。

自动化思维	替代性的有帮助的思维	新思维与消极思维有什么关联?

工作表 3.9

正反思维的角色扮演（1/2）

使用工作表的两个部分。第一部分，先写出消极思维，然后用积极思维进行驳斥。第二部分，先从积极思维开始，然后用消极思维进行驳斥。检查你的回答，圈出那些对你没有帮助，但依然强劲的消极思维。

消极	积极

（待续）

正反思维的角色扮演（2/2）

积极	消极

哪些回答有用？
为什么？
哪些回答没用？
为什么？

工作表 3.10

评估消极标签（1/2）

　　我们常常对自己或他人使用一些非常笼统的词汇。例如，当我们被消极情绪笼罩时，我们会给自己贴标签：失败、废物、缺乏吸引力、无聊，等等。这些消极标签让我们感到沮丧，并导致我们忽视其他可以做的行为。在工作表的左上方写下一个关于自己（或他人）的消极标签，评价你在多大程度上相信这个标签。然后，写出一个能支持此消极特质的证据，再写一个能证明这个人不是一直处在这种消极状态的行为。此外，列出你觉得未来可能做出的积极和消极行为。你能从这些信息中得出什么结论？你是否仍然认为这个消极标签和你最初以为的一样真实？

消极标签: _____

相信程度（%）: _____

相关消极行为	相关积极行为
列出你预测未来会出现的消极行为？	列出你预测未来会出现的积极行为？
结论：	

重新评估消极标签（%）: _____

（待续）

评估消极标签（2/2）

何种原因导致我的行为或其他人的行为在不同时间有所不同？

消极	积极

正反思维的角色扮演

积极	消极

哪些回应有用？
为什么？
哪些回应没用？
为什么？

工作表 3.11

寻找变化

　　有时候，我们会使用全或无的思维给自己或他人贴标签，诸如懒惰、无聊、残酷等。这是因为我们认为这个人永远是这样的。写下你使用在自己或他人身上的消极标签。现在假设从最坏到最好是一个连续谱，想想你会用什么标签来描述连续谱最坏的那一端——例如"残忍"，用什么标签来描述连续谱最好的那一端—— 例如"善良"。把端点上的标签写在表格的右上角。接着，在左栏中写出这种行为的可能变化。在右栏中，描述可能出现行为变化的不同情境。例如，假设你给自己贴了"懒惰"的标签。那么刻度轴的另一极端就是"有动力"或"精力充沛"。写出不同程度上的"懒惰"或"充满能量"的行为。描述行为发生的情境。你能得出什么结论？

消极标签：	消极极端：
	积极极端：
积极行为事例：	描述情境：
消极行为事例：	描述情境：
在不同情境下你的行为发生变化的原因是什么？	
结论：	什么样的情境是最积极的？
	什么样的情境是最消极的？

工作表 3.12

通过改变行为来改变消极思维

很多时候，我们的消极思维是真实的——或者说至少有一定程度的真实性。如果发生这种情况，这就是个契机，你可以想想如何改变行为使事情变得更好，或者找出一些好的替代方式。例如，一个人觉得自己不擅长面试，他的消极思维可能是真实的。那么他可以尝试做出行为上的一些改变，比如学习更好的工作面试技巧。一位女士感叹："我孤独一人。"多数情况下这可能是真实的。但她可以学习更自信的方法，多参加各种活动，当她独自一人时可以做更多有成就感的事情。在下面的工作表中，请在左栏写出你的消极思维，在右栏列出可以让你变得更好的行为或活动。

消极思维	如何通过改变行为或做事方式来解决该问题？

结论：

待完成事项

行为	我何时会出现此行为？

第四章
评估假设和规则

有时候，消极的自动化思维是真的。比如，一名来访者的读心术思维是："苏珊不喜欢我。"这可能是真的，因为苏珊确实有可能不喜欢他。另一名来访者的预测未来思维是："我要挂科了。"当然，他确实有可能会挂科。一定要认识到，认知治疗不等同于使用"积极思维的力量"，更不只是"积极地思考"，认识到这一点很重要。认知治疗的理念是强调现实思维的力量，要认识到，消极的事情有的时候就是会发生，人们会犯错，但是我们可以把问题放在更广阔的图景下来看待，有时候我们可以找到解决方法。

即便自动化思维是真的，我们还是可以提问："为什么这个事对你来说是个问题？"我曾给一名来访者使用垂直下降技术，发现他害怕被拒绝。我问他："为什么别人不喜欢你对你来说如此困扰？"来访者说："因为这说明我毫无价值。"因此，单一的消极思维可能和更广泛、更僵化的规则相联系："如果我在某事上失败了，那我就什么也不是。"

反复出现的抑郁、焦虑和婚姻冲突问题的背后，往往是严格的规则、假设、"应该"、命令和"如果……就……"等信念。对抑郁复发易感性的研究表明，消极情绪状态和负面生活事件激活了对完美主义的追求和对他人认可的需求（Dozois & Beck, 2008; Miranda & Persons, 1988; Miranda, Persons & Byers, 1990; Segal & Ingram, 1994），并且"功能失调态度量表"（Dysfunctional Attitude Scale，DAS）中所述的消极归因方式和功能失调态度导致个体更易罹患抑郁（Haeffel et al., 2005）。

当事情进展顺利时，这些潜在的假设似乎不成问题。比如说，当一个人有伴侣时，他相信自己是可爱的，于是在恋爱时可能会感觉良好。然而，关系的不顺或终止可能会带来一段严重的抑郁时期，因为这时候，潜在假设（"如果我单身一人，我就不会快乐"）和消极的个人图式（"我不可爱"）就被激活了。

在相对稳定的时期，这些基本假设可能并不明显。治疗师可以检查过去的抑郁时段或冲突事件（"告诉我一个让你感觉很糟糕的时候，是什么导致了它的发生？"）。这可能会引发连锁反应：一个不愉快的事件（受到批评、结束关系或在某项任务上失败）引发消极的自动思维（"我总是失败"），然后导致更普遍的适应不良的假设（"如果你在某件事上失败，那么你就是失败者"）。

治疗师也可以让来访者想象可能会让他们感到不安的事情（来访者可能回答："我考得不好"）。

这会激活哪些消极想法和假设？比如："分手时，我觉得自己永远不会再快乐了，因为我会很孤独"；"如果我考得很糟糕，意味着我没有尽最大的努力，我是一个失败的人"。在这一章中，我们将探讨治疗师如何帮助来访者识别和检验潜在假设和规则。注意，即使在人们感觉很好的时候，潜在假设和规则也可能持续存在。

技术：识别潜在假设或规则

概述

使用垂直下降技术可以获得潜在假设。潜在假设是一些严格且迫切的"如果……就……"、规则、"应该"、"必须"或"非得"，并且与抑郁、愤怒、焦虑等不良情绪紧密相连。例如，通过垂直下降可能获得如下的假设和规则（或标准）：

"如果我独身一人，我就会很不幸福（很悲惨）。"

或"如果我单身一人，我就会孤独一生。"

或"单身的人都是失败者。"

或"我必须找到一个伴侣才能幸福。"

或"我没办法让自己幸福，幸福是从别人那里获得的。"

"如果我不能把这件事做好，我就是个失败者。"

或"我必须永远把每件事都做好。"

或"我必须比别人做得好。"

或"如果做不成某件事，那简直是太可怕了。"

或"如果我犯了错误，我就应该谴责自己。"

抑郁、焦虑、愤怒等不良情绪的产生，与很多潜在假设或规则有关。同一个人面对同一件事，可能会产生多种信念。例如，有人作为员工勤勤恳恳工作了很多年，可是老板就是不喜欢她。从治疗师的角度来讲，很明显，是环境让来访者的内心产生了冲突。来访者确实做不下去这份工作了，但她一定能从别的地方获得工作价值感。但是，这个事件会引发来访者产生许多假设：

"如果我被解雇了，就说明我的这份工作失败了。"

↓

"如果我在这份工作上失败了，那我就是个失败的人。"

　　或

"如果我被一个雇主解雇了，那以后就没有人会雇用我了"

$\downarrow$

"如果老板不喜欢我，所有人都会排挤我。"

"如果别人不喜欢我，我就没有价值了。"

"如果我没有价值，我就不可能幸福。"

"如果我没有价值，那活着还有什么意义。"

事实上，一段工作的结束意味着多种可能性，它可以让你脱离高压的工作环境，获得新的工作机会，得到更多的职业训练。当然，它也可能导致你暂时失去经济收入，而离开熟悉的工作环境和寻找新工作的不确定性会让你产生新的压力。但是，如果只是按照上面这位来访者的假设，那么结束这段工作将使她陷入更大的抑郁风险中，因为她的假设是绝对的、僵硬的、自我谴责的。并且，她的假设完全不包含人的主观能动性。

提问或干预

"现在我们一起看看你刚刚提出的假设和规则。我们经常会对自己或他人设定很多规则。这些规则往往与'我必须成功'或'我必须获得别人的认可'有关。有时候我们会用'如果……就……'的方式做出一些假设。比如，我们可能假设：'如果我没有成功，我就没有价值。'或者假设：'如果别人不喜欢我，那我就是不可爱的。'"

治疗师可以使用简版"失功能态度量表"（DAS）帮助来访者评估潜在假设（Beevers, Wells, & Miller, 2007）。也可以使用 Weissman 和 Beck（1978）扩展后的 DAS 版本，该版本增加了题目和测验维度。治疗师和来访者可以用 DAS 检验任何有极端倾向的陈述，以检测未来产生抑郁、焦虑和愤怒情绪的可能性。

示例

　　治疗师：你说你很难受，因为丢掉了工作。在这里，我想了解一下你在这个过程中的思维。请试着完成这个句子："丢掉工作让我很烦恼，因为……"

　　来访者：我看起来很失败。

　　治疗师：继续，如果我看起来很失败，那就意味着我……

　　来访者：就是很失败。

在另外一个案例中，来访者刚刚失恋，治疗师就该事件对来访者的意义进行了提问。

治疗师：我知道你很难过，因为你和艾伦分手了。但是我们可以看看，是什么样的思维让你的情绪更加糟糕。请你完成这个句子："一想到和艾伦分手的事，我就很难过，因为这意味着……"
来访者：我再也找不到别人了。
治疗师：如果我再也找不到别人了，就意味着……
来访者：我会很悲惨。
治疗师：听起来，似乎你觉得，你必须在一段固定的恋爱关系里才能感到幸福。
来访者：我觉得我就是这么想的。

作业

工作表 4.1 可以专门用于识别和检测来访者抱持的"应该"信念。治疗师可以这样说："在接下来的一周里，你能不能坚持识别和记录自己思维背后的潜在假设呢？"治疗师要向来访者明确，潜在假设和规则常常具有"如果……就……"或"应该"等类似字眼，例如，"如果别人拒绝我，我就肯定是个失败者"，"我应该在我做的所有事上都取得成功"。图 4.1 是一名来访者的样例。

我的典型假设、规则和标准示例	相信程度（0%~100%）
如果我不能做一份完美的工作，我就是失败的。	90%
我必须永远做到最好。	90%
如果我不能在工作中表现突出，人们就会看扁我。	85%
我应该为自己的失败而谴责自己。	80%
我的假设存在的问题： 这些信念增加了我的焦虑和压力，让我做任何事都不开心。我担心失败，却完全意识不到自己已经做出了多少成绩。我放松不下来。这些想法纠缠着我，让我很难找到新工作。我太害怕承担风险了。	

图 4.1 监测假设、规则和标准

可能存在的问题

我发现，有些治疗师认为，抑郁和焦虑情绪完全是消极自动化思维导致的。他们的态度会隐隐约约地传递给来访者这样的信号，即"被拒绝确实很可怕"，这会加重来访者对被拒绝的恐惧感。心理治疗的价值是关注普适性的不良假设，在现实生活中，人们确实会经历失败、被拒绝和不公正。因此，要超越表面的自动化思维，直达更根源的消极假设。一个人可以经历失败、被拒绝和失业，而不必都要陷入严重的抑郁状态。

一些来访者相信，他们的规则、期待、假设和评价都是事实。例如，他们相信，"如果你挣不到很多钱，那你就是个失败者"，"如果你不够吸引人，那你就很丑"。这些来访者把主观的期待和价值当成科学结论或客观数据。当个人的期待和规则在同一文化背景下共享和扩散开来，就会变成社会普遍秉承的价值观，例如，一个人必须结婚、必须成功等，这样一来，规则的力量就变得更加强大。在识别规则和假设的阶段，治疗师要非常明确，不应对这些规则和假设进行任何干扰，而只是单纯地记录它们。

相关技术

相关技术包括，识别自动化思维、垂直下降、想象技术、理性角色扮演、检验成本收益。

工作表

工作表 4.1（监测假设、规则和标准）。

技术：挑战"应该"陈述

概述

许多较普遍的规则和标准是以道德要求的形式出现的，例如，"我应该一直是完美的"，"我应该一直是成功的"。正因为是道德要求，所以人们很容易用这种标准评判自己和他人的价值。例如，如果认可"我应该一直成功"，就意味着如果没有达到标准，"我就是毫无价值的"，"我是低人一等的"，"我不值得拥有幸福"。自我批评、内疚、羞耻，都是带有道德色彩的"应该"陈述所带来的副产品。Ellis（1994）指出，许多"应该"陈述都包含非逻辑的、泛化的以及功能失调的思维。这时，我们有许多方法可以用来质疑和挑战这些非理性的"应该"陈述：

"有什么理性客观的证据表明，一个人应该这样做？"
"这条规则是从哪里得来的？"
"这个规则对所有人都适用吗？"
"这个规则有没有可能只是某个人的偏好，而不是一种普遍的信条？"

认知治疗和理性情绪疗法均试图解构这类"应该"陈述，以揭示其不合逻辑、不公平和贬义的本质。

提问或干预

正如上文所述，治疗师可以采用多种认知技术对"应该"陈述进行挑战和质疑。以"我应该是完美的"为例，治疗师可以进行如下提问：

"有什么证据表明你必须是完美的（有什么证据证明你不可能是完美的）？"

"这个规则是从哪来的？哪个人或者哪个权威命令你必须完美？"

"每个人都应该完美吗？为什么你对自己的标准和对别人的不一样呢？"

"希望做一份更好的工作，而不是坚持认为自己应该是完美的，会不会更合理一些？"

"当你使用'应该'陈述的时候，你把日常生活中的普通事件变成了道德问题。想一想，你的想法中是不是包含了许多道德评判？你怎么评判一件事？你觉得它是道德的还是不道德的呢？或者觉得它只是一个个人偏好？"

"如果把日常生活事件当成道德问题，用'应该''必须'去评判，就会常常陷入自我批判或自我贬低之中。你觉得这样真的能帮到你吗？"

示例

治疗师：你说，你本应该考得更好。为什么这么说？

来访者：因为我很聪明，我应该做到我能做到的最好。

治疗师：你能做到的最好，是多好？

来访者：如果我真的努力了，我应该得全 A。

治疗师：但是你并不总能得全 A，这是不是表明你并不是完美的？你应该做到那些超越能力范围的事情吗？

来访者：也许我应该更努力一点，就能拿到全 A 了。

治疗师：要求自己完美所带来的成本和收益是什么？

来访者：成本是，我总是感到压力很大，对自己很失望。收益是，可能我可以更努力一点。

治疗师：所以，这个想法对你有作用吗？

来访者：我觉得我好惨。

治疗师：如果把你对自己的要求改成"我要尽力做好工作"，你觉得这怎么样？相比之前你对自己完美化的要求，你觉得这个新要求的成本和收益是什么？

来访者：可能我不会觉得那么累了。

治疗师：你所有的朋友都能取得完美的成绩吗？

来访者：当然不是。他们有的人成绩很差，有些成绩还不错。我还没听说他们有谁拿过全 A。

治疗师：你怎么看他们？

来访者：我觉得他们也还行啊。也许我对自己要求太苛刻了。

治疗师：如果你把对他们的期待放在自己身上，你感觉如何？

来访者：可能会感觉好多了。

作业

"选一个'应该'陈述，把它写在工作表 4.2。在此基础上，写下你对该陈述的相信程度、该陈述所激发的情绪以及你感受到的情绪强度、该陈述的成本和收益，最后，回答一系列问题以挑战该陈述。"图 4.2 是一名来访者填写的样例。

"应该"陈述：我应该总是把工作做好。

相信程度（0%~100%）：90%

情绪及情绪的强度（0%~100%）：焦虑 90%，沮丧 90%，愤怒 80%

成本和收益：

成本：我一直感到持续性的压力。我无法放松下来。总是焦虑接下来要干什么。如果无法做到完美，我就不能认可自己，所以我从来没有认可过自己。我老是在谴责自己。

收益：也许我就是被这个想法驱动着不断努力的。

谁制定的这些规则？这是我自己的规则。我父亲也是这么要求我的。

你会把这些规则应用于所有人吗？为什么不？不会。我对别人好像比对自己宽容。不过有时候别人也会让我感到烦恼，尤其是他们给我拖后腿的时候。

用"偏好"重新表述你的想法，而不是用"应该"：我希望把工作做到做好，但那不是必须的。

怎样的期待更合理？对我来讲，合理的期待就是，尽量努力做到最好，但也接受只做到比较好或一般好。

重新评估信念和情绪：信念：60%

情绪：焦虑 60%，沮丧 60%，愤怒 40%

图 4.2　检验和挑战"应该"陈述

可能存在的问题

有些来访者认为，质疑"应该"陈述会让他们无法对自己负责，导致不道德的行为（Leahy, 2001b）。我曾经把"应该"陈述分为好的和坏的。好的"应该"陈述属于可以应用于所有人的普遍规则，比如："你不能强奸他人。"然而，许多来访者的"应该"陈述并不是真正有效的道德陈述，他们的规则并不能应用于所有人。如果来访者不愿意质疑他们的"应该"陈述，就可以请他们想一想，一个合理的道德规范究竟应该是怎样的。例如，好的道德规则应该可以应用于所有人并能提升人类尊严（Leahy, 2001b）。如果你的规则是"人应该是完美的，这样的人才有价值"，那就意味着每个人都没什么价值，因为没有人是完美的。大多数人都不会同意这样绝对的且贬低性的规则。

还有些人认为，"应该"陈述让他们更努力，更容易取得成就。这时，治疗师可以问，这些生硬的规则是否引发了拖延、回避行为？是否降低了工作效率，让他们在做事的时候无法集中注意力，总是分心想别的？事实上，由于这些规则总是与焦虑和抑郁情绪相伴相生，它们常常让人的表现更糟糕，而不是更优秀。

此外，有人可能觉得，放弃自我控制就是对自己不负责任，这时候治疗师可以直接问："你是不是对所有事都有一套完美的标准？是不是总把什么事都往最极端的方向去考虑？"让万事万物都完美是不可能的，如果无法让事情都按照期待发生，就不能用此来证明来访者是不负责任的人，可以继续往这个方向寻找证据。治疗师还可以引入双重标准对来访者进行提问："如果一个人不完美，那他就一定是不负责任的人吗？是什么原因让他们虽然不完美，但仍然是对自己负责的呢？"

相关技术

治疗师可以采用多种技术对"应该"陈述进行挑战。如上所述，我们可以使用成本收益分析、双重标准技术、检验逻辑和证据等方法。此外，还可使用垂直下降技术、在连续谱上检验规则、角色扮演和对抗信念。

工作表

工作表 4.2（检验和挑战"应该"陈述）。

技术：识别条件规则

概述

比如，某个来访者的潜在假设是："如果有人不喜欢我，就意味着我毫无价值。"为了避免被别人贬低或拒绝，这名来访者会发展出"条件规则"（也可以说是行为指导或策略），用来保护他免遭别人的拒绝。这里面可能包含这样的规则："我要满足所有人的要求，这样他们就不会拒绝我。""如果我牺牲自己的需求来满足别人，我就不会被拒绝。"和完美主义相关的条件规则可能包括："只要我一直在工作，我就能把工作做到完美。""如果我尝试太难的事情，就有可能会失败，所以我应该避免任何挑战。"条件规则会以两种形式帮助来访者应对自己的无力感和恐惧感，一是补偿，即通过过度努力来抵消自卑感，二是回避风险环境，即回避那些可能拒绝他的人群，或回避可能造成失败的挑战性场景。该理论由阿尔弗雷德·阿德勒（Alfred Adler，1964a，1964b）最早提出，后经由Guidano 和 Liotti（1983），Beck、Davis 和 Freeman（2014）等人的发展，补充进了认知模型中。

条件规则会导致两个问题：第一，这些规则几乎不可能有人能真正做到；第二，这些规则阻碍了对潜在假设的印证。以这条规则为例："如果我顺从别人，别人就会喜欢我，我就不会毫无价值。"这个规则根本无法印证，更加无法证明潜在假设"如果有人不喜欢我，我就毫无价值"是否为真。再比如，一名酒瘾来访者认为："不喝酒我就活不下去。"只要他不停止喝酒，就永远无法印证这条假设是否为真。

提问或干预

"有时候，为了避免坏事发生，我们会对自己的行为方式有一些要求。我们已经识别出了一个潜在假设或核心信念：'如果有人拒绝我，那么我就是毫无价值的。'下面要考虑的就是，你以什么样的规则来指导行为，以避免被别人拒绝？例如，'为了避免被拒绝，我会……'（其他问法：'如果我做了……，我就不会被拒绝。''如果我做了……，我就不会失败。'）"

"为了避免坏事发生，有时我们会规定自己要避免做出某些行为。以你的核心信念为例，你觉得自己毫无价值，所以你会有一些特定的策略让自己免遭到别人的拒绝。请你完成这个句子：'为了避免被拒绝，我不会去……（见某人或做某事）'（其他问法：'为了避免失败，我不会去做……事或行为。'）"

示例

本例中的来访者是一名高知女性，具有强烈的完美主义倾向。她正困在一份平淡的政府工作岗位上，却由于害怕风险而不敢接受一份更具挑战性的私企工作。

治疗师：你一直在抱怨现在的工作，却不愿意寻找新工作。你不愿意面对挑战。为什么面对挑战让你感到如此不舒服？

来访者：我害怕失败。

治疗师：失败对你来说意味着什么？

来访者：意味着我很蠢。

治疗师：你还因为害怕失败而躲避过什么事情吗？

来访者：有。当时我已经拿到了法学院的录取通知，但我没有去读。

治疗师：所以你的规则是，回避那些可能让你失败的事情？

来访者：对，我觉得是这样的。我不想觉得自己很蠢。

治疗师：我想知道，还有没有其他方式能证明你到底蠢不蠢。例如，你高中毕业考试考得怎样？

来访者：还不错，前百分之五的成绩。

治疗师：你大学的成绩怎样？

来访者：也还行吧，但没有我想象的那么好。我没有拿到全 A。

治疗师：那你拿到什么样的成绩呢？

来访者：几乎都是 A，但有几个 B。

治疗师：看看你提供的这些证据，你觉得你蠢吗？

来访者：不蠢。不过也不是最聪明的。

治疗师：所以你的假设是，如果不想蠢，就必须是最聪明的？

来访者：可能吧。

治疗师：我很好奇，这样的信念给你带来了怎样的后果呢？

作业

治疗师可以这样解释条件规则的基本原理并布置相关作业："我们常常依靠一些行为准则来帮助自己避开糟糕的事情。例如，有人觉得：'我必须保持焦虑，这样我就不会被突如其来的事情吓到了。'我们把这叫作：'条件信念'，也就是用来自我保护或提前做好防御准备的信念。还有其他一些常见的条件信念，例如，'只有做到 100%，我才不是个失败者'，'如果我能被所有人喜欢，我就会被大家接受'，等等。现在我们就来看看你用以应对失败的信念。工作表 4.3 可以帮助你识别常采用的条件信念。"

可能存在的问题

就和前文讲潜在假设时面临的问题一样，有些来访者认为他们的条件信念是客观、有效的。这时治疗师要强调，我们现在的目的仅仅是收集信息。之后才会评估条件信念到底有无用处。

相关技术

相关技术包括，识别假设、垂直下降、成本收益分析、检查证据和双重标准技术。

工作表

工作表 4.3（识别条件信念）。

技术：评估次级假设

概述

许多来访者都拥有一系列的次级假设，这加重了他们的抑郁和焦虑。初级失调假设一般是这种形式："如果我做什么事失败了，那我肯定就是个失败者。"也就是通过单个行为给整个人贴标签。而次级假设则是指，基于初级假设，一个人应该做出什么样的反应。例如：

"如果我是个失败者，我就应该批评自己。"
"如果我是个失败者，我就不值得拥有快乐和幸福。"
"如果我是个无聊的人，我就不可能拥有一段恋爱关系。"
"如果我犯了错误，我就应该放弃。"

这些次级假设会导致自我批评、回避以及全方位的自我贬低。在评估次级假设时，我们可以告诉来访者，即便他们认为自己是"失败者"，他们仍然可以用非自我贬低性质的方式来回应这种信念。例如，"即便我认为自己是个失败者，我仍然能够得到幸福和爱"，"即便我是个无聊的人，我仍然能够找到愿意和我相处的人"，"即便我认为自己是个失败者，我仍然可以温柔友善地对待自己"。

提问或干预

"在你的失调假设之下，可能会有一系列的次级信念。我们以自动化思维'我要考砸了'为例，你的假设是'如果我考砸了，我就是个失败者。'而在这个假设之下，还会有其他一些信念，比如，'如果我是个失败者，我就应该批评自己。''我就不应该拥有幸福，我不配。'等等。也许我们可以一块儿来看看这些'次级信念'，也就是那些在你用模糊的消极评判评价自己之后，所引发的其他想法。"

示例

治疗师：所以，如你所说"我要考砸了"。接着，你的假设就冒了出来，"如果我考砸了，我就是个失败者"。现在我们来看看你的假设，这是一个非常强烈的初级不良信念。然后，你来回答这个问题："如果我是一个失败者，我会怎么想或怎么做？"

来访者：（停顿）嗯，可能会感觉很糟糕，因为我可能会批评自己。

治疗师：所以，次级信念是，如果我是个失败者，我就会很沮丧，会批评自己？

来访者：对。

治疗师：好的，我们就来看看这个。当你认为自己是失败者的时候，你就开始自我批评，这有什么好处呢？

来访者：我不知道……可能会在下次更努力吧。

治疗师：你真的会这样做吗？在自我批评和感到沮丧之后，你会更加努力吗？

来访者：不会，我会放弃自己。什么都不做，就这样。

治疗师：所以想象一下，如果你有不同的假设，你的感觉会有变化吗？比如，"如果我是个失败者，我会对自己报以同情"？

来访者：我想象不出来。

治疗师：那么这样，想象一下你身边有一个你非常关心、在意的人。这个人失败了，并且觉得自己就是个彻头彻尾的失败者。你会不会对他报以同情呢？

来访者：我觉得我会，当然，我会的。

治疗师：如果你对自己也这样做呢？

来访者：我可能会感觉好一些。

作业

来访者可以识别出一系列"应该"陈述和不良假设。把这些都列出来之后，就可以开始识别次级假设——"如果初级假设为真，那么你会怎么想怎么做？"来访者可以使用工作表4.4来评估这些次级假设。

图4.3是一名来访者填写的样例。当来访者识别出了次级假设之后，就可以对其进行成本收益分析了。进一步，如果来访者做出和次级假设相反的想法或行为呢，会怎么样？例如，如果他们说"即便我觉得我肯定是个失败者，我也可以对自己报以同情，接纳自己，而不是一味地自我批评"，那会怎么样呢？对于这个新假设，成本和收益是什么？

如果发生了这件事	那么我觉得我应该	如果这是真的，那么我应该
我做得没有想象的那样好。	感到焦虑。	谴责自己。
有人好像不喜欢我。	感到自己做错了什么事情。	担心别人怎么看待我。
考试前还没有掌握全部知识，没有完全准备好。	担心考不过。	继续焦虑，这样我就有动力好好学习。

图 4.3 评估次级假设

可能存在的问题

有些来访者可能会认为，由初级假设引发出来的这些次级假设很合理。因此，"失败的人就应该谴责自己"，"无聊的人就活该孤独一人"。这时，可以用实证分析的方法提问："你身边有没有过这样的人，他们虽然经常失败或者对你来说很无聊，但他们很少自我批评，并且也有朋友？他们快乐吗？他们笑吗？"还有的来访者认为："这就是我思考事情的方式，我改变不了。"这时，可以让来访者从相反的角度来考虑这个假设，看看他们会有什么感觉："如果你只是对自己报以同情，你会有什么样的感觉？"治疗师还可以和来访者进行角色扮演，治疗师来扮演一个总说"我很失败"的人，来访者来对治疗师扮演的人表达同情和友善。

相关技术

相关技术包括，垂直下降、依次评估事件概率、无关技术、无差技术。

工作表

工作表 4.4（评估次级假设）。

技术：检查价值系统

概述

许多假设都只关注个体的单一方面，例如，关于工作必须取得成功的假设，可能只考虑到了金钱上的成功。当个体的眼睛只盯着一个方面，并变得抑郁或焦虑之后，就看不见其他方面的价值了。检查和明确价值系统可以让习惯于自我贬低的个体把目光放在更广阔的价值上。例如，某个人的自我价值完全建立在事业的成功上，这时就可以帮助他考虑其他生命价值，例如爱、宽恕、友善、好奇、个人成长、娱乐、休闲，等等。可以用选择题的方式让来访者思考："如果让你在事业成功和给予家人更多的爱之间选择，你会怎么选？"首先要做的就是列出一份价值清单，比如上面刚刚提到的那些。来访者可能也会给出其他一些生命价值，例如身体健康、友谊、宗教信仰等，把它们也都列在里面。接下来，来访者可以根据自己的想法给这些价值进行优先级排序。另外一种提问方法是，让来访者为自己的孩子或伴侣进行价值的排序（双重标准技术的变形），他希望自己最重要的亲人以什么样的价值生活，或者问他，在他的理想社会中，各项价值应怎样排序。

提问或干预

"我们来检验一下，在你心里有哪些重要的价值。比如，爱、宽恕、友善、好奇、个人成长、娱乐、休闲、自尊、宗教、文化、金钱、工作成就、身材长相、他人的认可，等等。看看目前最困扰你的事情：工作成就。如果让你在工作成就和爱与被爱（可以替换成其他价值，比如宽恕、友善、好奇、个人成长等）之中做选择，你会怎么选？"

示例

治疗师：你说工作非常重要，必须做到最好，然而你觉得自己做得并不好，于是开始自我谴责。很多时候我们会把生活中的某一项价值看得过重，这里，你最在意的就是工作成就。可实际上，你在意的价值还有很多，例如，爱、宽恕、友善、好奇、个人成长、娱乐、休闲、自尊、宗教、文化、金钱、成就、形体外貌、他人的认可，等等。（写下来。）如果你必须要在工作和这些价值之中选择，你会不会觉得其中某个价值比工作成就更重要呢？

来访者：几乎都很重要。除了休闲。当然我确实需要偶尔歇一歇。

治疗师：好，也就是说所有这些价值对你来说都很重要？那么如果让你马上尝试着去爱自己、宽恕自己和对自己友善一些，你觉得会怎么样？

来访者：要怎么做？

治疗师：即便你没做到想象中的那样，仍然爱自己、宽恕自己和对自己友善。

来访者：如果那样，可能会感觉很好吧。

治疗师：你是不是说，这些对你来说都是重要的价值？

作业

来访者可以使用工作表 4.5 来识别当前最困扰他们的价值，例如工作成就，然后把这一项价值同其他价值混合排序。这可以帮助来访者明确什么是他们最重要的价值，这样来访者就可以考虑，为了追寻最重要的价值，他们应该做些什么。

可能存在的问题

有时候，来访者确实被其最重要的价值困扰，例如，工作成就。这时，治疗师可以用如下的提问方式帮助来访者进行更多思考：

"如果让你去追寻其他价值，或者其中的一部分价值，你觉得有意义吗？"

"你希望最爱的人拥有和你相同的价值观体系吗？为什么不？"

"你觉得大多数人会期待拥有什么价值体系？"

"为什么他们排列出的价值顺序和你的不一样呢？"

相关技术

相关技术包括，成本收益分析、双重标准技术和垂直下降。

工作表

工作表 4.5（澄清价值）。

技术：区分进步和完美

概述

完美主义倾向对人有好处也有坏处。健康合理的高标准可以为我们提供前进的方向，激发向上的动力，而不会产生自我贬低和自我批评。与此相对应的就是功能不良的完美主义，它指的是，即便已经达到了最初的目标，个体仍然不断要求自己达到更高的目标，只要没有达到最高目标就算是失败，由于个体永远也不可能满足，所以这个过程会导致不断地自我批评，并产生抑郁或焦虑情绪（Egan, Wade, Shafran, & Antonym, 2014; Di Schiena, Luminet, Philippot, & Douilliez, 2012; Cox, Enns, & Clara, 2002）。

适应不良的完美主义有一个重要特征，即不断提升标准，好像绑在小狗头上的肉骨头，无论你多么努力，做得多好，永远也够不到目标，因为你永远"可以做得更好"。这样的完美主义者在努力追逐目标的过程中几乎感受不到快乐。治疗师可以直接向来访者指出，他们为自己指定的标准是否一直在变化，是否越来越苛刻；如果达不到既定的标准，他们是否会自我批评；他们在前进的过程中是否总觉得自己还不够努力；他们的完美主义标准到底是自我激励性的还是自我贬低性的？来访者可以做一份"完美主义调查问卷"（Perfectionism Inventory, Hill et al., 2004），该问卷有八个维度：

过度注意错误、对他人高标准、被认可的需求、组织性、父母压力觉知、计划性、思维反刍和追求卓越（见工作表4.6）。本节所讨论的技术是让来访者关注过程，而非完美的结果。来访者可以聚焦在如何调整自己的某些过程行为，而非苦苦纠结在一个根本不可能达到的结果上。

我们可以从许多方面来关注过程。例如，一名来访者在第一次做"贝克抑郁量表"（Beck Depression Inventory, BDI）时得了36分，在接受心理治疗六周后，她的分数是22分，于是她认为心理治疗没效果，因为她现在还是抑郁的。这时候，我不会帮助来访者评估其抑郁症状消失了多少，而是建议她看到已经取得的进步，至少她的BDI分数下降了14分。我会和她一起分析，究竟是哪些做法让她的分数有所下降，这样，我们就能坚持使用这些方法让她继续取得进步。

提问或干预

"我们关注的是如何取得进步，而不是如何获得完美。如果你坚持要实现完美，那必然会感到挫败。相反，如果你努力追求进步，就会更有掌控感，更充满希望。你有没有在哪方面取得过进步呢？你会在取得进步的时候赞赏自己吗？还是说只在达到完美的时候才认可自己？如果在取得进步的过程中就认可自己，而非等到完美的时候才满意，你觉得会有什么不同吗？"

示例

治疗师：你现在情绪很低落，因为考试成绩比你预想的要低。你考了多少呢？

来访者：考了个C。我其实没指望能考多好，毕竟我也没有太努力地学习。可是这个成绩还是有点令人失望。

治疗师：现在，你的脑海里都飘过哪些想法？

来访者：我是个垃圾。我可能根本没法在"现实"世界里取得成绩。

治疗师：你觉得下次考试能考好吗？

来访者：我觉得不可能比这次更惨了。

治疗师：对于考试之前要好好做准备，你吸取了什么教训吗？

来访者：我想我得好好学习了。我觉得下次肯定能考得比这次好。

治疗师：所以，如果你把注意力放在事件的过程和从中学到的经验上，你是否能够有所收获？

来访者：能。

治疗师：这次的经验对你来说可能是一个成本极低的学习机会。你获得了这么重要的学习经验，却没有真正付出什么惨痛的代价，这是很值得珍惜的。你觉得这个经验是否对未来的生活也能起到指导作用？

来访者：我觉得会。

治疗师：所以，我们来关注一下你从中学到的经验，看看眼下这个小挫折是怎么激发你更加努力，在未来取得进步的。这比沉浸在自怨自艾的情绪中，觉得自己就是个垃圾，要有用得多。

来访者：这个角度确实好很多。

作业

治疗师可以让来访者填写工作表4.6，该表能够帮助来访者检验在不同生活领域中的完美主义倾向。同时，评分标准也已给出。另外，使用工作表4.7A可以探索追求完美或进步的成本和收益。使用工作表4.8B可以列出引发来访者自我批评的不同生活领域，例如工作或学业表现、人际关系、健康、财务，等等。然后根据不同的领域和方向做出具体的努力，取得进步，例如，更努力地工作、更刻苦地学习、多与人交流、锻炼和节食、存钱，等等。图4.4展示了一名来访者填写工作表4.7A和4.7B的样例。

我追求完美的行为：我如何跟初次见面的人相处。

	接受进步	追求完美
成本：	可能我会对自己放松警惕，显得愚蠢。可能我会不再那么努力。	我感觉焦虑。我不敢跟人接触。我会一直自省。我会很着急。总是瞻前顾后，觉得自己做错了事情。
收益：	我会感觉更放松。可以做自己。我会没那么在意别人怎么看我。	可能我会让自己拼尽全力，这种想法会激励我不断努力。
结论： 如果关注进步而非完美，我会感觉更好。我仍然会努力，会争取给人留下好的第一印象，虽然不一定是完美的。没有人是完美的。我也从没期待别人的表现是完美的。		

自我批评的内容：	我该怎么取得进步：
我如何和初次见面的人相处。	我可以更多地了解他们。我可以让我们之间的聊天更自然。我不需要一直让他们对我印象深刻。
为什么追求进步比追求完美更好？ 我不需要总是自省。我仍然会努力做更多尝试。我可能永远也不会完美，但我可以变得更好。	

图 4.4　进步和完美的成本收益分析

可能存在的问题

有些来访者认为，自我批评可以激励他们更努力地做事。在认知治疗中，我们关注的是问题解决，而非自我批评，我们向来访者指出，知道问题不等于解决问题。就好比，你知道自己比标准体重重 4.5 千克，不代表你会通过锻炼和节食减肥，这完全是两回事。

相关技术

相关技术包括，识别假设、行为实验（评价行为作业和活动计划）、问题解决和成本收益分析。

工作表

工作表 4.6（"完美主义调查问卷"）、工作表 4.7A（进步和完美的成本收益分析）和工作表 4.7B（追求进步而非追求完美）。

技术：把复发当作再学习的机会

概述

把复发当作一次学习实验，是挑战完美主义假设的最好方式之一。对成败（或其他标准和价值）具有全或无思维的来访者，会将复发看作一个天塌了一样的问题，会感到极端绝望。例如，一名酒精依赖来访者原本已经控制在每晚只喝一杯酒，忽然有一天她一下喝了五杯。她立刻感到深深的自责，并且觉得彻底没指望了。这时候，我会请她把这看作一次学习实验，或者"自然实验"，也就是说，她可以有机会体会一下，如果不遵守既定的行为自助计划，会有什么感受（Leahy & Beck, 1988）。她表示，她从这次的经验中懂得了，我们之前的分析是正确的：（1）畅饮一晚之后，第二天会感觉更糟；（2）为了取悦酒肉朋友而使劲喝酒，并不是她喜欢的；（3）总而言之，一晚上喝掉超过一杯的酒，就没有太大意思了。还可以从另外的角度来看待复发，即复发是一种有意义的痛，"把痛苦当成朋友，痛苦是学习过程中的重要组成部分，有时候，痛苦可以帮助你更清楚地认识到，对你来说什么是没用的。"

提问或干预

"症状的复发确实让人觉得很难受，不过，进程的反复其实也是重要的学习经验，可能对你有帮助。首先你要牢记，能复发，说明你在进步。这就像是走两步退一步，你还是前进了。复发还能让我们知道，未来可以做哪些准备，使用哪些技术和技能来应对可能的问题。关于自己，你学到了什么？你是否更明确，哪些方法对你有用，哪些没用？复发产生的痛苦和失望对你未来的走向有没有什么影响？"治疗师可以使用链式分析技术，帮助来访者识别复发过程中产生的思维、情绪和对情境的感受。

示例

一名暴食症来访者已经在饮食控制上取得了进步，但是在这次咨询的前一晚，她忽然又暴饮暴食了。她感到非常自责，觉得自己不可救药。

治疗师：我能感觉到，这次暴食让你非常沮丧。你说这让你感觉几乎要放弃了。

来访者：是的，做什么都没用。

治疗师：哦，这句话很严重，我想，这句话可能让你感觉更糟糕了。但是我希望你时刻记得，只有在已经取得进步的基础上，才有可能复发。就好像你已经走了约16千米，然后走岔道了，这时你要看到自己已经走了很长一段路。在过去的三个月里，你觉得自己取得了什么进步？

来访者：唔，我暴食的次数比以前少多了，我现在学会了一些情绪管理技巧，让我不那么容易暴食。

治疗师：所以，你确实在不同的方面取得了一些进步，只是仍不完美。而这次复发让你直接无视了这么长时间以来你辛勤努力获得的成果。

来访者：我经常这样。当事情不顺利时我就崩溃了，然后就放弃了。

治疗师：这肯定让你很难受，使你彻底放弃了已经取得的进步。好吧，我们来看看，在暴食之前，你有什么想法，有什么感受？

来访者：我独自回到家里，感到很空虚，我觉得"我再也找不到男朋友了"。然后我被悲伤的情绪吞没，觉得无比焦虑，我对自己说："为什么不吃东西呢？"于是我开始使劲地吃冰激凌，这才感觉好了一点。

治疗师：我们再来看看这个过程，将其中的每一步单独拎出来都是一个很好的学习机会。比如，你想到，你可能永远都要一个人了。你会怎么挑战这个思维？

来访者：我有朋友，而且我知道自己以前谈过恋爱。我不能预测未来，虽然我还是有这种感觉。

治疗师：好的，那么请你记住这些，下次你有类似的思维和感觉时，就可以用这些证据来挑战你的思维。另外，你会使用正念吗？下次你会不会使用正念的方法？

来访者：嗯，我可以后退一步，观察这些思维和感受，接受它们此时此刻是我的一部分，相信这一刻总会过去的。

治疗师：是的，这个时刻会来了又走。正念是一个好方法，未来你可以坚持使用。那么，你是否可以做点什么来提升此刻的状态？下次遇到类似的情况，你会怎么做？

来访者：我会深呼吸，点上蜡烛，放点音乐。让自己放松下来，嗯，可能会做一会儿瑜伽吧。

治疗师：所以，这次复发是一个引发思考的好机会，想想当下次低落的时候，可以用哪些方式调整自己。

来访者：对。我确实学到了一些东西。

治疗师：学习到东西，跟放弃和自我批评是完全不同的。

来访者：对，对，我知道。

作业

"在前进的过程中遭遇复发，对我们来说是一个绝好的学习机会。比如，你正在节食，然后你吃得过多，并开始自责。在这个过程中，最有意义的点是，你可以知道哪些方法有用，哪些没用。通过填写工作表4.8（图4.5是一名来访者的填表样例），你可以知道哪些方式有用。比如，节食、锻炼、多沟通、自律，等等，然后你再想想，你是怎么突然一下脱离轨道的。别急着自责，先看看到底什么有用，什么没用。"

我关注的行为：喝酒太多——一次喝六杯。

以前做什么有用	我从中学到了什么	我为什么会复发
喝的时候数着我已经喝了几杯。限制自己最多不超过两杯。	我只是焦虑了，然后想和酒友们约一局。	喝多了更难受。我一喝多就容易说蠢话。
从错误中学习经验的好处是什么？ 我可以利用错误进行学习。从最近的经验来看，我发现，迎合别人，和酒友们混在一起，其实没什么意思。我不需要这样的聚会。		
坏处是什么？ 说实话，我本可以想喝多少就喝多少。现在我必须面对这个事实，我值不值得放弃长期以来一直喜欢做的事。我不想面对这个。我不想放弃喜欢的事。		

图4.5　从复发中学习

可能存在的问题

复发会引起绝望和自责。遭遇复发时，常见的思维包括"这没用的，我还是放弃吧"，"我就是个垃圾"，等等。这类批评性的反应在患有物质滥用等行为障碍（如酗酒、吸烟、暴饮暴食等）的人群中最为常见。这时，一定要向来访者指出这个重要观点，即没有进步就没有复发，复发说明之前取得了某些进步。完美主义假设会让人低估已取得的进步，而夸大复发的影响。治疗师可以引导来访者从宏观的时间角度来看待复发问题，借助连续谱线或饼图来提问："在过去的几个月里，你觉得自己取得了多大程度的好转？""跟去年这个时候相比，你觉得自己过去几个月的表现处于图上的什么位置？"

相关技术

相关技术包括，识别认知扭曲类型（如全或无思维、预测未来、贬损积极面、泛化和消极标签），关注进步而非完美，识别修正后假设的成本和收益，双重标准，设置比较的起始参考点，以及理性角色扮演。

工作表

工作表 4.8（从复发中学习）。

技术：个案概念化

概述

明确来访者的潜在假设和条件规则有助于进行个案概念化（Beck, 1995; Kuyken et al., 2009; Needleman, 1999; Persons & Miranda, 1992; Tompkins, 1996），也就是将对自动化思维、核心信念、条件信念、个人图式等的认知评估同来访者的发展问题和应对方式联系起来。例如，某个来访者有这样一种个人图式，他认为自己是不可爱的，别人会苛责和拒绝他，那么他可能产生下列自动化思维：

"她觉得我一无是处。"
"我就是个垃圾。"
"我要是约她出去，她肯定会拒绝。"
"被拒绝简直太可怕了。"
"做什么都没用。"
"我注定孤独一生。"

另外，他还可能抱持下列不良假设：

"永远不能让别人知道我的真实想法。"
"如果依赖别人，别人就会抛弃我。"
"如果别人知道我真实的样子，就不会喜欢我了。"
"只有得到别人的认可，我才会幸福。"

可能还会有这样的条件信念：

"如果待人和善、不断妥协，别人就会喜欢我。"
"如果满足所有人的需求，就没有人会离开我了。"

这样的个体往往会通过回避（如，不接近别人、封闭自己、不约人出去）或补偿（如，别人说什么都会微笑回应、顺从行为、自我牺牲行为）来应对被拒绝的恐惧。他们的核心信念是：我是不好的，我是不可爱的。回溯他的成长经历，你可能会发现，他经常被父亲苛责，或者母亲总是威胁说要抛弃家庭。也可能由于他长得瘦小而被同龄人欺负。可以参考工作表4.9把个案概念化过程图表化。

提问或干预

治疗师可以用这样的提问方式进行个案概念化："如果能够明确各个思维和假设之间的关系，将对咨询过程大有益处。我会帮助你做一份概念化图表，来呈现思维、感受和行为之间的关系。"

示例

治疗师：你提到，在聚会上，一名女士对你不太感兴趣，所以你觉得自己是个失败者。那么自动化思维就是："我是个失败者。"然后你又说，你觉得自己不可能交到女朋友，因为你什么也给不了人家。我们把这些思维写在图表上（见图4.6）。

来访者：是的，我基本就是这个意思。

治疗师：好的，那我们再进一步。你的思维"她不喜欢我"，对你来说意味着什么？

来访者：我觉得，这意味着我不被人喜爱。

治疗师：你以前也有过类似的思维吗？如果你这样问自己，"假如别人有机会了解我，我担心什么"，对此你想到什么？

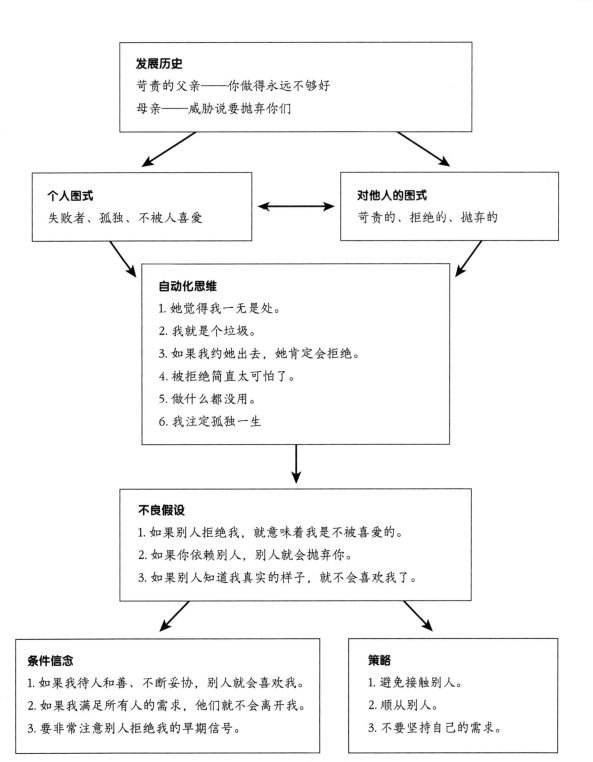

发展历史

苛责的父亲——你做得永远不够好

母亲——威胁说要抛弃你们

个人图式

失败者、孤独、不被人喜爱

对他人的图式

苛责的、拒绝的、抛弃的

自动化思维

1. 她觉得我一无是处。

2. 我就是个垃圾。

3. 如果我约她出去，她肯定会拒绝。

4. 被拒绝简直太可怕了。

5. 做什么都没用。

6. 我注定孤独一生

不良假设

1. 如果别人拒绝我，就意味着我是不被喜爱的。

2. 如果你依赖别人，别人就会抛弃你。

3. 如果别人知道我真实的样子，就不会喜欢我了。

条件信念

1. 如果我待人和善、不断妥协，别人就会喜欢我。

2. 如果我满足所有人的需求，他们就不会离开我。

3. 要非常注意别人拒绝我的早期信号。

策略

1. 避免接触别人。

2. 顺从别人。

3. 不要坚持自己的需求。

图 4.6 个案概念化图表

来访者：哦，他们了解得越多，就会越不喜欢我。他们会离开我。会发现我的真实嘴脸。

治疗师：所以，你觉得别人会自动地批评你、拒绝你，然后离开你？

来访者：对。

治疗师：好的，我们把它写在这儿。那么，为了避免被批评，你做过什么事情吗？

来访者：当然。我基本上不会反驳别人。我会尽量把别人的需求放在自己的需求之前。

治疗师：你会刻意回避什么事情吗？

来访者：会啊。我尽量不接触新的人，不与他们交谈。我不希望别人过多解我。

治疗师：好的，你认为"我不被人喜爱"和"别人会批评我"的想法是从哪来的呢？

来访者：我父亲是个非常挑剔并且冷酷的人。

治疗师：好的，我们把这个写在"发展历史"的框里。你母亲呢？她是什么样的人？

来访者：她总是对我父亲说，她真希望从来没有嫁给他。她说过，"我真希望拍拍屁股就这么走了，把这一堆烂摊子丢给你。这样你才知道感激我。"

治疗师：嗯。所以，母亲会以抛弃你们作为威胁。那么你学校里的同学呢？他们是什么样的？

来访者：他们会嘲讽我，因为我长得没有他们高大。我觉得他们挺喜欢看我垂头丧气的样子的。我确实挺丧的。

治疗师：好。现在来看看你的图式，你有一个苛责的父亲，一个威胁说要抛弃你们的母亲，一群欺凌你的同学。这些遭遇让你觉得自己是一个失败者，是孤独的，是不被人喜爱的。这进一步强化了你关于自己是失败的、被拒绝的、注定孤独的自动化思维。你的假设是，如果别人拒绝了你，你就是不被人喜爱的。于是你尽力取悦所有人作为补偿，或者尽力避免接触可能拒绝你的人。

来访者：嗯，我觉得这基本能够形容我。

作业

治疗师可以把咨询过程中做的个案概念化图表交给来访者，让他们增补其中的思维和感受。这可以唤起其他与概念化有关的记忆或情感反应。在工作表 4.9 中，来访者可以增添与之相关的任何思维、感受、应对方式、假设、策略、童年经验，等等。表中的每一个框都可以采用相应的策略和干预方式进行调整。这样便于治疗师之后对发展历史、图式、假设、信念等的作用做检测。参见第十章"识别和修正图式"中关于图式焦点治疗的讨论。

可能存在的问题

个案概念化是一种强有力的干预工具，可以帮助来访者明晰眼下的问题，但在使用过程中会遇到一些小问题。有些来访者在看了自己的概念化图表之后，发现自己的童年是如此惨不忍睹，已经造成了不可挽回的影响，觉得自己完全没希望了。这时，治疗师可以询问来访者，在生活中是否有过改变某种信念或学习某个新行为的经历，以此来打破他们对自己"家庭原罪"的恐惧与担心。我们每时每刻都在学习和改变，了解固有的行为习惯和早期形成的信念模式正是做出改变的第一步。治疗师可以这样提问："你会发现，现在困扰你的许多信念竟然是你六岁的时候形成的，你还打算继续坚信那些儿时的你才相信的事吗？"还可以这样问："当你还是个孩子时，你形成了这种信念，那时候你还没有能力像成年人那样思考。可是现在的你比那时候成熟得多，也智慧得多，你可以用此时的经验和能力重新评估这个信念。"

相关技术

本书提到的所有技术都可与本技术配合使用。我经常会在治疗伊始就和来访者共同制作个案概念化图表，并且在治疗中贯穿始终。该过程能够有效去除心理治疗的神秘性，帮助来访者从整体上了解他们的问题，并相信问题是可以解决的。

工作表

工作表 4.9（个案概念化图表）。

技术：检查完美主义的意义

概述

许多把完美主义当作人生信条的人认为，达到完美意味着拥有一劳永逸的良好结果。在讨论垂直下降技术的时候，我们曾以达不到预定目标举例，"如果我不完美，就意味着我是个失败者。如果我是个失败者，就意味着活着没有意义。"其实，我们也可以反过来检验，达到完美目标意味着什么（例如，获得所有人的认可）。

提问或干预

"看来，你坚信达到完美（或者得到所有人的认可、获得确定性等）是非常重要的。不过，我们可以先来仔细思考和检验一下，达到这个目标意味着什么。请完成这个句子：'如果我达到完美，就意味着……'或者'只要我达到完美，……事情就会发生。'"

示例

治疗师：你一直关注对工作失败的恐惧，我们已经检验了工作失败可能造成的负面影响。看起来，你似乎有这样的想法，如果在一件事上失败了，就意味着你是个失败者。接着，如果你是个失败者，你就不会幸福，或者更惨，你的整个人生都会是一场悲剧。不过我们可以反过来再探讨一下，如果你成功实现了期待的目标，会怎么样呢？请你完成这个句子："如果我成功实现了完美的目标，那么……"

来访者：但是做到完美是不可能的。

治疗师：确实比较困难，但我们可以先这么想着。如果你真的取得了完美的结果，会怎么样呢？

来访者：我觉得我会非常开心。

治疗师：好的，那么我们来畅想一下，在取得完美成就的那一天，会发生什么？

来访者：我可能会担心从峰顶上栽下来。

治疗师：那么，在取得完美成就之后，开心能持续多长时间呢？

来访者：我从来没仔细想过。我不知道。

治疗师：达到完美之后，你会对生活中的一切事物都感到满意吗？

来访者：很难想象。毕竟生活太复杂了。

治疗师：所以，基于如此复杂的生活，在想象中，即便达到完美能带来一些快乐，也不持久。那么，请你说说世界上最成功的人，你觉得他们是完完全全的开心和满足吗？

来访者：不是，每个人的生活都是艰辛的。完完全全的满足感持续不了多久。

治疗师：所以，你所在意的完美，其实只能持续很短时间，在得到它之后又要担心失去，并且它还不能影响到生活的其他方面。听起来你在意的好像是一个虚无缥缈、转瞬即逝的东西。

来访者：我从来没从这个角度想过。

作业

来访者可以使用工作表 4.10 来检验他们所执着的目标究竟意味着什么。例如，"当我得到所有人的认可时，会发生什么？""当我达到完美时，会发生什么？""当我获得确定感时，会发生什么？"治疗师可以要求来访者想象一下，达到目标之后，他们所获得的快乐和满足感会持续多久。这个成就会影响生活的其他方面吗？还是说这只是一个暂时的、特定的快乐，很快就消逝了？治疗师可以这样提问："为了一个持续时间很短的满足感牺牲掉生活中的其他快乐，对你来说值得吗？"图 4.7 展示了一名来访者填表的样例。

如果我在这件事上做到了完美	那么下面的事就会发生
考试得到了一个完美的分数。	这门考试得 A。 我的平均绩点会提升。 我会进入知名的法学院。 我会得到一份好工作，赚很多钱。 我会拥有成功的人生。
在取得完美后，你说的那些后续事件发生的可能性有多大？为什么？	
这只是众多课程中的一门。我的成绩一直是浮动的。谁知道我会进哪个法学院呢？我怎么能根据一门课程的考试成绩推断出整个人生走向呢？	
多久能获得一次完美的结果？为什么达到完美如此困难？	
我从来没有取得过完美的结果。所以，这次也一样。这只是个幻觉。达到完美是不可能的。	

图 4.7　检查完美主义的意义

可能存在的问题

　　有些来访者认为，放弃追求完美会使他们丧失斗志，降低对自己的要求，让他们变得平庸，最终导致彻底的失败。他们相信，对完美的追求可以让其时刻保持警惕，他们需要被鞭策着做出更好的表现。治疗师可以指出，健康的高标准确实是有帮助的，但是完美主义则会导致拖延和无助，因为达到完美是不可能的。治疗师还可以问，来访者以前是否取得过一些虽然并不完美，但足以令人感到骄傲的成绩？另外，有什么证据可以证明，达到完美标准之后能收获持久的满足感？

相关技术

　　相关技术包括，垂直下降、成本收益分析、检查证据、相反行为、接纳、慈悲聚焦疗法、规则普适性技术。

工作表

　　工作表 4.10（检查完美主义的意义）。

技术：培养好奇心，增加面对挑战的积极经验，促进成长而非追求完美

概述

许多假设都拥有一种过度笃定严苛的基调。例如，有的人认为，他们必须被所有人喜爱；有的人则认为，他们必须把每一项工作都做到出类拔萃。结果，当一件事没有达到完美结果时，个体就会陷入深深的绝望和自我怀疑之中。Dweck 和同事们（Dweck, Davidson, Nelson, & Enna, 1978; Dweck, 2000, 2006）发现，面对挑战时，如果能把挑战看作学习经历，充满好奇，而不是把挑战当作任务或证明自己价值的测试，那么个体将更积极地做事，并能够持之以恒。Dweck 指出，不同人对于能力和思维的定义不一样，有人认为能力是固定的，有人则认为能力可以改变。这两种不同的态度决定了一个人在面对困难时，是崩溃放弃（固定心态），还是越挫越勇（成长心态）。完美主义期待常令人难以持之以恒，因为完美主义的个体往往把失败看作固定不变的，所以，一旦遇到挫折，就会感到非常挫败，进而放弃。

提问或干预

治疗师可以采用多种提问方法，比如："你从中学到了什么？""你觉得，这个经历中有什么有意思的部分吗？""你对这个挑战感觉怎么样？""你觉得，下次怎么做会更好？"具体到每个案例，可以这样问："这次考试没考好，但不必过于关注最后的成绩，也不必总想着这次成绩能衡量你的价值，而是可以想一想，你从这次备考过程中学到了什么有趣的知识，以及下次面临类似挑战时，怎么做可以更好。""如果，把这次的挑战看作一次可以更加努力的机会，感觉怎么样？如果把能力视为随着经验和学习而变化的，你认为怎么样？""你怎么看待能力？你觉得能力是成长变化的，还是固定不变的呢？你有哪些能力或技能是不断变化提升的呢？这个提升是怎么发生的？你从失败、反复、错误当中学到了什么呢？"

示例

治疗师：听起来你对历史考试感到失望，因为没考到预想的成绩。

来访者：对。我希望拿 A，结果却是 B-。

治疗师：这次考试中，你觉得哪里做得比较好，哪里比较糟？

来访者：论述题写得不错，我组织材料的能力还是挺强的。但是人和年代部分就不好了，我真是记不住。

治疗师：好的。我们想想看，为什么记忆年代对学习历史来说很重要呢？怎么能激发你对年代记忆的兴趣呢？

来访者：我没想过。不过显然，你总得知道哪件事在前，哪件事在后。

治疗师：如果把记忆年代和人视为一个任务挑战，你会怎么组织？

来访者：我可能会做一些卡片帮助记忆。

治疗师：如果下次你把这部分做得好了一些，你感觉怎么样？

来访者：就是把该学的学会了呗。

治疗师：那我们就把做好这个挑战当作你下一步的任务，并试着从中学习一些新经验。

另外，治疗师还可以这样提问："在这个情境中，你的目标是什么？你的目标是在所有方面都取得成功吗？要被每个人接纳吗？你能否修正一下目标，比如，'看看我到底能做到哪一步'，或者'认识一些新的人'。"有时候，来访者的目标涉及某些不切合实际的高标准。让来访者重新考虑目标，就有机会探寻达成挑战的其他方式。

治疗师可以通过"化任务为兴趣"的表格（工作表 4.11），将批判性思维转变为具有建设性和好奇性的思维。

作业

治疗师可以要求来访者填写工作表 4.11，填写让他们感到挫败的事情或失败的经验。可以先写一段小短文，描述事情发生的经过以及消极思维或行为的结果。接着，来访者可以写出从中学到了什么，下次遇到相似的事情，可以怎样调整行为，以及能否从这些问题和困难中找到值得关注的部分。图 4.8 是一名来访者填写的样例。

可能存在的问题

和前面提到的技术中所面临的问题类似，有些来访者认为，高标准、严要求能够有效督促完成目标。治疗师可以用驳斥完美假设时所使用的逻辑来分析这种价值观。例如，"追求完美和追求建设性成长的成本和收益分别是什么？""你是否对某些行为充满好奇？"如果让来访者回顾过去的成功经历，他们是否会发现，成功常常源于坚持、努力以及面对挑战时的不服输精神，而非完美的标准？

好奇心能否激励一个人不断进步？有哪些证据可以证明或驳斥这一点？还可以让来访者想一想，他们有哪些事情是单纯因为喜欢而去做的？如果过度自我批评，人的兴趣是会减退的，慢慢地，原本有趣的事情也变成了不得不做的任务。例如，"我其实不喜欢历史，我学历史完全是因为

我要评估的行为：在接下来的考试中表现好

批判性思维	建设性和好奇性思维
我总有答不出来的题。别人都比我复习得好。我肯定考不好。我真是太傻了，我为什么不早点复习，我的大脑会一片空白。	我对这个课题还蛮有兴趣的。心理学是我自己选的专业，学习意味着能获得更多感兴趣的知识。学习这些知识，对于将来从事心理学工作是有帮助的。我在不断成长，面对挑战就是在获得新知识。学习新知识很有趣。
拥有建设性和好奇性思维有什么好处? 我会感觉好很多，因为好奇是一种积极的品质，意味着接触新鲜有趣的事情。如果我对于要学习的东西感到好奇，那么学习本身也会令人愉悦。我会不容易批评自己。好奇能激励我不断前行。	

图 4.8　化任务为兴趣：把批判和失望转化为好奇

学校要求的。"治疗师还可以让来访者猜测一下，为什么有的人喜欢历史，也就是找一找历史学习中有什么有意思的点。还有一个角度，让来访者想一想，有没有什么事情原本是他喜欢做的，可是由于不断地自我批评，最后就不喜欢做了。

相关技术

相关技术包括，成本收益分析、检查证据、双重标准技术、垂直下降、检验消极过滤器和角色扮演。

工作表

工作表 4.11（化任务为兴趣：把批判和失望转化为好奇）。

技术：发展新的适应性规则、标准和假设

概述

如果没有更好的替代性信念，很难直接丢掉旧信念。在来访者挑战并拒绝了原有的不良标准、价值和假设之后，治疗师可以帮助他们建立更灵活、更现实的新信念。一般来讲，要建立的新信念

是一种暗含倾向性的表达，而非固定死板的标准规则。例如，某个来访者原有的不良信念是："我必须在方方面面都做到完美。"替代的新信念就是："拥有高标准是好的，但如果能接受自己现有的表现，也不错。"或者："我渴望卓越，但我不可能一直卓越，所以，我可以对已经取得的成绩感到满意。"功能不良的标准往往具有全或无的倾向。例如，"我必须永远成功"。这样的标准会带来对自我或他人的苛刻评价。（"总是""从不"等绝对化的词都是很明确的线索，通过这些词汇，你可以轻松识别全或无的苛刻表达。）新的规则、标准、价值、假设应该是灵活的、分情况的、以行为为指向的、强调学习过程的、成长的和接纳的，而不是评价性的、拒绝的和指向放弃的。例如这个信念："遇到困难时，我可以用创造性的行为克服它。"这是一条灵活的新信念。检验新信念可以采用多种方法，例如成本收益分析、用证据检验其是否有效、该信念是否可以应用于他人（例如，"如果把你的新规则放到其他人身上，你会有什么感觉？"），等等。

提问或干预

"我们常常抱持着一些根本难以完成的规则和假设，比如：'我应该一直保持成功。''我必须得到所有人的认可。'我们已经检验过这些假设，它们是僵化的，会让生活变得更痛苦。现在，我们要发展一些新的规则和假设，它们将是更现实的、更灵活的和更具有发展性的。针对原有的信念，依次找到新的信念。例如，以'我必须永远做到最好'的信念为例，可以将之替换为'我希望做到最好，但是也可以从错误中学习，我能够从已经取得的成绩中找到自我价值，而非强行以不切实际的完美标准来衡量自己。'"

示例

治疗师：你的历史考试没考好，这让你非常难受。你的规则是："我必须一直取得好成绩。"现在，我们来构建一个新规则，这个规则可以增强好奇心，让你更接纳自己，获得成长。

来访者：我会说，我可以从错误中学习。我可以认可已经取得的成绩。

治疗师：好的。那么，从错误中学习的成本和收益是什么？

来访者：成本是，我可能会骄傲自满；我可能会变懒，不再努力学习追求好成绩。收益是，当事情不顺利的时候，我仍能激励自己继续做事。并且我不会那么自责。

治疗师：你觉得这个怎么样？

来访者：感觉应该从错误中学习，并且接受挑战。

治疗师：如果你的信念是这样的话，你后面会做出什么样的行为呢？比如，拥有新信念的你，在下周会做什么呢？

来访者：我会看看哪些地方做得好，哪些还可以改进，然后可以据此列出下一步计划。我可以把记忆年代和人名视为马上要进行的挑战。

治疗师：所以，你可以追求进步，而非完美？

来访者：对的。

下面是另一名来访者样例，该来访者过度关注得到所有人的认可。治疗师要求他评估新信念的成本和收益。他列出了下面这些：

新假设："不管别人怎么看我，我都是有价值的。"

成本：会变得自负和不合群。

收益：变得自信、可以迎接挑战、不害羞、不依赖他人和更笃定。

成本：5%；收益：95%；成本－收益＝－90%

结论：新假设比原来的假设要好。我是否喜欢自己，不依赖于别人是否喜欢我。

还有一种评价假设的提问方式："不用一直想着应该怎么做，可以想一想，身边是否有一些做人做事很成功、很随性的人，他们遇到这样的事情，会怎么想、怎么做？"这样的人可以起到榜样作用，帮助来访者构建适应性思维。例如，一名单身男性想要邀请一名女士约会，但又怕被拒绝。治疗师可以让来访者想象一下，如果有一位在女士面前非常自信的男性遇到这件事，他会怎么样？另外，还可以让来访者想想，如果他的朋友得知这件事情，会怎么想？于是，他构建出了适应性的新假设："接受挑战比待在安全区要好。"

最后，可以让来访者考虑，发展出灵活的、适应性更好的思维，对他们有什么好处："检验一下，拥有更灵活的标准和行为，有什么好处呢？如果为失败和错误留一些空间，生活会有什么不同呢？"

作业

指导来访者填写工作表4.12，识别原有的不良规则和假设，并根据每一个假设提出替代性新假设。指导语可以这样说："新的规则和假设应当更具适应性、更灵活、更公平、更现实和更积极。它应该聚焦于公平、成长、接纳和积极目标。你应当能接受把这样的规则应用于最在意的人身上。"接着，可以让来访者评估新规则、新假设，并设计之后可以进行的行为操作。图4.9是一名来访者填写的样例。

标准	旧假设	评分	适应性的新假设	评分
灵活	我必须把课本的每一个细节都吃透，我必须时刻集中注意力。	从不走神——0分。大部分学得很好——2分。不能接受失误——1分。	我应该给自己一点喘息的空间，要接受自己不可能什么都知道。	尽量集中注意力，但只要是人就会有走神的时候——8分。当注意到自己走神，只要平静地把注意力拉回到手头的任务上即可——7分。
公平	世界应该是公平的，别人应该看到我的工作做得有多好。	别人对我做的一切工作都表示认可——5分。每个人都很公正、很友善，能正确评价我的劳动成果——5分。	人们并不总是公平公正的，我自己也做不到一直公正。我应该接受，每个人的反应都是不同的。世界也不是只为保证我一个人的公平而设计的。	接受一定的不公——8分。接受别人有时候就是注意不到我的工作——7分。学会如何与周围的人相处——6分。

评估适应性的新规则和假设，并按此行动

新规则和假设：不公正是生活的一部分，接受它。

成本	收益	可以采取的行动
我得把不能接受的事情暂时搁置。就好像是在说，别人对我不好也没关系。	其实这样更合理，也更现实。我没什么不满的。用不着把所有事都联系到自己身上。	尽力做好手头工作，但也接受一个事实，即并不是所有工作都能被看到，并不是所有努力都会有收获。不要把什么事情都联系到自己身上。我不是宇宙中心。
如果我相信了新信念，我会怎么做？		
我可能会和同事们相处得更好。会对别人给我的反馈没那么大的抵触情绪。		
如果我相信了新信念，我就不会再做什么了？		
我可能不会总和别人争执了。不会总纠结于公不公平的问题。		

图 4.9　用新规则和假设替代旧规则和假设

可能存在的问题

和前文所述类似，许多来访者认为，新的规则看起来太宽容了，会让他们过度松懈，陷入懒惰，让他们变得不负责任。这时，就可以用寻找正反两方面证据、双重标准、行为实验等技术，来评估原有完美主义标准的成本和收益，对其进行挑战。

相关技术

相关技术包括，成本收益分析、垂直下降、评估正反两方面的证据、双重标准和行为实验。

工作表

工作表 4.12（用新的规则和假设替代旧的规则和假设）。

技术：权利法案

概述

来访者可以读一读《独立宣言》（*Declaration of Independent*），特别要读一读关于生命权、自由权和追求幸福的权利的部分。在评价新旧假设时，基本上，所有的不合理假设都可以被《独立宣言》中提到的基本权利所驳斥。《独立宣言》的基本假设是，我们应该遵循那些能提升人的尊严的规则。人的尊严是指尊重、同情和关心，以及关注那些暂时处在劣势地位的人的社会责任感。人的尊严可以以某种规则实现，这个规则应当能够指导你对最爱的人表达同情和尊重。

治疗师可以这样解释："请列出人的基本权利，想一想要怎么执行这些权利。新的适应性规则或假设，应该和人的基本权利相一致。它可能包括以下内容：免遭抑郁、焦虑、愤怒等不良情绪困扰的权利；接纳自己的权利；体验成长、发展好奇、迎接挑战的权利；从错误中学习的权利；接受有些人不喜欢你的权利。"

提问或干预

"作为一个人，你一定拥有某些权利。就像《独立宣言》里说的，人的基本权利包括生命权、自由权和追求幸福的权利。现在，我们来做一份你的权利法案。想象一下，这份权利法案不止对你适用，还要应用于每一个即将来到人世的婴儿身上。这就是你所认为的人权。"

示例

治疗师：你很难受，因为你丈夫又喝醉了，他开始骂你，说你蠢。这件事让你有什么感觉？

来访者：我感觉被困住了，仿佛马上就要爆炸了。

治疗师：那么我们现在一起来做一份你的权利法案吧。想象一下，这份权利法案不止对你适用，还要应用于每一个即将来到人世的婴儿身上。这就是你所认为的人权。那么你会为自己列出什么权利呢？

来访者：我肯定要先提出，我拥有不被骚扰、不被批评、不跟酒鬼共同生活的权利。我有幸福生活的权利。

治疗师：那么如果情况真的很糟很糟，你已经无法忍受了……

来访者：那我就有离开的权利。

治疗师：你有个 2 岁的小侄女。你希望她也拥有这些权利吗？

来访者：当然，绝对的。

作业

来访者可以检验那些引发压力的问题、规则或假设，并考虑相应的基本权利。他们可以完成这样的句子："我有权利……"（可使用工作表 4.13 来做这件事。）我们强调的权利应当从人的基本尊严出发，并且可以应用于其他被来访者在意或尊敬的人身上。比如："你会希望对所爱之人慈悲、接纳、慷慨、善良，而不希望对他们批评、排斥、掠夺和仇视。"图 4.10 是来访者填写的样例。

我有权利……	所以我可以……
像人一样生活和犯错误。	把工作做得不那么完美，并且对已经做了的工作表示满意。我可以认可我取得的进步。我不必总是自责。
在新的权利法案下，你将如何变得更好？ 不那么自责，不那么焦虑，少了很多不满和压力。	
如果你有个孩子，你希望他拥有什么样的权利法案？为什么？ 我希望我的孩子不要有那么大的压力，接纳自己是一个正常人，接纳自己的不完美。我希望，无论他或她的成绩是怎样的，都能感觉到被爱。	

图 4.10　我的新权利法案

可能存在的问题

拥有高标准或具有强烈自我牺牲倾向的个体认为，对自己严苛是良好的道德品质。这时可以使用双重标准技术，问问他们，是否愿意将这种严苛的标准或自我牺牲的规则应用于这个世界上千千万万刚出生的婴儿。来访者还可以检验，如果没有这些基本权利，后续的生活会发生什么。

相关技术

相关技术包括，双重标准、询问他人关于人权的态度（调查）、成本收益分析、垂直下降和理性角色扮演。

工作表

工作表 4.13（我的新权利法案）。

工作表

工作表 4.1
监测假设、规则和标准

监测典型的假设、规则和标准是一一个有用的方法。在接下来的几周里，追踪消极思维，看看能不能找出"应该""如果……就……"和"必须"陈述，或其他规则。把它们写在下面的工作表中，评估你对每一项的相信程度有多少（100% 意味着完全相信）。你潜在的"应该"陈述是什么？你有没有什么基本假设，比如"如果发生这种情况，那么一定代表什么事是真的？"在表格底部，试试看能不能找出这些假设中存在的问题。

典型假设的示例	相信程度（0%~100%）
我必须每件事情都做得完美。	55%
如果在某件事情中失败了，那么我就是一个失败者。	75%
失败是不可宽恕的。	90%
要喜爱自己，就必须得到每个人的认可。	40%
我的典型假设、规则和标准：	**相信程度（0%~100%）**
我的假设存在的问题：	

工作表 4.2

检验和挑战"应该"陈述

　　想一个你的典型"应该"陈述，比如，"我应该做得更好"，"我应该是完美的"或者"我应该是美丽的"。回答表格中列出的问题。想想，怎样把"应该"思维变成一种偏好。例如，"我喜欢做得更好"，而不是"我应该做得更好"。

"应该"陈述：

相信程度（0%~100%）

情绪及情绪的强度（0%~100%）

成本和收益：成本：

　　　　　　收益：

谁制定的这些规则？

你会把这些规则应用于所有人吗？为什么不？

用"偏好"重新表述你的想法，而不是用"应该"：

怎样的期待更合理？

重新评估信念和情绪：信念：

　　　　　　情绪：

工作表 4.3

识别条件信念

关注的领域	该领域有多重要（0%~100%）	我如何应对……
例：我聪明吗？ （智力）	95%	为了让人觉得我有能力，我必须比别人做得更好。 或者 如果我能避免真正有挑战的任务，我就不会失败。
智力		
吸引力		
与他人亲近		
相信自己或者他人		
自身或他人的懒惰		
被他人拒绝		
受他人控制		
被羞辱		
知识储备		
有趣		
独处		
其他：		

条件信念或应对信念：

为了让人觉得我有能力，我必须比别人做得更好。

为了吸引人，我需要在外表上表现完美。

我要控制所有情感，否则会完全失去控制。

如果我谨慎行事，就能避免被拒绝。

如果我屈服于他人，他们就会喜欢我。

工作表 4.4

评估次级假设

　　有时候，我们先产生了一个假设或信念，紧接着就产生了另外一个与之相伴的假设。例如，有些人认为，"我不应该犯错误"，紧接着他就想："如果真的犯了错误，我就应该批评自己。"或者，"如果后面可能发生什么坏事情，我就应该提前做好准备。"进一步发展为，"我得一直想着它，不能放松警惕。"使用下面的工作表，看看能否识别出自己的次级假设或规则。

如果发生这个	那么我应该	如果这个是真的，那么我应该

工作表 4.5

澄清价值

　　想一个目前正在困扰你的价值事件，例如财务自由。把此项价值与左栏中的每一项做对比。在中间栏把这些价值从 1 至 17 排名，其中 1 为最重要，排名不能并列。在右栏中，列出你追求这些价值的方法。

目前，困扰我的价值是： _____

价值	排名（1–17）	我怎样追求此项价值：
爱情		
宽恕		
家庭或亲密关系		
工作成就		
友谊		
财务成功		
自尊		
个人成长		
美貌或吸引力		
身体健康		
他人的认可		
善良		
快乐		
学习		
宗教信仰		
文化事业		
个人自由		
其他：		

工作表 4.6
"完美主义调查问卷"（1/4）

请用以下数字来评估你对每个陈述的同意程度。

1	2	3	4	5
非常不同意	比较不同意	既不同意也不反对	比较同意	非常同意

1. 工作必须完美，我才会满意。（se1）　　　　　　　　————

2. 我对其他人的评价过于敏感。（na1）　　　　　　　　————

3. 当别人的工作不符合我的标准时，我通常会告诉他们。（hso1）　————

4. 我很有条理。（o1）　　　　　　　　————

5. 我在做出决定之前，会仔细考虑所有选项。（p1）　————

6. 如果犯了错误，别人会瞧不起我。（cm1）　————

7. 我的父（母）亲一直希望我是最好的，这使我压力很大。（pp1）　————

8. 如果有件事做得不够完美，我就很难翻篇。（r1）　————

9. 我把所有精力都用来追求完美无瑕的结果上了。（se2）　————

10. 我将自己的工作与他人的比较，并且经常感到不如别人。（na2）　————

11. 当别人不按照我的标准做事，我会感到很难受。（hso2）　————

12. 我觉得应该把东西各归其位。（o2）　————

13. 我会做许多规划。（p2）　————

14. 如果失败了，我会感到特别丢人。（cm2）　————

15. 父母对我高标准、严要求。（pp2）　————

16. 我花了很多时间琢磨做过的事情，以及需要去做的事情。（r2）　————

17. 我不能忍受做事半途而废。（se3）　————

18. 我对其他人就我工作所做的反馈很敏感。（na3）　————

19. 我对听别人做不好工作的借口没什么耐心。（hso3）　————

20. 我是一个有秩序的人。（o3）　————

21. 我的大多数决定都是花时间思考之后做出的。（p3）　————

22. 我对犯错误的反应有些过度。（cm3）　————

23. 我的父（母）亲很难取悦。（pp3）　————

24. 如果犯了个错误，我的一整天都会毁了。（r3）　————

25. 我必须在每项任务中都做到最好。（se4）　————

（待续）

"完美主义问卷调查"（2/4）

26. 我关心他人是否同意我的行为。（na4）　　　　　　　　　　　　_____

27. 我常常批评别人。（hso4）　　　　　　　　　　　　　　　　　　_____

28. 我喜欢总是有组织和有纪律。（o4）　　　　　　　　　　　　　　_____

29. 我总是需要慎重思考，才能知道想要什么。（p4）　　　　　　　　_____

30. 如果有人指出我犯过的错误，我就觉得在某种程度上丧失了这个人对我的尊重。（cm4）　_____

31. 我的父（母）亲对成就抱有很高的期望。（pp4）　　　　　　　　_____

32. 如果我说了蠢话，或者做了蠢事，我就会在今天剩下的时间里一直想这件事。（r4）　_____

33. 我严格要求自己达到高标准。（se5）　　　　　　　　　　　　　_____

34. 我经常什么都不说，因为害怕可能会说错话。（na5）　　　　　　_____

35. 我经常因他人懒惰或草率的工作而恼火。（hso5）　　　　　　　　_____

36. 我经常打扫房间。（o5）　　　　　　　　　　　　　　　　　　　_____

37. 在采取行动之前，我需要花时间思考一个计划。（p5）　　　　　　_____

38. 如果搞砸了一件事，人们可能就会开始质疑我所做的一切。（cm5）　_____

39. 成长过程中，我必须把每件事都做好。（pp5）　　　　　　　　　_____

40. 我要是犯了错误，就会一直想着这件事（r5）　　　　　　　　　_____

41. 我必须在每件事上都做到卓越。（se6）　　　　　　　　　　　　_____

42. 我能意识到别人是怎么看我的。（na6）　　　　　　　　　　　　_____

43. 我几乎无法容忍其他人因粗心大意而犯的错误。（hso6）　　　　　_____

44. 我一用完东西就马上收好。（o6）　　　　　　　　　　　　　　_____

45. 在决定之前，我会慎重考虑。（p6）　　　　　　　　　　　　　_____

46. 对我来说，犯错等于失败。（cm6）　　　　　　　　　　　　　　_____

47. 我的父（母）亲给我施加了很大的压力让我成功。（pp6）　　　　_____

48. 我常常反复琢磨做过的一些事情。（r6）　　　　　　　　　　　　_____

49. 我经常担心人们会错误地理解我说的话。（na7）　　　　　　　　_____

50. 我经常为其他人的错误感到沮丧。（hso7）　　　　　　　　　　　_____

51. 我的衣柜整洁有序。（o7）　　　　　　　　　　　　　　　　　_____

52. 我通常不会当场做出决定。（p7）　　　　　　　　　　　　　　　_____

53. 犯错是愚蠢的一种表现。（cm7）　　　　　　　　　　　　　　　_____

54. 我一直觉得父（母）亲希望我变得完美。（pp7）　　　　　　　　_____

55. 提交了一个项目之后，我会反复琢磨本可以做得更好。（r7）　　_____

56. 我的工作空间通常很有条理。（o8）　　　　　　　　　　　　　　_____

57. 如果我犯了严重的错误，我就觉得自己不配为人。（cm8）　　　　_____

58. 父（母）亲对我的唯一期待就是做到最好。（pp8）　　　　　　　_____

59. 我花了很多时间担心别人对我的看法。（na8）　　　　　　　　　_____

（待续）

"完美主义调查问卷"（3/4）

计分方法

1. 过度在意错误（Concern Over Mistakes，cm），共 8 题：6、14、22、30、38、46、53 和 57

2. 对他人高标准（High Standards for Others，hso），共 7 题：3、11、19、27、35、43 和 50

3. 被认可的需求（Need for Approval，na），共 8 题：2、10、18、26、34、42、49 和 59

4. 组织性（Organization，o），共 8 题：4、12、20、28、36、44、51 和 56

5. 父母压力觉知（Perceived Parental Pressure，pp），共 8 题：7、15、23、31、39、47、54 和 58

6. 计划性（Planfulness,p），共 7 题：5、13、21、29、37、45 和 52

7. 思维反刍（Rumination，r），共 7 题：8、16、24、32、40、48 和 55

8. 追求卓越（Striving for Excellence，se），共 6 题：1、9、17、25、33 和 41

---

9. 完美主义之谨慎负责总量表：HSO、O、P、SE

10. 完美主义之自我评价总量表：CM、NA、PP 和 R

11. "完美主义调查问卷"：所有 8 个维度

解释：

　　一般来讲，高于平均分 1 个标准差即代表高分，低于平均分 1 个标准差即代表低分。"完美主义调查问卷"常模来自大学生样本（$N = 366$）：

维度	项目数	平均分	标准差
过度在意错误	8	2.46	.75
对他人高标准	7	2.83	.78
被认可的需求	8	3.22	.77
组织	8	3.5	.86
父母压力觉知	8	3.17	.89
计划性	7	3.4	.76
思维反刍	7	2.83	.82
追求卓越	6	3.1	.80
完美主义之谨慎负责		12.83	2.41
完美主义之自我评价		11.68	2.61
完美主义	59	24.51	4.40

（待续）

"完美主义调查问卷"（4/4）

完美主义调查问卷、构念定义、项目示例，以及与多维度量表的关系

完美主义的维度	构念定义	项目示例
过度在意错误	在犯错时有过度沮丧和焦虑的倾向	"如果失败了，我会感到特别丢人。"
对他人高标准	有把别人纳入自己的完美主义框架中的倾向	"当别人不按照我的标准做事，我会感到很难受。"
被认可的需求	有寻求他人认可的倾向，对批评过度敏感	"我将自己的工作与他人的比较，并且经常感到不如别人。"
组织	有追求整洁秩序的倾向	"我喜欢总是有组织和有纪律。"
父母压力觉知	有通过表现完美来获得父母认可的倾向	"父母对我高标准、严要求。"
计划性	在决定前有仔细计划的倾向	"在决定之前，我会慎重考虑。"
思维反刍	对于过去的错误、不完美的表现或未来的错误，有反复琢磨的倾向	"我花了很多时间琢磨做过的事情，以及需要去做的事情。"
追求卓越	追求完美的结果和高标准的倾向	"我严格要求自己达到高标准。"

工作表 4.7A

进步和完美的成本收益分析

　　有时候，我们用完美主义要求自己或他人，结果导致生活很痛苦。想一想你发生过哪些具有完美主义倾向的事情，然后思考接受进步与追求完美的成本和收益。

我追求完美的行为： _____

	接受过程	追求完美
成本：		
收益：		
结论：		

工作表 4.7B

追求进步而非追求完美

　　找出你在生活中苛责自己的领域，例如，你的学业成绩或工作表现。然后列出在这个领域可以采取的改进行为——例如，更加努力地学习、做好准备工作、做更多工作、学习技能，等等。请你列出自我批评的领域和可以采取的能让自己有所提高的具体行为。

我苛责自己的事情	我怎样让自己进步

为什么追求进步要比追求完美更好？

工作表 4.8

从复发中学习

想一个你一直在努力坚持的行为——例如，运动、减肥、少饮酒、少抽烟等。在左栏写下这个行为（例如"锻炼，每周三次"）。在中间栏，记下你为什么无法坚持进行这个行为（例如，"我太累了，没法锻炼"）。在右栏，写下你学到的能把事情做好的方法（例如，"即使我累了，我也可以坚持锻炼"或"我明天开始坚持锻炼"）。失误或复发都是宝贵经验，你可以从中学习。

我关注的行为：＿＿＿＿＿＿＿＿＿＿＿＿＿＿＿＿＿＿＿＿＿＿＿＿＿＿＿

我在坚持的行为	我为什么没能坚持下去	我学到的可以让事情更好的方法

从失败和失误中学习经验有什么好处？

有什么坏处？

工作表 4.9

个案概念化图表

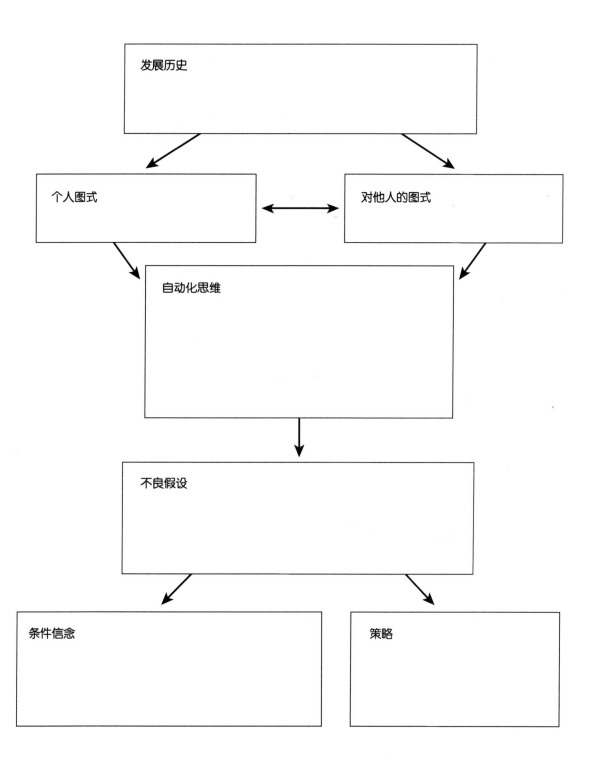

工作表 4.10

检查完美主义的意义

我们常常相信，只要把事情做到完美，就可以收获良好的结果。我们相信自己会得到他人的尊重或喜爱，会感到满足，会获得更高的自尊，或者觉得安全。让我们来看看，追求完美或达到苛刻的标准意味着什么。

如果我在这个事情上做到了完美	那么以下事情便会成真
追求完美就能带来我想要的结果吗？这个可能性有多大？为什么？有什么问题？	
实际上，我做到完美的频率多高？为什么总是这么困难？	

工作表 4.11

化任务为兴趣：把批判和失望转化为好奇

　　在左栏，写下你对自己或他人做出的负面评价和批评。在右栏，写下你对这些事情可能产生的好奇。例如，"我的老板很冷酷。她看起来一点也不友善。"这是一个论断性思维。而能反映出好奇心的思维则可能是："我想知道这为什么困扰我？"和"我想知道她是不是有的时候更友好一点？如果是，为什么会这样？"

我要评估的行为：＿＿＿＿＿＿＿＿＿＿＿＿＿＿＿＿＿＿＿＿＿＿＿＿＿＿＿＿＿＿＿

批判性思维	建设性和好奇性思维

拥有建设性和好奇性思维有什么好处？

工作表 4.12
用新的规则和假设替代旧的规则和假设（1/3）

有时候，我们为自己制定的规则是不灵活的、不公平的、不切实际的和适应不良的。在下面的工作表中，检查并评估你的规则。它是否灵活？它公平吗？在第二栏中列出你的旧假设，对每个假设进行评分，从 0 到 10，其中 10 表示最好。在第四栏中写出新假设，然后再给新假设评分，评分方法同旧假设。完成后，请考虑这个问题：如果你拥有适应性的新假设，会有什么改变？

标准	旧假设	评分	适应性的新假设	评分
灵活				
公平				
现实				

（待续）

用新的规则和假设替代旧的规则和假设（2/3）

标准	旧假设	评分	适应性的新假设	评分
积极				
成长导向				
有助于达成积极目标				
增强自尊				
适用于所有人的规则				

（待续）

用新的规则和假设替代旧的规则和假设（3/3）

评估和实践更为适应性的规则和假设

新的规则或假设：_____

成本	收益	要做的行为

如果我相信这个新假设，我更有可能做什么？

如果我相信这个新假设，我会减少做什么？

工作表 4.13

我的新权利法案

了解并行使自己的权利是非常重要的。在左栏，列出你认为自己应该拥有的权利。在右栏，列出你追求这些权利的方式。为自己构想一份"行动计划"，即未来可以采取什么样的行动来保证自己的权利和需求得到满足。

我有权利……	所以我可以……

在新的权利法案下，你将如何变得更好？

如果你有一个孩子，你希望他拥有什么样的权利法案？为什么？

第五章

检查信息加工和逻辑错误

认知理论认为，信息处理过程中的偏差和扭曲会维持和增加焦虑和抑郁。正如我在第十章"识别和修正图式"中讨论的，认知模型表明，个体会有选择地关注和回忆与先前信念一致的信息。在本章，我将重点放在信息处理过程中的错误上，这些错误会导致对负面信念的选择性确认，我还将检验导致个体超越当前信息得出负面结论的典型逻辑错误。

技术：证实偏差

概述

图式加工的本质是，人类倾向于寻找与其固有信念或图式相一致的信息。因此，如果我认为自己是个失败者，我就会自发地去关注那些能印证这个信念的信息，并更看重这些信息。这个过程不是有意为之的，甚至很难被人意识到，它就是那么自然快速地发生了，和原本存在的信念强有力地结合在一起（Gotlib & Neubauer, 2000; Bargh & Morsella, 2008; Beck & Haigh, 2014）。证实偏差会影响许多方面，比如注意、关注信息的时长、记忆、对信息的印象深刻程度，以及在形成新概念时信息所处的核心程度，等等。证实偏差是持续的过程，就像背景基调，一直在无意识层面影响着人的注意和记忆，并不断放大和强化固有信念。认知心理学家把这种现象称作"证实偏差"。翻译成大白话就是，只看见自己愿意看见的东西。所以，如果一个人觉得，蓝眼睛的人都是坏人，那他就会只盯着蓝眼睛的人是否做了坏事，一旦发现能印证假设的证据，就不再继续看了。在搜集信息的过程中，我们会忽略与固有信念不一致的信息（Simon, 1983）。

提问或干预

"焦虑或抑郁的时候，我们容易激发起固有的消极信念。例如，你可能会有这样的信念：'我是个失败者。'因为这个信念，所以你会特别关注或回忆起与该信念相一致的信息。你发现，你特别容易想起曾经犯过的错误，容易关注在当下做不好的事情上，你甚至预测未来一片灰暗。我们把这种认知倾向称作'证实偏差'或'消极偏见'。有的时候也称作'我方偏见'，因为我们会自动关注那些能印证'我的观点'的信息。这不是说你故意要这样，或你想让自己难受，这仅仅是一种自动发生的快速思维方式。我们可以检验，你是否主要只关注一个方面，比如事物的负面，且这个方面是否一直在强化你的原有信念。毕竟，如果你只关注负面信息，那自然只能看到负面信息。但是也许还有其他没有看到的信息。"

示例

治疗师：有时候，人们习惯用负面的方式看待事物，他们发现，这样很容易想起不好的事情，而且容易只关注生活中的负面信息。这是一种思维惯性。你是否也有类似的惯性呢？

来访者：有。我太太总说，我看事情特别消极。

治疗师：嗯，就好像戴着有色眼镜看世界，这是一种消极滤镜。对于你来讲，滤镜是黑色的，你很容易记起不好的事情，也特别容易看到当下的负面信息。甚至，由于这个消极滤镜，你对未来的预测可能都是消极的。你觉得这会怎么样？

来访者：感觉就像一根无形的弦时刻绷着。

治疗师：另外，如果你一直抱持着消极信念"我是个失败者"，并透过消极滤镜看世界，消极信念就会在负面信息的滋养下而日益强化，对吗？

来访者：是的，确实这样。但这些事都是真的呀，我确实没做好这个项目，我就是没做好，你知道的。

治疗师：不，这不是这个项目做没做好的事。你对事物的记忆可能是非常准确的，但有可能你只关注了负面的部分，而排除了其他信息。过滤后的负面信息强化了你是失败者这个消极信念。我们把这种现象叫作"证实偏差"，因为你有选择地只注意那些能强化原有信念的信息。不是说你故意要这么做，这是无意识的过程，是思维的惯性。

来访者：可是我没有故意让自己难受啊，对吧？

治疗师：对，当然没有，这不过是许多人都会有的思维习惯。所以，我们可以明确你的思维过程，看看有没有替代性的方式可以让思维更平衡、更准确。

来访者：你不是想让我从积极的角度看问题吧？

治疗师：不是。我知道很多人都会这么理解，但不是。我的建议是，看看你是否只看到了事情的一个方面，而忽略了其他方面。比如，你如果很习惯于关注事物的负面信息，那么这也许不是最客观、现实的思维方式。所以，可以说，我并没有建议你从积极的角度看待问题，而是想试试看我们能否以更现实、更平衡的方式来思考事情。

来访者：好吧，我大概明白了。也许我确实关注负面信息太多了。

作业

治疗师可以建议来访者在接下来的一周里追踪自己的思维，即当他感到难过、焦虑、愤怒时，他产生了什么样的思维，并记录下来。然后，来访者可以检验，这些情绪是否和消极思维有关。另外，治疗师还可以要求来访者描述，他脑海中首先出现的关于自我和他人的思维或画面是什么，无论是当下的实际体验或未来的想象。是不是想到消极的东西比想到积极或中性的东西更容易呢？来访者可以列出消极偏见的优点和缺点。可以使用工作表 5.1 来追踪证实偏差。

可能存在的问题

如上文所述，一些来访者认为，有的消极想法是现实的，因为是由真实事件引发的。他们确实考试没考好或表白被拒绝。治疗师可以告诉他们，在生活中确实有很多事是负面的，可是，来访者可能因为只关注负面事件，而忽略了其他一些中性或积极的事件。可以让来访者从他人的角度来评价这件事，或者让来访者扮作他人，想一想他人会怎么安慰处在消极事件中的自己。可能换个角度，来访者就能发现更平衡的思维方式，而不会有那么强的消极图式或证实偏差，这样比让他自己使劲琢磨要容易得多。

相关技术

相关技术包括，自动化思维分类、检验正反两方面的证据、思维的角色扮演、为积极结果创造积极的叙事方法、从他人的视角看待消极事件，以及调动情绪改变偏见。

工作表

工作表 5.1（检验证实偏差）。

技术：有限搜索

概述

人在抑郁或焦虑的时候，会自然而然地去寻找消极证据，一旦找到了能印证消极信念的证据，他们就不再继续寻找其他证据了。就像前文讲的证实偏差，有限搜索（limited search）的习惯会排除可能驳斥原始消极信念的其他证据。

治疗师可以这样解释："下面，我们来探讨一个新概念'有限搜索'，这是信息加工过程一种特征，它会限制注意范围，使人只专注于那些让人感到焦虑和抑郁的方面。以思维'我是个失败者'

为例，为了印证这个思维为真，你会更关注那些能证明自己失败了的信息。一旦有了足够的信息证明确实很失败，就不再去关注其他信息了，尤其不再关注那些能证明其自己成功的信息。结果，你就可以对自己说：'看，我就是失败了。'就这样，你毫不怀疑地证明了自己确实是个失败者。我们已经说过，这个现象叫作'证实偏差'。不过，不光是只注意消极信息这么简单，同样需要注意的是，你会因此不再搜寻能证明自己的信念并不正确或有失偏颇的新信息。你不再去寻找可能获得的新信息了。"

"可以用计算机的搜索功能来比喻。如果在计算机上搜索包含'失败'的信息，会得到什么呢？会得到成千上万个包含'失败'的索引。如果采用这样的策略，我可能会总结说，我看到的内容都是失败。（以我正在写的这个材料为例，本章共有10095个单词，其中'失败'一词只出现了24次，也就是说，其他10071个词都不是'失败'。[1]）"

"受偏差信息加工过程驱动的抑郁和焦虑思维，几乎都与有限搜索有关。焦虑的时候，就会想'我有没有可能犯错误啊？'当然，人永远都'有可能'犯错误，那么这个问题的答案肯定为'是'。这样一来，就不再去搜寻其他信息了，而是停在这里。有限搜索导致有限行为。证实偏差让人只关注与消极信念一致的信息，而有限搜索让人放弃了寻找其他可能驳斥消极信念的信息。不是你想要焦虑或抑郁的，这只是你拥有的一种自动化规则——'只要找到负面证据，我就不再寻找其他证据了。'"

如果想更专业一点，我会这样解释有限搜索过程："看看这个例子。假如你发现15个金头发的人很聪明，然后就总结说，金发人都很聪明。可是，你也可以再问问自己其他问题，比如：'有没有不聪明的金发人呢？有没有黑头发的聪明人呢？有没有不聪明的黑发人呢？其他人呢？'通过调查，你得到了如下表格。"

	金发	黑发	秃顶
聪明	15	30	10
不聪明	15	30	2

"看了表格，你惊讶地发现，在调查的样本中，金发人中聪明的和不聪明的各占一半，黑发人也一样。而且，黑头发的聪明人数比金头发的聪明人多一倍，当然，你调查到黑发人总数也正好是金发人的两倍。更有趣的是，你发现，在秃顶的人中，聪明人的比例居然有压倒性的优势，尽管秃顶的人在你的调查中总数最少。"

"大多数人不会去检验事物的所有方面。例如，抑郁的时候，你会过于关注曾经的失败，并且总结自己是个失败的人。可是，如果看看下面的表格，你可能就会觉得这个结论并不完全客观。"

	自己	他人
任务失败数	3	30
任务成功数	57	70
任务总数	60	100

"通过检验这个表格发现，你有 3/60（即 5%）的任务失败了，而别人有 30/100（30%）的任务失败了。如果你只盯着一个格子看，发现自己有 3 件失败的事，就总结出自己是个失败者，那就是有限搜索。而如果能完整准确地搜索整个表格，就会发现，还有 57 件事是成功了的，并且'常模'的失败率是 30%，因此 5% 的失败率比 30% 强太多了。假如你认为，天鹅都是白的，你去公园发现了 5 只白天鹅，然后立刻得出结论：'看，天鹅都是白的。'但这只是个例和有限的经验，并不能证明你是对的。还有黑天鹅呢，如果你继续在别的地方寻找，就会看见它们。"

"再举个例子，假设你是一名心理治疗师，正在做心理治疗。你听说一个来访者刚才决定结束治疗。你的第一反应是：'我没能帮到这个来访者。'你感觉很难受。可是，如果回顾这一年的其他案例，就会发现，有 80% 的来访者都没有提前终止治疗。这样，你会感觉好一些。接着你发现，其他治疗师平均只有 40% 的来访者没有脱落。你会开始同情同行，并且觉得自己做得相当好了。（当然，具体数量会根据实际情况有所不同。）"

有限搜索习惯有几个要素：（1）一旦确认了消极假设，就不再寻找新的信息；（2）结果失去了全面衡量其他信息的机会；（3）不经意间强化了消极信念；（4）降低驳斥消极信念的机会。事实上，要想证伪一个命题，最科学的做法就是设计实验，并用实验检验（Popper, 1959）。

提问或干预

"要检查是否存在有限搜索的行为模式，可以问下列问题：'如果发现了与消极信念不一致的信息，我会怎么做？有哪些信息和消极信念不一致？'另外，还可以考虑有限搜索模式的成本和收益。再有，假设你已经对未来做了消极预测，能不能再做一个中性的或积极的预测？"

示例

治疗师：你说，你的化学考试考得不好，所以很难受。具体考得怎么样？

来访者：我的分数等级是 75%。这门课的另一个小测验我只得了 70%。

治疗师：从这个成绩中，你得到什么结论？

来访者：我真是个智障。

治疗师：到目前为止，你的平均成绩怎么样？

来访者：25 门课的平均分是 A-。

治疗师：所以，你的关注点只是这两次考试？

来访者：对。

治疗师：你同学的平均分是多少？

来访者：B- 吧，大概。我肯定比平均分高啊。

治疗师：你只做了一次十分有限的搜索，只关注了两次考试成绩，忽略了其他成绩。你发现这一点了吗？

来访者：我看的就是这两次考试啊。

治疗师：如果看看你的全部考试成绩，再看看别人的成绩，会有什么发现？你能得出什么结论？

来访者：我考得还是挺不错的。

治疗师：有时候，当我们抑郁时，思维就会变得偏狭，我们会只关注那些负面信息，而忽略积极信息。也许杯子既是一半空又是一半满。

作业

由于来访者容易只对负面信息进行有限搜索，治疗师的主要目标是让来访者找出能平衡或驳斥消极思维的证据。来访者可以检查，如果扩大搜寻信息的范围，探索那些可能驳斥消极信念的信息，那么其优点和缺点是什么。首先，治疗师可让来访者列出他们对自己不满或失望的消极信念。然后找出可驳斥消极信念的证据，再找证据来验证，自己做得比别人好还是比别人差。另外，治疗师还可以询问来访者关于自我以及过去和当前经验的消极信念，然后帮助他们构建新的平衡信念。来访者可以使用工作表 5.2 来检查证据，看看他们是否是有限搜索的产物，是否全部与消极信念相一致。图 5.1 提供了一份来访者填写的样例。

消极信念或预测	与信念一致的证据	与信念一致的证据
我根本做不成这件事。	明天下午要交，可是我现在都还没做完。 我感觉很迷茫，根本集中不了注意力。	我总是在最后时刻完成任务。 我以前做过类似的项目，而且做得也还不错。

图 5.1　使用全部信息

可能存在的问题

有些来访者可能会认为，更广泛地搜集信息只是为了证明消极行为是不是真的，他们会说："不需要更多的信息了，事实就是我没做好。"这时，治疗师可以告诉他们，这的确是事实，但同样，也不能忽略其他信息。所有信息一起才能构成一幅整体的图景。具有完美主义倾向的来访者认为，即便只有一件"失败"的事，也无法容忍。治疗师可以这样回应："如果这件事确实没做好，那么究竟会发生什么？"或者："即便没做好这件事，什么是不会改变？"

相关技术

其他有用的干预手段包括，挑战二分思维、以连续谱方式思考、双重标准饼图和语义技术。

工作表

工作表 5.2（使用全部信息）。

技术：忽略基础概率

概述

在评估行为的风险时，我常常问自己："这样做，不成功的概率有多大？"不过，我们到底是根据什么信息来评估风险的呢？Kahneman（1995），Tversky 和 Kahneman（1974, 1979）提出，大部分人会重点参考最近发生的、非常显眼的且与自己相关的信息。我们往往会忽略这些信息的"基础概率（base rate）"，即一个事件在日常生活中发生的真实概率。例如，一名对飞行感到焦虑的旅客，在评估飞行的风险时，会想起某天从新闻上读到的飞机失事报道，上面有飞机残骸的图片，于是他立刻总结说飞行太危险了，他明天要乘坐的飞机很可能也会失事。但他忽略了飞机失事的"基础概率"，在行驶相同距离的情况下，飞机的安全性比其他任何交通工具都高。正因为这名旅客使用的信息是最近的、非常显眼的（飞机残骸图片）且与自己相关的（明天他要乘飞机），这个信息的权重就远远高于该事件在统计上发生的概率了。

我们总会忽略基础概率。比如，很多美国女性都会过高估计自己的体重在人群中的位置，再比如，多数美国人都觉得自己是中产阶层，无论他们处在什么经济阶层。Tversky 和 Kahneman（1974）还发现，大多数人会使用不相关的信息来"增加"他们所关注的事情的发生概率。比如说，焦虑的旅客会过度关注飞机上的任何异响，以此来评估飞行的危险性。

即便全美精神卫生普查显示，几乎一半的美国成年人都在经受各类精神问题的折磨，许多抑郁和焦虑的个体仍然觉得，他们的精神问题太特殊了。所以，在评估特定的行为表现时，最好先检查一下基础概率，这个基础概率有时是已经知晓的，有时是暂时未知的。

提问或干预

"当我们遇到不好的事情时，常常会过度关注此时此刻的负面结果，而忽略了它在别人身上同样会发生的概率。比如，有个人头痛，于是开始怀疑自己得了脑瘤。但是他忽略了，在头痛的人群当中，究竟有多大比例的人得了脑瘤。我们把这个叫作'基础概率'。基础概率能够显示一件事究竟有多大的可能性会发生。现在我们来看看你关心的问题。想一想你担心的飞行失事的概率。飞行多少次会有一次事故呢？在真实世界当中，飞机失事的概率有多大呢？"

示例

来访者：我真的很害怕下周坐飞机。我刚刚听说机场差点发生了一起事故。

治疗师：这样的事故确实很令人害怕。不过，这让你想到了什么呢？

来访者：坐飞机好危险啊。去年有架飞机飞过长岛的时候爆炸了。

治疗师：听起来你非常关注这两起新闻事件。你是否因此总结出，坐飞机很危险呢？

来访者：我觉得是。

治疗师：如果我们想知道坐飞机是否危险，难道不应该检验一下，平均每千米飞行的死亡人数吗？或者也可以检验一下起飞后失事的飞机数量。

来访者：这听起来倒是比较理智。

治疗师：好，首先，我们都知道，乘坐飞机其实是非常安全的，按照每千米的事故数量来说，没有任何一种交通方式比飞机更安全。

来访者：是的，我也听说过。不过我还是害怕。

治疗师：你是否知道，奥黑尔机场去年接待了六千五百万人次的乘客，没有一个人死掉？

来访者：有点意思。

治疗师：也就是说，如果你每天都飞一趟往返的话，你要飞四万五千年才能遇上一次事故。

来访者：啊，听起来比我想象的安全多了。但是，你怎么解释长岛那次事故？

治疗师：新闻永远要关注不平常的事情，飞机失事是不平常的，所以值得报道。你觉得一个正常的媒体会去奥黑尔机场采访那六千五百万安全着陆的乘客，挨个问他们对于啥事也没发生有什么感想吗？

作业

　　治疗师可以这样引发来访者对基础概率的思考："X事件在一个特定时间内发生的概率是多少？"或者："人群中有多少比例的人会遭遇X事件？"通过客观事实得出的结论会让来访者难以反驳。例如，上面那个来访者认为，飞机失事的概率有1%。可是，纽约每天有几百架飞机起飞或降落，如果按照这名来访者猜测的基础概率，那么纽约每天都应该有几架飞机坠落才对。显然，她的估计是不靠谱的。

　　来访者可以使用工作表5.3来估计和检验事件的基础概率（图5.2是一份样例）。首先，来访者可以写下他们要预测的事件，例如"飞机坠毁"，然后猜测一下这个令他们恐惧的事件发生的概率，例如，1%。同样，这个工作表还可以用来比较。例如，一名来访者认为他很穷，那么就把"我很穷"写在左栏，右栏写上他对社会平均工资的估计。这时，治疗师就可以在正态分布曲线上向来访者展示，他的收入究竟处于人群中的什么水平。

消极预测或信念	这件事成真的概率？（0%~100%）
飞机会坠毁。	20%

你可以通过什么方式找出事件的真实发生概率？
我可以查阅去年全美的飞行总数和空难数量。
你是否高估了事件发生的概率？
是的。去年全美有几万次飞行，却没有一次事故。
如果用现实生活中真实存在的事件概率来评判当前事件，你有什么感觉？
没那么焦虑了。我为在埃及爆炸的俄国飞机而感到过于焦虑了。

图5.2　评估事件概率

可能存在的问题

　　有些来访者可能对确定性有执着的追求——"那个倒霉蛋可能就是我啊！"这时，治疗师可以让来访者分别对追求确定性和接纳不确定性做成本收益分析，并且可以适当采用满灌疗法。再有，来访者可能觉得，这样的干预方式对他们没有效果。治疗师可以解释，此练习的目的是收集和检验全部信息，以便对事件做出合理的解释。

相关技术

相关技术包括，检验成本收益、检查证据、检验泛化思维和灾难化思维、双重标准和进行全面搜索。

工作表

工作表 5.3（评估事件概率）。

技术：检验逻辑

概述

许多抑郁和焦虑思维都伴随着非逻辑性的结论。例如：

"我是单身，因此我是不可爱的。"

"这次考砸了，所以我是个失败者。"

"既然有可能发生坏事，那坏事就会发生。"

"如果比尔不喜欢我，那我就是没有价值的。"

"如果我赶上什么好事，那接下来肯定会再发生什么坏事。"

非逻辑性结论一般都以"因为""因此"开头。许多抑郁思维是通过观察一件不好的事，而得出一个非常负面的结论，这是缺乏逻辑的。常见逻辑错误包括：

由单一事件得出普适性结论。

由单一行为评判整个人。

混淆可能性和确定性。

认为所有事情之间都有联系（比如，好事后面肯定跟着一件坏事）。

下面是挑战非逻辑性思维的一些常见方法：

检验内部矛盾："你是否持着两个自相矛盾的思维？例如，'我必须是完美的，但是我不应该自责。''我必须尽可能认识更多人，但我不想被拒绝。'"

归谬法："我们来看看这个信念的内在逻辑，是否有荒谬之处。例如，'如果我单身，我就是不可爱的。'那么'由于所有已婚人士都单身过，所以所有已婚人士也都是不可爱的。'"

挑战递归的自我批评："检验一下，你是否陷入了一种自我批评循环之中。例如，'我觉得自己是个失败者，因为我抑郁；而我抑郁，是因为我觉得自己是个失败者'。"

提问或干预

治疗师可以向来访者提出如下问题：

"基于这些事实，你得出什么结论？"

"有没有其他可能的结论？这是你能想出的全部可能吗？"

"你觉得别人能得出不同的预测或结论吗？"

"你是否把可能性和必然结果混淆了？是否把可能性和概率混淆了？"

"有没有什么事是你觉得永远也不可能发生却真实发生了的？"

"你觉得，一件事肯定是由另一件事引起的，那具体是怎么引起的呢？有没有特定的外力参与？两件事具体有什么联系？"

"你会把结论应用于所有人或所有情境吗？"

示例

治疗师：你说，因为单身，所以你觉得自己毫无价值。那么你是否同意，每个已婚的人都曾经单身过？

来访者：那当然。

治疗师：所以，按照你的逻辑，只要单身就没有价值，进而说明，所有结婚的人都是在和另外一个毫无价值的人结婚，他们俩都毫无价值，直到他们结婚。

以及下面这个例子：

治疗师：你说，电梯有可能坠落，那么你觉得，电梯坠落的概率多大？

来访者：我知道这听起来很愚蠢，但我就是这么认为的。

治疗师：那么你觉得，外星人降落到你头上的概率有多大？

来访者：我觉得还是有可能的吧，不过我根本就没见过外星人。

治疗师：你也没见过电梯坠落。但是这两件事都是有可能的。问题就是，"这些事件发生的概率有多大？"

来访者：我不知道。外星人那个，就概率很低。电梯坠落，我不知道。

治疗师：那么，你听说过多少次电梯坠落事件呢？

来访者：从来没听过。

治疗师：能不能因此说，这个事件发生的概率也很低，非常低？

来访者：对，我觉得是吧。

治疗师：如果你把所有有可能的事件都想成概率事件，那会怎么样？

来访者：我会一直非常地焦虑。

作业

治疗师可以让来访者使用工作表 5.4 来评估常见的扭曲结论。可以这样解释这份工作表的功能："在推断事件得出结论时，我们常常犯一些错误。我想和你一起检验一下消极思维，看看其中是否有逻辑错误。例如，你参加了一个聚会，但是有人对你不太友好。当你处于消极情绪的时候，你会得出结论：'没人喜欢我。'其中的逻辑错误就是，你用一个人的反应推断了整个人群对你的反应。"

可能存在的问题

有些人认为，他们的消极结论真的很正确。作业的目标是让他们检验结论或推断是否符合逻辑。我们还可以用正反两方面的证据或通过检验潜在假设（例如"我应该得到所有人的认可"），来检验思维的真实有效性。

相关技术

相关技术包括，检验潜在假设、双重标准技术、检验条件规则、用正反两方面的证据评估思维的有效性。

工作表

工作表 5.4（检验逻辑错误）。

技术：联系无关事件，发现并不存在的模式

概述

几乎所有人都犯过这样的错误，把两件不相干的事情联系起来，并得出结论，是一件事引起了

另外一件事。无论我们管这种现象叫作魔法思维、迷信思维或者人的本性，它都反映了一个事实：人类喜欢给各种受或不受自己掌控的事情归因，总是要找出事件的起因才会舒服。这种倾向是图式加工过程的一部分，可以帮助我们减少认知负担。另外，正如前文所述，很多人都有证实偏差倾向，喜欢寻找证据来印证消极思维。这类虚假的相关、分类陈述和认识模式，很容易引发焦虑和抑郁，即便有足够的证据证明固有思维不正确，也很难改变个体的主观感受。治疗师的任务就是反驳虚假相关和错误的认知模式。

我们经常认为，两件同时发生的事是相关的。例如，下周六我们要从纽约乘飞机去佛罗里达，这时正好听到了一则广播，说纽约的肯尼迪国际机场发生了飞机坠毁事件。于是，我们立刻联想到12个月以前印度尼西亚有一架飞机被劫持了。我们很容易得出结论，觉得这次在肯尼迪机场乘坐飞机有很大概率会坠毁或被劫持。这就是虚假关联，我们把两件根本不相关的事联系起来，并坚定地做出了预测。事实上，这种事情根本没办法预测。

焦虑的个体特别容易陷入虚假相关中，他们常常想："苏珊跟我分手的时候我就系着这条红领带。这条领带会带来坏运气。"或者："乘坐电梯时，我必须特别留意各种声音，因为那是危险的信号。我已经这样坚持了多年，所以我乘坐的电梯从来没有出过事故。"

虚假关联的问题在于，我们会根据这样的关系模式建立信念，但该关系模式是不存在的。假如我们想预测电梯到底会不会出事故，我们就得知道，如果不再检查诡异的声音，电梯会不会出事故。而不是像强迫检查的个体那样直接得出结论："因为我一直检查，所以从来没有出过事故。"同样，想知道从肯尼迪机场出发的飞机到底有多大风险，我们得全面了解所有从那里起飞并平安降落的航班。也就是说，想要知道一个事件是不是由另一个事件引发的，得同时看到后者存在或不存在时，前者是否会发生。

提问或干预

"因为这两件事是同时发生的，所以你得出结论，认为是一件引起了另一件。假设你走进一间房子，发现到处都是烟灰缸。你认为，是烟灰缸导致人们抽烟的吗？或者，比如，玛丽每周一都穿红裙子，你认为是因为她穿红裙子才导致一周的开始的吗？想一想你认为有因果关系的两件事。比如，你说：'我注意到有架飞机失事了，所以最近肯定会有很多飞机出事。'想要检验一件事到底是不是由另一件事引发的，必须要在另一事件出现或不出现的基础上进行多次检验。比如，你对飞行有恐惧，你可能仅凭最近读到的一则飞机失事故事就认为飞行是危险的。然而，你怎么看百万次的安全飞行呢？"

还可以用另一种方式来解释这个问题："看起来，你觉得这两件事是有关联的。比如，你觉得每次发生了 X 事件，Y 事件就会跟着发生。你可能觉得是 X 事件引发了 Y 事件。不过，要想正确检验这两件事是否真正相关，我们需要知道，当没有 X 事件的时候，Y 事件发生的概率有多大。"

示例

该来访者是一名专业投资者，他很担心他的股票。

治疗师：你对于每天强迫性地花几个小时盯着计算机屏幕感到担心，你总在关注股票是涨了还是跌了。我们来探讨一下，你为什么要这样。

来访者：我觉得，这样做让我能提前控制点什么。

治疗师：在你的炒股生涯中，有没有因为焦虑而造成操作过于频繁的风险？

来访者：有啊。就因为这个，我损失过很多钱。

治疗师：如果你不老盯着，你的股票会怎么样？

来访者：该怎么样就怎么样呗。也不会更糟。记得有一次我外出度假，整个假期我都在担心。休假回来后，我发现股票还涨了。

治疗师：所以你有一种错觉，只要盯着就能阻止股票下跌，就能事先控制？

来访者：对。

治疗师：你希望减少盯屏幕的时间吗？我们可以比较一下，下个月你一直盯着屏幕和不去看屏幕时，股票的涨跌分别如何？

来访者：好。

这名来访者减少了盯屏幕的时间，因为他一直把盯着屏幕和股票涨跌相联系，然而事实上两者并没有什么关联。很显然，不老盯着屏幕对于股票涨跌没有任何影响，却能有效缓解焦虑引发的冲动交易行为。下面是建立虚假相关或错误认知模式的另一个例子：

治疗师：你似乎觉得坐飞机是一件非常危险的事情。你刚刚听说了肯尼迪机场飞机坠落事故的新闻。

来访者：是的，我甚至想起了九月份飞机被劫持的那件事。

治疗师：的确，那件事非常糟糕。所以，你觉得坐飞机是一件非常危险的事？

来访者：对。飞机总是爆炸或坠毁，好像这种事老是发生。

治疗师：你是怎么得出这样的结论的？

来访者：呃，最近刚有一架飞机坠毁。九月份还有两架飞机被劫持。

治疗师：你觉得，这次飞机坠毁和之前的飞机劫持相关吗？

来访者：没有，他们说好像是什么机械故障。是飞机的结构有缺陷。

治疗师：所以，这些事件是不相关的？

来访者：对。

治疗师：每个月从肯尼迪机场起飞的航班有多少？

来访者：几千次吧。

治疗师：那么一年呢？

来访者：几万次，大概？

治疗师：那你怎么解释其他那些安全着陆的飞机呢？你觉得这里面有什么规律吗？

来访者：哦，可能就是恰好乘坐了一架错误的飞机。

治疗师：那是很倒霉的。但是，关于飞行事故，真的有规律吗？我是说，基于刚才你说的这两件不相关的事件和其他几千几万次平安的飞行，你能得出什么结论吗？

来访者：我觉得，这里头可能没什么规律。

治疗师：那么你是怎么把不相关的事件联系起来的呢？你把恐怖分子劫持和机械故障做了关联。

来访者：啊，我觉得这些事之间确实没什么关系。

治疗师：只是巧合？

来访者：对，只是巧合。

作业

治疗师可以让来访者记录他们感知到的与抑郁或焦虑情绪相关的思维模式。例如，"我感到很焦虑，因为 X 模式又出现了"，或者"我感到很焦虑，因为我觉得 A 事件会导致 B 事件"。来访者可以追踪自己的某些行为，例如，强迫性检查、监控、回避、提前努力预防灾难发生等。治疗师可以让来访者使用工作表 5.5 记录与他们原本认为的相关模式相反的例子："关于你提出的这个规则，有什么例外吗？有没有事情不是这样发生的时候？"练习的目的是为了促进来访者从不同角度进行思考，使其开始接受："有时候这个规则也不灵验。"图 5.3 是一份样例，展示了一名来访者怎么使用表格。

可能存在的问题

一些模式可能真的存在，因而需要明确。例如，一名来访者可能注意到，她的新男友每到周末就会喝很多酒，并且每当她发表意见时，他就会粗暴无礼，对她居高临下。重要的是，将干预视为收集信息的一种手段。许多来访者会通过举例来佐证这些关联："我知道一个人，他就很……""我

我发现的模式	不支持该模式的证据
一架飞机在埃及爆炸了，而巴黎又有一架飞机遭遇了恐怖劫持。因此，坐飞机是不安全的，我很有可能被恐怖分子杀掉。	美国有 3.25 亿人口，只有极少数的人死于恐怖主义。我死于皮肤癌的概率都比死于恐怖主义的概率要高。

如果这不是一种模式，是否有其他原因引起了这些事情？

唯一确定的模式就是，恐怖主义事件会在不同的时间在世界的不同地方发生。这不能推测出什么可能性。乘坐民航飞机是最安全的出行方式之一。

这些事件之间是否可能没有关联？

恐怖事件之间可能是有关联的，但是和从纽约飞往芝加哥没什么关联。如果飞行存在模式，那么可以说，飞机是平安着陆的。

你现在怎么看待这些事件？

埃及和巴黎的事和在纽约起飞没什么关系。我需要根据以往航班飞行出事的概率总结规律，这个规律就是，飞机很安全。

每个人都能看出该模式吗？为什么不？

可能有些人会被新闻报道吓到。但是大家照样坐飞机旅行，数百万人这样做。人们还是正常生活，我也应该这样。

图 5.3　发现不存在的相关模式

见过很多这种例子……"这种具有证实偏差的例子常常会强化原有信念。

相关技术

相关技术包括，评估证据、检验概率、语义技术、检查证据的质量、行为实验和评估不确定规则。

工作表

工作表 5.5（发现不存在的相关模式）。

技术：挑战错误的二分思维

概述

典型的抑郁思维认为，事情只有两个选择，但是两个选择都没有吸引力，从而导致被困住和绝望的感受。例如，一名婚姻不幸的女性来访者与一名已婚男士陷入了婚外情，她认为必须在目前的两段关系中做一个选择。她从未想过，除了这两个男人，可能有更好的选择（比如，更合适的男人、朋友或者独处）。

有效解决问题的关键是，不要挂在一棵树上，而是创造性地探索更多的解决方法，看看有没有第三种、第四种和第五种做法。例如，你可能有过这样的想法："要么就按你想的来，要么就按我想的来。"可是有没有其他方法让我们两个都满意呢？比如，公司经理刚刚错过了升迁，她很不高兴。她太生气了，想直接冲进老板的办公室，把老板骂一顿，然后辞职走人。我们一起对这个假想行为做了成本收益分析，探索了她在公司的长远目标。她的目标是提升能力、获得尊重，并得到相应的酬劳。我们首先识别了她的二分思维："要么就大声说出来，要么就埋头当鸵鸟。"然后，探索了另外的可能："向老板说明，我能为公司的成长做什么。"于是，她设计了一份公司发展方案，以及她在其中能做什么，她带着这份方案去见老板，老板被她敏锐的商业嗅觉和出色的演讲才能打动，承诺会提拔她到公司的另一个部门。几年过去了，她仍然在这家公司工作，拿着丰厚的工资，并且她在这个岗位上体验到了充分的自信和安全。通过跳出错误的二分思维框架，既不攻击别人，也不憋屈自己，她做出了更好的选择。

其他常见的错误二分思维还有：

"我是个成功者或失败者；成功或失败；有钱或没钱。"

"我必须在两份工作或两个恋人或两个地点之间选一个。"

"现在不做就永远别做了。"

"我必须保住这份工作，因为再也找不到别的工作了。"

"我只能在约翰和比尔之间选一个，但是这俩人我都没那么喜欢。"

提问或干预

"你可能在以全或无的方式看待问题。我们把这叫作'二分思维'（全或无／黑或白）。例如，你说：'我总是失败。''我总是被拒绝。'而最重要的是，我们得看到，黑和白之间还有很多灰色地带，许多证据都显示，事物是连续的，并且是不断发展变化的。我们可以找出一些不支持全或无思维的证据，看看怎么样做对你的帮助最大。"

示例

治疗师：你说自己是个彻头彻尾的失败者，总是把事情搞砸。我猜，彻头彻尾的失败意味着从来没有做成过任何事？

来访者：对啊。我就是这样的人。

治疗师：好吧。这听起来像是全或无思维，非黑即白。我们看看这之间有没有灰色地带。去年你有没有做成过什么事？

来访者：嗯。我上了一个会计学习班，学得还不错。还有，我减掉了约 4.5 千克的体重，这个也不错。

治疗师：你的朋友喜欢你吗？

来访者：喜欢，他们觉得我是个很不错的朋友。我善于倾听，并且谈吐风趣。我在不抑郁的时候很有幽默感。

治疗师：好的。所以，你的全或无思维，"我是个彻头彻尾的失败者"的论断好像不能支持刚才提到的这些事实。

来访者：是。不过，我还希望考试成绩是 A，结果考了 B 呢。

治疗师：所以你对 B 的评价很低？你的全或无思维是："如果我没考 A，那我就是个彻头彻尾的失败者？"

来访者：我觉得是。当然，我知道这听起来不太理性。

治疗师：为什么？

来访者：因为我会考不同的成绩啊。有的科目我学得非常好，有的就一般。

治疗师：也许，这就是看待事物的灰色地带的方式——区别。

来访者：如果我能这么想，感觉会好很多。

作业

作业关注的是确认全或无思维。一般包括带有下列词汇的思维：所有、全部、完全、总是、从不、最多，等等。来访者可以使用工作表 5.6 来记录全或无思维。先找出证据证明全或无思维不正确，然后用下述方式重新构架替代思维："有时候，我……"最终目标是建立更合理、更条件化、更灵活的新思维。

可能存在的问题

有些来访者认为，能说明他们一事无成的证据太多了。他们愿意挑战本节的练习，仅仅是出于理性。治疗师应对的方式是，告诉他们，可能有许多证据支持消极思维，但是如果能检验一下支持事情好转的相关证据，也非常重要。"……这样我们就能知道，是什么让事情好转的。"例如，来访者抱怨和异性的关系"永远"不好。当我们检验她和异性有过良好关系的证据时，发现这些良好的关系都发生在她和不抑郁的单身男性交往期间。这样的深入探索可以帮助她在未来的两性关系中避免掉进同一个坑里。

相关技术

相关技术包括，寻找信念中的变化、检查证据、正反思维的角色扮演、区分人和行为，以及区分进步和完美。

工作表

工作表 5.6（挑战错误的二分思维）。

技术：推导荒谬结论

概述

挑战非逻辑信念的一种常用技术就是，从原信念出发，根据逻辑推导出荒谬的结论。该技术可以有多种形式。其中一种做法是，用原信念的框架构建出一个平行论断，而这个论断是荒谬的。例如：

1. 有些犯错误的人是很蠢的。
2. 我犯了个错误。
3. 所以，我很蠢。

构建出的平行论断可以是这样的：

1. 有些动物有四条腿。
2. 我是个动物。

3．所以，我有四条腿。

或者：

1．有些马的眼睛是棕色的。
2．我的眼睛是棕色的。
3．所以，我是马。

另外一种推导荒谬结论的方法是，直接指出原陈述中的不合理之处。例如，有些单身的人认为："如果我单身，就意味着我不可爱。"该陈述可以推导出如下的荒谬结论："所有已婚的人都曾经是单身。那也就是说，已经结婚的人其实也都是不可爱的。"看看下面这个思维：

1．我还没做完。
2．所以，我永远也做不完了。

其中的不合理之处是：

1．所有人在做完事之前都经历过没做完的时期。
2．所以，所有人都做不完事情。

提问或干预

"我们可以来检验一下你的思维中不合逻辑的地方。如果你的论断是合理的，那么由它推导出的其他结论也应该是合理的。请列出自己坚信的一些思维，并写出如此相信的原因，接着由该思维推导下去，看看会得出什么结论。比如你认为：'如果我单身，就意味着我不可爱。'那么，由于'所有已婚的人都曾经是单身'，根据你的论断就可以推导出：'所有已婚的人也都是不可爱的。'所以，这个思维也许有不合逻辑的地方，我们可以一起来看看。"

示例

治疗师：你说自己一无是处，所以很想死。

来访者：我真的什么事都做不成。

治疗师：你所说的"一无是处"，具体是什么意思呢？

来访者：就是一个人没做成过什么事情。

治疗师：什么事情？

来访者：就比如事业成功啊，有钱啊，这样的。

治疗师：所以你认为，一个人如果没有事业成功，也没有钱，他就一无是处？

来访者：我觉得是。听起来好像是在评判别人。

治疗师：如果我们顺着你的结论继续往下推，那就是，一个一无是处的人就不配活在世界上。

来访者：啊，这听起来好像很精英主义。

治疗师：然后，我们应该杀掉那些不成功也没钱的人？

来访者：啊，我可没那个意思。

治疗师：为什么不？纳粹不就是这么做的吗？他们把老人、残疾人、低智人都杀掉了。你看，如果我们根据你的说法进行推论，就应该除掉所有不成功也没钱的人。

来访者：这太不人道了。

治疗师：那你可以对自己人道一点吗？

作业

治疗师可以让来访者使用工作表 5.7 来识别自己的消极思维，并推论其在最极端方向上的含义。例如，某个来访者说："我失败了，我不配活着。"治疗师可以让他把这个论断应用到所有人身上，看看是不是所有失败的人都不配活着。

可能存在的问题

有些来访者认为，他们的非理性结论是有效的。这个练习的目的不是为了强调某个思维是否有效，而是探索思维背后蕴含的意义是什么。所以，我们既不评判思维的真实性，也不评判它本身的逻辑性，而是从思维本身出发，看其是否具有普适性，是否能推出合理的结论。治疗师可以这样解释："我们不是要检验你的思维是对是错。我们只想看看，它是否能应用于所有人身上。"

相关技术

相关技术包括，挑战"应该"陈述、检验成本和收益、检查价值系统和发展适应性的新假设。

工作表

工作表 5.7（从原思维推导出荒谬结论）。

技术：情绪诱导

概述

　　焦虑和抑郁思维的一个常见特点是，个体对现实的判断以自身目前的情绪状态为基础。例如，Finucane、Alhakami、Slovic 和 Johnson（2000）发现，唤醒被试的焦虑情绪，会让被试过高估计不相关事件的风险和危险。该研究展示了一种潜在的情绪推理："我感到焦虑，因此一定有危险。"（Keller, Siegrist & Gutscher, 2006）。可是，情绪并不总能准确反映外部事件。在做情绪诱导检验时，我们让来访者思考，情绪如何影响思维。情绪和思维是有因果关系的（情绪引起思维），这对某些认知主义者来说可能有点奇怪。我们可以使用情绪诱导技术来修正情绪诱导现象，也就是教给来访者如何引发某种特定的情绪。例如，某个来访者正陷入情绪诱导之中，他的消极情绪引发了大量消极思维。这时，就可以引入一个积极情绪。这里可以使用费尔腾（Velten）技术，即不断重复积极词汇，或者想象积极画面，直到产生积极情绪，然后，在积极的情绪状态下思考目前的问题（Snyder & White, 1982; Velten, 1968）。

提问或干预

情绪推理

　　"我们在紧张、焦虑或抑郁时，很容易被情绪牵着鼻子走。这时你会觉得：'事情太糟糕了。'因为这时候你感觉很难过或很焦虑。这种现象叫作'情绪推理'。我们可以检验，你焦虑的到底是什么，是否被情绪影响到了思维？是否可以从其他角度来看待眼前的事情？"

情绪诱导

　　"有时候，情绪会直接影响思维。例如，感到难过的时候，悲伤的情绪会引发一系列消极思维。整个世界都因悲伤的情绪而蒙上了一层灰色。为了检验情绪诱导模式，我请你做几件事。第一，写下现在的消极情绪和消极思维。第二，连续说 10 分钟的积极词汇，直到情绪好转。第三，在新的情绪状态下，重新思考眼前的问题。第四，把新思维写下来，尤其是那些积极的、建设性的思维。"

示例

情绪推理

治疗师：你提到，对于下周的飞行感到非常难受。能具体描述一下，是怎么样的"难受"吗？

来访者：我整个人都战战兢兢的。我一刻不停地想着要坐飞机这件事，总觉得飞机会出事。我感到非常紧张，整夜失眠。

治疗师：所以，这是你对"难受"的感知：战战兢兢、紧张和失眠。当你想到坐飞机时，你是怎么把对飞行的恐惧情绪和现在战战兢兢的状态联系起来的？

来访者：我觉得非常紧张和害怕，所以我想："肯定会发生危险。"

治疗师：似乎你把恐惧和紧张情绪作为证据，证明坐飞机很危险。

来访者：对，我一感到特别紧张，就觉得要遇到坏事。

治疗师：但是，你的紧张和焦虑真的能证明会发生什么事吗？

来访者：不是，它们就是我的一种感觉。

治疗师：假设你忽略掉情绪，直接问自己："有任何证据能够证明坐飞机是危险的吗？"

来访者：我找不到什么证据。

情绪推理

治疗师：你最近感觉心情很低落，你刚和南希分手，整个人都被负面情绪和思维吞没了。其实，当我们感觉低落的时候，我们的消极情绪也会引发很多负面思维。

来访者：是的，我一直在想，可能再也找不到像她那样的人了。我再也不可能快乐了。

治疗师：好，我们来做个实验吧。请闭上眼睛，尽量放松。我们将尝试创造积极情绪。现在，请睁开眼，读出这些词。尽可能把注意力集中在与这些词相关的感觉上。（向来访者展示费尔腾卡片。）现在感觉怎么样？

来访者：好一些。没有刚才那么难过了。

治疗师：现在，请重新思考你和南希分手的事。有没有什么积极的或中性的思维？

来访者：嗯，可能这是最好的结果吧。我们尽力了，但是我们之间差异太大。

治疗师：分手对你来说有什么好的方面吗？

来访者：可能有机会结识和我更相似的人了。

治疗师：这个思维让你感觉如何？

来访者：好多了。感觉更有希望了。

治疗师：这个体验是否给你带来了什么启示？是否让你体会到了改变情绪可以改变思维？

来访者：是的。读完这些词之后我感觉好多了。然后，我考虑问题的角度也更积极了一些。

治疗师：所以，我们学到一点，情绪可以影响思维的方式。

作业

治疗师可以让来访者使用工作表5.8，（1）检验目前的消极信念（如，"没人喜欢我"，"我注定孤独一生"，"我什么事都做不好"）；（2）找出与这些信念相关的情绪（如，焦虑、抑郁、悲伤、愤怒和孤独）；（3）让来访者在"感觉好一些"和"感觉非常乐观"的情况下重新考虑眼前的情境，看看会有什么新思维。

可能存在的问题

有些来访者很难转换情绪。高焦虑、高抑郁的个体早已被消极情绪裹挟了。这时，治疗师可以帮助来访者做放松和积极想象的练习，引导积极情绪。积极想象的其中一种做法是，让来访者回想曾经的快乐时光，回忆平静的感觉。这样引发的积极和平静情绪可以有效地帮助来访者摆脱当下的情绪诱导模式。

相关技术

许多隔离技术可以与本技术结合使用，如双重标准技术、通过透镜看事情，以及站在阳台上看目前的情境。另外还有，时光机技术、检验成本收益，以及检验信念正反两方面的证据的有效性，也都是行之有效的相关技术。

工作表

工作表 5.8（情绪诱导和替代思维）。

技术：近因效应

概述

近因效应是一个非常重要的记忆现象，指更近期的信息会留下更深刻的印象。跟其他事件相比，人们更愿意参考近期发生的事件来做决定。例如，一名来访者最近听闻了一次飞行事故，因而他觉得坐飞机很危险。另一名来访者刚刚分手，因而他可能会觉得以后的人生都会不断地被别人拒绝。

提问或干预

"你好像把过多的注意力放在了最近发生的事情上。例如，最近你注意到 X 事件，于是你就觉得 X 事件会经常发生。我们从当下的情境中跳出一步，从更长远的视角来看待问题。在过去的几年里，X 事件发生过几次？没发生的时间有多少？"

示例

　　治疗师：你很害怕下周的飞行，因为你说上周刚刚有一家飞机失事了。

　　来访者：对，我觉得坐飞机太危险了。

　　治疗师：你有没有觉得，相比于两周之前，这周你更害怕飞行了，因为两周之前你还不知道有飞机失事。

　　来访者：对啊，当然。

　　治疗师：这似乎表明，最近的事故影响了你对飞行安全的判断。可是，在过去的几年里，到底有多少架飞机平安地起飞又降落呢？

　　来访者：几千架吧，我猜。

　　治疗师：所以，几千架飞机中，有一架出了事故，那么下一次飞机出事故的概率是多少？

　　来访者：很小。

　　治疗师：有时候我们对近期发生的事件过于敏感。想要知道飞行到底有多危险，得看过去一段时间中所有飞行的事故次数。假设你玩轮盘赌，你玩了 100 次，100 次都输了。但是，之后的一次，你赢了。你觉得你接下来会连胜吗？

　　来访者：不会。

　　治疗师：你可能会想，下一次的概率应该是基于前面 100 次的结果，也就是说，大概率下一把会输掉。

　　来访者：对。我明白了。

　　治疗师：所以，不能仅仅考虑最近发生的一次事件，你需要回溯前一段时间的所有事件。

作业

　　作业主要在于比较最近发生的消极事件和之前发生的所有事件，根据两者推论出不同的结果。可以先让来访者列出最近发生的令人烦闷的事件，然后往前追溯，尽量列出更多的事件，找出和他们所预测的未来相反的事件（可使用工作表 5.9）。这时候，就可以引出积极思维了。合理计算事件的基础概率可以有效抵消近因效应的影响。例如，害怕坐飞机的来访者可以上网查查每年乘坐飞机的人有多少是安全着陆的。

可能存在的问题

　　由于近因效应的存在，许多来访者很容易想起能支持其思维的消极事件，而很难想起积极事件。例如，一名考试没考好的来访者会想起之前遭遇的所有不顺和失败。这时候，治疗师要主动引导，询问来访者有多少次考试通过了，有多少个目标达成了，有多少体验是愉快的，等等。有时候，让来访者把简历带过来看看也是不错的选择。

相关技术

相关技术包括，检查证据、评估证据的有效性、依次评估事件概率、检查焦虑的成本收益。另外，不确定性训练（如不确定思维暴露）也有帮助。

工作表

工作表 5.9（检查近因效应）。

技术：逻辑谬误

概述

亚里士多德曾经总结出了一系列常见的逻辑谬误。比如，许多人喜欢把权威的话当作证实真理的论据，他们会因为权威说某件事是真的，就宣称这件事是真的。例如，我们常听到这样的说法："我爸总说……""我老板常说……""我的治疗师说过……"等等。再比如，参照习俗惯例导致的谬论。有人喜欢把其他人做了什么当作证据，认为："别人都这么做。"与此相关的还有参照经验导致的谬论。例如，"这事一直都是这么做的"。以上说法都不能证明一件事是正确的、合逻辑的、有应用价值的、令人愉悦的，甚至道德的。许多权威都说过完全错误的话，比如，许多学者都曾经认为地球是太阳系的中心。同样的，别人怎么做，不代表你也能这么做。事实上，做事的方法千千万，必须具体问题具体对待，考虑利弊、偏好和现在拥有的机会。还有一种错误是"人身攻击"："他这样的唯一原因就是他是个坏人。"这种逻辑错误是用人的特点去攻击其所做的事情，而不是就事论事。想要了解更多关于逻辑错误的讨论，可以阅读 Halpern（2002）的著作《思维和知识：批判性思维导论》（*Thought and Knowledge: An Introduction to Critical Thinking*），还可以阅读 Cohen 和 Nagel（1993）的著作《逻辑学导论》（*An Introduction to Logic*）。

提问或干预

"有时候，消极信念是由错误的逻辑推理得出的，可能我们盲目地参考了权威和风俗习惯。例如，有人认为，专家说的肯定就是真的。然而，他们说的可能是未经证实的结论，可能是'因为别人都是这么做的。'同样，我们还可能根据先前的行为做判断，比如，'我们一直以来就是这么做的。'我们还可能是在人身攻击，比如，'只有傻瓜才会这么做。'想一想，为什么你相信消极信念。

你是否基于先前的经验、权威的话语、风俗习惯、社会评价而得出结论的？还是因为害怕别人的攻击？或是根本没想那么多，觉得事情理所当然本该如此？"

示例

治疗师：你说，你为自己是同性恋而感到羞耻。为什么？

来访者：因为大家都很鄙视同性恋。

治疗师：大家？每个人吗？

来访者：嗯，也不是每个人。但我父亲总是批判同性恋，而且圣经上也对同性恋进行了谴责。

治疗师：听起来，你的羞耻感是基于权威的话语、风俗习惯和对旁人认可的需求。你知道伽利略吗？

来访者：他是个天文学家。

治疗师：对。当时，天主教强烈地谴责他，因为他宣称地球不是太阳系的中心。他说，地球绕着太阳转。可是教会的权威，以及当时的几乎所有人，都在谴责他。你觉得是别人对还是伽利略对？

来访者：伽利略是对的。

治疗师：是呀。所以想想，你对自己是同性恋感到羞耻，很大程度上可能是因为没有得到父亲的理解。你父亲对同性恋了解吗？

来访者：不了解。

治疗师：另外你还说，并不是每个人都是同性恋，那就意味着同性恋是错的吗？也没有每个人都是左撇子，或者不是每个人都喜欢吃巧克力。

来访者：嗯。这其实是个人问题。生下来就是这个样子。

治疗师：所以，如果你不再迷信权威，不再执着于得到每个人的认可，这事就可以回归到纯个人问题上来。

作业

治疗师可以让来访者使用工作表5.10，列出引发自我批评和消极信念的原因。例如，为自己是同性恋而感到羞耻的来访者，可以把相关的消极信念都列出来。再比如，某个来访者对自己有非常高的期待，"我必须在所有事上拼尽全力，取得成功"，他可以列出这个期待的潜在消极信念。接着，来访者列出引发消极信念的逻辑原因。例如，同性恋应该感到羞耻，这个信念可能是被社会惯例（如"大多数人都不是同性恋"）、权威（如"我父亲认为同性恋都是坏人"）、人身攻击（如"同性恋都是变态"）、情绪、社会评价、在意名誉等因素引发的。接着，来访者要写出，为什么这些原因不合逻辑。例如，用社会惯例来判断一件事是否正确是不对的，因为社会惯例随着时代变化而变化，并且各地的风俗习惯也都不同。再比如，诉诸人身也是不正确的，因为对一个人的人品进行攻击，并不能证明他的观点就是错的。

可能存在的问题

有些来访者不知道如何识别和分析逻辑错误。例如，许多人都喜欢说这样的话："做 X 事的人都是 Y。"这个说法好像很难驳斥。治疗师可以先向来访者展示几个不同情境的例子。比如，在提到社会惯例的时候，可以以奴隶制和纳粹残害犹太人为例。在提到人身攻击的时候，可以以曾经被诋毁的名人为例（耶稣、摩西、佛祖、林肯，等等）。

相关技术

相关技术包括，成本收益分析、双重标准、理性角色扮演和推导荒谬结论。

工作表

工作表 5.10（逻辑谬误：分析消极信念）。

工作表

工作表 5.1

检验证实偏差

　　有时，我们会不由自主地关注一些消极的东西。就好比戴着墨镜看外面，然后断定外面光线很暗。从消极想法出发，就会发现看到的都是消极的东西。我们把这种模式称为"证实偏差"——你被吸引到消极的方向上去了。这并不是因为你想要变得消极，而是因为你习惯于用特定的方式思考，会注意到消极的东西，记住消极的东西，或者用消极的方式来解释事件。请使用下面的工作表，处理你产生的任何消极情绪（焦虑、悲伤、愤怒和沮丧）。在第一栏中列出消极情绪，在第二栏中填写正在发生的事情（发生了什么），在第三栏中列出你对所发生的事情的解读。在第四栏中，试着从有积极偏见的人的角度来描述，他可能会怎样解读所发生的事情？你对事物的看法有固定模式吗？

消极情绪	发生了什么	消极解读	积极的人会怎么看待这件事

工作表 5.2

使用全部信息

当我们感到焦虑或沮丧时，往往会限制对信息的搜索。当我们提出一个消极的例子时，往往认为自己已经证明了这件事是非常消极的。可问题是，我们是否只是进行了有限的信息搜索，没有继续寻找不支持消极信念的信息？重要的是，尽可能多地使用信息。在左栏写下你的消极信念，在接下来的一周里收集信息，然后将与消极信念一致的信息（过去或现在）写在中间栏，不一致的写在右栏。你有什么发现？

消极信念或预测	支持该信念的信息	不支持该信念的信息

工作表 5.3

评估事件概率

在左栏，写下你心中的忧虑、消极预测或持有的消极信念。在右栏，评估它的真实性或实现的可能性（100% 表示完全确定）。然后回答工作表底部的问题。

消极预测或信念	这件事成真的可能性（0%~100%）

你可以通过什么方式找出事件的真实发生概率？

你是否高估了事件发生的概率？

如果用现实生活中真实存在的事件概率来评判当前事件，你有什么感觉？

工作表 5.4

检验逻辑错误

逻辑错误的例子：得出不合逻辑的结论、混淆概率和可能性、混淆行为和人、把两个独立事件联系起来、自相矛盾的陈述（如"我很成功，但我是个失败者"）、把自我价值建立在别人的想法上，等等。

消极思维	我思维中的错误

有哪些方式可以让你更理性、真实或符合逻辑地看待事物？

如果从不同的角度来思考这些事物，会有什么感觉？

工作表 5.5

发现不存在的相关模式

很多人看到的事件模式可能并不准确。例如，某人可能会说，"我的一切都很糟糕，"他并没有意识到有很多事情其实很顺利。有人认为一个事件或行为是引发另一个事件或行为的原因；例如，"每次我试着和别人交谈，结果都很糟。"这时，我们需要检查这些模式究竟是真实存在的，还是主要存在于大脑中。如果你认为生活有一些固定模式，或者一个事件是另一个事件的原因，那么试着举一些例子，看看是否能推翻你的想法。

我发现的模式	不支持该模式的证据

如果这不是一种模式，是否有其他原因引起了这些事件？
这些事件之间是否可能没有关联？
有没有不符合该模式的事件？
你现在怎么看待这些事件？
每个人都能看出该模式吗？为什么不？

工作表 5.6

挑战错误的二分思维

有时我们会陷入全或无思维，直接导致错误的二分思维。类似的例子有，"我要么是赢家，要么是输家，"或"我总是被拒绝"。在左栏中，写下全或无思维的例子（错误的二分思维）。在中间栏，写下不支持该思维的例子。在右栏中，重述消极的非黑即白思维，试着让该思维同时包含积极和消极信息——例如，"有时我做得很好，有时我做得不好。"如果你的消极思维涉及选择（"要么是 A，要么是 B"），那么想出至少一个除了 A 和 B 以外的替代方案。

全或无思维（错误的二分思维）	不支持该思维的例子	"有时，我……"

工作表 5.7

从原思维推导出荒谬结论

　　看看你的信念中包含的逻辑——它荒谬吗？例如，"如果我单身，那么我就不可爱。"根据这一思维，可以推导出这样的结论："所有已婚的人都曾经是单身。因此，所有已婚的人也都不可爱。"挑选一条你的消极思维，将其放大到最荒谬的程度。你对这些荒谬的思维有什么看法？

当前的消极思维	为什么这样的思维是荒谬的
每个单身的人都没有结婚。因此，每个单身的都是失败者。因此，人们总是嫁给失败者，因为他们必须嫁给单身的人。因此，每个结婚的人都是失败者。因此，每个人都是失败者。	单身或已婚与个人缺陷无关。"我是单身，因此我是一个失败者"，该观点的逻辑是，每个人都是失败者，这是荒谬的。

工作表 5.8

情绪诱导和替代思维

在左栏中，写下你当前的消极思维。在中间一栏，列出你当前的消极情感或情绪。然后尝试积极情绪诱导：

情绪诱导：闭上眼睛，试着想象一个积极放松的画面。放松所有的肌肉、慢慢呼吸。当你的头脑中出现一个积极场景时，试着想一些积极词汇。比如：放松、平静、温暖、善良、安全等。当你看到了积极的画面，感到平静和放松之后，试着在这种积极的氛围中思考当前的情况。然后睁开眼睛，在积极情绪的抱持下，把积极思维写在右栏中。

当前的消极思维	当前的消极情感	在积极情绪下产生的替代性积极思维

工作表 5.9

检查近因效应

在左栏，列出最近触发消极思维的事件（例如，表现不佳、事故、被拒绝、失望）。在右栏，列出以前发生过的、与当前经历相矛盾的事件。例如，某个人说："我在刚刚那场考试中考得不好——我真笨。"这个消极思维可能完全是基于最近的经历，那么这个人可以想一想，他在以前的哪些考试中曾经表现良好。

最近被我泛化的消极事件或经验	与此相矛盾的过去事件
更看重最近的信息而不是全面看待所有信息的后果是什么？	
如果考虑事件在一般人群中发生的概率，而不仅是用最近经历的事件做判断，会怎么样？	

工作表 5.10

逻辑谬误：分析消极信念（1/2）

看看思维谬误或错误的这些例子。每个人都会在某个时段陷入这些谬误。检查你目前的消极思维，看看它们是否符合下面的逻辑谬误。想想如何纠正这些谬误？你的推理过程有什么问题吗？

逻辑谬误	包含该谬误的消极信念样例	陷入此谬误的信念	这种想法有什么问题？
人身攻击	他是个坏人，所以他是错的。		
迷信权威	我父亲认为这是错的。		
惯例	一直以来就是这样的。		
情绪	我一这么想事情就很难受，所以这是错误的。		
恐惧	如果你相信了这一点，就会发生可怕的事情。		
怜悯	你不应该这样做，因为它会让别人不高兴。		
害怕被嘲笑	如果你这样做，别人就会认为你是个失败者。		
流行	每个人都这么做。		
祈求论点（begging the question）	你不应该做别人不喜欢的事。因此，这样做是错误的。		
马后炮	我早该知道这根本就没用的，我真是个白痴。		

（待续）

逻辑谬误：分析消极信念 (2/2)

逻辑谬误	包含该谬误的消极信息样例	陷入此谬误的信念	这种想法有什么问题?
赌徒谬误	我一定有一连串的好运气。（变式：我的运气会变好，因为我已经输了很多。）		
罪恶关联	她一定是个坏人，因为她和那个人在一起玩。		
想象力缺乏	我想不出他这么做的原因——他一定是疯了。		
"没有真正的苏格兰人（No true Scotsman.）"	没有任何真正的男人会做那种事——他做了，所以他不是个真正的男人。		
相对论谬误	任何事都是相对的。任何人都可以有自己的观点。真理是不存在的。		
滑坡谬误	如果你出现了一个失误，那么所有事都会崩溃。		
相关即因果	我注意到很多做 X 事的人是那样的。她也做了 X 事，所以她也是那样的人。		
小样本量	我的两个朋友在线上约会中体验不佳；所以线上约会根本就是个坏主意。		
虚假的强迫选择	我必须在苏珊和卡罗尔之间做出选择。		
将偏好与必要性混淆	我想变得富有，因此我就应该富有。		

第六章

修正决策

几乎在生活的各个方面，决策都很关键：选择吃什么、是否运动、买什么、追求哪段人际关系、在哪里生活、说什么话、追求什么事业，以及是否应该改变决策来摆脱原来的工作或恋爱关系。抑郁症通常以犹豫不决为特征；来访者可能经常拖延重要的事，因为他们无法决定做什么，他们还担心如果做错了决定，就会陷入深深的自责中。由于焦虑，来访者做决定时常常会考虑糟糕的后果，并设法避开它们。来访者会担心惊恐发作、受到污染、看起来愚蠢或者面临危及生命的情况。他们常常夸大预期结果的强度和持续时间，往往事后才发现事情比预期的要好。有药物滥用问题的人也面临着选择，他们要决定是再喝一杯普通饮品还是服用非法药物，那时他们往往关注短期感受，而非长期影响。

在本章，我将研究决策中的一些问题，评估相关技巧和策略，帮助来访者做出更具适应性的决策。经典的决策模型侧重"效用（utility）"——特定决策所带来的利益（或损失）。效用模型基于理性决策者的假设，而这些假设放在现实生活中则可能是错误的。这些假设包括：决策者知道所有相关信息，他们能够合理地权衡信息，对各类信息一视同仁，既不优先考虑最近或显著的信息，也不优先考虑其他信息来源，他们敢于忽视过去的决定并关注未来的效用，不让情绪来指导决策，并且在偏好上保持始终如一。然而，对决策的研究表明，这些假设都是错误的，真实的人根本做不到那么好。因此，决策往往导致一个人走向错误的方向，进一步加重抑郁和焦虑。

与"常规模型"（这种模型中决策者理性地权衡成本和利益，并仅利用相关信息）相反，现在有大量证据表明，人们常遵从"经验法则（rules of thumb）"或启发式策略来做决策。启发式策略允许人们在不考虑基本概率或不进行成对比较的情况下快速做出决策。"满意"规则就是一种启发式方法："我不想穷尽最大努力做出最优决策，只想进行有限的信息搜索，直到可以满足我的需求就可以了。"例如，我想去吃午饭，但时间很紧张。拿到菜单一看，上面有 100 道主菜、开胃菜、沙拉。我的确可以排列组合并逐个比较。我应该采用什么决策策略呢？其中一种经验法则可能是这样："选择一些熟悉的菜，'够好吃'就行了。"这就是"满意"规则。与之类似的是"第一个"法则——"在所有菜中，第一道符合标准的菜就是好菜"。另一种经验法则（不是捷径）是咨询服务员，了解每道菜的优点和缺点，并对这些菜进行比较。对我来说，时间是此时最需要考虑的，所以我选择使用"满意"规则（Simon, 1979）。其实，如果我继续查找，菜单上肯定还有更好吃的菜，但因为时间宝贵，所以当我满足于某道菜时，我会停止查找。继续查找会产生"查找成本"——这样一来，吃饭的时间会变少，心情可能会变差，我不想在不同的沙拉之间比来比去。不过，这样做的必然结果就是证实偏差——只寻找能够印证最初想法的选项。例如，我可能开始时认为自己是个失败者，然后去寻找证据，一旦找到失败的例子，就得出结论，认为这足以让自己坚持信念。

另一种启发式策略是"损失厌恶（loss aversion）"——我担心自己遭受的损失超过收益。也就是说，损失 1000 美元[1] 的体验比获得 1000 美元让人觉得更重要。Kahneman 和 Tversky（1979）的前景理论（prospect theory）提出，决策时参考的思维框架（如损失或收益）可能导致违反预期效用理论（即非理性决策）。例如，大家更容易选择"50% 的可能性损失 1000 美元"而不是"肯定损失 500 美元"。即使两个选项的预期效用相等（500 美元），人们还是愿意冒险试一下可能出现更高损失的选项。与损失厌恶相关的是"禀赋效应（endowment effect）"，它反映了将更高的价值附加到已经支付和拥有的价值上的倾向——即"我将更高的价值放在我拥有的东西上，仅仅因为我拥有它"。因此，拥有某只股票的投资者对它的期待高于如果他们没有购买它（Thaler, 1992）。由于禀赋效应，人们不愿意放弃已经拥有的东西或做出改变——抑郁的来访者有一个重要特征就是优柔寡断。禀赋效应与本章后面描述的"沉没成本"概念有关（Leahy, 2000）。人们高估了自己拥有的东西（或决定），导致他们更有可能赖在失败上不走——无论是股票投资、亲密关系还是某个观念，都是如此。

在风险评估中，我们常常更在意最近发生的且比较显著的信息。例如，如果听到最近飞机失事的消息——由于它是新闻网站的头条，因而它是显著的——我们就会高估发生另一次事故的可能性。我们经常忽略总体的基础概率，即安全飞行的百分比，而更加强调激活强烈视觉图像的信息，因为它们看似具体，并且易被意识感知（Kahneman, 1995; Tversky & Kahneman, 1974, 1979）。这一发现对于广泛性焦虑障碍（generalized anxiety disorder, GAD）患者具有重要意义，他们在听到近期被广泛宣传的事故时会过度担心（"我觉得坐飞机不安全，因为昨天刚刚发生了空难"）。当疑病症来访者浏览网页，查看有关癌症"症状"的信息时，会非常相信网上的描述，因为那些信息看起来是如此生动具体，他们从不想着去看一眼罹患癌症的基础概率。再者，情绪唤起会影响对风险的感知，例如，通过情绪诱导产生焦虑之后，来访者会大大增加对其他生活领域的风险估计（Finucane et al., 2000; Slovic, 2000）。一旦焦虑被激活，它就会启动并催化对潜在危险的感知。认知治疗师认为，人们可以通过自己的情绪估计外部威胁，这是正确的。这种情绪诱导——以及随之而来的风险或资源稀缺感——是决策制定的主要组成部分，也是抑郁症和各种焦虑症来访者做决策的主要参照标准。在抑郁或焦虑的人眼中，风险无处不在。

1　以实时外汇汇率换算，如当前 1 美元约等于 6.5 元人民币。——译者注

已有研究认为，人对风险的容忍度存在差异，而且这些差异又基于一些信念，这些信念影响着风险的暴露、可能性、可恢复性和风险管理等因素，基于这些研究，我进一步发展了决策中的风险评估模型（Leahy, 1997, 1999, 2001a, 2003）。易患抑郁和焦虑的人尤其厌恶风险，因为他们常常想：自己掌握的资源很少（无论是现在还是未来），时间线（或期望积极的收益）很短，不相信自己能够为一个目标坚持某个行为（Hawley, Ho, Zuroff, & Blatt, 2006），不为收益感到高兴，但会因为损失而感到痛苦，总是后悔并且不相信自己的判断。正是由于这样消极的风险评估风格，这些人倾向于"管理风险"，他们会要求提供大量信息、寻求安心、提前退出（停止）、将收益视为异常、花很长时间做决定，并且不断寻找危险或风险的迹象（Leahy, 1997, 1999, 2001, 2003）。例如，某个抑郁的人正在考虑"冒个险"去参加聚会结识新朋友，他可能会想，他在一段关系中几乎给不了别人什么，别人的拒绝会令他付出沉重的代价，如果他之后确实被拒绝了，他会非常后悔，而从被拒绝中恢复又需要很长时间，如果他在一段时间之后没有成功恢复，他就会放弃继续社交。所以，他需要足够安心并十分确定，才会真的决定走出去。他厌恶风险。相比之下，一个更自信的人可能会认为，社交对她非常有利，未来会有很多机会与有益的人士互动，并且"遭到拒绝"不是重大的问题，在她看来，在社交活动中受到拒绝很正常。简而言之，她不太在后悔上费心，却更在乎机会。两人不同的评估和假设充分体现了悲观和乐观的风险策略。

现有证据证明，抑郁或焦虑水平较高的人拥有更多风险厌恶信念。因此，在考虑认知治疗中的决策时，评估个体对以下能力的信念是非常有帮助的：积极行为，从负面事件中恢复，使奖励来源与行为多样化，是否太容易后悔，是否贬损积极结果，是否需要大量信息才能做出决定，等等。这些都是有问题的风险管理策略，是逃避、缺乏毅力、容易后悔和对威胁过分敏感的核心要素（Leahy, 1997, 1999, 2001a, 2003）。上述模型认为，人在进行决策和承担风险时会考虑许多因素。这些因素包括：对当前资源的感知、对未来收益的预期、预测和控制结果的能力、将消极和积极结果普遍化的能力、定义收益或损失的标准、易自责或责备他人的性格、对成果居功的倾向、损失或收益的加速、针对目标的重复"投资"或行为、时间范围、信息需求以及风险规避或风险容忍，等等。我将在下一节中讨论这些主题，并讨论悲观和乐观的决策模型。

如上所述，与决策问题相关的，是关于"影响预测"的研究和理论。该术语指的是，在确定了未来某事的情况下，人们关于自己感受的预测。研究表明，人们经常高估情绪在某种情况下会发生变化的程度——这是一种"影响偏见"。举例来说，假如有人预期自己会获得终身职位或者要结婚，他就会有过度预测情绪影响的倾向——他会感觉棒极了。正面和负面影响都是如此。影响偏见的一种形式是"持久性"效应，指的是人们觉得情绪会影响很长时间。如果你现在感觉美好，你就永远觉得美好，反之亦然。在预测决策和事件的情感影响时，人们往往关注单一因素而排除其他相关因素。例如，从一个地方搬到另一个地方时，人们可能只关注新地点的宜人气候，忽视可能影响情绪的其他重要因素，如人际关系、工作和娱乐场所等。这个过程被称为"聚焦错觉"。相关地，如果出现负面经历（如离婚），人们往往低估了他们在未来有效应对的能力，并忽略可能随之而来的新机会和新关系。这被称为"免疫忽视"，反映出人们对抵抗这些负面事件的能力估计不足。我将在本章后面介绍一些简短的干预措施，以应对这些错误预测的影响。

技术：明确短期目标和长期目标

概述

决策者常常过度考虑眼前的短期目标，在针对与感受有关的问题时尤其如此。比如，在思考要不要去锻炼时，人们可能关注可预期的疲劳、去健身房的不便、将要耗费的时间和当下放弃运动的"省力"。这类决策者关注的是短期目标。我们会说，这种做法是短视的，只顾眼前不看长远。目光长远的人意识到，一时的辛苦是有价值的，它可以换来健美的形体和轻盈的体重，需要长期重复辛苦的行为才能获得有效的收益。另一种与短期目标有关的思维是，过度低估长期目标所带来的收益。也就是说，一个人宁可接受眼前小小的好处，也不愿意等一等，获得之后更大的奖赏。Mischel 的经典棉花糖实验检验了对"延迟满足"的不情愿——是现在立刻获得 2 块棉花糖，还是等一会获得 4 块棉花糖（Mischel, Cantor, & Feldman, 1996）。Mischel 的研究显示，无法做到延迟满足对日后的学业表现和职业发展都有显著影响。

提问或干预

"我们做决定时，常常会考虑短期目标和长期目标。例如，我很享受吃美食和买衣服的乐趣，我现在就想把钱花掉；我也可以把钱存起来，之后做投资或者买更大件的东西，比如买辆车。想想你的长期目标，也就是你生命中最重要的事情，可以是健康、学业、经济、职业和人际关系等。然后，再想想短期目标，那些能让你立刻感到满足的目标，比如，舒服待着、吃快餐喝饮料、瞎玩、找刺激或者其他能立刻吸引你的事情。你如何为生活做决定？你是否总是更在意短期的满足，而不考虑长期目标？如果这样，会有什么结果？"

示例

治疗师：我明白，你对体重和社交生活都感到很沮丧。那么，减肥和拥有良好的社交生活是不是你的长期目标呢？

来访者：对啊，我至少需要减约 9 千克。而且我在心情低落时就不想跟朋友出去玩，我会坐在家里吃冰激凌、看电视。

治疗师：听起来，吃冰激凌、回避辛苦的锻炼、不出去玩，都是短期目标。如果想减肥，那么长远来看应该怎么做呢？

来访者：我知道应该做什么，控制饮食、锻炼，但是太难了。

治疗师：确实，做这些事令人很不舒服，我理解。但是如果能在一年的时间里，坚持降低卡路里摄入和锻炼，会怎么样？有什么结果？

来访者：肯定会减肥成功，并且心态会好很多。

治疗师：你有没有做过什么长期计划，然后按着计划定期进行，并且最终达到目标的？

来访者：（思考）嗯，也就是考大学的时候这样过。那时我决定每天晚上都学习，努力提升分数，最后成功考上了大学。那段经历花费了很长时间。

治疗师：你是否为这个事感到骄傲自豪呢？

来访者：当然，回头看那时的自己，我总会想："我做到了！"

治疗师：所以，如果开始控制饮食和锻炼，牺牲短期的舒适，并实现了长期目标，你是否也会为自己感到骄傲呢？

来访者：我觉得可能这是唯一能够取得进步的方法吧。但是很难做到。

治疗师：是的，现在看确实很难，但等你形成习惯，这件事就会变成自动化的反应，就没有那么难了。跟兴趣爱好一样，就去做，也没有什么特别的目的，它们就成了习惯。

作业

治疗师可以要求来访者找出一些长期目标，特别是能反映生活质量的目标，比如，健康、亲密关系、人际关系和工作等，这是来访者应该铭记于心的生活目标。接着，要求来访者确认可以帮助他们达到这个目标的日常行为。然后，请来访者考虑以下几点：（1）对于短期和长期目标来说，这些行为的成本和收益分别是什么；（2）坚持这些行为的成本和收益是什么。来访者可以使用工作表6.1来分析问题行为对短期目标的影响，看看他的做法是否短视。然后，来访者可以使用工作表6.2来评估这些行为对长期目标的影响。图6.1和图6.2分别展示了上述两个工作表的使用方法。

问题行为	短期收益	长期成本
躺着，什么也不做。不锻炼。	可以放松。不必去健身房，不必考虑自己到底长成什么样，感觉非常舒服闲逸。	继续长胖，感受到体形走样，对于出去约会感到不舒服。会觉得自己没有任何进步。

图 6.1　聚焦短期目标的问题行为

长期目标	我现在应该做什么	如果我坚持这样做，会有什么感觉
减肥、塑形。	每周锻炼 4 次。走着上班。吃低卡食物。	感觉没那么疲劳，更有活力，更自信，在聚会时更舒适。

图 6.2　聚焦长期目标

可能存在的问题

许多过于关注短期目标的人很难做到情绪调节，很难超越眼下去看未来。例如，有的来访者说："可是冰激凌真的太好吃了！"对这类来访者来说，短期满足的效果实在太显著了。治疗师可以这样提问："如果让你从 0~10 打分，你可以从吃冰激凌中获得多少分的快乐呢？这个快乐会持续多久呢？在这个快乐之后，你会有什么样的感觉呢？"另外，治疗师还可以这样说："如果你没有屈服于眼前的诱惑，而是做了更艰难的事情，比如锻炼、不吃甜食、学习，你觉得在多大程度上掌控了自己的生活呢？你觉得自己在进步吗？这对你来说是不是很重要？"

相关技术

相关技术包括，成本收益分析、预测快乐、活动计划、检验预言和检验以往的适应性行为。

工作表

工作表 6.1（聚焦短期目标）；工作表 6.2（聚焦长期目标）。

技术：预先承诺策略

概述

许多人发现，如果旁边还有别的诱惑，他们就很难立刻做出决定。例如，许多人会从月薪中拿出一部分钱做储蓄或买养老保险，因为单靠意志力，他们很难省下钱来（Thaler & Shefrin, 1981; Thaler, 1992）。正因为人们认识到，在面对诱惑时是无法信任自发的自控力的，所以才提前计划，防止被诱惑搞到失控，这就是预先承诺策略（precommitment strategies）。预先承诺策略包括：自动还款、自动储蓄、购买健身卡、请教练监督自己、设置手机提醒，等等。另外，预先承诺还可以请朋友帮忙一起做。例如，每天向朋友报告做事的进度。还有一种做法是，列出要做的具体行为，比如，吃什么样的食物、做什么样的运动、怎么学习，等等。还可以列出完成或没完成计划之后的奖惩措施。比如："如果我没完成要做的行为，就向某机构捐 10 块钱。"

提问或干预

"很多人发现，诱惑通常过于强烈，如果我们总是拖到最后一刻才去做，那最终什么长期目标都无法实现。所以我们要采用一些变通的方法，比如，在工资账户中设置自动还款和为养老计划开启自动储蓄功能，让朋友监督要做的计划，或者精确计划未来两天里我们要做什么、吃什么，等等。这种做法叫作'预先承诺'，即在进入情境之前先做决定和计划。预先承诺的好处是，可以在做事之前先让情绪平静下来，在充分考虑长远目标之后再做出决定。"

示例

治疗师：你说想要拥有更好的体形，但是在深夜感到孤独的时候，就忍不住吃冰激凌。首先，我们能够认识到，人的自控力没有那么好。想要做出合理的决策，必须在平静理智的状态下，在没有诱惑存在的时候，并且要充分考虑长远目标，而不能只看当下的快乐。例如，你可能会发现自己在月末拿到全部工资时，花钱特别大手大脚。那你就可以提前计划，设置自动储蓄。

来访者：嗯。我明白，手上有钱的时候很难控制自己不消费。

治疗师：这就是预先承诺策略，在真正面对这件事之前，预先决定好要怎么做。以吃冰激凌为例，冰激凌很好吃、很诱人，但可以压根不要把冰激凌买回来冻在冰箱里。如果你买了冰激凌，就要给我和你自己都发一封邮件，说你买了冰激凌，这样也算是主动掌控了局面。

来访者：嗯，如果冰箱里有一盒冰激凌，那我肯定会把它吃掉。

治疗师：还有一种做法，你可以先给我 10 美元，如果你在特定的时间里吃了垃圾食品，我就把这个钱捐给一个你特别不喜欢的慈善机构。

来访者：哦，这肯定能激励我。感觉像是因为破坏了承诺而进行的罚款。

治疗师：嗯，这么想很好。

作业

治疗师可以这样的要求："我们发现，如果诱惑暴露在眼前，就很难拒绝。尽管明知，如果屈服于诱惑，过后肯定会后悔。既然能预料到这一点，我们就可以提前计划。比如，如果知道，把一盒冰激凌放在眼前，就很难控制自己不去吃它，那就提前决定不要把冰激凌买回来放在家里。在去商店之前我们就要做出这样的承诺。这就是预先承诺策略。面对诱惑，如果不想屈服，就干脆去除诱惑，或设置面对诱惑后的奖惩结果。再举个例子，比如你想为退休后的养老进行储蓄，可是你没能力控制自己不乱花钱，那么就可以提前设置自动储蓄，每个月从工资账户直接划一部分钱进储蓄账户。你可以设计一件你非常不喜欢的事情，在违反承诺时，用这件事情惩罚自己。办健身卡或报名课程也是应用预先承诺策略的一种形式，它们能为锻炼和学习提供资源，并起到监督作用。"治疗师还可以问："你有哪些想要提升或减少的行为，可以为此来做一些奖惩计划吗？"还可以让来访者在每次面对诱惑之前给特定的人发信息（例如，给咨询师发信息）。来访者可以使用工作表6.3来进行预先承诺计划。图6.3是一名来访者填写的样例。

我想改变的行为	改变行为的好处	我愿意为此做什么（罚款、发信息和告诉朋友等）
一周锻炼四次。	减肥，更有活力，对外表更自信，更好看，让人感觉我在好好照顾自己。	我会记录每天的锻炼情况。要安装一个手机应用程序来提醒自己。每次锻炼之后向好友卡伦报告。

图 6.3　做好当下，承诺未来

可能存在的问题

有时候，来访者不想对不良行为设置惩罚，他们会争辩说："我都这么努力了，为什么还要惩罚自己？"治疗师可以告诉他们，改变总会伴随着一些痛苦，这是必须经历的。一些小惩罚可以激发改变的动力，因而是有价值的。有些来访者会高估自己的自控力："我不需要人为的规定，我知道该做什么。"这是对自控最常见的误解。治疗师可以让来访者做个试验，在接下来的几周里，不做预先承诺，仅凭自制力，看看事情会发展成什么样，他们是否能达到目标。治疗师还可以问来访者，以前是否有过这样的经验，即本来很相信自己的控制力，可是最后却没有坚持下来。承认自己的局限并提前做计划，其成本和收益是什么？

相关技术

相关技术包括，活动计划、预测快乐、成本收益分析、为未来的自己做决定和检验预期效果。

工作表

工作表 6.3（做好当下，承诺未来）。

技术：抛掉沉没成本

概述

最理性的决策过程是参考未来的成本收益率，即放眼未来："做这件事能获得什么？需要消耗什么？"其中一种成本是不能去做其他事的成本，例如，如果我去波士顿拜访一位朋友，那我就不能去家附近的海滨度假。这种损失就叫作"机会成本（opportunity cost）"。然而，许多人在做决策时喜欢考虑已经投放的成本（沉没成本），而不是考虑未来的使用价值，并且也忽略掉了相应的机会成本。简单说来，沉没成本是指聚焦于已经投入的成本，而不是未来效果：只关心已经付出了什么，而没有看到未来将获得什么。关注沉没成本是一种保守的决策风格。人类是自然界唯一一种关注沉没成本的动物（Arkes & Ayton, 1999）。实验室的小鼠在奖赏消除后会短暂地爆发一阵活动，但是不久之后它们就能够去寻找新的奖赏。为什么连小鼠都比人类"聪明"？还是说我们太聪明了？人类和"理性的"小鼠不一样，人类会自责，会继续执行过去的决策，试图给过去的决策做出合理化的解释，并且在做未来的决策时会参考已经做过的决策。沉没成本可以用以下几种理论来解释：损失厌恶，即我们不喜欢失去（Wilson, Arvai, & Arkes, 2008）；承诺理论，即我们要遵守承诺，无论成本多高（Kiesler, Nisbett, & Zanna, 1969）；认知失调理论，即我们必须把之后的收益夸张化，才能觉得之前付出的成本是值得的（Festinger, 1957, 1961）；期望理论和损失框架，即在分别面对收益和损失时，人的感受是不一样的（Kahneman & Tversky, 1979）；害怕浪费，即人们不希望之前的努力全是浪费，而希望最后的结果能证明之前的努力是有意义的（Arkes, 1996; Arkes & Blumer, 1985）；不作为惯性，即不变比改变更容易，当然，也是因为害怕改变之后会立刻后悔（Gilovich & Medvec, 1994; Gilovich, Medvec, & Chen, 1995）。但无论如何，由于后续奖赏的缺失，我们终将发现哪里不对，并意识到，正是由于对已投入的成本和对改变的不良解释，我们才深陷其中无法自拔。

现在来看看，是什么让我们卡在了沉没成本里，为什么我们总是这么看重沉没成本。有这样几种可能原因。第一，害怕浪费。我们不能接受之前所花费的时间和精力都是徒劳。想想下述例子：我拿着100美元告诉你，我不打算花掉或者送人，而是打算烧掉它。你立刻就会觉得我疯了。为什么呢？因为你不能忍受浪费。尽管这是我的钱，你看着我浪费对你也没什么损失，但你还是觉得难受。当我们已经花钱买了一件昂贵的西服，投入好多精力研究艺术史，或者用了两年在一段糟糕的恋爱关系中时，我们对浪费的恐惧感会更加强烈。第二，我们需要证明自己所做的决定是对的，如果放弃了已经付出的成本，恰恰证明我们错了。我们害怕后悔，所以我们抱有一丝幻想，觉得事情总会好转。第三，我们会担心，如果放弃了沉没成本，会不会感觉很难受。我们认为，放弃已经付出的所带来的难受感太强烈了，自己可能会承受不了。第四，放弃了沉没成本，我们担心未来可能不会再出现更好的机会。其实，只有起锚扬帆，重新出发，才有可能遇到新机会。第五，我们可能过于担心别人会怎么看，总觉得如果自己放弃了，就会被批评，被指责为什么不早点放弃，或者被视为半途而废者。

聪明的人类常常卡在过去的决定里，觉得只要坚持，就能换来更好的明天。当然，并不是要大家一看到没有好的回报，就立刻一拍脑门，放弃现在的婚姻、工作，或者扔掉柜子里的衣服，这并不能帮助你做出更好的选择。我想说的是，好的决定一定要着眼于未来的收益。人不应该过度执着于已经付出的，而要往前看。

提问或干预

治疗师可以让来访者考虑如下问题：

"如果继续进行这件事，短期的成本和收益是什么？"

"如果继续进行这件事，长期的成本和收益是什么？"

"如果再决定一次，你会做相同的选择吗？为什么？"

"如果这件衣服丢了，你还会重新买一件一样的吗？为什么？"

"你是否因为沉湎于沉没成本，而牺牲了其他机会？例如，你是否因为没有结果的事情，而失去了认识其他人（做其他工作）的机会？如果你继续坚持原来的选择，机会成本是什么？"

"你的决定会不会随着时间而收益越来越小、成本越来越高？如果这样，这件事的性价比是不是就变了？"

"有没有可能刚开始做这个决定的时候，你了解到的信息并不全面？而现在有了新的信息，你是否觉得这个事情和原本预期的不太一样？"

"你一直坚持这个错误的选择，是因为依然希望最终证明自己是对的吗？证明自己是对的，比让自己快乐还重要吗？"

"如果让你旁观一个和你陷入了相同境况的人，你会劝他继续待在那还是跳出来？有时候，面对沉没成本，劝说别人比正视自己要容易得多。我们可以从旁观者的角度来讨论一下。"

"你觉得，放弃沉没成本是否意味着做了一个好决定或者坏决定？每个人都曾做过不太好的决定。但是，知道什么时候该放弃，绝对是一个好决定的重要特征。"

"你是否会敬佩一个放弃坏投资的决策者？好牌手一定要知道什么时候该弃牌。"

"你是否过度担心放弃沉没成本之后的短期难受程度？暂时的难受有没有可能换来长久的解放？"

"你有过放弃沉没成本的经历吗？你是否为自己能走出来感到高兴？放弃之后，有没有什么积极的后续结果？"

示例

治疗师：我知道你和荣恩在一起四年了，你一直提到和他在一起时有多不开心。那么，你在这段关系里感到不开心有多久了？

来访者：实事求是地讲，从第二年就开始觉得我们不合适了。第一年还挺好，但是他很快就开始情绪无常，特别容易发火，而且一发火就闹很长时间。我真的很难受。我一直想要分手，可还是跟他在一起四年。

治疗师：和他在一起，你的长期成本和收益是什么呢？

来访者：嗯，也许他会随着时间而改变。也许我们能共同努力。但我也知道自己付出的成本会很大。我一直觉得跟他隔着一层，很不开心。而且我年龄越来越大了。可能就是浪费时间。

治疗师：那么短期成本和收益呢？

来访者：嗯，短期成本就是，我还是不开心。可收益是，我不用面对分手的痛苦和孤独，也不用担心之后会不会后悔。

治疗师：如果是你朋友面临这样的事情，你会怎么劝她？

来访者：我会劝她快点分手。根本不值得为他这样做。她简直是拿自己不当回事。

治疗师：你有没有这样的经历，买了一条很贵的裙子，回家挂在柜子里，左看右看，发现它根本不适合你。这个裙子不能退换，你知道自己根本不会穿，但是你宁可把它挂在那里也不会捐掉，因为你为它花了大价钱。这个现象就叫作"沉没成本"。你不能接受它对你来说毫无用处，你已经为它付出了许多，所以你还是会留着它。

来访者：是的。我就是这样，囤着所有东西就是舍不得扔。

治疗师：我想知道，你和荣恩的关系是不是也这样。和沉没成本有关吗？

作业

治疗师可以引导来访者思考，如果决定改变，其短期和长期的成本和收益分别是什么。工作表6.4可以让来访者明确问题，找到沉没成本背后潜藏的认知错误。图6.4是一名来访者做的沉没成本分析，她正在考虑结束与一名已婚男性的婚外情。

问题行为：和已婚男约会

在目前的情况下，继续这个行为的短期成本和收益是什么？
成本：觉得自己只是排在第二位的，感到很愤怒，一到周末就觉得孤独；感到被困住了；羞于告诉自己的朋友。
收益：和他在一起很开心，性生活和谐，不必承担分手后的痛苦。

在目前的情况下，继续这个行为的长期成本和收益是什么？
成本：找不到其他合适的伴侣；更加懊恼；更加抑郁和纠结。
收益：继续期待他会和他老婆离婚。

如果再给你一次机会，你是否决定进行这宗购买或进入这段关系，你会做出同样的决定吗？为什么不？
不会。如果我知道最后会这样，我绝不会选择和他开始。这件事完全没有前途，我觉得越来越纠结，越来越孤独。

如果你丢失了那件西装（或离开目前的境况），你会再买件同样的（或重新进入同样的境况里）吗？为什么不？
我绝不会再和已婚男纠缠在一起了。这太傻了。

你是否因为沉湎于沉没成本而牺牲了其他机会？例如，你是否因为坚持某些没有未来的事情，而放弃了其他可能的恋情、工作或学习机会？若坚持原来的选择，其机会成本是什么？
是的。我还有其他可以选择的男性，但是因为和这个人在一起，所以我拒绝了其他人。

随着时间的推移，你的决定有没有可能收益越来越小，成本越来越高？如果是，那么这件事的性价比是不是就变了？
是的。刚开始真的特别好，我那时骗自己说，我能掌控这件事。可慢慢地，我觉得越来越纠结，越来越抑郁。

你最开始做这个决定的时候，是否掌握了所有信息？而现在掌握了新的信息，你是否觉得这个事情和原本预期的不太一样？
某种程度来说，确实不一样。因为他一直跟我说他的婚姻有多不幸，我就一直希望他能跟他老婆离婚。他就这么给我洗脑。

你一直坚持这个错误的选择，是不是依然希望最终能证明自己是对的？证明自己是对的，比让自己快乐还重要吗？
我知道这很傻。但我确实一直想证明我是对的，因为每次我跟朋友聊起这个事，我就忍不住跟他们争辩，想说服他们我是对的。

图 6.4　一份检验恋爱关系中的成本和收益的样例

如果让你旁观一个和你陷入了相同境况的人，你会劝他继续待在那还是跳出来？
这是个好问题。我告诉有过类似经历的朋友，成为第三者会让他们沦陷在关系里，而他们有更好的选择。
放弃沉没成本是否意味着你做了一个好决定而不是坏决定？
一年多来，我一直在做坏决定——还待在这段关系里。对我来说，是时候做出理智的决定了，我应该走出来。
你是否会敬佩一个放弃了坏投资的优秀决策者？
我会的。我有个好朋友，她在婚姻出现问题后就及时离婚了。
你是否过度担心放弃沉没成本之后的短期难受程度？暂时的难受有没有可能换来长久的解放？
我确实很担心，我觉得分手对我来说简直是个灾难。刚开始我肯定会难受，但过几个月，我应该就会好起来。
你以前有过放弃沉没成本的经历吗？你是否为自己能走出来儿感到高兴呢？放弃之后，有没有什么积极的后续结果？
有的，我曾经从一段没有前途的恋爱关系中脱身。现在回想起来，我从不后悔和那个人分手。我唯一后悔的是，我怎么拖了那么长时间才分手。

图 6.4　一份检验恋爱关系中的成本和收益的样例（续）

可能存在的问题

在放弃沉没成本的过程中，来访者常会产生很多阻抗。他们常有的信念包括：现在放弃意味着以前做的都白费了，我是没有判断力的人，别人会说"早就告诉过你了"，我承受不了失去的痛苦，等等。治疗师应指出，虽然现在看来，继续坚持的收益似乎比成本大，但这种关系是不断变化的，继续投入沉没成本才是真正的浪费时间。而且，即便已经浪费了时间，继续下去也无法弥补损失。每个人都有浪费时间的时候，问题在于决定什么时候去寻找新机会。再有，好的决策者会认识到，沉没成本已经沉没，该放弃就放弃，学会放弃才能说明这个人在往前走，是个好的决策者。至于别人的评价，如果他是真正的朋友，那么会为你勇于放弃没用的东西而感到高兴。最后，尽管刚放弃的时候会很难过，可能需要花一段时间才能接受失去的事实，但是放手让它去吧，只有这样才能打开心扉，重拾自我，追寻新目标。

相关技术

相关技术包括，成本收益分析、为未来的自我做决策和检验预期效果。

工作表

工作表 6.4（检验沉没成本）。

技术：修正决策中的情绪推理

概述

人们之所以做出不良决策，很关键的一个因素是，他们常常基于自己的情绪来评估各种风险、后果和不同选项。这就是"情绪诱导"，或者叫"风险即情绪（risk as feelings）"（Lowenstein, Weber, Hsee, & Welch, 2001）。人在焦虑或抑郁时，特别喜欢根据情绪预测未来。例如，一名马上要坐飞机的来访者认为："我太焦虑了，所以这事肯定很危险。"而当别人问他："你怎么知道坐飞机很危险？"他就会说："我也不知道，我就是这么感觉的。"这种"情绪诱导"模式在决策过程中很常见，它既会导致人们逃避合理的风险，也会让人冒不必要的风险（Finucane et al., 2000; Slovic, Finucane, Peters, & CacGregor, 2004）。例如，有些人觉得，一些特定的活动让人非常愉悦，比如，喝酒、吸毒、无保护性行为、不系安全带，等等，他们预计，这些活动的风险是非常小的（Alhakami & Slovic, 1994）。这些人常有这样的潜在信念："如果这事能让我快乐，那肯定是安全的。"决策有两种过程，既可以是经过深思熟虑的，也可以是自动产生的 [Kahneman（2001）所说的"快决定和慢决定"]，放慢决定的速度，会让风险评估更客观。另外，Peters 和 Slovic（1996）还发现，当人们觉得预期风险是看不见、摸不着、难以掌控的时候，决策过程中的情绪反应会变大。例如，在面对辐射或者有毒物质时，人们的情绪反应比面对车祸时更大。

反复接触某事物，可以提升个体对该事物的好感，无论这个事物本身到底是不是好的。这就是纯粹接触效应（Zajonc, 1982）。与单纯的事故相比，如果人们对一件事感到恐惧（比如癌症），他们就会更高地估计这件事的风险以及这件事可能对他们造成的伤害（Slovic, Finucane, Peter & MacGregor, 2007）。

提问或干预

"我们做决定的时候常常受到情绪的影响。比如，当我们感到难过或焦虑的时候，就会想要逃避带有挑战性的情境，因为我们不愿意冒任何风险。而当我们快乐又自信的时候，我们就更有可能勇敢地面对挑战，而不是处处回避。现在，考虑一下你目前的感受，问问自己，你的决策是否受到了消极情绪的影响。你是不是有些悲观，不愿意尝试新鲜事物，不愿意面对挑战？如果你很愉悦，你也会逃避眼前的事吗？你可以回忆一下曾经比较开心的时候，你的脑海里会出现什么画面，什么回忆呢？想象你现在充满自信，强劲有力，心中充满快乐。你还会不会做出刚才这样的决定呢？"

示例

来访者：我很担心我儿子。上周他真的过得很不好。

治疗师：是的，我明白。听起来你非常沮丧。你能否说得详细一点，具体有哪些事让你感到难受呢？

来访者：最近几个月，他的情绪一直起起落落，我感觉很焦虑，我就是觉得要发生什么坏事情了。

治疗师：你害怕发生什么？

来访者：我也不知道，就是感觉很焦虑。

治疗师：这让你想做什么？

来访者：我很想去他住的地方看看，当然我知道这么做他肯定会非常生气。他不希望我干扰他的生活。

治疗师：是的，这肯定让你感到非常挫败。但是，是什么原因让你觉得，马上要发生不好的事情了呢？

来访者：我什么也想不出来，我就是觉得很焦虑。

治疗师：你是不是在想："因为我很焦虑，所以肯定要发生什么不好的事？"就好像你在用情绪当作证据来推断现实生活？

来访者：嗯，我感觉我经常这么做。

治疗师：你这么做了之后会怎么样？

来访者：我会更焦虑。然后我就觉得事情确实变得更糟糕了。

治疗师：我们经常会基于情绪做出决定。当然，有时候这么做没问题。可是它确实不能成为实际生活中的有力指导。有没有什么证据能证明你的儿子会变好？

来访者：我觉得有吧。他最近刚刚找了一个新的心理治疗师。

作业

来访者可以考虑一个眼下或过去曾经遇到的一个需要做决定的事情，明确其中夹杂的不良情绪（焦虑、悲伤、愤怒等），然后想一想，在消极负面的情绪之下，他们会或者已经做出了什么选择。然后，通过想象积极画面或回忆积极经历的方式帮助来访者唤醒积极情绪，在这种情况下，再考虑一下，他们会做出什么样的决定。当处在积极情绪中时，他们最看重的信息是什么？最不看重的是什么？为什么？来访者可以使用工作表6.5来评估消极情绪对决策的潜在影响，然后考虑在积极情绪中他们会怎么做。图 6.5 是一名来访者填写的样例。

我考虑的决策	处在消极情绪中的我会怎么想	处在积极情绪中的我会怎么想
马克已婚，我要和马克分手。	没有他，我再也不可能快乐了。他是唯一一个能让我快乐的人。我再也不会去爱别人了。	我觉得，找一个单身并且品行正直的人才是更好的选择。我认识到，即使没有他，我的生活中也有很多可以做的事。

图 6.5　思考不同情绪对决策的影响

可能存在的问题

有些来访者认为，他们的情绪是基于真实世界产生的，很难跳出情绪去相信其他东西。这时，治疗师可以告诉他们，我们是在做一个实验，看看从不同的角度思考会有什么不一样。这是处理问题的一种新方法，他们可以发挥想象力。他们可以随时重新考量选择，也可以尝试新行为来检验选择是否合理。另外，治疗师还可以让来访者回忆自己在悲观焦虑的情绪下曾经做过的预测或决策。有没有哪个预测是错的？如果让一个没有陷入这种情绪的旁观者来观察这件事，他会有什么不同的看法吗？

相关技术

相关技术包括，活动计划、快乐预测、检验情绪推理的成本和收益、检验曾做过的预测和最后的结果。

工作表

工作表 6.5（情绪和决策）。

技术：把改变看作获得而非失去

概述

在做决策的过程中，我们常常把改变看作一次失去而非获得，这是一种常见错误。人们讨厌失去，所以，一旦把改变看作失去，人们就不愿意做出改变。这就是"期望理论"，即，决策框架比实际的成本和收益更重要。例如，在前面讲沉没成本的时候我们举过这样的例子，一名来访者把分手看作失去关系，而非获得新机会和更舒适的生活（Kahneman & Tversky, 1979）。正因为过度关注改变之后的损失，却没有看到可以获得的东西，所以人们宁可冒险继续待在一个不好的状态里。长期看来，继续守着不良的关系或者糟糕的习惯，反而是在冒更大的风险。

提问或干预

"我们常常把改变看作失去而非获得。当然，这里面的好与坏需要权衡，有失也有得，可是我们可能得冒险丢掉一些东西，才能获得更有价值的东西。你做决定的时候，有可能过分关注于要失去的东西上了，可是把视野放宽一些，这里面是不是也有能获得的东西呢？"

示例

治疗师：你正在考虑和布莱恩分手，你很担心分手之后会难受，会错过一段好姻缘。我非常理解，因为这段关系对你来说很重要。但是我想知道，如果你真的跟他分手了，有没有好的方面呢？比如，这段关系带给你的痛苦和不快是不是也就不存在了呢？

来访者：是的，我再也不用担心他是不是又出轨了。我是说，我们每次吵架之后，他都会消失好几天，也不告诉我去哪了。然后我就能在手机上发现他又和前女友联系了。如果分手了，我就再也不用忍受这些事情了。

治疗师：所以，对你来说，其中一个收获就是，你再也不用处理他的失踪和可能的出轨问题了。还有吗？

来访者：嗯，他经常，呃，其实也不是特别经常，但就是总和我争执，他总和我意见不一致，我们相处起来非常不愉快。而且，我已经说过了，最近几个月我们都没有亲热过了。完全没有。

治疗师：所以，你可以摆脱这些了？

来访者：应该是吧。但是我会想他的。

治疗师：这很正常，他毕竟和你共同生活了很久。你觉得，这种思念会持续多长时间？

来访者：我也不知道，但总会过去的。

治疗师：分手之后你有新机会吗？

来访者：也许我会去认识那些值得信任的人吧，有些人对我很好。

治疗师：所以，如果你能看看自己将收获的东西，并且和失去的东西做比较，你会发现，这件事还是很积极的。

来访者：我也这么觉得。

治疗师：你觉得自己倾向于把改变看作失去而非获得吗？

来访者：这就是为什么我卡在这儿了。

作业

来访者可以用现在正在做的或者以前已经做过的决策来做练习，看看自己是否倾向于把改变看作失去而非获得。如果只关注失去，会有什么结果？如果用平衡的视角来看待事情，考虑可能取得的收获，所做的决定会有什么不同吗？既然失去和获得都可能存在，那么综合权衡两方面会有什么好处吗？来访者可以使用工作表6.6来做这件事。图6.6是一名来访者填写的样例。

可能的决策	如果我聚焦于损失，会怎么样？	如果我聚焦于收获，会怎么样？
和已婚男分手	我只看到了分手后自己会多难受、多孤独以及会多想他。	我可以看到，世界上有许多潜在的异性可以去认识。我可以离开这段没有前途的关系。我会舒服很多，可以去追寻切实可行的积极目标。

图6.6　决策时同时关注损失和收获

可能存在的问题

有些来访者很难看到改变带来的潜在好处。他们可能会说："哦，这只是硬要从积极的方面想事情，自己骗自己罢了。"治疗师可以说，让人只从积极的方面考虑，确实是脱离实际的。我们的目标是全面综合地考虑问题，尽可能看到所做决定的各个方面，既看到不好的方面，也看到有益的方面，这样也许会做出不一样的抉择。例如，一名来访者本来认为，离婚完全是一件坏事，可是她在综合考虑之后，发现离婚可以减少日常冲突，让她有机会认识新的人，等等。这并不是要否认离婚的缺点，比如，她确实失去了一段关系，而且她陪伴孩子的时间也会减少，而是要看到离婚的积极方面，才有可能更全面、更理性地做出最终决定。

相关技术

相关技术包括，检验成本和收益、设置预期并检验、从过去的决策中检查证据、消极思维的角色扮演，以及从他人的视角看待决定。

工作表

工作表6.6（决策并同时关注收益和损失）。

技术：克服后悔厌恶

概述

人们在面对改变时之所以犹豫不决，一个重要的原因就是怕之后会后悔，他们预计，在做出改变后，有可能迎来严重并长时间的后悔。"后悔理论（regret theory）"是指，决策者可能会因为想要尽量避免将来后悔而忽略掉了其他的有利信息（Zeelenberg, van Dijk, Manstead, & van der Pligt, 2000）。例如，投资者可能会选择保守的或随大流的投资方式，也就是说，和大家在一起会让他感到安全，他们不愿意冒险尝试新投资。随大流就是一种预防后悔的策略，因为你永远可以说："我不是唯一这么做的人。"另外，为了尽量降低可能的预期后悔，人们还会收集更多信息、观望更长时间、寻求保障、参考他人意见，等等。所以，人们在决策时，会关注怎么降低可能发生的预期后悔，而不是怎么尽可能地扩大收益。正如前文所述，在抑郁的时候，害怕后悔就是个体自动产生的思维，它会极大地影响个体，避免做出"错误"的决策。

提问或干预

"由于害怕以后后悔，我们常常待在一个糟糕的环境里没有作为。结果，什么也没有改变，我们就被困在那里了。你是否有过因为怕后悔所以做或不做某个决定的经历？当你回头看，你有没有后悔自己当初没有做什么事？有的时候，我们更容易为没做的事感到后悔。你觉得，人的一生是否可能从没做过错误的决定？"

示例

治疗师：听起来你对于换工作这件事好像还拿不定主意。我们刚开始讨论这个的时候，我们都感觉这份新工作很适合你，可是现在你开始犹豫了。为什么？

来访者：嗯，我就是觉得有点不确定，不知道换了工作之后到底会不会好。如果换了工作，还是不好，就很麻烦，我可能会后悔。

治疗师：所以，你希望能够百分之百地确定，这样之后就绝对不会后悔？那么你怎么看待现在这份工作？在过去的两年里，你一直对这份工作感到很失望。

来访者：我知道这样不对，我可能做错了选择。

治疗师：其实很多事情都是这样，我们不可能等到百分之百确定后才做选择。但是你很明确地知道，现在拥有的不是你喜欢的。如果让你继续在原来的地方待一年，你会后悔吗？

来访者：我觉得会。

治疗师：在面临选择的时候，很多人都更喜欢待在原来的地方，即便原来的地方不够好。因为人们总是倾向于认为，改变会带来更大的后悔。不过，其实无论继续待着还是离开，你都有可能后悔。问题不是要预防可能产生的后悔，而是合理评估去留的成本和收益。

来访者：我总是害怕改变，因为我不想为我的选择感到后悔。

治疗师：然而讽刺的是，不做改变同样可能让你感到后悔。

作业

治疗师可以让来访者考虑，在决策的过程中，规避后悔风险到底有多重要。写出以前曾经做过的比较艰难的选择——或者说，从事后复盘的角度来说，曾经做过的并不那么完美的选择——请来访者评价一下，在做了这个决定之后，他的后悔程度是多大。他是不是因为害怕后悔而选择不做改变，继续待在原来有问题的情境当中？他是不是过于关注短期或长期可能产生的后悔了？回看过去几年，来访者后悔自己做出的选择吗？是后悔做出了改变，还是后悔当初没做出改变？来访者可以使用工作表 6.7 来识别自己的问题决策，看看这些决策是否被强大的避免后悔的感受所驱动。图 6.7 是一名来访者填写的样例。

我考虑中或考虑过的决策：换工作

	例子
拖延很久	这件事我琢磨了好几个月，到现在差不多一年了。
按别人说的做	其实，并没有谁告诉我该怎么办。我跟一些人聊过，但是他们并不能理解我对现在的工作有多厌恶。
关注不做改变的理由	是的。我总是不想面对这件事，结果我深陷困境。
寻求很多保证	我反复跟朋友说这些，现在朋友都烦我了。
让别人替我决定	我总是幻想能有朋友帮我拿主意。但这不可能。再说，这样也不好。
努力不去想这件事	我有时会脑袋放空，到了晚上常常暴饮暴食、借酒浇愁，以此来逃避这个问题。
其他	我错过了很多工作。我就是不想面对这件事，想要逃。

图 6.7　试图避免后悔

可能存在的问题

有些来访者可能会争辩说，如果做出改变，他们肯定会感到后悔，并且拿出以往后悔的例子进行说明。治疗师可以指出，决策永远基于有限的信息，做不确定的判断。做不做改变，都要承担一定的风险。需要权衡的是两种风险。决策是在特定的时间里比较各种选项的成本和收益之后做出的即时选择。因此，没有人能够百分之百保证最终的结果。好的决策不是在单一维度上进行比较，况且只有做出了决策之后，才有可能真正全面地对这个决策进行评估。回避后悔实际上是回避了选择。治疗师可以问来访者，如果不做改变，他们会不会后悔。另外，后悔也不是什么特别恐怖的事情。人们不一定会反复思考曾经做过的选择，人们不会整天把"我好后悔选择了这个"挂在嘴边。人们也不·定会因为后悔而感到自责。我可以后悔选择了这条路，但我不必非得自责。

相关技术

相关技术包括，检验曾经做出不改变的证据，成本收益分析，区分后悔、思维反刍和自责，检验承担过去、现在、未来所做决策的后果的能力，比较不同选择的风险。

工作表

工作表 6.7（回避后悔）。

技术：为未来的自己做决定

概述

在做决策时，我们最常犯的一个错误是，过度在意短期的小奖赏，而忽略了长期的大收益。可以用一个投资模型来解释这个现象。比如说，你可以选择在一年里坚持投入精力进行锻炼，长期看来，你可以获得健康的身体和良好的体态。可是，如果只关注短期奖赏，那么吃垃圾食品、喝碳酸饮料、待在家里躺着不动，确实是非常吸引人的。在前面，我们已经反复强调过短期和长期收益的问题，用一个词来形容，就是"时间折扣"，长期目标之所以显得没有那么吸引人，是因为我们得花时间等待它的到来。这跟投资是一样的："你是选择现在就拿走 10 块钱还是等一年之后拿走 20 块钱？"这是为现在的 10 元付出了 100% 的利息（Ersner-Hershfield, Garton, Ballard, Samanez-Larkin, & Knutson, 2009; Hershfield, Goldstein, Sharpe, & Fox, 2011）。时间折扣现象说明，我们总是把"现在的自己"看得比"未来的自己"更重要。本节的技术"为未来的自己做决定"是为了对抗这种倾向而设计的。

提问或干预

"在做决策的时候，我们总是喜欢看是否能立刻获得好处。我们很没有耐心，希望现在就能得到，一点也不想等待。以你为例，感受一下，你现在心里在想什么，或者关注一下，在接下来的20分钟里，你都在想什么，不要猜测你应该怎么想。然后，想象一下你变成了'未来的自己'，比如，十年以后的你正在和现在的你聊天。你觉得未来的你会对现在的你说什么，为了让现在的你变成未来的你，他会希望你怎么做？如果你觉得，你现在做的事真的有长期的好处，那么未来的你会对现在的你说什么？"

示例

治疗师：现在，我们想象有两个你，一个是现在或10分钟后的你；另一个是几个月后或者一年后的你。现在的你，决定窝在沙发里吃冰激凌看电视，因为现在的你在为10分钟后的你做决定，10分钟后的你觉得，待着不动真的很舒服，而且冰激凌很好吃。可是看看另外一个你，那是几个月或一年后的你，如果让那个你回头看看现在，他会劝你做出什么样的决定呢？他会对你说什么？

来访者：他会说，站起来，去做事情，不要总抱怨。

治疗师：听起来，未来的你很严格。我们来做个角色扮演吧。我来扮演现在的你，我决定躺在家里吃冰激凌，你来扮演未来的你。

来访者：好的。

治疗师：（现在的你）我就是想躺着吃冰激凌，这样很放松。

来访者：（未来的你）喂，听着，我要你现在立刻站起来出去运动。我要减肥，我要变好看。你没有做到你应该做的。

治疗师：（现在的你）但是运动好累啊，我不想。

来访者：（未来的你）这没你想象的那么困难。变成大胖子会令人更难受、更抑郁。我要你做好应该做的事情，你要帮助我变成我想要的样子。

治疗师：（现在的你）你在让我内疚。

来访者：（未来的你）不，我只是告诉你你可以做到，我希望你去做。我需要你。

治疗师：扮演未来的自己，有什么感觉？

来访者：我从来没从这个角度想过。这让我真正意识到，我到底想变成什么样的人，我觉得，我在给自己拖后腿，我是说，给未来的自己拖后腿。

治疗师：我们总是忘了，现在做的事会影响未来的自己，现在做的事情可能会让我们变成自己敬佩的人，也可能让我们变成让自己厌恶的人。这都取决于现在的你。时刻记住，总有一天，未来的你会回望今天，评价你此时此刻的所作所为。

作业

让来访者站在未来自己的角度重新考虑现在或曾经做过的决策。可以是一年后的自己，也可以是十年后的自己，看看站在未来自己的立场上所做的决策和此时此刻所做的决策有什么不同。这里一共是三个自己，此时的自己，一年后的自己，还有十年后的自己。向来访者提问："如果只考虑下一分钟的感受，你主要依据什么因素做决策？你不太考虑什么因素？转换一下，如果站在一年后或十年后的角度做决策，你重点考虑的是什么？和刚才做的决策有什么不同？"工作表 6.8 可以帮助来访者明确从现在和未来两个角度考虑事情的不同。图 6.8 是一名来访者填写的样例，她正在考虑同一名已婚男士分手。

我正在考虑的决策	现在看起来重要的是什么	未来的自己：一年后	未来的自己：十年后
和马克分手	在生活中和他共同做事，看到他的时候感觉很亲密。	未来的我告诉自己，和他在一起是件非常糟糕的事，如果再和他继续下去，我肯定会后悔的。	我难以想象和马克纠缠十年会是什么样子。真是那样的话，我觉得自己这辈子简直白活了。

图 6.8 现在的自己和未来的自己会做的决策

可能存在的问题

有些来访者会说，他们完全想象不到一个积极的未来自我形象。他们觉得自己陷在一个困境当中永远也出不来了。治疗师可以询问来访者，是否曾有过长期的计划并最终实现了。可以是几个短期计划综合起来的大计划（比如出国度假），也可以是一个长期计划（比如考大学、找工作）。针对想象不出未来自我的来访者，治疗师可以介绍如下理念，用以唤醒来访者做出改变的意愿："可能就是因为你想象不出未来的自己，所以你很难做出实质性改变。有时候，我们需要有畅想未来的能力，需要知道自己真正想要的是什么。如果只是基于眼前的状况、焦虑的情绪、对目前不适感的无法忍受，那么很难做出好的决策。"

相关技术

相关技术包括，成本和收益分析、在做决策时同时考虑损失和获得、损失厌恶，以及预先承诺策略。

工作表

工作表 6.8（现在的自己和未来的自己会做的决策）。

技术：扩展奖励来源

概述

做决策的时候，最重要的是能够认识到，行动之后的奖励来源是多种多样的。个体愿意冒险的原因之一就是相信，他们能够获得广泛的积极收益，有能力创造新的机会（Leahy, 1997; Leahy, Tirch, & Melwani, 2012）。例如，如果一个人在生活中有足够的社会支持，他们就不会因过度极端地渴求与他人的社交联结而患得患失，而在面对社交场合的时候，他们更容易"冒险"与陌生人主动接近，而不担心被拒绝。有些来访者说："做这些没用，我什么都得不到。""这永远不会有结果。"可是，如果一个人相信，做一件事得到的回报是多种多样的，他有能力创造潜在的新机会，那么他就不会死盯在单一的奖励上，毕竟还有那么多其他的好处呢。

治疗师可以用如下方式来解释这种理念："假设你把积蓄全部投入在单一股票上，结果这个股票非常不稳定，大起大落。你肯定感到非常焦虑。可是，如果你把钱分散投资，一部分钱放在十个不同的股票上，另一部分钱在不动产和债券上。那么单一股票的涨跌就不会对整体的资产产生巨大影响。这样多元化的做法可以让你在冒险进入新领域时获得更大的安全感。"在做决定的时候，如果来访者发现，他们此刻和未来所能获得的奖励是多种多样的，那他们就更有勇气冒险尝试新方案。

提问或干预

"在做决策的时候，我们常常意识不到，我们所能获得的快乐和奖励到底有多少，甚至即便事情没有做成，可能也有潜在的收获和意义。我们总是盯着某一点，而忽略其他可能。假设你去吃自助，你最喜欢的那道菜被拿完了。这时，你可以选择只惦记那道菜，因为没吃到那道菜而一直难受，也可以选择看看其他菜，可能也有你喜欢吃的。同样，在生活中我们也可以扩展奖励的来源，看看是否有其他值得我们关注的收获。"

示例

治疗师：你很关注和布莱恩分手后的生活，你似乎觉得，离开他之后，你的生活将一无所有。你能多谈一谈吗？

来访者：嗯，我们俩在一起很多年了，我就是不知道该怎么办。我可能会很孤独，我都不知道只剩自己的时候该做什么。这太令人绝望了。

治疗师：是的，这的确很艰难。不过你认为自己会一无所有，具体是什么意思，你能描述一下吗？

来访者：我一个人的时候不知道该干什么，我没什么事可以做。

治疗师：你和布莱恩交往之前，有喜欢做的事吗？

来访者：（停顿了一会）啊，有，那时我有很多朋友，我每天都工作，我会旅行、练瑜伽，而且会锻炼得更频繁。

治疗师：这里面有没有你现在能做的事呢？只有你自己的时候，你是不是想做什么就可以做什么了？

来访者：我觉得有更多时间和朋友待在一起了。这些年我都把自己隔离起来了。我以前特别喜欢逛艺术博物馆和看电影。但是他不喜欢，所以我就没有继续这些爱好了。

治疗师：工作呢？对于你来说，工作上有什么能回报你的吗？

来访者：因为布莱恩，我变得非常抑郁，导致我对工作失去了兴趣。但是抑郁之前，我还是很喜欢工作的，我的工作本来做得不错。

治疗师：所以，生活中可以回报你的方面有很多，这些回报不一定需要布莱恩的参与，明白了这些，你的感觉怎么样？你还畏惧做出改变吗？

来访者：我觉得更有勇气做决定了。

治疗师：你可能会发现，自己把注意力从布莱恩这个点上扩展到了更多方面，生活中还有许多事情能给你回报，你可以获得很多其他的经验，获得成长。也许我们可以一起计划，给要做的事情分类。比如，现在立刻能想到的方面有，见朋友、工作、运动、瑜伽、上课、旅行、看电影、阅读，等等，最重要的是行动起来。这样，你就可以追踪这些活动，记录每天都做了些什么，看看这些活动是否能带来广泛的回报。

作业

治疗师可以引导来访者广泛思考现在或未来对其而言有回报或有意义的行为："过去，有什么活动对你来说是有价值的？现在或者未来，它们对你还同样有意义吗？我们能不能做个计划，开始做这些事呢？如果你做了这些事，你觉得会怎么样？"来访者可以在工作表6.9中列出他在过去、现在和未来可能会获得奖赏的活动。图6.9是一名来访者填写的样例，她正在寻找分手之后可以进行的一系列有价值的活动。

我过去做过的事	我现在可以做的事	我未来可以做的事
见朋友 锻炼 去电影院、去戏院 阅读 旅行 和不同的人约会 和狗狗一起玩 在城市中徒步 见家人	左边列出的所有事情我都可以做	左边列出的所有事情我都可以做 和新的人约会 更多旅行 上课 见更多的朋友

图 6.9　列出过去、现在、未来的奖赏行为

可能存在的问题

有些来访者可能想不出有价值的活动，他们宣称，焦虑和抑郁使他们感受不到任何回报。治疗师可以强制来访者按照一份活动计划表进行下周的生活，评价在每个活动之后的情绪和掌控感。另外，治疗师还可以用快乐预测技术来评估来访者的预期快乐程度。如果实在想不到什么有价值的活动，可以使用给定的奖赏清单，参考上面列出的活动，挑选适合自己的。治疗师还可以询问来访者，在没有遭遇目前的困境之前，来访者做过哪些有回报的行为。做决策时犹豫不决的一个重要原因是，人们认为一定有完美的选择能解决一切，除此之外其他选择都是毫无价值的，这是一种不良信念。

相关技术

相关技术包括，成本收益分析、为未来的自己做决策、预先承诺、活动计划和奖赏清单。

工作表

工作表 6.9（过去、现在、未来的奖赏行为）。

技术：比较不同选择的风险

概述

许多人做决策的时候犹豫不决，因为他们觉得这里有风险，他们相信，只要不做决定，就能规避风险。比如，一个年轻女孩在聚会上犹豫要不要和别人交谈，她觉得，如果主动攀谈，就要冒着被拒绝、被羞辱的风险。这里，她只关注采取行动后的可能风险，却没有考虑，不行动同样要承担一定的风险。如果她不主动和别人聊天，她可能需要在聚会上待好久才能慢慢感到自如一些，而且她还得寻找合适的时机，观察别人是不是有兴趣和她聊天，也有可能她一直都没法在聚会上泰然自若。在她等待的时间里，各种机会可能就这样错过了，她原本可能会认识一个非常有趣的人。在做决策的时候，最理性的方式是同时考虑采取行动和不采取行动所要承担的风险。世界上没有不带风险的选项，你必须记得，因不做决定所失去的机会，也是成本。

提问或干预

"你在做决定的时候，拖了很长时间，似乎你想要在找到一个完全不冒任何风险的做法之后才肯继续前进。这就是说，你认为存在一个没有风险的选项。可是，生活中的所有事都需要付出一定的成本，等待也有成本，你可能在等待的过程中失去了一些机会。我们把这叫作'机会成本'。所以，做决策时，一定要同时考虑到各个选项所冒的风险和需要付出的成本。"

示例

治疗师：你和卡罗在一起 18 个月了，现在你似乎正在做一个艰难的决定，你不知道是应该跟她结婚，还是搬出去就此分手。关于你给出的这两个选项，你能再多谈谈吗？

来访者：我觉得，最简单的做法可能就是待在原地，什么也不做。但是卡罗一直在给我施压，想和我赶紧订婚。可是我现在不想结婚。我觉得我们两个好像还不是那种可以相伴一生的关系。

治疗师：和卡罗结婚，不好的方面是什么？

来访者：嗯，我觉得她挺无趣的，我们几乎没什么共同爱好。至少在过去的 18 个月里一直是这样，没有任何变化。她人很好，她真的很爱我，但是我就是觉得无聊。我一点也不想她，我似乎更喜欢去工作。我也不确定我是不是想分手，但是我真的不想和她进行这方面的谈话，这简直难以想象。

治疗师：那么，分手的风险是什么？对你来说不好的方面是什么？

来访者：我得跟她谈啊，这会让她非常难过。我是说，她真的投入了很长时间。而且我觉得，我也很难再和别人约会了，因为这对我来说同样艰难。

治疗师：是啊，你很在意她的感受，听起来她是个很好的人。所以，分手的坏处是，她会难过，而你也很难重新找一个人，这对你们两个来说都很难受。这就是分手的风险。那么，继续这段关系的坏处是什么呢？

来访者：如果我们结婚，那我的余生都要和无聊的生活相伴了，要是我遇到其他更有意思的姑娘，而那时我已经结婚了，那么我就不能再追求她了，那该多难受啊。要是再有了孩子，我基本就被拴住了。

治疗师：所以你看，怎么样都有风险，分手有风险，留下来也有风险。要时刻记得，不做选择也是一种选择。世上没有毫无风险的选项。

来访者：啊，确实。我觉得我可能只关注了分手的风险，我担心会惹恼她，也担心自己是否还能有新的约会。

治疗师：你可以这样考虑，权衡一下分手或继续关系分别会失去的机会。

来访者：如果我继续和她在一起，我会丧失遇到真爱的机会，我可能会遇到真正感兴趣的人。

作业

来访者可以重点考虑一下他们未曾考虑过的选项。治疗师可以重申："世界上没有毫无风险的选项，每件事都有潜在的成本和收益。什么都不做也有成本和收益，做某个选择一样有成本和收益。你可能试图找到不必承担任何风险的选项，但这样的选项是不存在的。"治疗师可以让来访者同时考虑什么都不做的风险和做了某个选择之后的风险。另外，治疗师还可以问："坚持寻找没有风险的选项，结果是什么？"

可能存在的问题

有些来访者认为，如果他们能够收集足够的信息，那么经过深思熟虑，就一定能够规避任何风险。结果，他们可能会耗费过长的时间，反而失去了其他机会。治疗师可以指出，搜索成本也是成本，它包含着等待和收集信息的时间。搜索时间越长，失去的机会越多。例如，一名年轻男子正处在一段不尴不尬的恋爱关系中，但是他还在等待，还在琢磨，反复确认，寻找新的信息。治疗师可以指出，尽管这段关系中有好的方面，但他现在的所作所为完全是为了找到一个没有风险的选项，而这是不可能的，因为无论是分手还是继续，对他来说都有风险。问题的关键是，冒哪种风险更可能带来较好的结果？来访者可以用工作表 6.10 提供的模式和空间，来比较不同选择的风险，以此进行更充分的考虑。

相关技术

相关技术包括，成本收益分析、检验行为的预测，以及检验短期和长期结果。

工作表

工作表 6.10（比较不同选择的风险）。

工作表

工作表 6.1

聚焦短期目标

我们常常只聚焦当前的感受，而不是长期想要完成的目标。例如，你原本可能想减肥，但现在却专注于吃面前的美味蛋糕。想想你的决定或行为，找出你觉得可能有问题的行为，把它们列在左栏。在中间栏，列出该行为的短期收益。在右栏，列出其长期成本。

问题行为	短期收益	长期成本

工作表 6.2

聚焦长期目标

　　为了改善生活，我们需要考虑长期目标。例如，想要拥有更好的身材，就得锻炼，即便不想锻炼。在左栏，列出你的长期目标。在中间栏，列出实现这一目标所需要做的行为。在右栏写下，如果从现在起，你能坚持中间栏的行为几个月，你将会如何感受。

长期目标	我现在应该做什么	如果我坚持这样做，会有什么感受

工作表 6.3

做好当下，承诺未来

　　我们总是善于立下宏伟的目标，但真正实施起来却很难坚持。想要提高完成目标的可能性，其中一个方法就是，根据目前所处的境况，提前制订切实可行的具体计划。比如，有些行为不应该做，但是你忍不住要去做，那么就可以在做这些行为之前"支付小额罚款"或"发一封邮件"。在左栏，列出你希望开始或停止的行为。在中间栏，列出执行或不执行此行为的好处。在右栏中，列出用于自我控制的行为（如罚款、发信息、告诉朋友等）。

我要改变的行为	改变行为的好处	我愿意为此做什么（罚款、发信息、告诉朋友等）

工作表 6.4

检验沉没成本（1/3）

　　我们常常因为不愿意承认某件事情不会成功而坚持做它，我们愿意说服自己，继续这个事情是正确的，我们认为不能就这么放弃。例如，你买了一件夹克，却很少穿它，你把它挂在衣橱里10年。你的伴侣说："你为什么不把它扔了或送人？"你说："我不能那样做，因为这是我花很多钱买的。"即使它对你没用了，你也觉得不能放手。我们总是坚持在一个事情里不能自拔，只是想证明自己一直以来这么做没错。这被称为"沉没成本"或"花冤枉钱"。看看下面的问题，写出你对每个问题的回答。

• 在目前的情况下，继续这个行为的短期成本和收益是什么？
• 在目前的情况下，继续这个行为的长期成本和收益是什么？
• 如果再给你一次机会，你是否决定进行这宗购买或进入这段关系，你会做出同样的决定吗？为什么不？

（待续）

检验沉没成本（2/3）

- 如果你丢失了那件西装或连衣裙（或离开目前的境况），你会再买件同样的（或重新进入同样的境况里）吗？为什么不？

- 你是否因为沉溺于沉没成本而牺牲了其他机会？例如，你是否因为坚持某些没有未来的事情，而放弃了其他可能的恋情、工作或学习机会？若坚持原来的决定，其机会成本是什么？

- 随着时间的推移，你的决定有没有可能收益越来越小，成本越来越高？如果是，那么这件事的性价比是不是就变了？

- 你最开始做这个决定的时候，是否掌握了所有信息？而现在掌握了新的信息，你是否觉得这个事情和原本预期的不太一样？

- 你一直坚持这个错误的选择，是不是依然希望最终能证明自己是对的？证明自己是对的，比让自己快乐还重要吗？

（待续）

检验沉没成本（3/3）

- 如果让你旁观一个和你陷入了相同境况的人，你会劝他继续待在那还是跳出来？

- 放弃沉没成本是否意味着你做了一个好决定而不是坏决定？

- 你是否会敬佩一个放弃了坏投资的优秀决策者？

- 你是否过度担心放弃沉没成本之后的短期难受程度？暂时的难受有没有可能换来长久的解放？

- 你以前有过放弃沉没成本的经历吗？你是否为自己能走出来感到高兴呢？放弃之后，有没有什么积极的后续结果？

工作表 6.5

情绪和决策

　　有时候，做决定是基于当时的心情或情绪引发的思维。例如，悲伤或焦虑的时候，我们可能会基于一个悲观的看法做决定。安全和幸福的时候，我们可能会基于积极情绪做决定。在左栏，写下你当前或过去曾经考虑过的决策。在中间栏，写出如果情绪低落或焦虑，你会如何看待这个决策。在右栏，写下如果感觉幸福或安全，你会如何看待这个决策。你发现区别了吗？

我考虑的决策	处在消极情绪中的我会怎么想	处在积极情绪中的我会怎么想

工作表 6.6

决策并同时关注损失和收获

在决策的时候，我们常常更看重亏损而不是收益。我们可能会把改变或尝试新行为看作要失去已有的利益。不过，我们也可以把决策看成一种收获。请检验现在或过去曾做过的决策，你主要根据可能的损失还是可能的收获做出这个决策？有没有更平衡的方式让你做出决策？

可能的决策	如果我聚焦于损失，会怎么样？	如果我聚焦于收获，会怎么样？

工作表 6.7

回避后悔

考虑替代方案时，我们常常关注以后是否会为了现在的决定而后悔。结果我们总是不愿做出改变，或者选择那些更安全、更大众的选项。有些人试图通过以下方法避免后悔：选择"大众普遍"的方案、从别人那寻求确定、要求别人替自己做决定、等待很长的时间、不停地采集信息、不去想这个决定，等等。想想你已经做过或正在考虑的决定，挑选其中一个写在下面。然后想想你采用了哪些避免遗憾的策略，写在右栏。你觉得这个方法对于做决策起到了什么作用？

我考虑中或考虑过的决策：＿＿＿＿＿＿＿＿＿＿＿＿＿＿＿＿＿＿＿＿＿＿＿＿＿＿＿＿＿＿＿＿＿＿

	例子
拖延很久	
按别人说的做	
关注不做改变的理由	
寻求很多保证	
让别人替我决定	
努力不去想这件事	
其他	

工作表 6.8

现在的自己和未来的自己会做的决策

　　决策时，我们常常聚焦于当前或一会儿之后的感受：也就是专注于短期问题。但如果考虑一年以后或十年以后的感受，为"未来的自己"做决定，会怎样？对未来的你来说，某些问题也许更重要。这可能会影响你现在对事物的看法。在下面的工作表中写下你正面临的决定，想一想，如果做了这个决定，在接下来的 1 分钟里什么是最重要的。假如让你进入一台时间机器，那么从现在开始一年后及十年后什么是最重要的。你发现了什么？拿过去做过的一些决策试试吧。

我正在考虑的决策	现在看起来重要的是什么	未来的自己：一年后	未来的自己：十年后

工作表 6.9

过去、现在、未来的奖赏行为

　　参与能产生满足感和意义感的活动，是让人感觉良好的最佳方法之一。奖励和快乐的来源越多，感受就会越好。在工作表的左栏，记下你过去喜欢的活动——它们可以是非常简单的活动。在中间栏，列出你现在能参加的好活动，在右栏列出你未来可能参加的活动。如果你多多参与这样的活动，你觉得自己会有什么感觉？

我过去做过的事	我现在可以做的事	我未来可以做的事

工作表 6.10

比较不同选择的风险

　　我们经常试图通过不作为或极其小心谨慎来将风险降至最低，但每个决定都是风险对风险的关系。世上没有无风险的决定。请你选择现在正在做的和曾经做出过的决定，分别列为选项 1 和选项 2。请你分别考虑做或不做该选项的风险或坏处。如果试图避免所有风险，对你会有什么影响？

我考虑的决定	做的风险	不做的风险
选项 1		
选项 2		

第七章
应对和评估侵入性思维

侵入性思维、图像和冲动是各种疾病（强迫症、广泛性焦虑障碍、创伤后应激障碍、社交焦虑症、惊恐障碍、健康焦虑症、精神分裂症和躯体变形障碍）的核心特征，也是抑郁性反刍和慢性焦虑的成因。这些是自发产生的想法或画面，从个人的角度来看具有相当的可信度，并且给来访者本人带来了不快。就强迫症而言，来访者会体验到许多侵入性思维（例如对污染的恐惧或对犯错误的恐惧）。来访者觉得这些想法不可容忍，是不祥之兆，必须通过洗涤或检查等行为来消除。强迫症来访者通常认为思维和行为（或思维和现实）是等同的，即"如果我觉得我可能会用刀捅某个人，我就必须要消除这种想法或避开那个人，否则它就会成真"。"一有想法就成真"的病态思维导致了相当多的强迫症思维和行为：他们认为思维是危险的，需要控制，并且不能容忍。此外，来访者会持续进行对"危险思维"的消除活动，直到感到"安心"为止，也就是说，他必须观察到思维或冲动消退了，才会感到"安心"。

就广泛性焦虑障碍而言，侵入性思维会使人对未来产生反复的担忧。焦虑者担忧的未来可能永远不会发生，而他们会过度预测负面结果、要求确定性、贬低积极结果、低估自己应对实际问题的能力。就创伤后应激障碍而言，侵入性思维使人体验到各种想象画面、感觉、记忆、思维或冲动，让人想起原先的创伤事件。例如，一个曾遭到残酷殴打的人可能会在床上躺着怎么也睡不着，总觉得一旦放松警惕，就会有人来袭击他。他很容易受到惊吓，当风吹过窗户、发出声响，他就会认为又有人破窗而入了。创伤后应激障碍来访者在面对与原始创伤情境类似的刺激时，可能会立刻产生强烈的图像思维和感受。这些侵入性画面、思维和感觉是那样的栩栩如生——"它现在正在发生！"由于对这些侵入性思想的恐惧，创伤后应激障碍来访者经常用酒精和药物麻痹自己，让自己的感官变迟钝，他们还会避开潜在的会唤起他们可怕记忆的情形。同样，惊恐障碍的特征是，来访者认为身体感觉（心跳加快、头晕）是灾难性事件的迹象，如心脏病发作、崩溃或失去控制。在这种情况下，身体感觉就是"入侵者"，除非可以让来访者确立安全感，否则他们会一直将这些身体信号等同于灾难的发生。因此，惊恐障碍来访者可能会做出一些安全行为（例如，让别人陪他们一起上街），检查心率确定自己是否正在失去控制，避免任何可能出现危险感觉的行为（例如，游泳）、寻求医生的确认，服用可能抑制这些感觉的药物（例如，选择性 5- 羟色胺再摄取抑制剂、β 受体阻滞剂），等等。就健康焦虑症而言，侵入性思维伴随着对"症状"的过度警觉，这些"症状"是指任何身体感觉或身体不完美，来访者会认为它们是威胁性疾病的表现。比如，痣就是皮肤癌，消化不良就是胃癌，等等。他们会把各种侵入性思维、画面等归入"自我疾病模型"，一出现关于某种疾病的想法，他们就觉得自己已经患病或马上就要患病，而且必须马上采取行动。

就精神分裂症而言，妄想和幻觉就是侵入性思维。来访者认为被坏人盯上的妄想并不应该被抵制或压制，因为它们描绘的是真实存在的危险现实。对他们来说，侵入性思维是一个信号，提醒你必须要开始警觉了。偏执的人可能会将他的迫害妄想视为一种上天赋予的禀赋，因为那可以保护他免受进一步的伤害，这一点上，他们和强迫症来访者的态度是类似的。最后，就躯体变形障碍而言，身体或面部的轻微瑕疵会被认为丑陋、肥胖或畸形，来访者要么通过照镜子进一步自我检查（自我监测），要么避免观察特定的身体特征。例如，那些认为自己太胖的人（客观来讲可能并不超重），可能会在镜子里观察自己的肚子、用放大镜放大某个身体部分、捏自己的肚子、寻求心理安慰、过度运动、吃低热量饮食、吃泻药，或者避免暴露自己以免被公开羞辱，等等。

目前已有许多认知行为方法来解释侵入性思维或画面的产生，以及人们对此的评估和回应。例如，患有强迫症的人经常会将侵入性思维、画面和冲动视为有害的、个人相关的、危险的、需要负责的以及需要抑制或消除的（Purdon, 1999; Purdon & Clark, 1999; Salkovskis, Forrester, & Richards, 1998）。因此，来访者会把侵入性思维的出现（例如，"我的手被细菌污染了"）看成：与个人相关（"因为有什么不对劲，我就得这么想"），需要采取行动（"我得洗手"），赋予责任（"如果我不洗手，我就会生病，这都是我的错"），以及需要消除进一步的侵入性思想（"如果这种想法不消失，我就要一直做某件事"）。这些评估和控制策略导致对思维的自我监控，把某种想法的出现当作危险预测因素，然后激活各种控制策略和避险策略，例如中和法（neutralization）、有魔力的安全行为（magical safety behaviors）或回避这些想法可能发生的情境，等等。

在本章，我们将总结各种技术来解决侵入性思维或不必要的思维。这些技术中有许多与元认知治疗、接受与承诺疗法，以及用于解决强迫症中的侵入性思维的综合认知行为治疗模型一致。这些技术可用于多种问题，比如，各种焦虑症、创伤、抑郁症，甚至是具有精神病性妄想特征的侵入性思维。在第八章，我会总结各种可用于焦虑和思维反刍的技术，本章提到的处理侵入性思维的技术也可在其中予以应用。

技术：正念脱离

概述

侵入性思维其实并不一定总会干扰正常的思维。Wells 和同事们创立的复杂而有效的"元认知治疗"曾提到，侵入性思维的内容不重要，是否影响了原有的思维才比较重要。根据 Wells 的观点，只有当个体过度关注侵入性思维的时候，才会激发认知注意综合征（cognitive attentional syndrome, CAS）。关注侵入性思维的个体会感到焦虑，反复琢磨该思维，最终更加焦虑，并变得抑郁。正念脱离（mindful detachment）技术可以让个体停在那里，仅仅是观察，不对侵入性思维做任何干预、控制或评价。这种做法的要义是，让你仅仅注意到侵入性思维出现了，它就像一片云彩从空中飘过，你可以把侵入性思维看作一个推销电话，你没有接听，你也可以把它想象成一列火车，来了又去了，你就站在站台上看就好了。与 Roemer 和 Orsillo（2002）提出的正念方法类似，元认知模型中使用的正念脱离技术认为，对侵入性思维最有效的干预方法是不做干预。该技术证明，如果不去有意控制一个思维，这个思维就会变得不再重要，进而自己消失。

提问或干预

"你可能发现自己脑海里经常出现一些并不被期待的思维。你会关注这些思维，试图去解释和摆脱它们，也可能想要回答它们提出的问题，想要做点什么事去回应。就好像这些思维劫持了你，你完全无法逃离。现在我们来尝试一种新方法，它可以让你注意到这些思维，观察它们，而不做任何事。这个技术叫作'正念脱离'，它让你注意的这些思维发生了，你可以后退一步站在那，就这样由它们去，不做任何干预。我们可以用一些比喻来描述这个过程。"

示例

治疗师：你说，最近你的脑海里总是出现一些想法，觉得自己有一天会死，这让你感到很焦虑，因为你想知道生命的意义，想知道如果有一天死了，你的妻子和孩子要怎么办。但你现在只有 36 岁，身体健康，你并不真的觉得自己会那么快就死掉。

来访者：我知道整天琢磨这些很无聊，但是这些想法整天往我的脑子里钻，我甩都甩不掉。

治疗师：你越想甩掉它们，它们就反扑得越厉害。如果我让你不要去想大白熊，你觉得能坚持多久不去想大白熊？

来访者：啊，我已经想起来一只了。

治疗师：所以，压抑思维是没用的。你脑海里一飘过那些思维，你就觉得必须为这个问题找到一个答案，比如说，你觉得必须找到生命的意义。就好比你让思维牵着鼻子走了。

来访者：是啊，我根本没法把它们从脑子里赶走。

治疗师：也许我们可以换一种方法，你仅仅是观察这些思维，不做任何事。

来访者：这怎么可能？

治疗师：嗯，想象一下，你仅仅是站在那儿观察它，不做任何事。就好像听到了来自遥远街头的一个声音，把它当作背景噪音好了。

来访者：这可能会让我更自如一些吧。我就不会那么死盯着它了。

治疗师：是的。以前，一旦这个思维出现了，你就立刻丢下手头的事情逃跑，试图甩掉它，但其实是在追着它跑。

来访者：这简直快把我逼疯了。

治疗师：所以，来想象这样一个情景，假设你接到一个营销电话，你会花很长时间跟业务员交谈吗？

来访者：当然不会，我会告诉他们我没有兴趣。

治疗师：那么你能不能把侵入性思维当作营销电话呢？

来访者：（笑）啊，好像确实是这样的。

治疗师：你就是接了个电话，然后挂掉就行了。或者你已经注意到来电显示是个广告，压根不要接。还可以举个例子，这就好像你在火车站等候开往波士顿的列车，这期间，站台上停靠了开往纽瓦克、新泽西的火车。你会上车吗？

来访者：当然不会。那不是我的车。

治疗师：是的，侵入性思维也是这样。你只是看到有辆火车停着，但它和你没什么关系，所以你不会上车。

来访者：如果我能做到这样，那就太好了。

治疗师：你还可以把它想象成看天上的云，来来去去，云卷云舒，你只要看着就好了。

来访者：听起来很放松的感觉。

治疗师：所以，侵入性思维就是营销电话，是站台上停靠的过往列车，是天边飘过的一朵云。

来访者：能这么想真的太酷了。

治疗师：你会花时间看垃圾邮件吗？

来访者：不会啊。

治疗师：所以要明白，你要做的最重要的事，就是什么也不做。

作业

治疗师应告诉来访者，我们的目标是观察思维，不要试图去压抑、跟随、驳斥或评价，总之，不要做任何事。思维仅仅是思维。置身事外地去观察它，可以把它想象成无须应答的推销电话，或者邮箱里的垃圾邮件，把它当成天空中飘过的云，或者站台上飞驰而过的列车（Wells, 2000a, 2008）。来访者可以使用工作表 7.1 来脱离并观察思维，然后用工作表 7.2 来练习接受侵入性思维的存在，让它怎么来就怎么去。图 7.1 是一份样例，一名来访者在正念思维的指导下进行练习。

后退一步并观察思维时，我注意到的让自己分心的事	仅观察，让思维自由来去的优点	仅观察，让思维自由来去的缺点
我总是想着需要做什么，就好像一定要寻找到答案。然后我开始想，我这么做到底有没有用。我注意到街上车辆开过的声音。我也注意到自己坐立不安。	我觉得，如果只是观察思维，而不去抓住它，我就能更放松。好像每次思维出现的时候，我都觉得必须跟着它走，必须为它找到答案。	我害怕错过了什么重要信息，害怕没有做出应做的事。但其实我也不知道该做什么。

图 7.1　练习正念脱离

可能存在的问题

有些来访者说，他们很难跳脱出来并仅仅去观察思维。他们觉得，思维就像一块磁铁，吸着他们走。对于这种被思维强行绑架的现象，可以这样解释："想象一下，老板忽然走进办公室跟你说：'我有些紧急的事要跟你讨论。'你会跟他说你现在没法谈，因为你正在处理你脑子里的思维吗？"或者治疗师也可以先让来访者注意自己的侵入性思维，然后让他们描述屋子里所有绿色和蓝色的东西，越详细越好。在做完这个分心练习之后，治疗师再问来访者，刚才的侵入性思维怎么样了。这里的要点是，当思维出现时，你可以去注意它，也可以不注意它，你可以自由选择，就好像一通推销电话或一列过往列车，它们来了又去了，不能绑架你，不能拿你怎么样。

相关技术

相关技术包括，接纳、分配焦虑时间、从阳台上观察、正念呼吸练习。

工作表

工作表 7.1（正念脱离）；工作表 7.2（把思维想象成推销电话：别接）。

技术：思维气球

概述

本技术和正念脱离类似，它指的是，把思维、冲动、情绪想象成一个飘在空中的气球。来访者可以想象手里有一根线，线连着这个气球，他可以围着气球起舞，随意挥舞绳子，看着气球在空中上上下下。当然，来访者也可以选择松手，让气球飞向空中，越飞越远，最后消失不见。该技术是为了帮助来访者把自己和思维分开，改变"我就是我的思维"这个不良信念，用新的信念"我的思维是独立的，它可以飞走"代替之。

提问或干预

"把你的侵入性思维想象成一个气球，这个气球里包含着困扰你的思维、情绪和冲动。你可以把它想象成生活中见到的一个普通气球。它可能是红的，可能还有个小丑的脸画在上面。你握着气球的绳，在空中挥舞，它会跟着动来动去。然后，一阵风吹来，你松了手，它飞了。它慢慢地飞向天空，似乎停顿了一会，终于越飞越远。"

示例

治疗师：有时候，思维的力量太强大了，它几乎要吞没我们。它入侵了我们的脑袋，控制了我们。我们把这种思维叫作"侵入性思维"，因为它总是突然闯入，不由得我们掌握，让我们很困扰。你有这种现象吗？

来访者：有，我总是想，我可能会永远一个人。

治疗师：也就是说，你的思维突然进入脑海，你就跟着它走了。听起来好像你的思维劫持了你。

来访者：差不多就是这样，感觉这个思维就是赖着不走了。

治疗师：你努力了，但是没法把它赶走。现在我们换一个角度。想象你是自己，你的思维是一个停在脑子里的气球。我们把它叫作"思维气球"。想象它是一个红色的气球，就跟生日会上小孩手里拿着的气球是一样的。你握着气球的绳子，来回地甩着，气球上上下下地乱动。你能想象出来吗？

来访者：嗯，我想象出来了。

治疗师：现在，想象你要出去散步，你手里握着绳子，气球就飘在你的脑袋上方。你感到一阵微风吹过，你发现气球随着风轻摆，但你没有松手。

来访者：嗯，感觉很好。

治疗师：现在，你决定要松开绳子了。想象这个气球摆动了一下，在风中飘荡，然后摆动得更厉害了。

来访者：我看到了。

治疗师：这个气球还在飘，你能看见它停在那。你看着它。你想知道它会去哪。它继续在那停了一会，然后飞走了。

来访者：我喜欢这样。（笑）

治疗师：所以，做了这个思维气球的练习，你会发现，你并不是你的思维，因为思维都在这个气球里。你没办法消灭思维。假如这个气球真的很大，特别特别大，就跟感恩节游行上梅西百货的气球那么大，比你还大。你想要抓住它，把它抱在怀里，那它可能就会带着你一起飞走。这就是为什么你的思维有时候会劫持你。

来访者：啊。

治疗师：但是在我们刚刚做的练习里，这个气球很小，是我们平时在聚会上见过的那种气球，可能还有个小丑的脸画在上面，它就在你身边飘着，你能看见它。你让它飞走就好了。

作业

治疗师可以引导来访者使用工作表 7.3 来观察问题思维，把它们想象成思维气球。来访者可以详细描述这个气球的颜色、图案，甚至可以想象身边有一堆气球，每个气球都包含着一种思维、感受或冲动。这些气球就是在一场专门为侵入性思维举办的聚会上提供的，来访者可以握着这些气球的绳，随意挥舞。然后，想象自己松开手，让它们飞，看着它们越飞越远。图 7.2 是一名来访者使用思维气球技术的样例。

对侵入性思维的想法或感受	让气球飞走之后我的想法或感受
我总是想，我可能会永远一个人了，这让我非常痛苦。我没办法把这种想法从脑子里赶出去。我的脑子里总是出现这样的画面：我孤零零地躺在公寓的床上，孤独、悲伤，被绝望感所环绕。	这让我觉得，我可以在几分钟之内就让这个思维走开。只要看着它飞向天空，慢慢消失，就可以了。我喜欢想象气球上有个小丑的图案。就好像说，我根本没必要把这个思维太当回事。我能看到自己松开握紧绳子的手，让气球飞走。

图 7.2　用思维气球技术让思维离开

可能存在的问题

有些时候，侵入性思维的内容比较恐怖，来访者很难想象出气球上有什么搞笑的图像。这时，来访者可以把侵入性思维想象成一个巨大的气球，比他自己还大。然后，运用想象重建技术，想象自己给这个气球放气，打开排气阀，用力挤它，想象自己听到了气球跑气时的呲呲声。现在，气球变得小了一些，来访者就可以想象自己走在公园里，手里拿着这个小气球，再进行后续的处理。

相关技术

相关技术包括，正念脱离，把思维想象成别的东西（如站台上的列车、天空中飘过的云、推销电话）。

工作表

工作表 7.3（思维气球）。

技术：检验思维行为混淆

概述

许多人对侵入性思维深恶痛绝，因为他们把不良思维的出现等同于不良行为的增多。这就是"思维行为混淆"，某种程度上讲，这几乎概括了所有焦虑的本质（Rachman & Shafran, 1999; Rachman, 2003）。例如，担心被污染的来访者相信，自己已经被污染了；担心自己有暴力行为的来访者相信，他们必须甩掉暴力想法，否则就会付诸实践；担心自己发疯的来访者相信，思维会让他们最终发疯。因此，他们觉得必须监控思维，他们害怕思维，他们潜在的信念就是：思维等同于现实。

提问或干预

"你可能觉得，产生了这个思维就代表将会发生这样的事。因此，如果你觉得自己会被污染（或者发疯、做出暴力行为、做出色情行为等），你就会相信，你的思维预示着现实（行为）。相信思维会成为现实或者会产生行为的现象叫作'思维行为混淆'，这是构成焦虑的重要部分。每天，大脑会产生各种各样的思维，但你会注意到某些思维并觉得它们很危险，因为你相信它们预示着什么。比如，如果让你写下最爱的人的名字，然后让你写下'我希望（刚才写的那个名字）出车祸'。你会不会觉得很难下笔？大部分人会这样。因为我们总是觉得，把不想发生的事写下来，这件事就会发生，这让我们感到害怕。然而从逻辑上来想，无论写出任何事，都不代表这件事会发生。不会因为谁在纸上写了什么就发生了车祸。我举这个例子只是为了证明，我们每个人都会犯'思维行为混淆'的错误。"

"然后我们再来看看，面对思维，你会如何回应。你是否相信，拥有这样的思维就必然会做出相应的行为？思维和现实是等同的吗？它们有什么不同？假如你去看医生，你告诉他，你觉得自己得了肺炎，他会怎么做呢？是检验你的思维？还是给你测体温、听肺音、拍 X 光片？思维和事实到底有什么不同？你是否有过想去做什么事结果并没有做那件事的经历？当时是怎么回事？"

示例

治疗师：有时候我们很害怕自己的思维，因为我们认为思维等同于事实。比如，你相信"我被污染了"，那你就觉得自己肯定已经被污染了。接下来，你会疯狂洗手，做任何事的时候都避免再碰到其他你认为脏的东西。

来访者：我知道，但我觉得我的思维真的很逼真。

治疗师：当然，它肯定逼真，不然你也不会这么痛苦。每次你产生这个思维，都意味着你觉得自己确实被污染了，而现实是，你变得非常难受。可是我们再进一步看看，思维"我被污染了"是否一定等同于事实上被污染了呢？

来访者：我没明白。

治疗师：好，假设你觉得自己得了肺炎，于是你去看医生。你觉得他会检查你的思维呢，还是检查你的身体？

来访者：当然是身体。

治疗师：可是如果你的思维出了毛病，那它可能也需要拍一个 X 光片。

来访者：这听起来太荒唐了。

治疗师：这和你在产生了"我被污染了"的思维之后就相信自己确实被污染了是一样的。

来访者：对，我就是这么感觉的。我一有这个思维，就觉得必须去洗手。

治疗师：是的，我明白。这就是所谓的"思维行为混淆"，就是把思维和事实等同起来了。但是思维只是大脑里的生理现象和电信号。想想这句话："周围全都是斑马。"连着重复十遍。

来访者：（重复"周围全都是斑马"。）

治疗师：有斑马吗？

来访者：没有。（笑）

治疗师：好，现在再来看这句话："我被污染了。"重复这个思维。

来访者：（重复"我被污染了"。）

治疗师：感觉怎么样？

来访者：我觉得我被污染了。

治疗师：所以，思维成了现实，你出现了思维行为混淆，或者说思维事实混淆。你想着"我被污染了"，然后就觉得自己被污染了。如果把这个思维当成一个不相关、不重要的背景噪音，会怎么样？

来访者：那我可能会觉得放松多了吧。

治疗师：好，请闭上眼睛，聆听周围的声音。

来访者：（闭眼）

治疗师：听到了什么？

来访者：我听到外面街道上汽车开过的声音，还有空调的声音。

治疗师：好，但是在我要求你闭眼倾听之前，你根本没注意到这些。你把这些都当成了背景噪音。你完全可以用相同的方式来对待你的思维。

作业

来访者可以列出困扰他们的思维（或画面），并写出为什么这些思维（或画面）困扰他们。例如，他们觉得这个思维代表什么事真的发生了或将要发生吗？来访者可以思考，思维和行为或事实之间，到底有什么不同。来访者是否有过想着什么事但最终这件事并没有发生的经历？当时是怎么回事呢？来访者可以使用工作表 7.4 来做这个练习。图 7.3 是一名来访者填写的样例。

困扰我的思维	我觉得它意味着什么——如果我拥有这个思维，会怎样？	思维和事实有什么区别？
我用手摸过别人坐过的椅子之后，我就被污染了。	我觉得，如果不立刻去洗手，我就会越来越焦虑。	我觉得被污染了，不代表我真的被污染了。我们每天都会触摸很多东西，这不代表我们会生病。如果摸了什么就生病，那大家都得天天生病了。我的思维和事实并不是一回事。

图 7.3   检验思维和事实

可能存在的问题

有些来访者可能宣称，他们的思维就是真的。比如，一名来访者说："这不是我编出来的。我就是这么想的。"他们可能确实观察了自己，但他们混淆了一件事，观察自己的心理活动不等同于观察自己的外部行为。为了说明思维行为混淆现象，治疗师可以让来访者闭上眼睛，想象一匹斑马，尽可能详细地想象这个条纹动物的每个细节，想象你看着斑马徜徉在草地上，上去摸它，和它一起玩，想象斑马对你说："谢谢。"然后治疗师说："现在请你睁开眼看看，你面前有斑马吗？拥有一个如此栩栩如生的想象画面不代表现实也是如此。"另外，治疗师还可以用悬浮椅子的比喻来说明这一现象："请你用想象努力地使这把椅子悬浮在空中。"结果当然什么都不会发生。再有，治疗师可以询问来访者，他是否曾经发现过，他的侵入性思维是错的。如果思维和现实是一样的，为什么他曾有过错误的思维呢？

相关技术

相关技术包括，区分思维和事实、把思维和感受联系起来、正念脱离、思维气球，以及接纳。

工作表

工作表 7.4（检查思维和事实）。

技术：思维是否与我有关

概述

关于焦虑障碍和信念反刍，其中一个关键点是，人们相信特定的侵入性思维与他们个人相关。例如，患有强迫症的个体认为，他产生了有关污染的思维，代表他身边有污染源（Clark, 2005; Purdon, 2009）。患有广泛性焦虑障碍的个体认为，他会产生有关考试通不过的思维，说明他确实学习不够努力。强迫症来访者相信，不良思维反映了他们内在的邪恶面，而其实正常人大都会有类似的思维，只是他们不认为这些思维跟自己有关系。因此，问题不是消极思维本身，而是把思维和自己联系起来，来访者觉得自己有问题、应该受到谴责，他们觉得自己很危险，甚至预测将有不好的事情发生。治疗师可以检验来访者的信念是否与个人相关，即是否与思维者本身相关。

提问或干预

"当脑子里飘过一些想法的时候，我们总觉得那和我们有关。我们也许相信，如果拥有关于暴力、性、诅咒或者其他不道德内容的思维，就代表我们是这样的人。例如，你脑子里有关于暴力的想法，你可能就觉得你真的会使用暴力。也许你脑子里想着污染，你就觉得自己真的被污染了。所以我们需要检验一下，拥有这些思维，一定代表我们本人就是这样的吗？"

示例

来访者：我总在想我要疯了，然后就开始担心了。

治疗师：担心什么？

来访者：担心这是个信号，说明我要疯了。

治疗师：所以，"我要疯了"这个思维似乎和你本身非常相关。就好像说，"如果出现我要疯了这个思维，就说明我要疯了。"有没有可能思维只是思维，和你没什么关系，不代表任何意义呢？

来访者：那我为什么会有这样的思维？

治疗师：是这样的，人每时每刻都在产生无数的思维，这些思维大部分来了又去，什么也不代表。你好像很相信这条思维，觉得它一定对你意味着什么。所以你就特别关注它。是这样吗？

来访者：是的，当我这么想的时候我感到非常焦虑。

治疗师：所以，因为你相信，出现这条思维就代表有什么不好的事要发生了，所以你就特别关注它，总能发现它，结果最后你就想："既然这个思维反复出现，一定说明哪里不对！"

来访者：这是个恶性循环。

治疗师：既然这个思维出现得如此频繁，为什么你还没疯呢？

来访者：我也不知道。可能马上就疯了吧。

治疗师：那么，如果你有这样一条思维，你觉得自己马上就要中彩票了，你会觉得接下来买彩票中奖的概率提升了吗？

来访者：不会，当然不会。

治疗师：所以，思维可能和现实一点关系都没有，它们可能就是随机出现的心理现象。

作业

来访者可以识别出困扰他们的思维，想想为什么这个思维的出现如此困扰他们，为什么该思维与他们相关。例如，"出现这条思维，是不是代表我思维混乱、失去控制，或者要发生什么不好的事了？什么人才会有这样的思维？"然后再看看，这个思维为什么和他们本人无关。例如，那些有性幻想或暴力幻想的人，一定会付诸实践吗？如果把思维和个人分离开，有什么好处？有什么坏处？来访者可以使用工作表7.5来做这个练习。图7.4是一名来访者填写的样例，他总是觉得自己要疯了，所以感到非常焦虑。

困扰我的侵入性思维或画面	为什么它和我无关	如果我把思维看作和我无关，对我有什么好处？
我总是想，我一焦虑就会失去控制，就会发疯。我觉得自己被撕裂了。	只是觉得我会发疯不代表我真的会疯。我每天都会有许多思维，但是它们什么也不代表，它们不能预测有没有坏事要发生。关于我会发疯的这个思维已经在脑海里反反复复盘桓了几个月了，我现在也没有发疯。	那应该很好，因为我可以把思维当作背景噪音，不去注意它。我可以享受生活，集中精力好好工作。

图7.4　这些思维真的和我有关吗？

可能存在的问题

有些来访者会辩解说："这肯定和我有关，因为这是从我的脑子里冒出来的思维。"这时，治疗师可以告诉来访者，我们常常会特别关注那些侵入性思维，因为它们总是显示我们不想去做或害怕的事。例如，一名来访者总是产生关于性和暴力的思维，他很害怕这些思维和他有关，害怕他是一个不好的人。可是他能这么想，也许恰恰说明他是最不可能去做这种事的人，这大概是该思维唯一与他有关的地方。

相关技术

相关技术包括，检验逻辑错误、与思维辩论、思维气球、正念脱离。

工作表

工作表 7.5（这些思维真的和我有关吗？）。

技术：欢迎访客

概述

许多来访者都想尽力摆脱侵入性思维，他们想要压抑它、消灭它、躲避它，不惜一切代价。他们的假设是，出现侵入性思维是一件非常恐怖的事，我们必须打败它或摆脱它。可是，越压抑越挣扎，挫败感就越强，反过来更强化了这个思维的可怕之处。来访者可以使用"欢迎访客"技术把思维想象成一个不速之客。不必非得把访客扔出去或冲其大喊大叫，可以欢迎他的到来，友善地对待他，甚至为他开辟一小块地方。如果用幽默的方式来形容侵入性思维，那它就是预约了心理咨询的来访者。

提问或干预

"我们总是觉得，让某些思维如影随形地跟着，是一件非常糟糕的事。因而必须摆脱这些思维。可是也许可以换一种做法，把思维当作访客，欢迎其到来。甚至可能将其视为某个让你心怀歉疚的人。现在我们一起读读这个小故事（见工作表 7.6），想象一下你正在欢迎这名思维访客。"

示例

治疗师：有时，我们觉得必须摆脱那些困扰我们的思维。我们试图压抑，结果反而更焦虑，甚至开始愤怒，因为思维会卷土重来。那么如果把思维当成一名受欢迎的访客呢？

来访者：访客？什么意思？

治疗师：假设你的思维是一名拜访者，比如是一个性格古怪的远房阿姨，你可能对她心有芥蒂，但还是会礼貌地接待她，尊敬地对待她，你会表现出见到她很高兴的样子。你知道她有点古怪，她身上有很多你不喜欢的地方，但你还是接受她，欢迎她的到访。

来访者：好吧。

治疗师：现在，我给你讲一个小故事，是关于一名不速之客的。（讲故事）听了这个故事，你能不能想象一下，你的侵入性思维就是一名访客？只需要对它友善一些、幽默一些，让它做自己就好了。

来访者：我从没这么想过。这听起来挺有意思——我的思维来了，它想跟治疗师聊一聊？

治疗师：是的，治疗师只需要友善地接待这个思维，让它自在些就好了。治疗师发现，这个思维其实特别孤独，它就是想引起别人的注意，它是一个没人理睬的、寂寞的思维。

来访者：（笑）真是个有趣的故事。

治疗师：接下来的一周，请你按照这个故事进行想象。你可以反复阅读这个故事，然后告诉我你都想到了什么。

作业

治疗师可以让来访者阅读故事《哦，我的思维》，想象自己接纳了思维，仅仅把它当作一个普通的访客。礼貌地对待它，对它说："我听到你的话了，我理解你的感受。"把思维想象成是一个孤独的、悲伤的、只是想和别人倾诉的人。

可能存在的问题

有些来访者认为，这种方法是在取笑他们的思维，这个练习根本没用。在我的咨询实践中，很少遇到这种情况，但还是有可能。如果遇到这样的来访者，一定要告诉他们，这个练习和这个故事的重点是向我们证明，我们常常把思维太当回事了，其实只需要退开一步，把思维当成一名希望引起我们注意的访客，接纳它就好了，不必挣扎，也不必压制。

相关技术

相关技术包括，思维小丑、思维气球、接纳，以及区分思维和事实。

工作表

工作表7.6（思维访客）。

技术：思维小丑

概述

　　人们总是把侵入性思维看作不友好的、危险的、有问题的东西，觉得必须打败它或消灭它。"思维小丑"技术是让来访者把思维想象成搞笑、愚蠢的小丑，它在你身边跳着滑稽的舞蹈，嘟囔着没有意义的废话。如果能把思维外化成幽默的视觉形象，来访者就可以让思维自由流淌，平静地观察它，不再恐惧和回避，仅仅是接纳它，把它当作背景噪音，不必太当回事。

提问或干预

　　"有时候，我们觉得侵入性思维很烦，是因为我们太把它当回事了。因为这个思维一直在说不好的事情，我们就觉得它肯定是危险的，简直忍受不了，似乎必须得做点什么。但是换个角度，也许我们可以把侵入性思维看成一个滑稽的小丑，它在我们身边起劲地跳舞，发出各种声音，就是想让我们笑。想象一下，这个小丑发出了尖锐的叫声，穿着巨大的鞋子、戴着巨大的手套，拼命跳舞。如果你把这个小丑当成背景，接纳它的存在，但是不过于注意，会怎么样？"

示例

　　治疗师：看起来你非常在意消极思维，它像研究焦虑问题的专家，不停地告诉你要惊恐发作了。每当这种思维出现的时候，你都像在听权威的诊断，你觉得这太严重了，结果更焦虑。

　　来访者：一出现这种思维我就吓坏了。

　　治疗师：那么我们看看，如果把这种思维想象成一个滑稽的小丑，会怎么样。请你想象一下这个小丑，他穿着不合脚的大鞋子，头发乱糟糟的，发出奇怪的叫声。他尖着嗓子冲你说（用尖细的声音）："你要惊恐发作了！"然后这个小丑在你身边跳来跳去，边跳边唱："你要惊恐发作啦！"

　　来访者：这个画面挺滑稽的，小丑。医生，你学这个声音学得很像。

　　治疗师：我知道，我练习过。（俩人都笑了。）所以，我们来做一个角色扮演吧。我来扮演小丑，我要尽力说服你相信你要发疯了，你来反驳我，你要把我当作一个真正的小丑，像平常对待小丑那样对待我。明白了吗？（扮演小丑，用尖细的声音）听着！你马上要发疯啦！你要惊恐发作啦！

　　来访者：你就是个小丑。走开！

　　治疗师：我不走。我就住在这，我在你的脑袋里。我是个研究惊恐发作问题的专家。

　　来访者：你只是个小丑。我不会把你的话当真的。

　　治疗师：你肯定当真了。你觉得我像是那种会骗你的人吗？

来访者：（笑）你就是个马戏团的小丑而已。你老是跳来跳去，说些蠢话。

治疗师：（离开角色）所以，下次你再出现这样的思维，你就可以告诉自己："那就是个小丑。"

来访者：我觉得那应该相当有意思。我不会拿它当真了。

作业

治疗师可以要求来访者再次把侵入性思维想象成跳舞的小丑。练习的目的不是为了摆脱思维或小丑，而是允许思维像小丑一样在身边跳来跳去，说着各种令人焦虑的话。引导来访者看到小丑，看到思维，看看它是什么样子的（见工作表 7.7）。一名律师一直有个焦虑思维，他担心自己在法庭上会大喊大叫，他使用工作表 7.7 做了思维小丑练习，见图 7.5。

小丑长什么样	小丑说了什么蠢话	如果我把小丑当成背景噪音，我会怎么看待它说的那些蠢话？
这个小丑看起来相当滑稽，他画着夸张的笑脸，穿着巨大的软底鞋，戴着大手套。我甚至能看到他在吹一个小号，跳来跳去。	在我的想象中，他说，我会在法庭上失控，我会对着法官咆哮。	嗯，其实仔细想想，他的话真的挺没道理的，因为我从来没有失控过。这就是我的大脑跟我开的一个玩笑。有时候跳出一步看看，我的当事人和证人也总是说些没道理的话。事情就是这样。所以，我可以把它当作背景噪音。

图 7.5　使用思维小丑技术淡化不良思维

可能存在的问题

有些来访者认为，他们无法忽略思维，他们觉得，小丑练习不过是自己骗自己的把戏，骗他们忽略思维。治疗师应指出，不是忽略小丑，而是把小丑当成一个外部事件，去观察它，它看起来愚蠢又荒唐，跳着滑稽的舞蹈，唱着令人焦虑的思维内容，仅此而已。把思维视觉化，可以让来访者与思维分开一定距离，来访者仍然能听到思维的内容，但是不必太当回事。

相关技术

相关技术包括，思维访客、把思维比作其他事物，以及思维气球。

工作表

工作表 7.7（思维小丑）。

技术：放弃控制思维

概述

和思维行为混淆相关的一个不良信念是，我们必须控制、压抑思维，否则它们会失控，会让我们做出不想做的行为。因此，如果一名来访者的思维是："我会在飞机上尖叫。"她注意到了这个思维，然后尝试去压抑它，反复告诉自己："我不会尖叫。"她尽一切努力想要消除这个思维。因为她相信，不受控制的思维会导致不受控制的行为。与此相似的还有混淆思维和现实的信念：思维会导致现实的改变（即便和个体的行为无关）。可以使用放弃控制技术引导来访者检验自己的信念，看看思维到底是不是危险的，是不是必须压抑。接下来，引导来访者接受侵入性思维的存在。最后，让来访者重复："我希望（不受控思维的内容）发生。"然后询问来访者："不去控制思维，和反复重复这个思维，哪个能引发不良后果？还是都不会？"

提问或干预

"一产生侵入性思维，我们就觉得必须控制住它，否则它就会变成现实。我们尽力压抑思维，试图确保自己是安全的。有时候我们会反复向别人确认，不愿相信，思维还会回来。我们可能会陷在思维里，反复琢磨它到底是什么意思，我们需要做些什么。可是，当我们想压制思维时，它却好像有自己的想法，完全不受控制。你是否曾经试图控制过思维？有用吗？是不是越控制就越会注意到它？如果你只是让它待在那，作为背景噪音，不做任何处理，你是否就能去从事其他更有意义的活动了？"

示例

来访者：我总是有这样的思维，我快疯了。它真的很困扰我。

治疗师：为什么有这样的思维让你如此困扰？

来访者：呃，我觉得它可能真的会让我发疯。

治疗师：所以，下次出现这样的思维，你打算做什么？

来访者：我会尽力告诉自己，我不会疯。但这没用，它还会再出现。我还试过摆脱它，我告诉自己："别再想了！"

治疗师：也没用，对吧？

来访者：对。

治疗师：你好像觉得，你必须控制思维，否则它就会一发不可收拾，你就会真的疯掉。就好像你一直看着自己努力地让自己不发疯。

来访者：对。这很累。

治疗师：我能想象。假如一件事一直牵着你的精力，而你并没有试图控制它，为什么这不会让你发疯？

来访者：我也不知道。可能那件事不太困扰我吧。

治疗师：那么当你睡觉的时候，完全放松了警惕，为什么你也没有发疯？

来访者：我没想过。我也不知道。

治疗师：所以，按照你的说法，思维必须控制，如果它反复地出现，你就会发疯。

来访者：我真的很害怕这样。

治疗师：那么，假如你害怕坐电梯，于是我和你一起乘坐电梯上上下下一千次，你对电梯的恐惧会怎么样？

来访者：我觉得可能就不再害怕了吧。

治疗师：所以，我们再来看看你所恐惧的思维。跟着我说："我会发疯。"（治疗师带着来访者重复 5 分钟。）我看到你好像有点累了，都犯困了。

来访者：是的，这太无聊了。重复这么长时间之后我都没法集中注意力了。

治疗师：所以，反复说出让你恐惧的思维，会让你感到无聊，现在你也不需要再去压抑它了。

来访者：这和我以前的思路真的很不一样。只是重复而已，现在它好像自己就走了。好无聊啊。

作业

引导来访者看到自己对侵入性思维所做的尝试，他们想要淡化、压抑思维，但是反而强化了"这些思维很危险"的信念。来访者可以想一想，一天之中他们的脑海里会飘过许多其他不相关的思维，他们从来没把那些思维当回事，而那些思维也没引发什么后果。另外，要引导来访者学会仅仅看到思维，任它自由流淌即可。还可以让来访者把自己害怕的思维慢慢重复说 10 分钟。来访者可以使用工作表 7.8 来识别他们对侵入性思维所做的不良应对方式，然后使用工作表 7.9 来做"无聊技术"练习（图 7.6 和图 7.7 是两名来访者填写的样例）。

困扰我的思维	我对该思维的控制或压抑	结果
我要失控了，我要发疯了。	我试着说服自己，我没问题。	我只好了几分钟，然后这个思维又来了。

重复这个思维： "我要失控了，我要发疯了。"	0—10 评估焦虑水平（10 是最焦虑） 重复之前：8 重复 1 分钟：8 重复 5 分钟：5 重复 10 分钟：2 重复 15 分钟：1
结论：重复这个思维的次数越多，就觉得它越无聊。这让我觉得，就是有这样的思维，我也不会发疯。	

图 7.6　对侵入性思维的不良应对方式

侵入性思维	初始不适感	3 分钟后	6 分钟后	10 分钟后
我要丢工作了	9	4	3	1
老板要吼我了	8	3	2	2

图 7.7　使用无聊技术淡化侵入性思维

可能存在的问题

有些来访者觉得，让他们放弃对思维的控制很难，即便他们知道这样做很有意义，但仍然很难。他们可能会说："这个思维一产生，就很难忽略它。"治疗师可以问他们，假如有一天上班时，你正在跟侵入性思维较劲，老板忽然走进你的办公室，你敢不敢直接跟他说："我现在没空跟你说话，我正在处理我的侵入性思维。"或者，治疗师也可以让来访者描述屋子里所有蓝色和绿色的东西，描述完后问他们，在这个过程中是否还能想着自己的侵入性思维。

相关技术

相关技术包括，思维气球、思维访客、思维小丑，以及正念脱离。

工作表

工作表 7.8（对侵入性思维的不良应对方式）；工作表 7.9（无聊技术）。

工作表

工作表 7.1

正念脱离

　　有时候，一个思维出现在脑海中，就很难让它离去。我们似乎被这个思维劫持了，跟它纠缠不清，并且觉得它非常重要。正念脱离技术可以让你暂时后退，观察这个思维，就像看电影或看天空中的云朵一样。试试每天用 10 分钟时间，仅仅是观察思维，不做任何其他干预。无为就是目标。观察它，任它离去。做完正念脱离练习之后，请填写下面的工作表。在左栏，记下在你观察该思维时让你分心的事情。你有没有想到其他事情？你分心了吗？仅仅观察思维而非参与、应答或遵守思维，这样做的优点是什么，将此写在中间栏。在右栏，写下仅仅观察而不去干扰思维的缺点。

后退一步并观察思维时，我注意到的让自己分心的事	仅观察，让思维自由来去的优点	仅观察，让思维自由来去的缺点

工作表 7.2

把思维想象成推销电话：别接

在这个练习中，把思维想象成另外的东西。比如，把思维想象成一个你不会接听的推销电话，或者一列从站台驶过的火车。你没有必要接听电话或者登上火车。让自己和思维脱离，让思维自由离去，追踪和记录你做完这个过程的感觉。

把思维想象成一个你不会接听的推销电话，或一列从站台驶过的火车	不接这个电话，或者就这样看着火车离去之后，有什么感觉	这样对待侵入性思维有什么好处?

工作表 7.3

思维气球

　　把侵入性思维或不舒服的感觉想象成是一个气球。想象气球被一根绳子拴着，你拿着绳子，在空中挥舞着气球。现在，你松手放开绳子，气球飘在空中，然后轻轻飘走。你可以每天坚持做这个练习，处理困扰你的思维。做思维气球练习之前，请先记下你对该思维的想法。为什么这个思维会困扰你？然后，在气球飞走之后，再写下你的想法。

对侵入性思维的想法或感受	让气球飞走之后我的想法或感受

工作表 7.4

检查思维和事实

我们常常会产生一些思维或想象，有时，我们相信思维或想象意味着事情真的会这样发生。我们可能会觉得，产生这样的思维意味着失去控制，或者将发生对自己或他人不好的事情。这被称为"思维行为混淆"。但其实思维与事实不同。思维只是脑中的一个现象。在左栏，列出困扰你的思维。在中间栏，列出你对该思维的担忧。这些担忧是否意味着会发生什么不好的事，或者你不得不做一些让自己不舒服的事？在右栏中，写出思维与行为或事实不同的原因。

困扰我的思维	我觉得它意味着什么——如果我拥有这样的思维，会怎样？	思维和事实有什么不同？

工作表 7.5

这些思维真的和我有关吗？

我们的头脑中常常随机产生各种各样的思维和想象，并且误以为这些思维和想象跟我们密切相关。例如，一个人可能会产生某种性幻想，结果他认为这意味着自己的婚姻一定出了问题；有人可能觉得自己有严重的疾病，并断定这一定意味着自己马上就要死了。但是，在很多情况下，这些思维、想象、冲动和幻想与我们本身无关。它们只是脑海中随机产生的小火花。在左栏，写下你最担忧的思维或想象。在中间栏，写下这个思维或想象与你的日常生活并不相关的原因。在右栏中记录，如果你把许多侵入性思维视为无关紧要的随机事件，你的生活将会变得怎样美好。

困扰我的侵入性思维或画面	为什么它和我无关	如果我把思维看作和我无关，对我有什么好处？

工作表 7.6

思维访客

　　让我们把思维想象成一名不速之客。你不知道他要到来，但你还是欢迎他，并让他讲出自己的想法。读一读下面的故事，想想如果只是接纳思维的闯入，让它保持自己原本的样子，会对你有所帮助吗？

我的思维

　　我坐在办公室，担心着自己的税务问题。我听到候客厅传来一阵叫嚷。我很惊讶，因为我并没有预约来客。我打开门，发现外面站着一个矮矮的男人，穿着皱巴巴的西服，头发乱糟糟地竖着。

　　"我要见你。立刻马上。我有很紧急的事情。"

　　"但是你没预约，而且……"

　　"我不需要预约，明白吗？我就在这，我为啥不能见你？"

　　我满脑子都是问号，但是一时想不出拒绝的理由，而且，此时此刻，我的好奇多于被打扰的感觉，于是我问："你怎么了？"

　　"对嘛！就是这样！我就知道你是我要找的那个人。我知道你明白的。"

　　"明白什么？"

　　"明白到底应该做什么，快点，我一刻也等不及了。"

　　"做什么？"

　　"做我现在想的事情。"

　　我想，这是哪个朋友在跟我开玩笑吗？

　　"你是谁？"我尽量温和小心地问。

　　"什么？你连我都不认识？不可能，你怎么搞的？我现在有大麻烦了。"

　　"我们以前见过吗？"

　　"可能见过，也可能没见过。可能见过好多次，好多好多好多次。"

　　"我不认识你。"

　　"啊！这就是问题所在。好吧，我还是告诉你吧。我是一个侵入性思维。没错，我知道这听起来挺不可思议的。你可能会想：我肯定是疯了才会跟这个人交谈。不过，我确实是真实存在的。我就在这儿。"一瞬间，他看起来开心了一些，但马上又变得落寞。

　　"你'认为'你是一个侵入性思维。但是你跟我在街上见到的任何一个人都一样。"

　　"认为？我当然认为！我就这么认为，所以我就是！"他开始大笑。然后又开始咳嗽，弄出很大的声响。"我没有多少时间了，听着。"他坐在椅子上，两条小短腿从两边垂下来，喘着气继续说："我以前是个重要的人。人们都会注意我。他们喜欢分析我。只要我开始长篇大论，他们就开始研究、解读我所说的内容。就好像我是一件文物。我很享受这个过程。'这到底是什么意思啊？'他们会花上几个小时躺在沙发上试图弄懂我在暗示什么。他们把我写下来，追溯我的历史。'你还记得第一次产生这个思维是什么时候吗？'啊，真怀念那些日子啊，那是真正的上流社会，真正的体面人。'这个思维让你想到了什么？'他们努力地解释。啊，我真是太享受这样的待遇了。"

"听上去那真是你的好时候啊。"我试着对他共情。

"对啊，人们都很严肃认真地对待我。我总是很忙。没有人敢要求我预约。我想去哪就去哪——纽约、维也纳、比弗利山庄；我想见谁就见谁，尤其那些受过良好教育的，还拥有医学学位的人，他们站在那指着我激动地说：'看啊，他又来了！'"

"你真这么想的？"我努力憋出这么一句话。我已经不太关心了。

"不然呢？"他轻蔑地说，但同时有些悲伤。他仿佛离开了美好的伊甸园，再也回不去了。"我一直在想这个事，没法睡觉。就是，一旦你开始想这个事情，你就被困在这了，只能24小时连轴转地在想。"

"然后呢？"

"唔，刚开始的时候，有一次我正在做饭，忽然有个人想：'我们彻底摆脱他吧。'我还挺高兴的。这听起来就像一个邀请。他想要彻底摆脱我。"他大笑起来，并且咳嗽得更厉害了。他眼里含着泪，追忆着过去的岁月。"摆脱我？哈！他们开始冲我喊叫：'停下来！不要想了！'但这根本没用，于是他喊得更厉害了。他们花了一整天的时间冲我喊叫，这是我最引人瞩目的时刻。"

"然后呢？"

"哼，过了好长时间，人们开始发现，冲我喊叫只会让事情越变越糟。毕竟，冲我喊叫其实就是注意我，就是特把我当回事。我根本没走，时不时出来冒个头。突然有一天，一个人走近了我，他完全是冷冰冰的，不带一丝情绪，他说：'我为什么要这么拿你当回事？'这个人打了个领结，他拿出一张纸说：'我要来检验你。'一整天，不，是之后的每一天，他都在检验我。用逻辑攻击我，质问我：'有什么证据？'他们让我出来，使劲检验我的预测。我被搞得筋疲力尽。"

"然后呢？"

"唉，我感觉好像每天都在被羞辱。我做的预测没有一个能成立。而且，你能想象吗，他们对我，一个侵入性思维，不停地说：'你根本就是不合理的。'你能想象别的思维都是怎么看我的吗！"

"你有什么感觉？"

他低下了头，看起来有点羞愧："他们一点也不肯帮我。"

接着他抬起头看我，仿佛在确认我没有评价他的意思，然后才说："于是我就开始酗酒了。"

"我能想象，这对你来说一定是一段痛苦的经历。以前，人们会解释你说的每一句话，会把你传递的信息写成书。可是现在你却觉得他们在羞辱你。这真是太难受了。"

"哦，还有比这更糟的呢！"

"是什么？"

"唉，有一天，一个人说：'好吧，就让他随便出来吧。我们该干什么还干什么。'就是那天，我发现这个心理治疗师就这么从我面前走过了。他说："如果你非要跟我一起走，那请便。不过我得去做事了，有你没你都一样。'"

"这简直太羞辱你了。"

"哦不。还有更糟的呢。这个家伙接着说：'你觉得自己很强大，对吗？这样，你站在镜子前面，不停地复述自己。'"

"结果呢？"

"我立刻就消失了。我就好像一个空洞的声音。我发现自己来到了一个专门收治侵入性思维的康复中心。"

"哇，真是个奇妙的经历。"

"但是，你能帮我吗？"

我不知道他到底想要什么。事实上，我跟他聊的时间越长，我越怀疑他是否真的存在。但是我觉得："这是纽约，这是一个阳光灿烂的日子。他是一名游客，也不知道他会在这待几天。"于是我说："我们打辆车去帝国大厦吧。"

他一下兴奋起来了。他的脚荡来荡去："我还没去过帝国大厦呢。那走吧！"

我们下楼坐上一辆出租车。他开始烦躁了："看看这糟糕的交通。太危险了。我好害怕。"当他发现，我手抓着车门，也开始紧张了的时候，一丝笑意爬上他的脸。到了帝国大厦，我带着他进门，买票进电梯、上塔。从匹兹堡来的一家游客和我们同乘电梯。他看着那家人，大声说道："你们确定这个电梯安全吗？"他的能量又恢复了。这就是他需要的。我们上了楼顶，走到观光平台。

我们站在平台上，我看着他，说："闭上眼睛。"他照做了。我注意到他有点紧张。可能是因为这样做让他有点失去控制。我俯瞰曼哈顿，太阳仿佛在云里穿梭。"睁开眼睛。"我指着西边的天空对他说，"是不是很壮丽？"

我感觉他在变大，他深吸了一口气，努力想要维持一个庞大的假想，紧接着，他开始剧烈地咳嗽："不行了，我受不了。"他的声音变得平和。我四下一看，平台已经空了。我好像看到了一个特别小的影子，慢慢爬走了。我听到一个极其细微的声音传来，那是他悲伤地在说："谢谢你做的一切。"

他走了。我感到有些悲伤。他其实只是个顽童，没有人在意他。我看着云彩在林立的高楼间投下的影子，感觉自己融化在蓝天里了。一瞬间，我感觉到了内心的平静。

工作表 7.7

思维小丑

我们常常认为思维是消极和危险的，必须严肃对待。不过，可以试试把思维想象成一个愚蠢的小丑，想象一下，它可能会发出许多噪音，并试图引起你的关注。那个声音可能听起来是吱吱吱的。在下面的工作表中，详细描述你想象出的思维小丑的视觉形象。在中间栏，记下小丑可能会说的蠢话，比如"不好的事情就要发生了"，然后，想象小丑吹着喇叭跳舞。最后，将思维视为在背景中跳舞的小丑，不要严肃认真地对待它，并在右栏中写下你的想法。

小丑长什么样	小丑说了什么蠢话	如果我把小丑当成背景噪音，我会怎么看待它说的那些蠢话？

工作表 7.8

对侵入性思维的不良应对方式

我们常常发现自己有一些不想要的思维，我们尝试做些事情来摆脱或抑制它们。方法可能包括，告诉自己不要这样想、寻求确认、说完全相反的话、避免可能产生这个思维的情境，等等。在左栏，列出你不想要的一些思维。在中间栏，列出你试过的控制或摆脱思维的做法。在右栏，写出这些做法的结果如何。从长期看，它们有效吗？

困扰我的思维	我对该思维的控制或抑制	结果

工作表 7.9

无聊技术

我们常常觉得需要摆脱侵入性的或令人讨厌的思维，所以我们与自己争论、说服自己，也试图从别人那里寻求确定。但这些努力常常没用。这是因为我们总是想要控制或压制思维。在这个练习中，我们将尝试相反的方法：请你不断地重复不愉快的思维，看看会发生什么。事情会变得更糟吗？你会觉得无聊吗？

在第一栏中，写下困扰你的思维。在第二栏中，记录当你写出这个思维时感到的焦虑或不适的程度（从 0~10，其中 10 是最不舒适）。然后默默地重复该思维 10 分钟，期间在后三栏中记录当你重复了不同时间时你感到不适或焦虑的程度。你是否变得无聊？这是为什么？

侵入性思维	初始不适感	3 分钟后	6 分钟后	10 分钟后

第八章
修正焦虑和思维反刍

　　焦虑常常会成为持续多年的慢性疾病。许多广泛性焦虑障碍来访者说，他们一生都处在焦虑状态。慢性焦虑通常在抑郁或恶劣心境发作之前产生，焦虑者总是关注消极的事物，回避他认为可能有问题的情境，并且不能享受当下。焦虑不仅限于广泛性焦虑障碍：焦虑和恐惧也是强迫症、社交恐怖症、惊恐障碍、创伤后应激障碍和抑郁症来访者的主要特征。来访者经常被告知不要担心、要相信自己、不要再惩罚自己、试着想想积极的事情或者放松心情。这些善意的建议不仅不会起作用，往往还会使焦虑者士气低落，因为这些建议只会使来访者更加确信不存在什么有效的救治手段。治疗师如果仅仅告诉来访者在发生焦虑或困扰时大声喊"停止！"，通常是无效的。事实上，抑制焦虑只会导致焦虑的反弹，因为来访者必须先找到焦虑，然后才能抑制它。这种反弹强化了焦虑，让它变得更加强大和难以控制，甚至需要进一步的压制。

　　近年来，焦虑的认知行为模型已被详细阐述。这些模型表明，焦虑与以下内容有关：关注焦虑的不可控制性、需要参与和抑制焦虑、不容忍不确定性、感知到解决问题的能力有限、夸大基础概率、感知到有发现未来威胁的需要、情绪回避、情绪失调和基础神经质（Borkovec & Hu, 1990; Borkovec & Inz, 1990; Dugas, Buhr, & Ladouceur, 2004; Freeston, Rhéaume, Letarte, Dugas, & Ladouceur, 1994; Mennin, Turk, Heimberg, & Carmin, 2004; Wells, 2000a, 2002）。Wells 提出了一种焦虑模型，他认为焦虑的人会自动激活认知注意综合征（CAS），其特点是监测威胁、反复思索、认知资源的感知局限、无益的控制策略，以及持续关注所想的内容（Wells, 2000a, 2002; Wells & Carter, 2006; Wells & Matthews, 1994）。"元认知问卷"（Metacognitions Questionnaire, MCQ）的分量表评估了表征焦虑的各种功能，具体而言，它们包括：焦虑的正面观点、不可控制性和危险性、认知信心、对焦虑的负面信念和认知自我意识（Wells, 2004）。"回避理论"是另一种焦虑模型，它提出，在"认知"或抽象焦虑的激活过程中，唤醒的暂时减弱加强了焦虑（Borkovec, Alcaine, & Behar, 2004; Borkovec & Inz, 1990）。

　　有趣的是，一些实证研究结果表明，焦虑实际上抑制了不愉快情绪的生理唤醒，导致之后焦虑思维的反弹，并且为了抑制情绪，焦虑变得更强了（Wells & Papageorgiou, 1995; York, Borkovec, Vasey, & Stern, 1987）。焦虑通常以抽象的或语言的形式体现，进一步"中和"情绪内容并抑制了习惯化，因为在焦虑过程中"焦虑图式"的情绪或唤醒因素未被激活（Borkovec & Inz, 1990; Wells & Papageorgiou, 1995）。此外，焦虑者一方面认为焦虑可以避免，他们时刻准备着预防负面因素的发生，另一方面，他们也相信焦虑会导致负面后果，例如疾病或精神错乱，所以他们觉得必须控制或消除焦虑（Wells，2000a，2002）。

在本章，我将介绍各种有助于减少焦虑及其负面影响的技术。所有这些技术也适用于思维反刍。关于广泛性焦虑障碍的认知行为干预，可以在 Dugas 和 Ladouceur（1998），Wells（2000a, 2009, 2011），Portman（2009），Leahy、Holland 和 McGinn（2012）的著作中了解更多细节，还可以阅读书籍《治疗焦虑：战胜焦虑七步法》（Leahy, 2006）。

技术：识别焦虑

概述

我们可以把焦虑看作关于未来的重复性消极想象。所以，某些很快就闪过的消极思维，比如"我要失败了"，不能被定义为焦虑。焦虑一定是重复的、不由自主的、消极的和会复发的。也就是说，它会跨情境地出现，个体在不同的时间、地点总会陷入同样的恶性循环。有些焦虑表现为思维的形式，比如"我担心我要孤独终老了"。有些则以图像的方式出现，比如"我看到自己在一间空落落的公寓里哭"。处理焦虑，不光要识别焦虑的内容本身，更重要的是找到引发焦虑的刺激情境。比如，独自一人坐在家里就可能引发思维"我要孤独一生了"。突然收到账单则可能引发"我要破产了"的恐惧思维。

提问或干预

"我们可以把焦虑看作对未来的担忧，可能是思维形式的，也可能是脑海中浮现的图像。比如，有人可能会想："我要失败了。"这就是困扰这个人的焦虑思维，它会反复出现，有时候我们的大脑会出现栩栩如生的关于未来可怕境遇的想象，比如，我们会一直孤独、会困苦潦倒等。这就是焦虑图像。"

"能告诉我，在焦虑的时候，你会想些什么吗？脑子里会有什么图像浮现吗？会不会产生一些关于未来的令人难受的预测？会想着要发生什么坏事了吗？通常什么样的情境会引发焦虑？焦虑之前发生了什么？"

示例

治疗师：你在去参加聚会的路上感到非常焦虑。能告诉我你在想些什么吗？

来访者：我在想，"我跟别人没话可说——我看起来会很蠢。"

治疗师：脑子里会出现什么画面吗？比如在聚会上的你会是什么样子？

来访者：有。我能想象到别人在嘲笑我。我能看到他们在笑，我转身不想看见他们，我感到很羞耻。

或者，治疗师还可以这样提问：

治疗师：能否告诉我，当你开始和别人聊天的时候，你担心会发生什么？

来访者：我担心我会吭吭哧哧，什么也说不出来。

治疗师：然后会怎样？

来访者：我会看起来很蠢。

作业

治疗师可以让来访者使用工作表 8.1 记录接下来的一周里发生的焦虑情境。焦虑日志可以让来访者整理和审视焦虑的发生模式，看看是什么引发焦虑，焦虑的后果是什么，焦虑最终是怎么消失的。治疗师可以把来访者在治疗过程中提到的焦虑情况进行总结："我们已经找出了你焦虑的一些例子。比如，你告诉我你有这样的思维：'要是我考砸了该怎么办？''要是我这门课没过该怎么办？'你说你很害怕接触新的人，你担心'要是我不知道说什么该怎么办？''我看起来会像个蠢蛋。'"这样来访者就会意识到，自己的焦虑主题和焦虑情境其实就那么多，从而缩小处理焦虑的范围。

可能存在的问题

常见的问题有，识别不出焦虑思维，把焦虑思维和情绪感受混淆起来，不做记录焦虑的作业，害怕记录焦虑会让焦虑更真实更恐怖，等等。治疗师可以指出，焦虑思维是关于未来的预测，焦虑感是此时此刻的感受。由于焦虑思维是一种预测，所以可以被现实验证，而感受则是切切实实存在于自己身上的，是人的本能反应。很多长期焦虑的人认为，他们应该制止自己的焦虑思维，他们不应该焦虑，结果这样一来反而让他们的焦虑感更强，持续时间更久。所以，制止焦虑思维并不能有效防止习惯性焦虑感的产生。治疗师可以这样说："有些人担心，如果把焦虑思维写下来，可能会让他们更焦虑，让这些焦虑思维存在时间更久。你可以回忆一下，在治疗过程当中，我们曾经写过你的许多不良思维。你觉得这种做法让你感觉更糟了吗？还是让你跟这些思维脱离了？"

相关技术

与自我监控相关的技术包括，引发、识别、分类自动化思维；情绪监控技术，垂直下降技术；

引发自动化思维的想象技术。

工作表

工作表 8.1（焦虑的自我监控）。

技术：检验焦虑的成本收益

概述

有些人认为，焦虑是有好处的，焦虑可以督促他们解决问题，提前准备，防止突然面对困难时应接不暇，以及可以激发斗志，甚至让他们变成有责任有担当的人（见 Papageorgiou & Well, 2000; Wells, 2011）。Wells 把这类关于焦虑的信念称为第一类焦虑。元认知模型里所说的第二类焦虑则是指关于失控、危险、影响日常功能、担心不良后果等的焦虑信念。焦虑的人，内心常常打架，一方面觉得焦虑对他有用，另一方面又总想抑制焦虑。

确实，适当的焦虑能够激发人的潜能，帮助人们取得一定的成绩。比如，考前的适当焦虑可以让人保持紧张状态，取得更好的成绩。但更多情况下，焦虑会让人过度紧张，损害人的注意力、问题解决能力和记忆力，让人头脑一片空白。焦虑常常引发回避行为和拖延行为。关于这些，可以用成本收益分析来探索来访者的潜在焦虑假设。

提问或干预

"焦虑的成本和收益是怎样的？（或者：对你来说，焦虑的好处和坏处是什么？）如果不那么焦虑，你觉得会怎么样？情况会变得更好吗？"

示例

治疗师：我们检验一下考前焦虑的成本和收益吧。

来访者：好的。成本是，我一直很焦虑，完全不能放松，很累。我痛恨考试。收益是，焦虑能激发学习热情。

治疗师：如果按 100% 的比例，成本和收益各占多少？对半？四六开或六四开？

来访者：我觉得成本比收益多吧。我会分 75% 给成本，25% 给收益。

治疗师：所以你觉得，如果你能不那么焦虑，会变得好很多？如果你的焦虑水平减少 50%，你觉得会怎么样？

来访者：我也不知道。我可能会担心这次是不是不够焦虑。

治疗师： *所以呢？会怎么样？*

来访者： *也许我就考不好了。*

作业

让来访者在每次产生焦虑的时候，使用工作表 8.2 针对这一特定焦虑做成本收益分析。

可能存在的问题

有些来访者可能认为，焦虑完全没有好处；他们不把焦虑看作一种选择，所以没法做有效的成本收益分析；有些人可能认为，降低焦虑会让他们不够负责任，做事不够小心。针对这些问题，治疗师可以这样提问："尽管你认为焦虑没什么好处，但实际上，人们几乎不会做没有任何好处的事。不要用理性分析这个问题，按你的感受走。"治疗师也可以直接给出焦虑可能带来的好处："想一想，焦虑是不是可以激发你的动力，让你提前做好准备，或者在某种程度上保护你呢？"我们发现，在评估焦虑信念的时候，做一份 Adrian Wells（2000a）开发的"元认知问卷"特别有帮助。我们会让来访者把焦虑视为一种选择，告诉他们，在做这份问卷的时候，不要立刻用理智判断给出一个所谓的"正确答案"，而是遵从内心，把焦虑视为普通的心理活动。这样做可以让来访者对生活更有掌控感。

相关技术

有助于进行焦虑思维的成本收益分析的其他技术包括，识别自动化思维、垂直下降、焦虑的自我监控、检验焦虑的行为结果，以及识别潜在假设。

工作表

工作表 8.2（焦虑的成本收益分析）。

技术：把焦虑转换为预测

概述

正如前文所述，焦虑常常以一种模糊的"万一呢"的形式出现，因为表述不清，所以很难验证。因此，我们要鼓励来访者把焦虑思维表述为关于现实生活的具体预测。

提问或干预

"能不能具体说明一下，你觉得会发生什么？会在什么时候发生？请尽量详细描述，这样我们才能检验这个预测到底准不准确。最坏的结果是什么？长期来看，你预测的结果是什么？如果你不再焦虑，现在一些比较好的方面会不会也就没了？你觉得你的预测有多准确？"

示例

一名大学生担心两周以后的一门考试。她的焦虑是："我还没有准备好。考试肯定涉及我还没复习到的内容。我肯定考不好。"

治疗师：关于这门考试，你很焦虑。试试看，能不能把你的焦虑重新表述为一个关于未来的预测。比如，你刚刚说："考试没有准备好。"那么精确来讲，你预测会发生什么？

来访者：我会考不好。

治疗师：考试是在两周以后进行。你觉得会考多少分？

来访者：我也不知道。我就是觉得考不好。

治疗师：那么，什么样的分数对你来说是"考不好"？

来访者：大概 70 分吧。

作业

来访者可以使用工作表 8.3 来记录自己产生的焦虑思维，包括那些"万一呢"。然后把它们转换成特定的预测。治疗师可以解释："先把你的焦虑写在第一栏，然后请你把它转换成一个预测，写在第二栏。比如，假设你现在正在为考试感到焦虑，就把这个总体的焦虑写在第一栏，然后把它转换成预测，比如：我会考 70 分。"图 8.1 是一名来访者填写的样例。

在第一栏写下让你感到焦虑的预测，例如，"我要考砸了。"

我的预测：	可信度（0%~100%）	实际结果	结论
我要考砸了。	80%	我考了 85 分，所以其实考得还是相当不错的。	我的预测不对。
我会头脑一片空白，考试的时候什么也想不起来。	75%	我在考试过程中确实焦虑了一阵子，导致我中途停笔好几次。但我很快又调整回来了，最终顺利完成了考试。	我只预测对了一部分，或者说只预测对了几分钟。大体上我做得还不错。

图 8.1 检验消极预测

可能存在的问题

正如前文讲焦虑监测时所提到的，一些来访者可能会把焦虑的思维和感受混淆起来。治疗师应帮助澄清这两者的区别。还有些来访者在把焦虑转换成预测时，无法得出精确的预测，而只是给出一个模糊的笼统回答。比如，"我肯定考不好"，"我要完蛋了"。应鼓励来访者把自己当作一名优秀的记者，可以用三个 W 来提问：什么事（what），在哪里（where），什么时候（when）。"具体会发生什么？它会在哪里发生？会在什么时候发生？"还有一个常见问题，来访者可能不关注初始焦虑，比如"我没准备好考试"，而是关注如何在问题产生之前把问题解决掉，比如"我必须努力学习"。后文会通过阐述初始思维之后产生的一系列焦虑和预测来专门阐述这种困惑。

相关技术

相关技术包括，自动化思维分类、区分思维和感受，以及垂直下降。

工作表

工作表 8.3（把焦虑转换成预测）。

技术：预测是否可验证

概述

很多人对自己做的判断或预测是无法证伪的。比如"没用的人"和"废物"这样的说法，几乎都没法定义。大家在使用同一个词的时候没法知道彼此说的是不是一个意思。结果，这些根本无意义的东西反而会搞得我们越来越烦。

在处理思维的时候，来访者应该检查关于事实的假设或预测。比如，下面的陈述都属于关于"事实"的推断：

"比尔有约 183 厘米高。"

"我要挂科了。"

"明天要下雨"

"她不会跟我说话的。"

"没有人喜欢我。"

对于上面这些陈述，我们都可以通过观察事实、收集信息来验证其真伪。我们可以测量比尔的身高，可以在考试结束后看成绩，可以明天到外面看看是否下雨，可以观察她是否一句话也不跟我说，可以收集信息看看别人是不是喜欢我，等等。这些都属于可验证的思维，具有"可验证性。"

有些思维，或者所谓的事实，是无法验证的。我们会说它们不具有"可证伪性"（Popper，1959）。如果一个陈述永远无法被证明是错的，那它就毫无意义。下面几个陈述就属于不可证伪的表述：

1. "无论我做什么，我都是毫无价值的。"
2. "天使是存在的。"
3. "灵魂是存在的，我们都被灵魂控制着。"
4. "我有可能会发疯。"
5. "我需要 100% 的确定。"

想想看，为什么上面这五句话不可证伪。

1. 如果"无论我做什么，我都是毫无价值的"，那么我该怎么去证伪呢？如果你觉得你的所有行为，无论有没有价值，都没意义，那这句话"我是无价值的"就好像一条公理，是不可被质疑的、无须自证的公理。你只需要说："我是无价值的，无论你说什么都不能改变这个想法。"
2. "天使是存在的"也没法证明或证伪。我们必须观察到天使才能证明有天使，但天使通常不可见，所以我们根本观测不到，并且也无法证明他们不存在。所以，这句话不可证伪。
3. 和关于天使的论述一样，灵魂也是看不见、摸不着的，我们无法观测灵魂是否掌控着我们。
4. "我有可能会发疯"，这句话同样无法证伪，因为要谈到可能性的话，每个人身上都存在各种可能性。
5. 我们每天都在做许多事，比如，开车上班、吃饭、聊天，我们永远无法确切地知道接下来要发生什么。但我们仍要这样活着。对百分之百确定的需求是无法被满足的，也无法被证明。这只是我们的一种偏好，一种情绪，一种需求，一种理想，无法被证明或证伪。

具有"可证伪性"非常重要，因为只有这样才能验证一条陈述是否为真。科学就是，提出一条假设，然后用事实检验其真伪。如果某个思维无法被验证，那么个体就永远无法知道其对错。从科学的角度来讲，这样的思维毫无意义。

提问或干预

"有没有什么方法可以验证你的焦虑思维？有可能证明它是错的吗？当你预测有什么坏事要发生的时候，怎么知道这个预测的对错呢？"

示例

治疗师：你说，你很担心自己在聚会上表现不好。

来访者：是的，我觉得我会搞砸。

治疗师：当我们焦虑的时候，常常会对即将发生的事情做预测，我们总是觉得会搞不定。那么，你觉得怎么样才是没有搞砸呢？在你看来，有没有什么指标能说明你在聚会上取得了积极结果？

来访者：我觉得，如果人们愿意和我聊天，冲我微笑，应该就算还行吧？

治疗师：好的，也就是说，这个指标可以用来验证你的预测是否准确。还有吗？

来访者：要是我待得比较愉快，也算吧。

治疗师：怎么知道待得是否愉快呢？

来访者：如果我认识了一些人，和他们交谈，并且没有特别害怕，就算是吧。

治疗师：好的。那么我们就把这些指标和可能的结果写下来，看看你的预测是否准确。

作业

治疗师可以这样说："使用工作表8.4，想想有哪些困扰你的思维。比如'我是个失败者''我完蛋了'，等等。然后写出，怎么能验证它们的对错。为了知晓你到底是不是失败，到底是不是完蛋了，你需要去观测哪些信息？反过来，什么样的信息能证明你并不失败？"

可能存在的问题

有些来访者把自己的焦虑感受当作预测内容。比如："我要是去参加聚会，我肯定会非常焦虑，非常紧张。"这种预测会变成一个循环："我担心，因为我焦虑。"治疗师可以鼓励来访者把自己的和他人的行为表现作为预测指标，比如："我可以和他人交谈，对别人微笑。"或者："有人会主动和我交谈。"另外，焦虑可能会降低来访者对积极结果的评价，他们可能会说，没什么事情一定是积极的结果。这时候，治疗师可以对来访者进行"不确定性训练"，用来处理来访者寻求确定性的需求。该练习将在本章稍后部分涉及。

相关技术

相关技术包括，区分思维和事实、验证预测、语义技术，以及检查证据。

工作表

工作表 8.4（让思维和预测具有可验证性）。

技术：检验消极预测

概述

治疗师可以向来访者这样解释本练习："现在我们回过来检验一下你的思维和预测。假设你有这样一个思维：'我是个失败者。'这个思维对未来的预测是什么样的呢？如果什么也不预测，那它其实就没什么意义，对吧？但是如果某一个思维确实让你觉得未来会发生什么事，那它的确有理由让你感到困扰。比如，如果你觉得'我是个失败者'，那么：

'我永远也不会幸福了。'
'朱迪在聚会上不会和我说话。'
'我永远也不可能有约会了。'
'我要被炒鱿鱼了。'"

"当然，你的预测有可能是对的。但我们应该先来检验这些预测，看看到底对不对。如果预测得不对，那就应该再来检验一下消极思维是不是也有问题。"

不过，有些人针对消极思维所做的预测太过宽泛，几乎对所有人都适用。比如下面这些预测：

"我可能会不高兴。"
"有人会不喜欢我。"
"周六晚上我要独自一人了。"
"我在工作上会遇到问题。"

可以说每个人都会遇到这些事件。如果用这些预测来证明"我是个失败者"，那每个人都是失败者。在检验消极思维的时候要注意，相应的预测是不是好的证据。想要很好地检验信念，所列出的预测应该是针对来访者本人的，而不是适用所有人的。

另外，好的预测应该能包含合理的时间范围。例如，如果我预测"我要被炒鱿鱼了"，就应该给出一个特定的时间。因为人的一生很长，在一生中总有可能失业。如果一个人必须在 10 年之内都不失业才能说明他不失败，那这个预测就有点问题了。

最后，做预测时，不但可以让来访者预测将来会发生什么，还可以问他们将来不会发生什么。比如，下面这些就是关于不会发生什么的预测：

"我在未来三个月都不会有约会了。"

"明年我不会涨工资了。"

"我没法和一个陌生人聊天。"

"我做不完这个工程了。"

"这个月我付不起账单了。"

来访者可以使用工作表 8.5 来检验他们的消极思维，列出他们对未来的预测，预测会发生什么，不会发生什么，然后用事实检验，哪些为真，哪些为假。

提问或干预

"请你对下周将要发生的事做一系列预测并列在这里，然后追踪结果。比如，预测下周某件事会给你多大的压力，写出来，然后用事实检验你的预测。"

示例

假设一名女性独自待在公寓里，想："简直不敢相信我又独自一个人了！我的生活好烂！"治疗师可以跟着这个想法来提问：

治疗师：当你坐在那里，想着自己多难受的时候，你觉得将要发生什么事情？

来访者：我觉得可能要永远孤独一人了。

治疗师：那么你怎么检验这个预测？

来访者：看看以后还能不能交到男朋友吧。

治疗师：好，这是一种方法。另外你能不能在接下来的一周里记录自己的生活，看看有多少时间你是一个人待着的，有多少时间你和其他人待在一起？

来访者：我现在就能告诉你下周会是什么样。我会每天都和别人一起工作，下班以后至少还会见几个朋友。

　　治疗师：所以，你所做的关于你大多数时间都会孤独一人的预测，并不准确？

　　来访者：但是我现在没有一个"特别的"人。

　　治疗师：你预测你永远也不会有这样一个人了，对吗？

　　来访者：我觉得是。

　　治疗师：好的，让我们记住这个预测，将来可以检验它。不过现在我们可以先来看看，为什么你觉得永远也不可能再有一段恋爱关系了……

作业

可以让来访者在一段特定的时间内收集信息，用事实检验预测。来访者可以在接下来的一周里记录他们的消极思维和焦虑，例如，"我没办法集中注意力"，"我什么也说不出来"，"我会睡不着觉"。然后观测现实，收集信息，检验预测的真实性。

可能存在的问题

检验预测，就意味着这个预测应当可以被证伪。如果来访者焦虑的是一种可能性，例如，"我可能会得癌症"。那么这个预测就没法被验证。另外，如果某个预测指向遥远模糊的未来，那么也是无法验证的，例如，"未来的某一天，我可能会破产"。如果想要用行为实验来验证预测，必须让预测的事实在某一合理的时间内发生。另外，还有些预测是部分正确，例如，来访者说："我睡不着觉。"可能指的是："我只能睡 5 小时。"这也需要特别注意。

相关技术

相关技术包括，识别自动化思维、把焦虑转换为预测、垂直下降，以及情绪监测。

工作表

工作表 8.5（检验消极预测）。

技术：检验过去的思维和预测

概述

焦虑的来访者常常会被当下的焦虑状态吞没，忘了自己曾经无数次地经历过焦虑，却没有发生什么不良的后果。其实，就算他们能想到这一点，他们也会说："不不不，这次是真的！"检验过去的预测，可以让来访者发现，他们在焦虑状态下所做的预测基本上都是错的，而他们总是忘了曾经体验过的这些焦虑，于是焦虑总是卷土重来。治疗师可以这样说："你可能被现在的思维和感觉困住了。你可能在想'我要永远孤独一个人了''我会永远抑郁下去了'，但是如果你能回溯以前的消极思维，你会发现一种模式，你总是预测糟糕的状态和感受会永远持续下去。如果能检验一下过去所做的消极预测，你会发现消极想法几乎总是不准确的。所以，做了预测，也不代表预测真的会发生。"如果能让来访者发现，自己实在不是一个好的预言家，那他们此时此刻的焦虑就可能会下降。

提问或干预

"你过去是否也做过消极预测呢？这些预测后来成真了吗？你以前关于自我、他人和世界的消极思维有没有想错的时候？有没有什么事情是你以前非常焦虑的，但现在已经很少想到了？把你曾经有过的类似消极思维列出来，越多越好，然后问问自己，为什么这些曾让你感到焦虑的事情现在对你已经不重要了？这对你有什么启示？你的焦虑是不是常常发出错误的警报？你现在的焦虑是否也可能只是一个错误的警报？"

示例

假设这样一个情境：朱迪最近刚刚和丈夫分居，因为她觉得自己已经不爱他了。尽管是朱迪主动选择离开的，但分居生活唤起了她的孤独感，让她感到抑郁。她觉得可能再也找不到一个关心她的人了，她可能会永远这样抑郁下去。

治疗师：你告诉我说，这是你的第二次婚姻，而除了这两次婚姻之外，你还有过其他几段重要的感情经历。

来访者：是的。在比尔之前我和泰德结过婚。我还和戴维、艾迪谈过恋爱。艾迪是在泰德之前，戴维是去年的一段婚外恋。

治疗师：之前每一段感情结束的时候，你是什么感受？

来访者：哦，我总是很抑郁，感到很绝望。就跟现在一样。

治疗师：所以是否可以这样说，每当你结束一段感情，你都会想"我再也不会爱上别人了"，或者"我会永远抑郁下去"？

来访者：是的，我总是这样，就和现在一样。

治疗师：但你还是继续恋爱了，对吧？艾迪之后是泰德，然后是比尔，后来又有了戴维。

来访者：好像确实是这样。我总是做出不好的预测，可之后总会又开始恋爱。

> **治疗师**：所以，关于你的恋爱和抑郁，我们可以怎么预测？
>
> **来访者**：嗯，我想应该是，我会开始新的恋爱，也会从抑郁中走出来。

另外，我们最好还能帮助朱迪检验一个信念，为什么她的快乐总是建立在与一名男性谈恋爱的基础上。不过在现阶段，能够让来访者退后一步，理解自己重复出现的消极预测模式，对他们脱离不良情绪有很大的帮助。

本技术还可应用于惊恐障碍来访者的咨询，他们担心自己会犯心脏病，会失去控制。下面是来访者贝茨的咨询记录，她总是担心自己会在地铁上晕过去。

> **治疗师**：去年你一共乘坐了多少回公交或者地铁？
>
> **来访者**：我尽量不乘坐。但大概也有 25 次左右吧。
>
> **治疗师**：过去四年呢？
>
> **来访者**：我以前经常乘坐公共交通工具，我觉得有 150 次左右吧。
>
> **治疗师**：有多少次你觉得自己要晕过去了。
>
> **来访者**：我得说，几乎每次我都这么觉得！
>
> **治疗师**：那么实际上你晕过去了多少次？
>
> **来访者**：一次也没有。
>
> **治疗师**：所以可以这么说，你差不多做了 150 次错误的预测，你的预测 100% 是错误的？
>
> **来访者**：我觉得我的猜测可能永远都不会成真吧。

作业

治疗师可以这样布置本节的作业："回顾一下你生活中出现过的压力事件，或者你曾经预测过消极结果的事件。把你的思维和预测以及最终的真实结果写出来。例如，事件可能是'做演讲'，消极预测是'我会看起来像个白痴''我会整个人呆住'，而实际结果是'虽然我很紧张，但演讲顺利地进行下来了'。当然，你的消极预测也有可能成真了。请尽可能把你能想象到的曾做过的所有消极预测都列出来，尽可能往前回溯。然后一一检验这些预测的结果。"来访者可以使用工作表8.6 来做这个练习。

可能存在的问题

有些来访者认为，他们的消极预测其实也不是真的预测，只是一种可能性，比如："我可能会失败。"这时可以回顾前面章节中关于把焦虑转换为预测的技术："你真的认为'我会失败'吗？"

过去产生过的焦虑也一定要转换为预测。

还有一种可能出现的问题，那就是，过去的焦虑可能在持续。例如，"我可能会得癌症"。这种可能性是持续存在的，但是可以转变一种形式，比如："我的焦虑和担心至少在这一周里不会成真。"还有一个问题，有些来访者其实已经忘了曾经有过的焦虑，他们觉得，如果非让回忆过去的焦虑，反而更难受。治疗师可以指出，检验过去未成真的焦虑预测，可以帮助他们建立新信念，相信眼下的焦虑只不过是一个不会成真的错误预测罢了。

相关技术

相关技术包括，引出、识别、分类自动化思维；情绪和思维监测；想象技术。另外，回顾前面所述的将焦虑思维转化为预测，也对本技术有所帮助。

工作表

工作表 8.6（检验过去的消极预测）。

技术：想象美好未来

概述

焦虑者看待未来时总是过度关注糟糕的可能性，而忽略掉那些积极的可能性。这种选择偏差会加剧焦虑。为了平衡这种偏差，来访者可以多想象一下积极的未来。治疗师可以要求来访者分别想象最坏的结果和最好的结果，以及最有可能发生的结果。这样，来访者就能注意到积极的可能性，并能够合理描述未来将发生的结果。

提问或干预

"当我们焦虑的时候，我们总是想到最坏的可能性，并且觉得那才是最有可能发生的。当然，一切皆有可能，当然有可能发生最坏的结果，不过也有可能发生最好的或者中性的结果。那么你觉得，这件事最好的结果、最坏的结果以及最有可能发生的结果分别是什么呢？能详细描述一下中性的可能和最好的可能吗？如果想要让中性或最好的结果发生，你可以做些什么？"

示例

治疗师：你总是觉得老板会对你大发雷霆，于是你就想到自己会被炒鱿鱼。我想知道，还有没有其他可能性？

来访者：我觉得也可能什么都不会发生，这是一个中性结果。不过我老板这次真的很生气。

治疗师：好的，所以我们可以把什么事都没发生看作中性的结果。那么最坏的结果是什么呢？

来访者：我觉得我可能会被开除，并且再也找不到其他工作。

治疗师：好，也就是你可能永远处于失业状态？

来访者：对。我知道这听起来很荒唐。我其实是可以找到工作的。

治疗师：你为什么觉得自己能找到工作？

来访者：我有工作所需的技能。我应该可以找到工作。

治疗师：好，那么最好的结果是什么？

来访者：我也不知道……老板提拔我？这是不可能的。

治疗师：那你觉得，最有可能发生的结果是什么？

来访者：大概是她给我一些反馈。然后我根据她的反馈进行修正，最终问题解决。

治疗师：能再多讲一些吗？

来访者：我可能会吸取她的批评，根据她的要求做调整，然后完成工作。

治疗师：这是最有可能发生的情况吗？

来访者：我觉得是。

治疗师：现在我们将注意力集中在你说的这个结果上。你的目标就是"根据老板的反馈做调整"。你今天就有事做了。你觉得怎么样？

来访者：啊，这比待在那干着急强多了。

作业

来访者可以思考如下可能：最坏的结果、最好的结果、中性的结果，以及最可能发生的结果。然后，详细地描述每一种可能（工作表 8.7）。最后讨论，想要达到最希望发生的结果，自己需要做什么（工作表 8.8）

可能存在的问题

有些来访者执着地认为，"最坏的结果是有可能发生的"，"既然有可能发生最坏的结果，那我就应该感到焦虑"。治疗师可以让来访者考虑，只想着最坏的结果对他有什么影响。成本和收益是什么？如果多想想最可能发生的结果，对他有什么好处？

相关技术

相关技术包括，检验预测、检验过去的预测、来访者如何处理过去的消极结果，以及让预测和概念具有可验证性。

工作表

工作表 8.7（可能的结果）；工作表 8.8（描述结果）。

技术：接受不完美的解决方案

概述

在面对问题的时候，有些人一定要找到完美的解决方案，希望这个方案能够彻底摒除一切不好的方面。遇到问题，他们会想到一种解决方案，然后把这个方案跟最完美的标准比对，若发现达不到，就会拒绝这个方案。接着，他们又开始焦虑，于是产生了更多问题，想到更多解决方案，结果这些方案都不完美，最后陷入恶性循环。治疗师应向来访者说明，这个世界是不完美的，可能就没有完美的解决方案，接受不完美但具有实操性的方案，可能也是一个不错的选择。治疗师可以建议来访者循序渐进地练习"不完美的成就"，朝一个方向迈出不完美的一小步，随着时间增长，慢慢累积，就会看到明显的变化。

提问或干预

"我们常常担心自己的解决方案不够好，一旦发现它不够完美，就拒绝采用。我们可能会想：'这不是最好的解决方案'，'我也不知道这到底管不管用'，'这看起来不够好'。对完美主义的追求限制了实践的脚步。这个世界就是不完美的，不完美的解决方案可能才是唯一可行的方案。你能不能说出，在你心目中什么样的解决方案才是完美的？能不能举个例子？你是否想到了什么暂时不那么完美的方案？如果接受这个不太完美的方案，成本和收益是什么？"

示例

治疗师：你担心失业，然后考虑了为避免失业可以做的事情，比如，从老板那里要反馈、好好表现、寻找新的工作机会、学习新技能。但是这些方法都被你拒绝了。好像你一焦虑，就会想到很多问题，同时想到很多解决方法，但最后会把它们一一排除。

来访者：我只想让自己现实一点。

治疗师：当然，现实一点很重要。不过如果你把这些方法都拒绝掉了，那这到底是现实还是悲观呢？

来访者：可能两者都有吧。

治疗师：也许。不过要合理考虑一个解决方案，必须同时看到它的正反两面。每一种方案都有利弊。好比，如果你现在什么也不想而埋头工作，这也是有好有坏的。可能你必须去做那些不愿意做的事。如果去寻找新工作，同样有好有坏。你还能想到什么只有好处没有坏处的解决方案吗？

来访者：可能没有吧。但是有的方案会更好一些。

治疗师：确实，总有些方案更好一些。但没有一个方案是完美的。如果坚持寻找完美的解决方案，你觉得成本和收益是什么？

来访者：成本是我可能永远也找不到这样的完美方案。这令人很挫败。让我更焦虑。

治疗师：是的。那么收益呢？

来访者：可能我真的会找到一个了不得的方法，它一下解决了所有问题。

治疗师：你的完美方法，可以怎么样解决所有的问题呢？

来访者：可能也解决不了吧。

治疗师：那么，如果寻找一个比较合理的但不那么完美的方案，你觉得怎么样？

来访者：我觉得那可能是我最后会去做的吧。

治疗师：也许，在不完美的世界里接受不完美的解决方案，才能真正缓解你的焦虑。

来访者：可能吧。可能是这样的。

作业

来访者可以思考，自己是不是喜欢拒绝掉想到的所有不完美的解决方案。他们是否因为这个方案不能保证解决问题、没有确定的信息、没有让人格外满意或者有其他缺陷，就不愿意采用这个方案？如果接受这个不完美的方案，成本和收益是什么？如果采用这个方案，来访者可以为此做些什么？

可能存在的问题

有些来访者认为，不完美的方案风险太大了。治疗师可以介绍这样两种风险，帮助来访者进行风险评估：第一种，要承担持续焦虑并且更加抑郁的风险；第二种，要承担解决方案并不完美的风险。关于第一种风险，治疗师可以介绍"机会成本"的概念：如果继续寻找完美解决方案，将会花费更多时间和精力，在这个过程中会产生更多问题，而丧失了享受美好生活的机会，甚至会影响生活质量。关于不完美方案的风险，治疗师可以这样说明："你是在诸多不完美的方案中选择，你的目标是选择一个更好的不完美方案。"这时，可以给来访者设定一个时间上限，在特定的时间内思考出尽可能多的方案，那么，在这一小段焦虑的时间内，来访者可能会想出一些新东西。比如，给来访者设定15分钟的时间，想出各种解决方案，然后按喜好度排序。这种方法可以给来访者提供新的视角。

相关技术

相关技术包括，检验完美主义的成本和收益、检验各种解决方案、接纳，以及问题解决策略。

工作表

工作表 8.9（不完美的解决方案）。

技术：回顾你曾经如何应对消极事件

概述

焦虑的个体可能很善于解决生活中的现实问题，但他们特别不善于解决脑子里纠缠的问题。焦虑者总是担心不能很好地解决现实问题，事实上，他们解决问题的能力不比任何人差。另外，有的焦虑者认为，焦虑是解决问题的必要形式，每当遇到问题，他们就开始焦虑，然后在焦虑中思考问题，觉得一定要找到一种解决方式，找到了之后就和完美标准比对，发现不完美后就拒绝这个解决方式，再继续焦虑（Leahy, 2006）。

来访者可以回顾曾经遇到过的问题，以及最终是怎么解决的。治疗师可以这样描述这个练习："许多焦虑和抑郁的人都会对未来做出负面的预测，很多时候他们都是错的，当然有时候也是对的。每个人都会遇到不好的事。预不预测，都有可能发生坏事。真正重要的是：'你是否成功处理过消极事件？'研究表明，面对消极事件时，焦虑的个体做得往往比自己想象的要好得多。这个发现很重要，它说明焦虑会使人低估自己应对消极事件的能力。如果他们相信自己能够处理消极事件，就不会那么焦虑了。"

我常常会用下面的例子来描述这个过程："亨利是一个商业顾问，在一家中型企业工作。上个月，他和老板发生了几次冲突，这让亨利觉得自己可能要被开除了。亨利的思维是，自己可能要被炒鱿鱼。我们可以帮助亨利检验他在这间公司独立工作的能力，发现他对公司其实很有价值。这个发现确实起到了一定作用，但他的焦虑还是没有消失。于是我们决定看一看亨利以前是怎么处理消极事件的。"

"结果我们发现，亨利其实相当善于处理各种消极事件。比如大学遇到学业问题、找工作、处理儿子的行为问题、处理公司遇到的商务问题，等等，他都应对得相当出色。"

"我给亨利讲了一个别的咨询师的故事。他接待了一个担心自己感染上了性传播疾病的来访者。似乎做什么都对这个来访者没用。他让来访者考虑，如果没有得病，生活会是什么样，但是来访者仍然很焦虑。有一天，来访者告诉治疗师，他确实感染梅毒了。令治疗师惊奇的是，这个来访者对这个情况应对得非常好。他按时服药，接受治疗，很快就康复了。"

"一个月后，有一天亨利给我打电话说：'鲍勃，我感染梅毒了。'一开始我懵了，不知道他在说什么。后来他提醒，是我曾经给他讲过的那个故事。我这才明白，亨利被开除了。然而他说，他现在全身都充满了能量！他给之前所有的客户打了电话，大部分客户都跟着他到了新公司。而且，他在新公司里当上了领导。"

"想要检验以前是怎么处理消极事件的，就必须先把经历过的事情列出来，然后看看你是用什么方法应对的。如果过去处理得不好，现在就可以从中学习到经验，也许可以找到其他更好的方法。"

"如果你知道自己曾经成功地处理过消极事件，就可以从中获得已拥有的技能、资源、问题解决的方法，以及其他有助于克服逆境的能力。例如，有一个名叫凯蒂的来访者，她总是担心未来会发生什么她应对不了的事情，于是她觉得必须处处依赖丈夫。于是我们检验了她曾经遇到过并已经解决的困境——抑郁、乳腺癌、和母亲的关系、考驾照、克服飞行恐惧、洽谈工作合同，等等。结果发现，她其实很有能力，很坚韧，也很有才华，我觉得她才是那个别人遇到问题时可以依赖的人。"

提问或干预

"你过去有没有担心过会发生什么不好的事情？后来你是怎么处理的？你以前面对过消极的事件吗？你是否低估了自己处理消极事件的能力？"

示例

来访者：我就是不知道我和泰德以后到底会怎么样。

治疗师：你担心你和泰德以后会分手？

来访者：对。我们老是吵架，现在我们已经有 2 个月没有亲热过了。

治疗师：你以前也遇到过困难的事，对吧？

来访者：对。三年前我曾经失业，去年我母亲过世。我好像一直在走背运。

治疗师：你以前分过手吗？

来访者：分过。大学的时候，我和艾迪分手了。两年前我和格伦约会过，后来也分手了。这真令人郁闷。

治疗师：的确郁闷。但是你成功地从这几次分手中走了出来。你是怎么走出来的？

来访者：我跟朋友聊了很多，并且在那段时间把注意力转移到工作上。我的朋友真的很给力。

治疗师：如果你还记得前几周的咨询，你曾经说过，你和格伦分手之后，一度认为你再也不会和别人恋爱了。

来访者：对。不过我还是又恋爱了。我后来遇到过不少人，有的是我喜欢的，也有的我不喜欢。

治疗师：看来你有能力从失恋中走出来。也许你不会和泰德分手，但如果你分了，你可以参考以往的经验，相信自己有能力、有资源处理好这个问题。

作业

本节的作业可以这样表述："如果你曾经成功地处理过困境，那么面对新问题的时候，你也许有能力解决。我希望你花一些时间列出曾经遇到过的困境，比如在学校、工作、家庭、恋爱婚姻、经济、健康、迁居、交友等方面，你用了什么方法来解决这些问题。使用工作表 8.10，写出你在以前的问题中用过的解决方法，有的可能有效，有的可能无效，但把它们都写出来。"图 8.2 是一名来访者填写的样例。

过去的消极事件	我怎么应对的	无效的应对方式
和女朋友分手。	我向朋友寻求支持。 我上网聊天开始新约会。 我去健身。	自己待着，离群索居。 反复回忆过去。 向别人说我前任的坏话。
我目前焦虑的事件	**如何有效应对**	**无效的应对方式**
我可能会失业？我们公司正在裁员。	尽量努力工作。 联系其他朋友，看有没有新的工作机会。 重新检查自己的能力，做好职业规划。	抱怨工作。 退缩，自我隔离。 借酒消愁。

图 8.2 过去是如何应对消极事件的

可能存在的问题

许多焦虑者总是对自己有不切实际的完美要求。他们觉得必须以某种出色的方式应对消极事件，结果，每当遇到消极事件，他们就觉得自己做得不够好。完美主义信念是抑郁、焦虑、愤怒情绪的核心成分之一，治疗师有必要帮助来访者检验自己的完美主义标准。这时，可以使用成本收益分析、双重标准、检验自我和他人应对事件的证据等技术。另外，对个体来讲，某些消极事件可能比其他问题对他的影响更大。例如，有的人比较擅长处理工作问题，但是一面对情感问题就感到很无力。治疗师可以就特定领域帮助来访者检验相应的图式和假设，并帮助来访者把已有的技能从自己擅长的领域迁移到不擅长的领域中去（例如，问题解决、行为激活、社交）。

相关技术

相关技术包括，活动计划、问题解决、快乐预测、检查证据、双重标准、垂直下降，以及设立行为实验。

工作表

工作表 8.10（回顾过去是如何应对消极事件的）。

技术：检验结果，进行正反辩论

概述

有些人在回顾曾经做过的消极预测时，发现以前看问题确实太悲观了。比如，一个名叫劳拉的来访者总是担心过桥的时候会惊恐发作。当她检验自己曾经的消极预测时，发现其实她从来也没有真正失去控制过。但是，这并没有让她更客观地看待自己的情境，而是轻视过去的信息，一味坚持"它总会发生"。

很多焦虑者会低估过去的有效信息，因为那些信息并不能保证他们担心的事情绝对不会发生。他们想把概率和可能性全部消除。过去的信息也许可以预测一定的概率，但无法消除全部可能性。所以，未来仍然是不确定的。毕竟，未来的某一天，劳拉确实有可能在开车过桥的时候突然惊恐发作，车子失控冲下河。

阻止人们从消极预测中学习的原因还有一个，在事情真的好转时，人们太放松了，在这种时候人们不愿意花精力去检验扭曲的认知。我们容易记住那些发生了的事情，却不容易记住没发生的事情，这是一种正常的记忆加工现象。比如，现在请你想一想昨天没有发生的事情。你会觉得这个要求很荒唐。但在做消极预测的时候，人就是这样。你根本记不住没有实现的消极预测，你只会记住那些实现了的，并且记忆深刻。

还有一个原因是，人们喜欢寻找规则中的例外，这个现象叫作"折扣效应"。比如，盖里预测，宝拉会在聚会上拒绝他。然而，当盖里真的在聚会上和宝拉聊天时，宝拉表现得非常友好。为了与原始预测保持一致，盖里将宝拉的表现打了个折扣，他认为："她只是表现出友好而已。她太假了。"这样，盖里就永远无法从经验中学习，因为他根本不允许自己的信念被证伪。

另外一个阻碍人们从过去的经验中学习的原因是，人们太过沉浸在消极信念中了。也许他们觉得，消极信念在某种程度上能保护他们，他们很难接受自己有可能是错的。很多人会经常和治疗师（或者生活中的其他人）争辩，他们觉得，承认了自己的想法有错是一件很丢脸的事。

提问或干预

"你能从过去的消极预测中学习到什么吗？想想你曾做过的消极预测。有没有哪些预测并未成真？如果你发现确实有些预测并未成真，你有什么想法？你有没有高估或低估错误预测中的证据？你有没有想过，现在所做的消极预测需要被证明一下？"

治疗师可以和来访者一起检验，他们是否倾向于贬损与消极思维不一致的证据，需要注意以下几点：

1. 来访者寻求确定性，无法接受真实世界是灵活多变的。
2. 来访者不愿意检验与信念相冲突的证据。
3. 来访者低估了那些能证伪预测的证据。
4. 他们表达出了需要保持原有信念正确的需求。

示例

治疗师：你觉得脸上肤色的改变是癌变的信号。那你以前有没有过类似的预测呢？

来访者：有，我经常这样。去年我觉得自己得了艾滋病。几个月前我觉得脑子里长了瘤子。

治疗师：所以你做过很多并未成真的预测。这次有没有什么证据证明皮肤颜色的变化并不是癌变的信号？

来访者：医生看过了，说这什么也不是，没什么好担心的。我脸上别的地方也出现过类似的情况。

治疗师：你怎么看待医生的诊断？

来访者：她有可能犯错。

治疗师：确实。但是假如她诊断错了……

来访者：那么我就不该相信她的诊断——或者其他任何医生的诊断——除非我很确定。

治疗师：如果你无法百分之百确定，但接受了医生的诊断呢？

来访者：如果我真得了癌症，我肯定会一直后悔的。

治疗师：你是不是有这样的思维"只要还有一丝不确定，就得一直焦虑，一直检查"？

来访者：对。

作业

　　来访者可以列出曾经产生过的并未成真的消极思维，并且想一想，为什么过去的这些经验没有改变他们的消极思维模式。可以使用工作表 8.11 来做这件事。过去的经验不能修正当下的消极思维的原因包括，这类思维可能是："如果不能百分之百确定，我就不会停下来。""我不会去看那些能证伪我的预测的证据。""我不会去看曾经做过的错误预测。"治疗师可以鼓励来访者找到自己的原因。此外，还可以让来访者使用辩论，来访者可以在辩论中分别扮演意见不同的双方对观点进行挑战。该技术首先要求来访者对自己的消极思维（例如"我可能会得艾滋病"）给出理性应答，再质疑这个应答，然后继续质疑消极思维。来访者可以使用工作表 8.12 来反复进行这项工作，用正反辩论的方法处理自动化思维，使之向理性思维转变。

可能存在的问题

　　最常见的问题是，来访者可能想不到如何反驳理性应答。他们可能会同意这个应答。这时，治疗师可以把辩论过程变成角色扮演，由治疗师来扮演对抗理性回答的消极思维。这样可以唤起来访者尚未被发觉的自动化思维和潜在假设。

相关技术

　　相关技术包括，成本收益分析、对立思维的角色扮演、检查证据、检查逻辑，以及双重标准。

工作表

　　工作表 8.11（为什么不能从经验中学习）；工作表 8.12（正反辩论）。

技术：区分建设性焦虑和非建设性焦虑

概述

　　许多焦虑的人都认为焦虑是必要的。确实，焦虑可以是行之有效的应对策略，能够让个体为未来做准备，将可能发生的负面结果降低。心理治疗的目的不是去除一切焦虑，而是让来访者分清什么是有意义的焦虑，什么是无意义的焦虑，并且把焦虑转化成解决问题的动力。治疗师可以这样解释这个过程。

　　"假设你现在要开一段约 1100 千米的路。开始之前，你会产生建设性焦虑：'汽油够不够？有没有检查机油和冷却液？我认识路吗？我有足够的时间开到那里吗？'这些焦虑是有意义的，它们聚焦在和此次旅行相关的事件和问题上。如果不去检查这些事情，那路上真的有可能出问题，这些焦虑引导你进行问题解决。与此对应，如果你的思维跑到了另外一个方向上：'要是我开车的时候犯心脏病了怎么办？要是路上轮胎爆炸了怎么办？要是我被绑架了怎么办？要是在我离开的这几天里老婆外遇了怎么办？'这些焦虑都指向一些有可能发生但概率非常低的事件，这些事件往往是灾难性的，并且超出了你的控制范围。"

"我一般会用'要做'清单和'要是'思维来区分建设性和非建设性焦虑。'要做'清单指出了我应该去做的事情。例如，我需要检查汽油、机油、冷却液，需要携带地图，等等。这些都是有建设性的行为。相反，那些关于心脏病、爆胎、绑架等相关的焦虑是不可能被列进'要做'清单的，它们是无穷无尽的，并且也指导不了你做什么准备。反复琢磨这些'要是'，只会让人感到惊慌和无望。这些就是非建设性焦虑。"

"并非所有的'要是'思维都是非建设性的。有些'要是'思维可以转入'要做'清单里。例如，'要是我的计算机崩溃了怎么办？我的文件会丢失！'这个担心可以转换成解决问题的思路：'我要怎么做才能保证文件的安全？''我可以把文件备份到云端。'这样，头脑中的'要做'清单就可以指导你做出一些建设性行为，防止文件丢失。"

非建设性的焦虑往往无法证实，比如："我不敢相信这事就这么发生了。""我感觉太糟了，我受不了。"这样的思维反刍会让抑郁持续并加深（Nolen-Hoeksema, 2000）。这样的思维可以用如下问句重新提问："我能把陈述变成一个预测吗？""我要解决的问题是什么？""针对这个问题，可能的解决方法是什么？"

提问或干预

"有些焦虑是建设性的，有些不是。建设性焦虑关注的是比较合理的、一般人都可能会想到的事情。例如，如果要从纽约开车去华盛顿，可能会问：'汽油够吗？''我有全球定位系统吗？'建设性焦虑会让我们做出'要做'清单，指导我们采取有效的行为。相反，非建设性的无意义焦虑指向不太可能发生的事，是理性的人一般不会关注的事。多数情况下，非建设性焦虑都无法指导真正做事。以下焦虑都是非建设性的：'要是突然爆胎，车子失控了怎么办？''要是发动机爆炸了怎么办？''要是有人撞了我怎么办？'"

示例

治疗师：你说，你为考试感到担心。我们来检验一下这些焦虑。例如，要是这次考试考砸了，就进不了法学院，以后就找不到工作了。这些焦虑让你觉得没法活下去了，你会成为一个失败者。

来访者：是的，我就是被这一串焦虑缠绕着。

治疗师：这些思维中，有些是非建设性焦虑。它们是指那些没有实际意义的焦虑，无法指导你做任何事来停止焦虑。比如，你担心以后可能会失败、失业，但是现在你也做不了什么来减缓这些担心。你现在还在上学，不可能现在就跑出去找一份工作。

来访者：我还有好多这样的焦虑，比如："要是男朋友离开我该怎么办？""要是我生病了该怎么办？"

治疗师：上面提到的这些焦虑，考不好、进不了法学院、找不到工作、人生失败，有哪些能够转换进"要做"清单，让你今天或这周能为缓解焦虑做些什么事呢？

来访者：我觉得唯一能做的就是好好准备考试。

治疗师：好，那我们就来列一列，你能为考试做什么准备。当你产生别的非建设性焦虑时，可以把它们写在"非建设性焦虑清单"里，然后把它锁进抽屉。

来访者：你的意思是说，我只需要专注在能让我有所作为的东西上吗？

治疗师：是的。我们可以聚焦在建设性焦虑上，并把它们转化进"要做"清单。

来访者：这听起来很可行。

作业

可以要求来访者监测自己的焦虑，看看哪些是建设性的，哪些是非建设性的。建设性焦虑是指，一般人都会觉得合理的，并且能够引发特定行为的焦虑。工作表 8.13 提供了更多细节，该表针对来访者的焦虑进行一系列提问，比如："这个焦虑是关于一个发生概率非常小的事件吗？我做了什么预测？有什么问题需要解决？我可以为此做些什么？有没有今天我就能做的'要做'清单？我今天能做什么让事情有所推进？我做的行为合理吗？我是否为那些无法掌控的事情过度焦虑？这些焦虑是建设性的还是非建设性的？"

可能存在的问题

有些来访者说，他们认为自己的所有焦虑都不理性。可是，焦虑并不全是非理性的，也不全是没有益处的。比如，如果为接下来的年度体检或信用卡账单感到焦虑，就是有益的，它可以确保你去体检和还信用卡账单，这好过完全忘记这些事的存在。我们要提醒来访者，某些焦虑可以转换进"要做"清单里。还有一些来访者会混淆"可能性"和"合理性"。比如，在高速路上开车，的确可能爆胎、失控。但是，这种情况下，你能做的仅仅是保证轮胎的气不要过足和不要超速，尽管这不能百分之百保证你担心的事不会发生。对于那些需要寻求确定性来保证安全感的个体，可以让他们检验寻求确定性的成本和收益，考虑一下，为什么他们在生活中可以容忍很多不确定的事情，而唯独在这件事上如此执着？

相关技术

相关技术包括，识别自动化思维、垂直下降、监测与思维相关的情绪，以及成本收益分析。

工作表

工作表 8.13（建设性和非建设性焦虑）。

技术：分配焦虑时间

概述

对一些人来说，焦虑似乎占用了他们太多时间，无论是工作还是在家，他们时时刻刻处于焦虑状态，甚至在他们试图入睡的时候也在焦虑。应对这样的长期焦虑，可以建立"刺激物控制"，用这种技术来克服焦虑，也就是说，把焦虑控制在特定的时间和地点，尽量减少它对工作、生活等领域的影响。另外，设定特定的焦虑时间可以让来访者明白，他们能够通过练习控制焦虑，尽管这可能要消耗掉几个小时。再者，这也能让来访者明确，焦虑往往指向有限的内容，也就是说，他们总是为同一类事情焦虑。这个发现可以让他们重拾信心，知道自己并不是在万事万物上都感到焦虑。

治疗师可以让来访者专门为焦虑选择一个合适的时间和地点，在这段限定好的时间内，他可以随意焦虑，但是不能超出这个时间。如果焦虑在一天中的其他时间里发生了，那么来访者可以把焦虑写在纸条上"存"起来，等到了"焦虑时间"再拿出来。到了"焦虑时间"，就不要再做任何其他活动了，来访者可以尽情地焦虑，可以把自己的焦虑写下来，但是不要做任何挑战或质疑，也不要试图解决任何问题，只是焦虑就好。需要提前设定好时间，比如，30 分钟。一旦时间到了，就要停止焦虑，但是不要在时间到之前强行让自己不焦虑。

提问或干预

"有时候，人们觉得自己的焦虑太强了，难以控制，似乎每时每刻都在焦虑。我建议每天规划 30 分钟的时间，专门用于焦虑。把所有的焦虑都写下来。如果你在一天之中的其他时间里感到焦虑，就先把它们记下来，放在一边，等到了预定的焦虑时间再焦虑。"

示例

治疗师：有时候，人们觉得自己每时每刻都在焦虑。他们觉得，自己对于焦虑的时间和程度一点控制力也没有。你怎么感觉的？

来访者：我也是这样。我就是没办法把焦虑从脑海中排除出去。我发现自己在坐公交或者在家里待着时，都是在焦虑。

治疗师：这些焦虑让你感觉怎么样？

来访者：让我感觉很失控。我努力告诉自己不要焦虑，但是一点用也没有。

治疗师：我想给你一个建议，这个建议听起来可能有点诡异。这个方法叫作"分配焦虑时间"。比如早上起来你感到有点焦虑，你可以把它写下来先放在一边，等到了提前设定好的焦虑时间里，再把它拿出来好好焦虑。

来访者：这难道不会让我更焦虑吗？

治疗师：几乎所有人在听到这个方法之后都会这么想。但最终会发现，你把焦虑限制在了一个特定的时间段内，事实上，焦虑变少了。

来访者：这听起来真的挺诡异的，自己分配焦虑时间，就能不那么焦虑了。我觉得自己一直想摆脱焦虑。

治疗师：其实，我们不需要彻底摆脱焦虑，我们只是试着对焦虑有更多掌控。

来访者：我应该什么时候做这个事？

治疗师：你可以每天给自己留出一段特定时间，比如，距离你上床睡觉还比较早的一段时间，千万不要躺在床上焦虑。在那段时间里，把所有的焦虑都写下来。

来访者：那就在每天傍晚 5:30 吧。那时候我刚刚下班回家。

作业

治疗师可以这样描述本技术的练习："每天给自己分配 30 分钟专门用于焦虑。在焦虑时间内写出所有焦虑，记录焦虑时间前后自己的焦虑水平。焦虑时间一定要设在距离上床睡觉还比较早的时间里。坐在桌子旁边而不是躺在床上，写出脑海里出现的所有焦虑。如果你在这一天的焦虑时间到来之前产生了某些焦虑，那就把它们写下来放在一旁，直到焦虑时间开始再拿出来。坚持做这个练习一个星期，然后把你写过的焦虑都拿出来看看，其中是否有重复的主题。你可以使用工作表 8.14 来追踪焦虑。图 8.3 是一名来访者填写的样例。"

引发焦虑的情境	我的焦虑	我以前有过这种焦虑吗?
想到了这周末	我会抑郁孤独。	有。分手后,每当临近周末就会这样。
计划晚上和朋友吃饭	见朋友的时候,他们会觉得我很无聊。	有时候——这取决于我当时的感受。
独自坐在家里	我要永远这么孤独悲惨下去了。	分手之后总会这样。和别人分别之后也会。

焦虑时间

时间／日期:9 月 12 日	持续时间(分钟):20
地点:在公寓里,一个人	
焦虑时间开始时的焦虑水平(0%~100%):60%	焦虑时间结束时的焦虑水平(0%~100%):20%
焦虑内容: 我会一直孤独。 我永远也不会快乐了。 我会孤独地死去。	
我焦虑的共同主题: 孤独、抑郁和与世隔绝。	
这种焦虑的成本和收益: 成本:让我焦虑和痛苦,我没法享受生活。 收益:也许我就是被这种焦虑驱动着。也许我最终会找到合理的解决方式。	
这是建设性的焦虑还是非建设性的焦虑? 非建设性的。只是让我不开心。	
今天我能做什么有建设性的行为来解决问题? 我可以联系朋友、看电影、旅游、去健身房、读书、做瑜伽。	
如果我接受自己此时的局限性,比如,就是有一些不知道的东西,一些做不了的事情,生活就是有很多的不确定,会不会好一些? 我觉得会吧。我也没有其他选择。再怎么焦虑,不确定的事情还是不确定。	

图 8.3 记录焦虑时间中的焦虑

可能存在的问题

有时候，焦虑者会发现他们根本无法填满"焦虑时间"。这正说明焦虑是有限的，焦虑的内容和时间都是有限的。集中焦虑时间只是单纯地暴露焦虑，不是要解决焦虑，这一点和处理强迫症来访者的方法是一样的。以前，焦虑者应对焦虑的方式是要解决焦虑。而设定焦虑时间与此相反，它让焦虑者不带评价地聚焦焦虑，最终适应自己的焦虑模式。

相关技术

分配焦虑时间技术可以结合识别自动化思维使用。其他相关技术还有，监控思维和情绪、垂直下降、想象技术，以及扭曲的自动化思维分类。

工作表

工作表 8.14（记录焦虑时间里产生的焦虑）。

技术：自我实现预言

概述

我们在解释为什么发生一个消极事件的时候，往往会过分夸大自己在这个事件中所起的作用。回避、拖延、强迫，是促成自我实现预言的三种典型行为。回避者会避免与他人接触，然后把这说成周围没有什么值得交往的人。拖延者会说这个项目让他很焦虑，可没意识到，正因为他每次都把工作拖到最后一刻才会如此焦虑。强迫性或惩罚性的伴侣总是抱怨妻子对自己很冷漠，却没意识到，正是自己刻薄的批评才让妻子慢慢退缩远离。

提问或干预

"有没有可能是你预测了某个问题会发生，才导致了现在的问题？你是不是按照自己想的样子去做，而从来没想过自己可能错了，也没想过还有其他的可能？例如，你假设没人喜欢你，你不去与别人接触，一感到不舒服就立刻离开，结果真的没朋友了。正因如此，你也没什么机会来挑战自己的消极思维。"

示例

一名年轻的女性来访者抱怨说，很难认识合适的男人。她说她去参加各种聚会，可是从来没有男人追她。

> **治疗师**：你去参加聚会之前，是怎么想的？
>
> **来访者**：我想的是"我永远也不可能遇到一个男人。"
>
> **治疗师**：如果一个女人想要展示出她有兴趣去认识男人，她应该怎么表现？
>
> **来访者**：我没太理解。
>
> **治疗师**：当她遇到一个感兴趣的男人时，会不会看着他的眼睛，冲他笑，夸奖他，问他问题？
>
> **来访者**：哦，好吧，这我做不到。
>
> **治疗师**：你的意思是"我不会去做这些"。可是如果你能这样做，而不是一觉得男人对你不感兴趣就退缩和看着地板，会怎么样？
>
> **来访者**：我会被拒绝。
>
> **治疗师**：有没有可能，这个男人对你有积极回应呢？比如，他也冲你笑，向你问问题，甚至邀请你一起去喝一杯？有没有这种可能？

这里，来访者可以慢慢发现，可能就是她自己的回避和退缩行为导致没有男人追她。我告诉这名来访者，监测一下男人看她冲她笑的次数，并且主动回视、微笑，向他们问问题。接下来的2个月，她坚持这么做了，结果她遇到对她感兴趣的男人的次数明显上升了。

另外一名男性来访者总是在报税的时候拖延，结果每次和会计核账压力都特别大。他的思维是："每次我要报税的时候，我都很焦虑，因为这个过程非常不愉快。"结果，他每次都拖到最后一刻才去做。治疗师问他："是报税这件事本身令你不愉快，还是拖到最后一刻再去报税让你不愉快？"可是他从来没有提前报过税，所以他也搞不清楚到底是什么让他难受。他选择把可能不愉快的事拖到最后一刻再去做。这就是自我实现预言。

对于这类来访者，可以这样提问："行为（或者没做的某个行为）本身是不是引发抱怨的原因呢？"

抑郁者常常抱怨，周围的朋友太过关注他们的消极情绪。他们总是觉得不被喜欢。如果他们的信念是："我没有朋友。""没人喜欢我。"那么问题是："我是不是做了什么让别人远离我的行为呢？"有些来访者会把这个问题看作对他们的批评。治疗师应解释说，这个问题和他们的回答有助于引导他们关注自己需要改变的行为，比如，可以减少抱怨，或许也可以减少别人对其消极情绪的关注。

作业

本节练习主要是为了让来访者明白，消极预测常常会引发消极结果。这就是"自我实现预言"。治疗师可以让来访者列出他们过去或现在有过的消极预测，然后评估这些预言有多大可能会实现。比如，来访者的拖延、回避、不尝试、放弃或者是不友善的攻击行为，是否促进了这些预言的实现。来访者可以使用工作表 8.15 检验自我实现的预言。

可能存在的问题

如果有自我批评倾向的来访者发现自己可能是造成现有问题的元凶，他们会更加坚信自己的未来一片黯淡。他们觉得，治疗师在批评他们。治疗师要让关注点聚集在解决问题，而不是解决批评上。明确自己可能是造成问题的原因之后，可以检验这一思维的成本和收益，检验替代行为（比如有什么行为可以对抗自己的消极信念）等，这些做法都是有益的。

相关技术

相关技术包括，评价任务作业、活动计划、检验替代性行为、问题解决、双重标准技术，以及理性角色扮演。

工作表

工作表 8.15（让消极预测成真：自我实现预言）。

技术：满灌不确定事件

概述

焦虑者总是强调，可怕的事情有可能发生。比如，"飞机是有可能出事的……我去牙医那看牙时有可能感染艾滋……我可能会发疯……我可能一夜返贫！"我们永远也不可能把所有可怕事件的发生概率降为 0——尽管许多焦虑者就是往这个方向去努力的。治疗师应帮助来访者学会估计概率，让来访者能够基于可得的信息和人类在真实世界中已有的基础概率经验来判断事件发生的概率。所以，在牙科诊所感染艾滋，是有可能的，但概率很低，几乎为零。从芝加哥起飞的飞机也的确可能坠毁，但同样，概率低到可以被忽略。

提问或干预

"我们常常过度担心那些有可能发生但概率非常低的事件。例如，惊恐发作时可能会犯心脏病，但概率究竟是多少？如果我们要为每一件可能发生的事情担忧，那天底下所有的事都需要操心了。比如，你走在街上，有可能有人觉得你是撒旦，把你给杀了。但这个可能性有多少？我们要根据真实世界中一件事情发生的可能性来做判断，收集信息，估计概率。我们判断的基础是一件事情发生的'基础概率'。比如，一个人如果头疼，他患脑瘤的基础概率是多少？我们可以问问所有头疼的人——基本上就是所有人——看看他们中间有多少人患了脑瘤。结果你会发现，人群中患脑瘤的概率是极其微小的。"

示例

一名来访者报告说自己头疼，担心自己罹患了脑瘤。他最近从新闻里读到，有个人患了脑瘤。

治疗师：有什么证据证明你患了脑瘤？

来访者：我头疼。这难道不是患了脑瘤的症状之一吗？

治疗师：你头疼多久了？

来访者：好几个小时了。

治疗师：是什么让你觉得头疼是因为脑瘤？

来访者：我听说有个人得脑瘤死了，他就头疼过。

治疗师：纽约每年有多少人会头疼？

来访者：我觉得有一半多吧。

治疗师：那有多少人的头疼是由脑瘤引起的？

来访者：可能几乎没有吧。

治疗师：所以，如果要你估计头疼的人中患脑瘤的概率，你会得出什么结论？

来访者：就是，还是有可能的，对吧？尽管概率很低。我就有可能是那百万分之一的不幸者啊。

治疗师：你是不是想要摒除一切的可能性，拥有完完全全的确定性？

来访者：我知道这是不可能的。但我真的很想要确定。

治疗师：拥有确定性的成本和收益是什么？

来访者：成本是，我会非常焦虑。收益，我也不知道，可能我能在第一时间发现不对劲的苗头吧。

治疗师：但其实你每时每刻都生活在不确定之中，你是怎么处理这些日常的不确定性的呢？

来访者：我也只能接受那些超出我控制范围的事了。

治疗师：那么如果你像接受这些事一样接受你的头疼呢？

来访者：可能我会好些？但是我也可能因此错过了一些严重疾病的信号啊。

治疗师：你罹患脑瘤的概率是多少？

来访者：几乎为 0。

治疗师：如果你想要摒除所有可能性，你就需要时刻保持焦虑。如果只是关注那些发生概率较大的事件，会怎么样呢？比如，你没有及时还信用卡账单，被罚款的概率是多大呢？

来访者：100%。

治疗师：这倒是有可能。事实上，在不确定的世界里，没有什么是确定的。如果要你接受，你永远也不可能穷尽世间所有的真相，永远也不可能拥有确定性，而且人的能力是有限的，必须接受不确定性，你觉得成本和收益是什么？

来访者：可能会感觉好些吧。一直执着于确定性，让我变得有些发狂了。我总是觉得，拥有了确定性，我就能不那么焦虑，但事实是，我更加焦虑。

治疗师：的确。

在帮助来访者建立起"百分之百的确定性是不存在的"这个思维之后，治疗师让来访者重复以下这句话 10 分钟："不管做什么，我都不可能获得百分之百的确定性。"他的焦虑水平刚开始有所上升，之后就下降了。

作业

可以让来访者写下与寻求确定性有关的焦虑，例如，担心健康、经济、关系、工作等问题。用这样的句式重述焦虑："我不确定 X 事件是否发生。"比如："我不确定自己是否得了癌症。"然后，让来访者思考，为了解决这个焦虑，他做出了许多寻求确定性的努力，那么成本和收益是什么，写下来。最后，要求来访者每天把关于"我不确定 X 事件是否发生"的焦虑重复 15 分钟。目的是让来访者觉得这个不确定性陈述很无聊。可以使用工作表 8.16 来追踪这个满灌过程，让来访者适应自己所焦虑的这个不确定事件。

可能存在的问题

有些来访者担心，总是重复这些不确定性事件会让他们更焦虑。这就需要在开始进行满灌之前，带着来访者练习一次，让他们看到满灌之后焦虑降低的效果。有人重复 15 分钟就够了，有人可能需要更久。要让来访者一直重复他们的焦虑思维，直到焦虑水平下降到一半以下。如果只是机械性地重复，或者在重复的过程中分心去想别的或做别的，满灌效果就会削弱。另外，要避免"安全行为"。

相关技术

相关技术包括，成本收益分析、接纳训练、双重标准技术，以及垂直下降。

工作表

工作表 8.16（满灌不确定思维）。

技术：把自己抽离出来或消失

概述

我们担心的一般都是那些可能发生在我们身上或者我们觉得必须要去做的事，比如，"我这次考试要挂了"，"这个人会觉得我很无聊"，"我必须说服他们"，等等。我们倾向于把自己视为世界的中心，觉得必须去控制、证明，觉得所有结果的发生都取决于我们的表现。"把自己抽离出来"技术就是让来访者从事件中暂时离开。本技术要求来访者尽量想象不去控制事情的走向，让它自由发生，不要总觉得万事万物都和自己相关。

提问或干预

"我们常常焦虑那些可能发生在自己身上的事情，或者焦虑那些需要做的事情。这让我们把自己放在了万事万物的中心。我们觉得，必须做点什么来控制事情的走向。但试着想象一下，如果让你暂时消失一会，如果现在发生的事情和你没关系，你觉得会怎么样。"

示例

治疗师：我知道你担心聚会上的人怎么看待你。你说他们可能觉得你不够有趣，不够吸引人。好像所有的眼睛都在盯着你。

来访者：是的，我觉得我看起来就像个呆子。

治疗师：所以，这一切都是关于你的，关于你看起来是什么样子，别人怎么看待你。如果你觉得所有的目光都在你身上，那的确是沉重的负担。可是，如果想象一下，你在这个聚会上隐身了，你只是去观察别人之间的互动，但别人看不见你，会怎么样？

来访者：但是我没有隐身啊。

治疗师：是的，当然。但是我们想象一下，如果没人看见你，你仅仅是观察和描绘其他人的行为举止，就好像你正在看一部电影，你觉得会怎么样？

来访者：那我肯定不会那么焦虑。

治疗师：那么，我们就这样来想象。你来到了这个聚会，然后说："大家好。"仅此而已，说完之后你就站在一旁，观察别人的互动。看他们穿着什么，谁在微笑，谁在说话，听他们说了什么。

来访者：这样的话，我就好多了。我不需要做任何事情。

治疗师：是的，如果你想的话，你也可以选择说点什么。但是在这个想象里，我希望你只是去观察和描述。你就站在那，看着别人互相交谈。

来访者：好的。

治疗师：还有一种方法，也能让你把自己抽离出来。想象你正在和朋友琳达聊天，你不喜欢她的政治观点，但是你也不想和她争论。那么，要想不生气，又不纠结，你就可以退一步，听她说，自己不卷入，因为这件事和你没关系。你就好像暂时地消失了。即便你消失，也不影响她继续发表她的政治观点。这就是你可以做的。

来访者：这听起来很棒。有的时候我希望自己消失一会儿。

治疗师：你的确可以。你可以想象自己没有参与这件事，你什么都没做。你在那里，但是没卷入，你就像看电影一样看着琳达在那不停地说话。

作业

　　来访者可以想象自己暂时消失或隐身，反正就是不在当前的场景里了。在消失的这段时间里，他可以观察周围的情况，看周围的人说什么做什么，只看就好，不做任何事。"想象在没有你的这段时间里事情是如何发展的。"可以使用工作表8.17来检验自己隐身的这段时间会发生什么。图8.4是一份样例，一个年轻人正在考虑去参加聚会，并为此担心，所以填写了这份工作表。

困扰我的情境	我焦虑的内容	如果我消失了，我会观察到什么？
参加一个聚会，聚会上有我不认识的女士。	我会看起来很蠢。我不知道要说什么。人们会像看傻子一样看我。	我看到很多人都站在那聊天，其实也没聊什么真正有意义的内容。就是闲聊，没人说出什么真正重要得令人惊奇的事情。看到这些，我感觉放松多了。

图 8.4　把自己抽离出来或消失

可能存在的问题

有些来访者觉得，他们没办法想象自己不存在或者隐身。治疗师可以建议他们想象此时此刻发生的所有与他们无关的事情，让他们体会自己不存在的感受。例如："想象一个你在意的人，他现在有没有可能并没有想着你？""想象一个场景，即便没有你出现，这个场景是否依旧可能发生？"最后，治疗师可以强调："这个练习不是要让你不存在。而是让你想象自己没有待在那里。"这是暂时的。练习的目的是为了观察，不去参与或控制。

相关技术

相关技术包括，接纳、思维气球、站在阳台上观察，以及检验我对未来的感受。

工作表

工作表 8.17（把自己抽离出来或消失）。

技术：变成一粒沙子

概述

大部分焦虑都与我们要做什么、别人如何看我有关。在焦虑状况里，我们变得很大、很重要，是一切的中心，身边发生的一切事情似乎都和我们有关。一粒沙技术可以让来访者把自己想象成无限微小的东西，宇宙中最基本的元素。想象自己，是沙滩上的一粒沙子，身边还有亿万粒与自己一样的沙粒，这样来访者就能意识到，世界如何运转和自己没有多大关系。接受自己不是世界的中心，可以让我们远离焦虑，不再过分关注发生在我们身上的事情，不在意别人如何看待我们，不焦虑我们到底要做什么。

提问或干预

"焦虑的时候，我们总是把自己视为事件的中心。比如，'别人怎么看待我？''我到底该做什么？'就好像世上几十亿人都和我有关似的。这样夸大自己的作用会带来极大的负担。我们可以尝试从相反的角度看待自己。想象自己是无垠沙滩上的一粒沙，和其他亿万粒沙没有什么不同，风吹过，你会流向这边或那边；浪打来，你会卷到水里或岸上。你太渺小、太微不足道了，甚至有时候你觉得自己是不存在的。想象这粒沙的感觉。对于整个世界来讲，你也是同样渺小的，这个世界不受你掌控。"

示例

　　治疗师：你很担心同事们怎么看你，听起来似乎其他人都在关注你。其实每个人都可能有过这样的感觉。我们只从自己的角度看待事情，把自己当成事件的中心，从而得出结论。于是我们担心别人怎么看待我们，觉得我们必须做点什么。好像什么事都和我有关。

　　来访者：我知道，我每次一走进办公室就紧张。我担心詹恩怎么看我，担心自己是不是做错了什么。

　　治疗师：是的，每个人都有过这种感受。但是假如每天给自己一点时间，把自己想象成无垠沙滩上的一个小沙粒，你和其他亿万个小沙粒在一起。每个沙粒看起来都差不多。海风吹拂，潮涨潮落，沙粒就随之漂浮。一粒沙子是没有自我的，你身边的每一个人都是一粒沙子。

　　来访者：你刚开始讲这个的时候，我觉得很恐怖。但是当我想象的时间长了一点，就感觉放松下来了。

　　治疗师：你能放松下来，是否因为我们并不期待一粒沙子能做太多事情？于是你不再担心别人如何看待你。成为微不足道的一粒沙子，就彻底解放了自己。你自由了，什么也不必在意。

作业

　　要求来访者放下对"自我"的执念，想象自己是无垠沙滩上的一粒沙子。每一粒沙子看起来都没有什么区别，它们随风飘荡，随潮涨落。可以使用工作表 8.18 来想象自己是一粒沙子，学习更换视角，放弃对事件的控制。图 8.5 是一名来访者填写的样例，该来访者对于家庭聚餐感到焦虑，于是使用了一粒沙技术。

困扰我的事情	我作为一粒沙的思维和感受	如果我能把自己想象成一粒沙，我会感觉如何？
人们会谈论一些无聊的事情，我会很烦。	我可以坐在那看着。明白这一切跟我无关。它影响不了我什么，由它去吧。	我不需要做什么，也不需要在意别人怎么说怎么想。放松就好了。
人们会跟我争执。		

图 8.5　把自己想象成一粒沙

可能存在的问题

有些来访者认为，这个练习是逃避现实和自我欺骗。这种想法很常见。但是治疗师应向来访者说明，这个世界上有几十亿的人口，每个人都在某些时刻觉得自己是世界的中心。如果我们能够暂时地把自己从中心释放出来，不去坚持非得做些什么，不必非得取悦别人，仅仅去观察，那我们就能把自己从焦虑中解放出来。什么都不做也是一种解放。

相关技术

相关技术包括，从阳台上观察、消失、接纳，以及从另一角度观察。

工作表

工作表8.18（一粒沙）。

技术：从阳台上观察

概述

正如前文所述，焦虑的内容常常是关于，我们必须做什么，未来会发生什么，别人怎么看待我们，等等，就好像我们是一切重要事件的中心。如果我们觉得别人都在看我们、和我们说话、对我们做事，我们就会觉得自己必须对此做出一些回应。从阳台上观察技术，可以让我们暂时离开人际互动中心，想象自己站在事件之外，以旁观者的视角观察自己。这时候，你看到的就不再是"我"和"你"，而是"有两个人待在那里"。这种元认知的角度让人脱离自我和他人的对立，获得去自我中心化的视角。

提问或干预

"焦虑的时候，我们特别容易只从自己的角度看问题，很容易把自己想象成一切事件的中心。我们担心别人如何看待自己，担心自己会发生什么事，担心需要做什么。我们站在那里，看到对面站着的那个人或者眼前正发生的这件困难的事情。可是，想象一下，你决定离开现场，走到不远处的阳台上，以一个无关的中立者的目光进行观察——你对这些不是很在乎，你只是看着这些人。而你只是被观察的人之一。作为当事人的你仍然站在那里，但作为观察者的你已经远远离开。"

示例

治疗师：你在聚会上好像非常担心别人如何看待你，担心别人觉得你是个无聊的人，于是很焦虑。这就是过度关注自己的表现。

来访者：我知道。但我就是没办法不去想这些。一旦开始跟人接触，我就觉得自己肯定看起来很无趣。

治疗师：也就是说，你一走进这间屋子，就觉得好像每个人都在评价你。当你开始和别人交谈的时候，你很关注自己和自己的想法。

来访者：对啊，这让我很崩溃。

治疗师：好的。现在我们来想象一下，你的斜上方有个阳台，在空中 15 米，可能是五层楼的高度。你站在阳台上俯视人群，你看到你和简妮站在那里，你开始观察你们俩。你看到了什么？

来访者：如果你一定要我想象的话，我会看到两个人在那里，两个非常非常小的人，周围挤满了人。

治疗师：也就是说，当你站在上面往下看的时候，你非常小，只是许多人中的一个。你把自己隔离开了，你高高地站在阳台上。

来访者：嗯，我可以想象出来。

治疗师：站在上面看下面，是什么感觉？

来访者：没那么焦虑了。

治疗师：可能就是因为你只是观察，不再卷入下面的情境当中了，所以你没那么焦虑了。你离开了那个场景。

来访者：这确实挺让人解放的。

作业

让来访者想象站在高高的阳台上往下看，并且描述看到的情境。如果他们对考试感到焦虑，就想象从上往下看一个正在学习的人。看到了什么？或者，假如他们焦虑别人到底怎么看待他们，那就想象从上往下看到两个人正在那里做些什么。这个练习的目的是帮助来访者脱离现有的情境，不要把自己当作中心，以旁观者的眼光看待现在的情境。来访者可以使用工作表 8.19 来做这个阳台观察练习，学会跳到外面观察，不要卷入其中。图 8.6 是来访者填写的一份样例，一名来访者对工作冲突感到焦虑，于是做了这样一个练习。

当我焦虑的时候，我有什么思维和感受？	站在阳台上往下看，我看到了什么？	当我站在阳台上时，我有什么思维和感受？
我觉得我的同事没有客观评价我的工作成果，他们对我评头论足，觉得我不重要。	我看到同事在讨论工作，当然也闲聊。这种工作之余的聊天很正常，每天都在发生。	我觉得我不是宇宙中心。这让我轻松了很多。事情就这样进行着，我还是我，没什么变化。工作就是工作而已。

图 8.6　从阳台上观察

可能存在的问题

有些来访者想象不出如何脱离现有情境。他们觉得："这事就是发生了，我必须做点什么。"治疗师应承认和接纳这种想法，这个想法很强大，但仍然可以建议来访者退后一步观察当下的情境，这并不是批评来访者产生的其他思维信念。只是换一个角度来看待问题。其实，当我们回顾以前发生的事情时，就是从观察者的角度看待问题。过去的事已经过去了，我们不会觉得需要对它们做些什么。所以，回看过去的事情不会让我们那么焦虑。用这个想法看待从阳台上观察的技术，也是一样的道理。

相关技术

相关技术包括，用他人的视角看问题、把自己想象成一粒沙、暂时消失进而观察现实，以及用未来的视角看待问题。

工作表

工作表 8.19（从阳台上观察）。

技术：时光机（自己）

概述

我们常常觉得，现在发生的糟糕事情会永远困扰我们。我们会被情境困住，被当下拖住，会永远无法脱离现在的困境。可是，我们太关注眼前了，忘记人是会变的，我们的思维和感受会随着时间的变化而变化。困在当下，我们就难以想象自己在另外的时间和地点会有怎样的感受。这时，我们可以退后一步，去中心化，从另外的角度观察情绪和经验是如何变化的。

时光机技术的目的是让来访者获得其他角度，以此来观察眼前的问题。做这个练习时，既可以往前回溯，也可以往后推进，在时间线上穿梭。治疗师可以让来访者想象自己坐上了一架时光机，时光机能够带着他们穿梭到生命中的任何时刻，无论是过去还是未来。

提问或干预

"回忆一下曾经的愉快经历。注意你在回忆这些经历时的情绪变化。"

"你现在很焦虑，但是我想知道，一周以后，你的感觉会是什么。一个月以后呢？一年以后？五年以后？你的感觉会是什么样？为什么随着时间的推移，你的难受程度会越来越轻呢？此时此刻，你可能觉得自己快要被情绪吞没了。那么想想这件事（一件与现在的困扰不相关的事情），为什么第二天你再看这件事，就觉得没什么了呢？一个月以后，一年以后，为什么你不在乎这件事了呢？"

示例

治疗师：你觉得自己没做好工作，所以此时此刻非常难受。你说老板上周二批评了你的工作表现。那么我们现在一起坐上时光机，回到某个你觉得非常幸福愉快的时刻，比如童年的某一个时刻。

来访者：我看到自己正和父母一起坐在门廊处。那是一个夏天，我们在喝柠檬水。外面很热，可是我们坐在阴凉处，非常凉爽。

治疗师：这个时刻你感觉如何？

来访者：我觉得非常放松。整个人都非常好。

回到过去的幸福时刻，可以让来访者暂时逃离眼下的困扰，体验到愉悦平静的感觉。下一步就是让来访者坐上时光机去未来，前进到一个他已经不那么在意眼前困境的时刻。

治疗师：现在，我要你想象你坐上时光机去未来。比如，想象我们来到一个月以后。你觉得，那个时候的你会怎么看待上周二老板对你的批评？

来访者：我觉得我可能不会那么在意了。但是肯定还是会想着这件事。

治疗师：那么六个月以后呢？你感觉怎么样？

来访者：可能根本就不在意了吧。

治疗师：一年以后呢？

来访者：可能已经忘了这件事了。

治疗师：哦，这很有趣。我想知道，你的人生中有多少事情是这样的，当时你觉得无法忍受，可是现在你已经不在意了，甚至忘却了？

来访者：可能所有事都是这样吧。

这个练习可以让来访者明白，眼下的困境确实让人很难受。但是随着时间流逝，它会慢慢淡化。

作业

治疗师可以这样形容这个练习："想要改变焦虑，你可以试着改变视角。比如，想象你在未来是如何看待眼下的事情的。我们把这个叫作'时光机'技术，你可以想象自己坐着时光机在时间轨道上来回穿梭。站在未来不同的时间点上问自己，彼时的自己如何看待眼下的困境。你会不会没有那么焦虑了呢？为什么？有没有发现其他更有价值的东西？有没有单纯能让你愉快的事情，帮助你脱离眼前的阴郁？你可以在工作表 8.20 里写下自己的焦虑，然后想一想，在未来不同的时间点上你的感受会有什么变化。"

可能存在的问题

有些来访者觉得，自己在未来也一样会感到难受，甚至更糟，这让他们很绝望。比如，一名刚刚分手的来访者觉得，以后要永远孤独下去了。治疗师可以询问来访者，有没有应对孤独的好方法，比如，设定活动计划表，主动和别人联系，参与富有挑战性和趣味性的活动，上一门课，或者参加徒步团体，等等。另外，治疗师还可以询问来访者以前是否也经历过类似的丧失，那时他是如何应对的，他是怎么样走过之前的困境并重新获得令人满意的社会生活的。通常，焦虑者会低估自己应对问题的能力，这时就需要帮他唤起以前成功应对困境的经历。

相关技术

相关技术包括，双重标准技术、问题解决技术、理性角色扮演、垂直下降，以及检查证据。

工作表

工作表 8.20（时光机）。

技术：时光机（他人）

概述

随着时间流逝，我们会不那么在意眼前的困境。这一点在别人身上也是一样，随着时间逝去，别人也会不那么在意曾经发生过的事情。例如，社交焦虑的来访者认为，别人会注意到他们的焦虑无措，会永远记住他们，并形成其无能软弱的刻板印象。可是事实上，人们很少记得别人的焦虑，尤其记不得那些与自己不相关的人的焦虑。

提问或干预

"你担心别人怎么看你，可是一般人会在很短的时间内就忘了自己对别人所做的评价。想象你正坐在一架时光机上，它带你来到一周以后、一个月以后、一年以后，你会有什么感觉？如果你担心别人怎么看你，那就把别人也放在时光机上，想想一周以后、一个月以后、一年以后，他们会怎么看待你当下的困境？他们还会关心你此时此刻的表现吗？还是早就想别的事去了？"

示例

本案例中的来访者是一名年轻职员，他很害怕别人注意到他在开会时的焦虑表现，然后对他形成持久的负面印象。他的自动化思维是："他们会看到我那么焦虑，会觉得我十分软弱，这些评价会传到老板的耳朵里。会给我带来非常悲惨的后果。"仅仅是识别出这个自动化思维，就让来访者的焦虑水平轻微下降了一些，因为他意识到，自己担心的后果其实是不太可能发生的。可是，我们还要继续检验他对别人想法的假设，这就可以使用时光机技术。

治疗师：好，现在请想象一下，你参加了那个会议。参会的有谁？

来访者：可能有六个其他公司的职员。我是唯一一个代表我们公司出席的人。

治疗师：想象一下，有个叫约翰的人也在这次会议上。他来自 X 公司。他看到你脸红了，于是就想："这个家伙很焦虑啊！"这让你感觉怎么样？

来访者：更焦虑了！

治疗师：好。也就是说，让你感到焦虑的其中一个假设是，别人觉得你在焦虑。来看看这个假设。我想请你描述一下，约翰在会议结束之后会做些什么，你一小时一小时地来说。

来访者：呃，我也不太知道。但是我觉得这个会可能在 11 点左右结束，然后他可能会给公司打个电话，接着去吃午饭。

治疗师： 他会不会在吃饭的时候想着你焦虑的事呢？

来访者： 我觉得不太会吧。

治疗师： 然后呢，他接下来会做什么？

来访者： 他吃完午饭，坐车去机场，候机，然后登机。

治疗师： 这时候他会想起你的焦虑吗？

来访者： 不会。

治疗师： 然后呢？

来访者： 他可能会在飞机上办公。可能喝杯饮料。几个小时之后，飞机降落，他坐车回家。然后就见到家人了……

治疗师： 约翰会想起今天发生的各种事吗？

来访者： 他可能会想今天开会是否顺利，他的工作中还有什么问题。他可能会关心自己的健康，关心家庭。他有好多事要操心。

治疗师： 他会不会想着你的焦虑？

来访者： 不会。他脑子里装的事太多了。这太可笑了，我怎么会觉得他会想着我的焦虑，这样我不是太自以为是了吗。

治疗师： 其实，这一点也不自以为是。因为当你产生这个思维的时候，你确实真真实实地感到了难受。不过，想象一下，如果你的自动化思维是真的，那就是说，约翰在会议上确实注意到了你的焦虑，并且一直想着你的焦虑，导致他去机场都迷了路，没做好工作。他因为过于惦记你的焦虑，导致他回家之后都忽略了自己的妻子。这是不是有点牵强？

来访者： 我觉得这根本不可能发生。

治疗师： 所以，即便他注意到了你的焦虑，这件事会在他的脑子里萦绕多久？

来访者： 可能也就 10 秒钟吧。

作业

治疗师可以这样描述本节作业："使用工作表 8.21，写下焦虑的事情，特别是那些会暴露在别人面前，让别人对你有看法的事情。然后问自己，如果有一架时光机，那么未来别人会有多大频率想起你在意的这件事。除了你的事，他们还会想别的吗？图 8.7 是一名来访者填写的样例，他很担心别人在聚会上怎么看待他。"

我的消极行为	人们可能关注的其他与我无关的事情
我在聚会上喝多了，思维有点混乱。我可能说了什么胡话。	他们会想在聚会上玩得开不开心。他们会想着自己的朋友、恋人、即将到来的考试、要看的体育比赛，等等。

图 8.7　为什么别人不会一直在意我的"消极"行为

可能存在的问题

有些来访者认为，别人对他们的印象是僵化固定的，这个印象来源于他们现在的行为表现。比如，一名男子很害怕在女朋友面前早泄，让女朋友对他留下长久的不好印象。可以用多种方法检验这个恐惧信念："预测女朋友在一周后、一个月后、一年后如何看待你早泄这件事。如果你们一直相处下去，你有没有表现好的时候？她是否能从你身上发现别的特点，而非仅仅这一件事？即便她当时真的对你形成了负面印象，你觉得这个印象会持续多久？一年？你会对这件事纠结多久？"

相关技术

相关技术包括，把焦虑转换为预测、识别和监控自动化思维，以及垂直下降。

工作表

工作表 8.21（为什么别人不会一直在意我的"消极"行为）。

技术：否定问题

概述

治疗，好像总是在解决问题，总是关注"哪里不对"。当然，我们是希望帮助人们解决问题的，可是如果能认识到，有些看似焦头烂额的问题其实对生活并没有那么大的影响，甚至根本称不上一个问题，也是很有帮助的。本节所述的"否定问题"技术，不是说要否定问题的存在或压抑问题本身，而是用认知治疗技术帮助来访者明白，他们的问题并不一定就是阻碍前进的障碍。通过检验一件事"是否真的是问题"，来访者有可能不再死死盯着眼前的事。帮来访者把注意力从小问题上拉开，不再反复琢磨，可能这个小问题就自行解决了。

提问或干预

"你担心会发生问题。现在我们就来看看，这到底是不是问题。想象这件事发生了，发展成什么样子都无所谓。你能不能想出一些理由证明，即便这件事发生，它仍然不是个问题？比如，你可以想，有什么办法可以解决这个问题，或者你是否能够不在意这个问题，暂时搁置，不理它。"

示例

使用本技术时，可以让来访者用这样的句式复述问题："这不是一个问题，因为……"

治疗师：你现在觉得非常低落，因为你失业了，正在找工作。你产生了一些非常绝望的想法，我们检验过这些想法，发现你有很多解决办法。现在，我们来做一个练习。我说一个困扰你的问题，你来回答："这不是问题，因为……"然后你告诉我可以怎么解决它。比如，我说："你觉得外面下雨是问题。"你就可以说："这不是问题，因为我有伞。"现在我们开始："你现在没有工作。"

来访者：这不是问题，因为我知道总会找到工作。

治疗师：是啊。可是还有很多人在找工作。

来访者：这不是问题，因为我有很棒的简历，有很多经验。

治疗师：可是你最近就没有什么事情安排。

来访者：这不是问题，因为我把时间花在找工作上了。另外，我还花时间去锻炼和见朋友。

治疗师：可是别人可能会因此看低你，因为你现在没有工作。

来访者：这不是问题，因为我的朋友和家人都很支持我，我不在意其他不相关的人怎么看我。

否定问题的意义在于，让来访者从语言上把问题的负面影响降低。让他们快速做出这不是问题的回答，可以帮助他们获得更积极的视角，或者找到解决问题的方式。

作业

治疗师可以让来访者列出他们焦虑的问题，然后尽可能想出为什么这不是问题的理由。否定问题的方式可以是寻求相对应的解决方式、搁置、理解这个问题并没有影响到其他重要目标价值、明确该问题并不符合逻辑或没有实际意义，等等。使用工作表 8.22 来做这个练习。图 8.8 是一名年轻来访者填写的样例，该来访者试图回应，为什么在聚会上说了蠢话并不是一个问题。

问题	为什么这不是问题
我喝多了，说了些蠢话。	我仍然可以见朋友、学习、工作、参加其他聚会、和家人度假、打暑期工、与女性约会，等等。即使那天晚上说了蠢话，也不影响我正常做其他事。

图 8.8 否定问题

可能存在的问题

许多试图将问题淡化的技术在使用时都会面临以下问题，来访者会觉得这是对其问题的贬低和否定。治疗师应当接纳来访者的这种情绪，告诉他们，这是一种思维练习，而不是真正地评价事实。可以配合使用双重标准技术和理性角色扮演技术。还可以让来访者试着列出，即便问题真的存在和发生了，他仍然可以做哪些事。这也是有效的方法。

相关技术

相关技术包括，问题解决技术、使用连续标度、理性角色扮演、时光机、双重标准技术，以及检验功能更良好的替代假设。

工作表

工作表 8.22（否定问题）。

技术：恐怖幻想焦虑

概述

很多人会极力避免脑海里出现令人恐惧的画面或思维，他们对此感到非常焦虑（Borkovec & Hu, 1990; Borkovec et al., 2004）。例如，一个人可能特别担心花的钱超过了挣的钱。他想方设法节约开支。但是当我们使用垂直下降技术就会发现，他最根源的恐惧是穷困潦倒，最后成为一个流浪汉。他动用了自己所有的认知能力去避免这个可怕的场景。再比如，一个人躺在床上的时候，特别担心自己无法获得充足的睡眠，他把全部注意力集中在身体状况和精神唤醒程度上，结果更加影响睡眠（Harvey, 2002）。但是，如果来访者不断地重复恐怖幻想内容，会怎么样呢？如果他们不断地练习，反复面对自己流落街头或者睡眠不足的画面呢？直接用恐怖幻想画面对来访者进行满灌，反而会让人慢慢适应恐惧，从而切断焦虑的源头，战胜焦虑。

提问或干预

"我们的焦虑常常是因为害怕某些东西而产生的。比如，你可能会担心几个小时都无法入睡。但是如果再往深里挖掘，会发现你担心的其实是整夜睡不着，导致第二天彻底没法做事。现在我想要你试着定义一下'最严重的恐惧'，也就是你最害怕的结果。然后我希望和你一起练习重复你的焦虑，直到你觉得无聊，并且适应它。"

示例

治疗师：你担心失去更多的钱。现在请你试着告诉我，这对你来说意味着什么。"如果我失去更多的钱，就会……"

来访者：我就会破产。

治疗师：好，所以你担心的不仅仅是失去更多的钱，而是会破产。我们发现，人们常常因为担心一件事，就极力避免一切可能让他们想起这件事的机会。

来访者：是啊，我总是想从别人那获得确认。我问我的妻子她怎么想，她说事情总会解决。

治疗师：可真正的问题是，你要接受可能会破产这件事。带着这样的想法生活是一件很磨人的事。但你要试着去练习，反复练习你可能会破产的这个想法。

来访者：这太难受了。

治疗师：来看看，有什么理由能证明你不会破产？

来访者：我还有很多其他方面的投资，我和妻子都有工作。我不会破产的。

治疗师：那么让我们来练习一下你将会破产的想法。当你想到要破产时，脑子里会出现什么样的思维和画面？

来访者：我看到自己身无分文、无家可归。

治疗师：好。现在闭上眼睛，想象这个画面，越清晰越好。现在，重复这句话："我会破产，我会无家可归。"

来访者："我会破产，我会无家可归。"

治疗师：现在你的焦虑水平有多少？按 0%~100% 打分。

来访者：大概 80% 左右。

治疗师：继续重复这句话。

来访者：（重复 10 分钟，他的焦虑降到了 5%。）我觉得挺无聊的。

治疗师：那是因为你已经适应了这个想法。

作业

治疗师可以对来访者使用垂直下降的技术（"接下来会发生什么让你困扰的事？"），直到找到最核心的恐惧。然后，评估该恐惧的成本和收益。来访者可以使用工作表 8.23 来一步步地识别自己的思维和恐惧。该工作表可以帮助来访者聚焦"为什么这件事困扰我"，而非仅仅记录脑海中的单一事件。然后，让来访者尽量生动地想象这个恐怖的画面，并重复他所担心的想法（比如，"我会死于癌症。"）。一直重复 15 分钟。这个练习让来访者暴露在恐惧的内容面前，最终适应。图 8.9 是一名来访者对自己的恐怖幻想所做处理的示例。

识别当前焦虑背后的根源恐惧	担心这个恐惧的成本	担心这个恐惧的收益
我会一直孤独一人，没有任何人会和我交谈。我看见自己一个人坐在那里。	焦虑、抑郁、绝望	也许我能阻止这件事发生。也许我能更有动力做事。

想象恐惧的画面，不断重复恐惧的思维。按 0%~100% 给焦虑水平打分。

	焦虑（0%~100%）
1 分钟	80%
5 分钟	70%
10 分钟	50%
15 分钟	20%
20 分钟	10%

图 8.9　恐怖幻想焦虑

可能存在的问题

有些来访者认为，重复恐怖幻想会让他们更焦虑。因此，可以先以行为实验的方式呈现本练习："看看，如果你一直想象这个画面，焦虑水平会有什么变化。"多数来访者最终会发现，这个过程很反直觉。他们曾将太多的精力用在怎么摆脱焦虑思维和反复寻求确定上，导致情况越来越糟。另外还有一个可能的问题，有的来访者认为，最糟糕的恐怖幻想是真实可信的，比如，有人确实就是要破产了。这时候，应该让来访者去收集信息，看看人们是如何应对消极生活事件的。比如，人们一般怎么应对破产、离婚、癌症等重大事件？良好的应对模式能有效减低来访者对糟糕结果的焦虑情绪。

相关技术

治疗师可以让来访者检验过去的焦虑和结果；对最坏的结果做成本收益分析；搜寻焦虑的正反两方面证据；提升面对问题时解决问题的能力；以及，使用双重标准技术。

工作表

工作表 8.23（恐怖幻想焦虑）。

技术：接纳思维

概述

治疗师可以这样描述本技术："有时候，试图控制和改变每一件事是不现实的，学会接纳也许对你更有好处。例如，可能你在工作中的表现并不完美，但是你仍然可以为已经做出的成果感到欣慰。遇到问题不要一味地自我批评，也不必把事情想象得那么灾难化。你可以先对自己说：'我接受现在的问题（说出这个问题），然后我要找出方法来应对这个问题。'"

提问或干预

"我们要学会接纳生活中的很多事物。如果冬天住在佛蒙特，就得接纳那里的寒冷。如果八月住在迈阿密，就得接纳那里的炎热。现在我们练习用脱离事外的眼光来接纳生活中的事件。像一个旁观者那样，只是看，不做任何干预，不去评价。你会怎么描述现在遇到的这个事情呢？如果让你只当一个旁观者，你会感觉到什么好的方面吗？如果你只是作为一个旁观者，事情会如何发展呢？"

示例

治疗师：我们焦虑，常常是因为想掌控一些事情。可是如果接纳现在的状况，只是观察，不去担心，会怎么样呢？接纳和观察的时候，我们不做评价，不去控制。例如，一月份很冷，我们可以感觉到冷，同时接纳它。当然我们会穿得厚一点，这就是生活现实。如果你也像这样接受你现在担心的这个事实，会怎么样呢？

来访者：我不明白。

治疗师：你担心疼痛是癌症的信号。即便医生的检查结果是，你只是需要锻炼身体了，你还是担心自己会死。但接纳疼痛意味着只是去观察这个疼痛，不要评价它。仅仅描述疼痛，不去干预，只是记录。现在你会如何描述你的腿？

来访者：我觉得左腿有点紧张，有点疼，有时候像有小针在扎，但是很快就过去了。

治疗师：脚呢？有什么感觉？

来访者：没什么感觉。能感觉到脚趾头在鞋里。感觉脚底有一点温暖。

治疗师：那么如果接受死亡，会怎么样？你觉得死亡是什么样子的？

来访者：我能看到自己变成一具尸体。我看到我不能动，不能呼吸。我就站在一旁看着自己。

治疗师：当你站在旁边看自己的时候，有什么感觉？

来访者：一开始有点紧张，但是好像出现了一种平静的感觉。

作业

治疗师可以这样描述本节的练习："我们会担心很多无法控制的事。这里可以使用一个有用的技术。如果我们很难改变一件事情，那就接受它。其实你已经在生活的不同领域中反复练习过接纳了。比如，你能接纳自己有时候感到饥饿，有时候感到困了需要睡觉，你接纳自己必须要付账单，要工作，要接受堵车，接受天气有时候很冷、有时候很热。你并不为这些事情感到困扰。接纳的意思是，成为一个观察者，不去评价、解释或控制。观察者只是看和接纳。使用工作表 8.24，你可以记录所担心的东西，如'我考试要挂了'，然后写下现在发生了什么，把它放在那里就好了。不要做任何预测、解释、评价，也不要寻找解决方式，仅仅写下事件本身。例如，你在一次投资中损失了金钱。写下具体发生了什么，然后评估如果接纳损失，成本和收益是什么。尽可能被动地描述，不要去对抗，就是接纳。"图 8.10 是一名来访者记录的样例。

我焦的事情：我再也找不到爱人了。

接纳的成本和收益：	成本：我会抑郁，然后放弃。我需要摆脱这个思维。
	收益：我可以接纳这个思维，仅仅把它作为一种体验。思维不能预测任何事情。
生活中我已经接纳的烦心事：	交通拥堵，噪音，粗鲁的人，拥挤的地铁，迟到，工作中的事情不按照预想的方式来，朋友回我信息不及时。
为什么我接纳它们：	我控制不了所有的事，所以只好接受它们，让它们继续发展吧。我没有其他的选择。
详细描述我现在焦虑的事情（不评价、不解释、不预测）	脱离事外的旁观者： 我一个人坐在公寓里，开着电视，一边查邮件，一边吃比萨。
结论：	如果我接纳思维的存在，并且不再为之挣扎，我就有精力去做别的事情。把某些思维当作背景噪音，对我来说很有帮助。

图 8.10　练习接纳

可能存在的问题

许多焦虑者觉得焦虑能够有效阻止坏事的发生。而如果去接纳，就意味着任由坏事发生。治疗师可以帮助来访者检验"解决问题"和"接纳问题"的成本和收益。有时候，让来访者看看自己在日常生活中已经接纳了的事情，也是有帮助的。

相关技术

相关技术包括，不确定性训练、双重标准技术、理性角色扮演、垂直下降，以及识别自动化思维。

工作表

工作表 8.24（练习接纳）。

工作表

工作表 8.1

焦虑的自我监控

写下任意一次焦虑产生的具体日期和时间，关注引发焦虑的情境、你的情绪或感受（例如忧虑、悲伤、无助、自我意识），以及焦虑的具体内容（例如，"我会陷入争论"或"我不知道该怎么做"）。下表提供了一个示例条目以供说明。

日期／时间	情境描述	情绪或感受	具体的焦虑内容
6/14	想到今晚要去聚会。	焦虑	我不知道到时候说什么。 我会像个傻子。 谈话中会冷场，并且她会认为我笨拙而愚蠢。 我会变得特别焦虑，我将不得不离开。

工作表 8.2

焦虑的成本收益分析

记下你的焦虑。对于每一个焦虑，请明确该焦虑带来的成本是什么，你能从中获得的收益是什么么。对成本和收益按0%~100%进行评分，然后计算焦虑的净成本或收益。下面提供了一个示例条目以供说明。

特定焦虑	成本	成本评分	收益	收益评分	收益－成本
我说的话很愚蠢。	让我觉得焦虑。 我很不快乐。 我不想参加聚会。	80%	也许可以安慰自己。 也许可以提前想想应该说什么。	20%	−60%

有时候，焦虑会让事情变得更糟糕。想想看，你身上有没有这样的例子？

如果焦虑得少一点，生活会有什么改善？

工作表 8.3

把焦虑转换为预测

在第一栏写下你预测的焦虑，例如，"考试会不及格"。在第二栏，写下预测成为现实的可能性（0%~100%，其中100%＝绝对确定）。在第三栏，写下实际的结果怎样。在第四栏，写出你的结论。

我预测	可信度（0%~100%）	实际结果	结论

工作表 8.4

让思维和预测具有可验证性

　　我们的思维常常是模糊的，很难检验真伪。例如，"人生将是虚无的"。这个思维就很难检验，因为很难知道"虚无"的意思。而另外一个思维"我永远也不会快乐了"就可以验证，因为可以追踪自己的情绪，看看是否有时有快乐的体验。我们的思维也常常是不实际的。例如，我们可能认为"我是个失败的人"。你可能觉得，检验这一思维的方式是看看生活中有无失败或不顺的事。但是人人都曾失败过，大部分人都不会因为一次考试失败或一次被拒绝的经历就觉得自己是个失败的人。列出你的问题思维，回答下面的问题。

思维	如何检验它？通过观察什么证据可以证明它是正确的？	别人同意我的检验结果吗？	别人有不同的看法吗？	我的思维是模糊笼统的吗？

复查： 你的想法在表述上有问题吗？可以检验吗？你真的收集了足以衡量思维真伪的证据吗？

工作表 8.5

检验消极预测

在接下来的一周里，写下关于消极思维和焦虑情绪的预测。例如，"我将无法集中注意力"，"我没什么可说的"，"我会睡不着"。在这周结束时，记录实际发生的情况。

我预测……会发生	我预测……不会发生	实际结果

工作表 8.6

检验过去的消极预测

检验过去的消极预测非常有必要，你可以看看自己是否有消极预测的倾向。回溯过去做过消极预测的情境或事件。例如，你可能刚刚分手，于是觉得："我再也不可能谈恋爱了。""我永远也不会快乐了。"在下表左栏里，写出激活事件；中间栏，写出你的预测；在右栏里，写出实际发生了什么。表中已给出了一个示例条目。

过去的激活事件	预测和思维	实际结果
我分手了。	我要永远一个人了。 我再也不会快乐了。 我会一蹶不振。	六个月后，我认识了新的人。 第二天我见了朋友，开心了很多。 我确实抑郁了一段时间，但后来走出来了。

工作表 8.7

可能的结果

　　焦虑的时候，我们总是关注最糟糕的结果。在下表中，针对一个事件，分别列出最坏的结果、最好的结果、中性的结果和最可能的结果。针对每种结果，估计发生的可能性。

最坏的结果（%）	最好的结果（%）	中性的结果（%）	最可能的结果（%）

工作表 8.8

描述结果

　　在遇到事件时，详细思考最后会发生的结果，有助于扩展思维。在下表中，列出最可能的结果、最好的结果、中性的结果。然后详细想象每种结果是什么样子的。你可以采用什么样的具体行为？

结果类型	会发生什么？我可以做什么？
最可能的结果	
最好的结果	
中性的结果	

工作表 8.9
不完美的解决方案

　　有时候，为了取得进展，我们不得不采用不完美的方案。我们称之为"成功的不完美"。例如，每周锻炼 5 次，每次 45 分钟，这个方案是完美的，但是可能坚持不下来。不过如果你接受一个不太完美的替代方案，比如，走路上班，或者每周锻炼 3 次，每次 20 分钟，那也是不错的。一件事刚开始的时候，往往是以不完美的方式起步的。在下表中，写出可以采用的"不完美方案"（例如，"比现在多锻炼一点就好。"），列出采用不完美方案的成本和收益。最后，写出具体可以做些什么（例如，"每天走 30 分钟"）。

可能的不完美方案	成本	收益

针对这个不完美的方案，具体可以做些什么?

行动：

工作表 8.10

回顾过去是如何应对消极事件的

　　每个人都经常需要处理消极事件。也许你觉得，自己难以应对那些消极事件。回溯曾经的消极经历，找出曾经的应对方法。你做了什么让状态最终好转？你还可以列出不好的或没用的应对方式，例如，酗酒、自我隔离、追求无意义的关系、拖延、抱怨。最后，检验目前的问题，找出可能的有效应对方式和无效应对方式。

过去的消极事件	我怎么应对的	无效的应对方式

我目前焦虑的事件	如何有效应对	无效的应对方式

工作表 8.11

为什么不能从经验中学习

有时候我们会发现，过去做过的消极预测并不都会成真。可是我们常常忘了，自己现在的消极预测与曾经的预测一脉相承。你会这么想是有原因的。想一想，为什么过去的消极经验没有眼下的焦虑事件重要呢？把原因写在下表。

为什么我不会使用过去的事件作为证据，证明自己是个悲观主义者？	该信念的结果
1. 如果无法确定，我就不会安定下来。	
2. 我不会寻找证据证明现在的预测是错误的。	
3. 我不会为过去的错误预测寻找证据。	
4. 这次一定会发生，我应该对它感到焦虑。	
5. 其他原因（具体列出）	

工作表 8.12

正反辩论

从自动化思维开始，用理性回答来挑战自动化思维。接着，再挑战理性回答。这样一来一回，不断挑战你的回答。

自动化思维	理性回答

工作表 8.13

建设性和非建设性焦虑

　　我们常常焦虑。问题是，你的焦虑究竟是建设性的还是非建设性的。建设性焦虑会产生实质的特定行动，它是针对即将发生的具体时间而产生的正常情绪反应。而非建设性焦虑仅仅是瞎担心而没有具体意义，或者是担心发生概率非常低的事件。

我目前的焦虑：＿＿＿＿＿＿＿＿＿＿＿＿＿＿＿＿＿＿＿＿＿＿＿＿＿＿＿＿＿＿＿＿＿＿＿＿＿

问题	回答
我担心的事情发生概率是否非常低？	
我做了什么预测？	
需要解决什么问题？	
我可以做什么？	
我今天有待做事项吗？能做什么事情来推进事件的发展吗？	
我为推进事件所做的行为合理吗？	
我是否担心那些完全无法控制的事件？	
这是建设性焦虑还是非建设性焦虑？	
为什么是或为什么不是？	

工作表 8.14

记录焦虑时间里产生的焦虑（1/2）

　　在下表中，你可以记录一天中产生的焦虑。每天拿出 30 分钟来集中处理这些焦虑。在焦虑时间之外，一旦产生焦虑，就记录在下表中。

引发焦虑的情境	我的焦虑	我以前有过这种焦虑吗?

焦虑时间

　　把你的焦虑写在下表中。在焦虑时间结束后，回答下面的问题。

时间 / 日期:	持续时间（分钟）:
地点:	
焦虑时间开始时的焦虑水平（0%~100%）:	焦虑时间结束时的焦虑水平（0%~100%）:

（待续）

记录焦虑时间里产生的焦虑（2/2）

焦虑内容：
我焦虑的共同主题：
这种焦虑的成本和收益： 成本： 收益：
这是建设性的焦虑还是非建设性的焦虑？
今天我能做什么有建设性的行为来解决问题？
如果我接受自己此时的局限性，比如，就是有一些不知道的东西，有一些做不了的事情，生活就是有很多的不确定，会不会好一些？

工作表 8.15

让消极预测成真：自我实现预言

　　在左栏，列出你的消极预测（例如，"聚会上没人会跟我交谈。"）。在中间栏，列出所有会让消极预测成真的事件（例如，"我自己不主动和人交谈"，"我会表现得畏畏缩缩"）。在右栏，列出可以采取的让消极预测不要成真的行动，例如，如果抱持着与目前预测相反的信念，会怎么样（例如，"我会向大家主动介绍自己"，"我会主动请求别人介绍自己"）。

我的消极预测	怎样做让消极预测成真	怎样做可以避免消极预测成真

工作表 8.16

满灌不确定思维

在左栏，写下你反复出现的思维，例如，"总是有不好的事发生在我身上。"然后，重复该思维 3 分钟，并标记在中间栏。在右栏中，按 0%~100% 标记你的焦虑水平。然后重复这个思维，直到焦虑水平下降至开始时的一半。也就是说，如果你的初始焦虑水平是 80%，那么就一直重复该思维，直至焦虑水平下降至 40%。继续重复你的思维至少 15 分钟，不用去管焦虑水平的高低。

我要重复的思维	时间：暴露	焦虑水平（0%~100%）

工作表 8.17

把自己抽离出来或消失

　　我们焦虑的时候，总是容易把自己视为事件的中心。我们可能觉得这个事情是和我们有关的，或者觉得必须做点什么来改变这个事情。可以试着让自己暂时从事件中消失一会儿，让自己隐形。这个事和我无关，因为我根本就不在那里。我只是看着事情发生了。我可以描述它，而不需要为它做任何事。一旦能够让自己消失，就可以真正地去观察它。在下表的左栏，描述目前困扰你的情境。在中间栏，写出让你焦虑的思维。然后想象你暂时隐身，仅在观察外面的一切。最后在右栏写下观察到的东西。

困扰我的情境	我焦虑的内容	如果我消失了，我会观察到什么？

工作表 8.18

一粒沙

　　焦虑时，我们常常把自己当作一切的中心。仿佛别人都在看自己，所有的事都和我们有关，我们必须做点什么。在焦虑思维里，我们变得很大、很重要。可是，能否有那么一段时间，想象自己仅仅是广袤沙滩上的一粒沙？身边还有亿万粒和你一样的普通沙粒。它们彼此之间没有什么不同，风吹过，它们随风而动。在下表中，将困扰你或让你感到焦虑的事情列在左栏。然后，想象你是一粒沙，和其他亿万沙粒在一起。想想你们随风流动，来了又去，你忘掉了自己。想想这个画面，你是否产生了什么新思维和新感受？把它们写在中间栏。最后，看看这个沙粒想象是如何让你的感觉变好的，将此记在右栏。

困扰我的事情	我作为一粒沙的思维和感受	如果我能把自己想象成一粒沙，我会感觉如何？

工作表 8.19

从阳台上观察

我们常常把自己困在焦虑的事情里。我们总是担心，别人会怎么看自己，会有什么事情发生，自己应该做点什么。可是，如果你能想象自己站到高高的阳台上，观察当下的情境，你会有不同的发现。让自己暂时离开当下的情境，就可以让正担心的事情自由进行，而不去干涉。在左栏，写出你焦虑时的思维和感受。在中间栏，写出当你想象自己站在阳台上向下观察时，看到了什么。在右栏中，写出你站在阳台上观察时的思维和感受。

当我焦虑的时候，我有什么思维和感受？	站在阳台上往下看，我看到了什么？	当我站在阳台上时，我有什么思维和感受？

工作表 8.20

时光机

　　焦虑的时候，我们总是过分关注某一件事，意识不到在同一时刻其实还有无数其他的事情正在发生，那些事情可能让我们好受很多。假设你现在正在焦虑一件事，当你乘坐时光机穿越到几周以后、一个月以后、一年以后或者五年以后，会怎么样呢？你的思维和感受有什么变化吗？目前有什么积极的事能帮你应对眼前的困境吗？

一段时间之后，现在这件事会让我感觉怎样	为什么一段时间以后我的感觉会没有那么糟糕
一周以后	
一个月以后	
六个月以后	
一年以后	
五年以后	

工作表 8.21

为什么别人不会一直在意我的"消极"行为

有时候，我们总担心，做出了特定的行为，别人会怎么看。但其实，人都是健忘的。人们每天要关注生活中各种各样的琐事，不断转移兴趣。想象你乘坐一台时光机穿梭到未来。那时候，人们会怎么看待你现在的这件事？

我的消极行为	人们可能关注的其他与我无关的事情

工作表 8.22

否定问题

我们的焦虑常常来源于觉得某件事是个问题，或者某件事即将成为问题。可是，换一个角度看可能有不同的结论。可能你有能力应对，可能你有其他资源，可能你会从中获得意义及其他奖励，可能这根本就不是个问题。

问题	为什么这不是问题

工作表 8.23

恐怖幻想焦虑

首先，识别焦虑背后的根源恐惧，分析其成本和收益。然后，聚焦在你的恐惧陈述或画面上，持续重复这个陈述或画面 15 分钟。每隔 3 分钟，记录你的焦虑水平。

识别当前焦虑背后的根源恐惧	担心这个恐惧的成本	担心这个恐惧的收益

重复恐怖画面或陈述，直到适应。按 0%~100% 给自己的焦虑水平打分：

	焦虑水平（0%~100%）
0 分钟	
3 分钟	
6 分钟	
9 分钟	
12 分钟	
15 分钟	

工作表 8.24

练习接纳

当你发现令人烦躁的思维时，就会想着立刻将其摆脱。不过，要是接纳这个思维，把它看作"背景噪音"，就像街上的车来车往，会怎么样呢？想象接纳这个思维的存在，不对它做任何干预。带着这个思维，你仍然可以参加其他活动。在下表中写下，如果你接受焦虑思维的存在，成本和收益是什么。然后，想一想在生活中你还接纳了什么事的存在。最后，想象你是一个与当前事件无关的旁观者，只是形容当下的事件，不评判、不解释、不预测这个事件，在练习完成时，看看能得出什么结论。

我焦虑的事情：_____

接纳的成本和收益	成本：	
	收益：	
生活中我已经接纳的烦心事：		
为什么我接纳它们：		
详细描述我现在焦虑的事情（不评价、不解释、不预测）：	旁观者：	
结论：		

第九章

全面看待事物

认知行为取向认为，消极思维有时是真的，至少部分为真。然而，消极思维往往具有极端性、严肃性和普遍性，这才是问题所在。病人说"我受不了""太可怕了""这太难了"或"糟透了"，是很正常的。或者，有人会说，"都是我的错"或者"我真的搞砸了"。"理性"的意思是，以合理的比例和视角看待事物。治疗师要明白，当来访者的焦虑、悲伤或愤怒达到极端时，其看待事物的视角就可能发生扭曲。此外，正如这一章所强调的，现在看来很困难的事情会随着时间的推移而减弱对情感的影响，甚至消失。

消极思维也可能部分为真。例如，一个人确实可能会犯错误，会在考试中没有别人考得好，或者在股票市场上赔钱。当人们以最极端的方式看待这些负面事件时，问题就出现了。例如，一个人在股票市场上损失了30%，他可能会认为，这意味着他赔光了，或者他无法过上想要的生活了。在这一章，我们总结了一些技术，可以帮助来访者全面看待事物。

技术：饼图

概述

有的来访者喜欢说："这都是我的错。"然后陷入长时间的自责。每当有坏事发生，他们就觉得，这事百分之百应该责备自己。一名正在经历离婚低谷的女性来访者认为，她需要为这段婚姻的完结承担全部责任。找工作失利的时候，她也认为百分之百都是自己的问题。这名来访者把所有问题都个人化了，用全或无的方式解释因果关系。一旦遇到负面事件，她就会只关注自己做得不好的部分，完全排除了其他可能因素。拿离婚来说，她只看到了自己的错，没看到还有其他原因，比如她丈夫有尚未解决的愤怒控制问题，并且缺乏承诺，他的失业也直接影响了二人关系的走向，另外，来访者在带孩子的过程中缺乏丈夫的支持，让她压力倍增。

我们常常喜欢用单一因果的思路来看待事物的发生、发展，也就是说，在遇到问题的时候，要么完全责备自己，要么把错完全推给他人，而看不到一个结果可能是由多种因素共同作用的。

饼图技术是对全或无思维进行干预的有效方法。饼图上不同的大小代表不同的责任程度，来访者可以用划分面积的方式看到一个事件中的不同因素分别起了多大的作用。这样，他就可以在饼图中看到，自己在整个事件当中究竟应该承担多大的责任。

提问或干预

"现在画一个饼图，假设可以把它分成不同大小的区块。（治疗师画了一个圆，把它分隔成不同的面积。）我想让你全面考虑一下引发这个事件的原因（找一个困扰来访者或让来访者感到自责的事件）。饼图上的每一个区块都代表一个原因。各个原因所占的区块有多大？你作为原因所占区块有多大？"

示例

例如，一名女性职员因为工作负担太重，总是责备自己不能很好地完成工作，她认为自己是个"失败者"。她的假设是："我应该把全部工作做好，如果做不好，就都是我的错误。"我让她列出了影响工作的全部可能因素，并且给每个因素划分其所占的权重，所有因素的权重加起来应该小于等于100%：

计算机软件的限制	10%
其他同事无法提供有效信息	10%
上级对我的期待不合理	30%
缺乏技术和人员支持	45%
我不够努力	0%
我能力欠缺	5%

我们把这些因素和相应的比例画成饼图（图9.1）。来访者可以使用工作表9.1来绘制饼图。

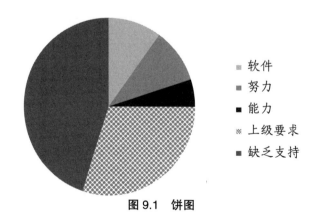

图9.1　饼图

作业

治疗师可以让来访者找出一件让他们感到自责（或责备他人）或糟糕的事情。治疗师可以这样说："我希望你思考导致这件事的所有可能因素，包括你、他人和其他重要情境在其中所扮演的角色。同时，也应该把运气成分考虑进去。另外，可能还有一些你现在并不知道的影响因素。看看这张饼图（工作表9.1），将它划分成不同的区块，把你刚才想到的因素填写进去。看一看，你所自责的部分究竟占这个饼图的多大面积？"

（这个练习稍加改变后，可以用于处理贴标签思维。例如，来访者给自己贴标签为"我很愚蠢"。那么，可以让他列出自己具有的其他所有特质和行为。然后在饼图里填充来访者自我概念的不同成分。）

可能存在的问题

当来访者深深自责的时候，常常难以找到引发事件的其他原因。治疗师可以让来访者想象自己是一名辩护律师，为自己辩护，律师必须尽可能找出足够的事实和理由说服别人，这个事情不是来访者一个人的错误。那么，律师将如何发言？治疗师可以提供一些建议和可能的理由，例如，这个人是因为一时不小心导致了错误、这个选择本身就有问题、来访者运气不好、这个人没有拼尽全力，等等。治疗师还可以提供其他一些可能的原因，比如，任务太难了、运气不好、努力不够、能力不足，等等。有些来访者可能觉得，这样重新分配责任的做法只是为自己脱罪，因为他们坚信，在道德上自己应该承担全部的责任。治疗师可以帮助来访者检验，这到底是全面收集信息、客观看待各种可能，还是给自己脱罪。如果确实有客观原因存在，那么这就不是为回避责任而给自己脱罪。另外，治疗师还可以使用双重标准技术来检验来访者心中的"法官"的严格程度。

相关技术

相关技术包括，正反辩论、检查证据、成本收益分析、使用连续谱、从阳台上观察，以及理性角色扮演。

工作表

工作表9.1（饼图练习）。

技术：连续谱

概述

　　许多抑郁思维都是两极化的（全或无）："不是赢家，就是失败者。""不是聪明绝顶，就是愚蠢透顶。"个体可能会觉得，事件的结果要么是灾难化的，要么就将中性的思维"我的朋友对我很粗鲁，我没法忍受"变成"发生这样的事情实在太糟了"。两极化思维缺乏过渡性，比如，没有"轻微的""某种程度上""有时"这样的词汇，导致一个非黑即白的结果。这样的个体不说"我有时候考得不好"，而说"我的成绩一直很糟糕"。同样，他们也会把一件事的结果看成不是彻头彻尾地好，就是彻彻底底地坏。

　　这里，可以用连续谱技术来检验非黑即白的思维。该技术的目的是让来访者学会以不同的程度和角度来看待事物，而非全好或全坏。抑郁、焦虑、愤怒的个体在面对问题的时候，常常把它想象成灾难性的。他们觉得这不是小挫折，而是一切都崩塌了，世界末日要来了。因此，他们觉得自己应对不了。但事实上，他们完全可能顺利应对。

　　使用连续谱技术时，可以让来访者在连续谱上给事件评分，0% 表示没有任何不好的情况，100% 表示能想象到的最糟糕的情况，比如，大屠杀、大毁灭或者皮肤慢慢烧毁。让来访者讲一讲，现在的情境给他们什么样的感觉，在一百分的标尺轴上给结果的严重程度打分。然后，想一想，这个轴上不同的点代表什么意思。让来访者给标尺轴上连续的不同点赋予含义。比如，每隔 10 分标一个点，相应的，事件的严重程度也随着不同的点在变化。通常，如果来访者在消极思维之下的分数段，尤其是 75% 以下的标尺点上有困难，那就说明他有全或无的思维倾向。这是一个重要的认知能力，如果一个人能够认识到，黑白中间有不同程度的灰，他才更有可能能全面地看待问题。最后，可以让来访者评估事件的结果，重新在标尺上标注事件的严重程度，想一想，为什么它并没有想象中的那么糟。

提问或干预

　　"你说，这件事真的非常糟糕。那么，你感觉它有多糟？从 0%~100%，100% 代表你能想象到的最糟糕的结果，比如，彻底毁灭等，0% 代表完全没有任何负面的结果。（使用工作表 9.2）现在我来画一条线，每隔 10 分标注一个点。"

　　"你给现在的事件打了 90%。我们来看看轴上的其他点，比如 95%。你觉得当事件在 95%、80%、70%、60%、50%、40%、30%、20%、10% 的时候，会发生什么？在哪些点上你想象不出来会发生什么？为什么低于 60% 的点你就很难描述？你是否用了比较极端的方式来看待现在的事？"

请你重新在轴上打分，分数会有变化吗？为什么你觉得事情的结果不一定有想象的那么糟呢？"

示例

治疗师：你说罗杰从来不回你电话，这让你非常难过。你已经和他约过两次会了。你现在看起来很难过。我想知道，如果按照0%~100%打分，100%表示所经历的最糟糕的事情，那么你现在的难过程度能打多少分呢？

来访者：我觉得可能是95%吧。我真的又生气又受伤。

治疗师：好的，这确实挺糟糕的。想象一下，假如罗杰真的永远不回你电话。你会怎么定义这个事情的严重程度？在0%~100%的标尺上标记，100%代表最严重的事件，比如大屠杀和彻底毁灭，这件事你认为严重程度是多少？

来访者：我觉得75%吧。我总是被别人拒绝。

治疗师：好，我们画一条轴，从0%~100%，我们把它叫作"连续谱"。现在，100%代表彻底毁灭，75%代表罗杰不给你回电话。那么你觉得90%的位置代表什么呢？

来访者：我觉得可能是被暴力袭击吧。

治疗师：好的。那么，85%代表什么呢？

来访者：我受伤了，但是恢复过来了。

治疗师：60%呢？

来访者：我不知道。可能，失业？

治疗师：50%呢？

来访者：朋友无缘无故对我发脾气。

治疗师：40%？

来访者：这好像有点无聊了。我不知道。感觉自己超重？比如，我长了约2.3千克的体重。

治疗师：你觉得思考严重程度在50%以下的事件困难吗？为什么？

来访者：我觉得可能是因为大部分事件都没有那么糟糕。大部分事件的严重程度都在50%以下。

治疗师：你真的相信，罗杰不给你回电话这件事的严重程度相当于75%的彻底毁灭吗？它的严重程度几乎等同于你被暴力袭击吗？

来访者：好像不是。我就是那么感觉一下。

治疗师：你的感觉的确很重要，但是能全面地看待问题或许更重要。比如，为什么罗杰不回你电话其实并没有失业严重？

来访者：因为我需要工作来支付日常开销。而我并不需要罗杰。

作业

治疗师可以让来访者检验自己的消极思维、灾难化思维、全或无论断，等等。"我希望你找出一些事情，这些事情可能是这一周里困扰你的，也可能是未来会发生的，让你非常焦虑、抑郁或愤怒的事情。选择一件事来处理一下。请你想一想，凭第一感觉这件事究竟有多严重。把这件事写下来，例如，下周要做一个演讲，你担心别人不喜欢你的演讲。那么这件事有多糟糕呢？按照0%~100%，你会怎么打分？使用工作表9.2，我们管这个叫作'连续谱'，它的标度是0%~100%，0%代表完全没有任何不好的情况，100%代表彻底毁灭。你会把这件事（别人不喜欢你的演讲）标在连续谱上的什么位置？然后，在连续谱上每隔10%标出一个点，想一想，你觉得每个点能代表什么程度的消极事件。"

可能存在的问题

有些来访者认为连续谱技术是无效的，甚至反感这样将不好的事情同灾难性事件进行比较，这样做好像是在降低其问题的严重程度。这时，治疗师可以让来访者考虑，他们把事件看得糟糕的成本和收益是什么。有些人认为，他们必须把事件灾难化，以免他们的需求被视作微不足道的东西。治疗师可以用图式任务（参见第十章）来检验这种不良图式的起源。还有一个常见的问题，来访者可能想象不出来严重程度低于60%的事件，因而这个任务让他们非常挫败，有些治疗师可能会犹豫，到底要不要逼迫来访者完成整个连续谱的标度。然而我们在实践中发现，坚持要求来访者每隔10%做一个标记，填补好整个连续谱，从90%一直到10%，是"非常有用的挫败"，因为这让他们达到了对消极事件严重程度评分的极限。

相关技术

相关技术包括，成本收益分析、区分认知扭曲类型（灾难化思维、情绪推理、贴标签、全或无思维）、构建替代性思维，以及双重标准技术。

工作表

工作表9.2（连续谱技术练习）。

技术：我还可以做什么

概述

在很多时候，我们把消极事件看成极端糟糕，把失去（关系、工作、机会等）看作彻彻底底的完蛋。我们只关注失去的东西，却没能看见，可能同时出现了其他可获得的资源，或者说潜在可获得的资源。例如，一名男性来访者刚刚分手，他只看到自己再也不能和女朋友一起共度欢乐时光了，却没有看到现在或未来有机会去接触其他人了。一名女性来访者去参加聚会，她觉得一名男性不错，却发现对方没有和她聊天的兴趣。这位女性可能只关注了此时的丧失，而没有退后一步，想一想是不是还有其他可能的机会。

提问或干预

"我知道你对现在发生的事感到很不高兴，你觉得这意味着一次丧失。有时候我们会过于关注失去的东西，却没有考虑其他可能获得的机会。想象一下，假如我去吃自助。我特别喜欢三文鱼，但是服务员告诉我三文鱼已经被拿完了。我很失望，但我发现还有其他 20 种食物没有尝试过。我可以试试其他的，可能我仍然可以吃到一顿满意的自助。所以我希望你也来想一想，即便这件事发生了，即便确实失去了一些东西，并且你也为之难过，但还可以做些什么呢？"

另外，治疗师还可以问："面对丧失，有什么事是再也做不了的呢？你在未来还能不能再做这些事呢？比如和别人一起做？在别的环境中做？你要怎么才能通过替代性选择来完成本想做的事呢？可能性有多大？"

示例

治疗师：我明白，和珍妮分手让你感到非常难过，你觉得生活没有了意义，也没有了乐趣。这对你来讲真的是很难熬。

来访者：是啊，就是这样。现在我的生活里什么都没有了，只剩下空虚。

治疗师：这真的很难受。什么都没有了，只剩下空虚。我想，我们是否能停在这里，看一会，看看除了空虚，你的世界里还剩下什么。仔细想一想。如果珍妮和你已经不可能了，那么你还可以做些什么呢？我们从工作和朋友开始吧。

来访者：嗯。我仍然可以工作。我也确实是这么做的。我只在刚分手的那一天停了一天工。但是，是的，我能继续工作。工作的时候可以暂时不去想这些事。

治疗师：朋友呢？

来访者：对，我也见了朋友。不过没有平时见得多。

治疗师：好，请你写出几个朋友的名字，就写你最近几个月刚刚见过的和有段时间没见了的朋友。

来访者：（写名字）菲尔，我最好的朋友。前天晚上，我们刚一起吃了饭。还有吉姆、温蒂、夏维尔、玛丽安娜。对，我和艾伦有一段时间没见了，他现在住在波士顿，不过他是我的朋友。

治疗师：所以，无论在身边还是远方，你都有朋友。你还是可以做一些事的。那么你还有没有其他能做的活动呢，比如，锻炼、看电影、参加体育比赛、发展其他兴趣爱好之类的？

来访者：有啊。我觉得应该恢复锻炼了。我还想去看电影，最近有个法国电影上映了。确实还有挺多能做的事的。

治疗师：所以，即便失去珍妮非常让人难过，但是，没有了珍妮，你仍然有很多可以做的事。

来访者：是的。我觉得我把注意力全都集中在失去珍妮上了。

作业

治疗师可以让来访者完成工作表 9.3，写出近期还可以做的事。另外，治疗师还可以让来访者写一写由于眼前的事件，他们不能再做的事。

可能存在的问题

有些来访者认为，这个练习贬低了所失去事物的价值，仿佛丧失不重要。治疗师应该说明，丧失是真实发生的，并且非常重要，为丧失感到悲伤、愤怒或焦虑都是正常的，但是，把注意力转移到更有回报的事情上，可以帮助我们更好地应对丧失，而不是否认它。否认丧失，是不承认丧失的负面性，这是不全面的。承认丧失的存在和承认我们需要去应对负面情绪，与同时做支持性活动并不冲突。有些来访者会过度关注自己根本做不了的事情，以上面的案例为例，如果来访者希望和珍妮再次共度美好时光，那这就是不可能做到的事情。丧失是真实存在的和不可回避的。但是一个领域的丧失意味着更多领域的可能性。例如，可以去进行新的旅行，开启新的关系，进行个人成长，做一些灵活性的调整，等等。

相关技术

相关技术包括，在连续谱上看待事物、快乐预测、明确长期和短期目标，以及把改变看成获得而非失去。

工作表

工作表 9.3（我还可以做什么）。

技术：建构替代选择

概述

George Kelly（1955）提出了"建构替代主义（constructive alternativism）"，用以修正固化思维。这种方式是让个体在现有的情境中考虑多种可能视角，进行多种可能行为。焦虑、抑郁、愤怒等思维常常非常僵化，它们使个体固着在同一种反应模式上，而且常常是功能不良的反应模式。建构的权宜选择可以让来访者重新考虑其他可行的思维和行为，用以替代当前的问题反应模式。该理论的原理是，永远存在不同的角度去看待一个事物。建构替代选择可以增加个体的心理灵活性，当遇到问题的时候就可以想象出不同的思维和行为方式。

假设有个人正要考试，他坚信自己要考砸。建构替代选择让他可以思考，有哪些因素表明其实他能考好，即便这次没考好也不影响他的生存，如果真的成绩不好，那他可以采取什么样的方式来进步。这种重构让他可以从不同的视角看待考试，把考试仅仅当作一次微小的不便利，而非改变人生的大事件。建构替代选择的思路和接受承诺疗法中提到的心理灵活性很相似。如果在目标、行为、思维经验方法上能够更灵活，就可以更有效地应对生活中的种种困难（Hayes, Strosahl, & Wilson, 2012）。其实，这种灵活性几乎可以与适应性等同起来看待。

提问或干预

"假设，你最担心的结果发生了，你能做些什么或者想些什么让事情变得稍微积极一点呢？你还可以做些什么？还有哪些替代性选择？有哪些你能为之付出行动的短期目标或长期目标？"

示例

治疗师：你很担心肯尼会和你分手。这让你感觉怎么样？

来访者：我感到很绝望，因为我真的太依赖他了。

治疗师：是的，我们永远不知道以后会发生什么，一段关系总是有走到尽头的可能。不过如果这样的结果真的发生了，我想，能不能找出一些事情，让你的感觉好一些呢？

来访者：我觉得如果没有他，我永远也不会快乐了。

治疗师：在你和肯尼一起之前，你有没有特别喜欢的活动呢？

来访者：嗯，我很喜欢我的工作，我喜欢我的朋友。我经常见朋友，我很喜欢徒步、滑雪、健身，等等。我好久没有规律地去过健身房了。最近两个月我胖了挺多，我把时间都用在担心我们的关系上了。

治疗师：好，这些就是你可以重新捡起来的事情。还有别的吗？如果肯尼不在身边，你是否就有更多的自由去做别的事情？

来访者：其实我真的挺喜欢一个叫菲尔的男人的，我们在工作中遇到的。我们经常互相撩一下。

治疗师：也许你可以和菲尔继续发展一下。如果不和肯尼在一起了，有哪些你曾经担忧的事现在可以不必再担忧了？

来访者：我不用担心和他争吵、分手，不必担心他怎么做怎么想了。这些真的很费时间。

治疗师：所以，如果肯尼不再出现在你的生活里，你也能构建出其他生活图景？

来访者：我觉得是。事情也不可能完全是坏的。事实上，有些事会变好。

作业

来访者可以使用工作表 9.4 来描述当前困扰他们的情境，以及他们的消极思维。然后指导来访者考虑其他替代性行为以及其他可能的机会。和当下的消极情境相比，替代性选择会怎么样呢？

可能存在的问题

来访者可能认为，他们的视角就是唯一真实的视角。治疗师应鼓励他们，所谓的事实也是有多种可能和角度的，总可以获得更多不同的信息和行为，总可以看到不同的东西。假设，有人正在离婚，那么在复杂的情境中，就有多种可能的"真实"：例如，和以前的配偶在一起的时间更短了，和孩子在一起的时间更短了，经济上会有困难，有可能发展新的恋爱关系，抛弃一些现在已经无用的东西，明确目标，学习如何获得更好的亲密关系，等等。上面每一条都是"真实"的，但没有任何一条可以代表整个事实。

相关技术

相关技术包括，垂直下降、检查证据、双重标准技术、连续谱技术、时光机、问题解决，以及角色扮演。

工作表

工作表 9.4（建构替代选择）。

技术：为评估设置零点

概述

总是以丧失、毁灭、负面的眼光看待事物，就容易引发抑郁和焦虑。Kahneman 和 Tversky（1979）的前景理论中提到，有些个体过于关注损失而非获得，与此类似，很多人确实因为没能设置合理的期待或标准而总对现状不满。政客们特别善于玩"期待游戏"，一旦当选，他们就开始对选民进行期待管理。新当选的首相总是强调，前任留给了自己一个多么大的烂摊子，他收拾起来是有多么困难。股票也类似，如果"收益低于预期"，那么股票价格会受到重大影响。许多抑郁的个体会拿自己和最完美的人相比，那个完美的人可以在各个方面都达到 100% 的成就，并且不费吹灰之力。他们很少考虑整个人群的标准，不考虑低于正常的表现。于是，很好之上还有更好，更好之上还有最好。一些完美主义个体还总是喜欢和自己最巅峰时的状态相比。这时候，就可以让个体来为评估标准设置一个零点，这样他们就能看到更全面的信息，就可以发现，他们做得其实已经很好了。

提问或干预

"似乎你总是和自己最巅峰的状态或别人做到的最好状态相比。但是如果你设置一个零点，然后再对自己进行评估呢？和零相比，你已经做了什么，你已经拥有了什么？"

示例

一名退休的经理人曾经在工作中取得过很多成就，受到众人的尊敬，他总是和那些非常有钱、有名的人相比。他总关注自己没有什么，而不是已经获得了什么。这种有偏的关注点反映了二元对立、全或无的思维，过度贬损了他已有的成就。

治疗师：你好像总是想到那些百万富翁和社会名流。那你有没有和身边最穷的人相比较过呢？

来访者：没有。

治疗师：假设，把你和一名流浪汉相比。你觉得流浪汉拥有什么？

来访者：嗯，我在街上见过流浪汉。我觉得他们有衣服穿，身上也带着一些物品。他们所有的东西都是乞讨得来的。

治疗师：那么现在再来看看你都拥有什么。你有一幢不错的房子，养老金，妻子，两个女儿，你能去饭店消费，有很多朋友。和流浪汉相比，你怎么看待你所拥有的这些呢？

来访者：那肯定是好多了。

治疗师：那么，请时刻把这些记在脑海里。一旦觉得自己一文不值，就想想这些东西。

这个练习还有一种变式，可以让来访者尝试说服别人接受自己正处于零点、一无所有和毫无价值。与零点做比较适用于那些把自己贬损得一文不名的来访者，他们可能觉得自己的智力、外表、社会技能、成就或人格特质毫无价值。这时，治疗师可以让他们看到，他们至少"比零点好"，这样的思维可以让他们发现更多的积极特质，而非一味地和完美标准相比，进而得出自己不够好的结论。

作业

可以让来访者使用工作表9.5来做这个练习，来访者需要花一点时间对自身进行一番思考。"把已有的东西和零点做比较，关注于现在能做的提升，这是非常有用的思维模式。想想生活中不满意的事情，列一个单子。然后把它们和零点做比较，是不是至少比零好。做这个练习可以让你更真实地看到生活中已获得的东西。"图9.2是一名来访者填写的样例。

处在零点的人拥有哪些特质或事物	我拥有如下特质或事物
没朋友、没钱、没兴趣。	我有很多朋友，而且我很容易交到新朋友。 我收入不错，我可以做很多想做的事情。

和处在零点的人相比，我有什么不同？

我有钱、有朋友、有很多兴趣爱好。

我该怎么样提升自己，让自己在零点之上有所增长？

我从来都没有真正处于零点过。我总是在不断地学习和成长。和五年前相比，现在的我有更多拿得出手的东西。

怎么让别人相信我正处于零点？为什么无法说服？

没人觉得我正处于零点。我的生活有很多积极的方面。有些人可能会羡慕我，甚至嫉妒我。

怎样看待我才是比较符合实际的方式？

我不可能拥有一切想要的东西，但是我已经拥有很多了，如果我愿意冒一些风险，对自己更友善一些，不在低落的时候自我隔离，那么我应该可以得到更多。

图9.2　零点比较

可能存在的问题

和一切让来访者换角度思考问题的技术一样，本技术也可能让来访者觉得毫无用处。一定要指出，本技术并不是要忽视来访者内心的痛苦挣扎，而是要看到，从积极的视角看问题，同样可能是真实的。来访者可以多看看已经拥有的，而不是总盯着缺失。有些人觉得，让他们和零点相比不太现实，因为他们是和自己的同伴群体相比，他们身边有那么多有成就的人。治疗师可以指出，和零点做比较可以让我们认识到自己已经获得了什么，且实际生活可能会比我们想象的更惨。这个练习也可以作为后文所介绍的"把它拿走"技术的引子。

相关技术

相关技术包括，连续谱技术、积极追踪、去极化比较、理性角色扮演、双重标准、饼图，以及否定问题。

工作表

工作表 9.5（零点比较）。

技术：去极化比较

概述

两极化的思维和完美主义思维有点相似，就是把整个事情看成 0% 或 100%，全或无："我不是彻彻底底的成功（美丽、富有、有趣等），就是彻头彻尾的失败。"他们的比较总是极端的两极化。这种思维的结果就是永远觉得："无论我多么努力，做得都不够好。"本节的练习和连续谱技术有点像，就是让来访者把自己的表现与不同水平的人去比较，从 0% 到 25%、到 50%、到 75%、最后到 100%。

例如，一名女性认为自己很"愚蠢"，因为她不如办公室里的某个人聪明，那个人是一名出色的律师。她的自动化思维是："我是个白痴。我什么都做不好。我将一事无成。"她的完美主义标准让她总把自己和最聪明的人相比，结果只能得到极端的自我评价。

治疗师先给她介绍了 IQ 的正态分布，整个人群的 IQ 平均值是 100，没有受过大学教育的人群占 75%。治疗师让她和正态分布上五个不同点上的人做比较：（1）代表世界上最笨的人的点；（2）低于平均值的点（IQ 为 85）；（3）平均值所在点（IQ 为 100）；（4）高于平均值的点（IQ 为 115）；（5）代表天才的点（IQ 为 175）。通过去极化比较，她认识到，自己其实比 90% 的人更聪明、学历更高。当她明白，自己其实比 90% 的人都聪明，却因为没有办公室的某个人聪明而觉得自己是傻瓜时，她感到很惊讶。

　　和零点技术有点相似，使用本技术时，也需要来访者在五个点上分别比较，说出她和这五个点上的人相比到底有哪些区别，以及，如果她要说服别人让其相信自己是最愚蠢的人，要如何说服。这个练习帮助来访者快速消除了自我批评思维，并且认识到了自己的能力。

　　必须承认，并不是每个人都能处在前 10% 的位置。如果来访者的水平确实低于平均，那该怎么办呢？我们发现，大部分普通人都能接受自己的成就在人群中的位置，他们尤其珍视自己的人格特质和善良品性，而非世俗意义上的成就。例如，有一名工厂领班因为自己不是个好作家而自责，通过检查证据，我们发现他确实在这个特定领域低于平均水平。可是，真正让他难受的是不良信念，即他为什么觉得自己必须得是一名出色的作家。我们需要把这个信念重构成一个偏好，而非要求，然后检验他能做得好的其他事情（参见后文的多样化标准）。

提问或干预

　　"你好像总把自己和这个领域里最顶端的人相比。如果让你和其他不同水平的人相比，会怎样呢？比如，处于人群中 20%、50%、75% 的人，而不只是 95% 和 100% 的人？"

示例

　　在本案例中，来访者觉得自己很愚蠢，因为她在化学考试中表现得"不够好"。事实上，她在考试中得了 B，分数排名相当不错。

　　治疗师：你在考试中得了 B，所以你觉得自己考得很不好。如果让你按 0%~100% 打分，你现在有多难受？

　　来访者：我感觉很糟。我觉得，应该有 90%。我本来觉得应该得 A 的。可能我就是没有那么聪明吧。

　　治疗师：好的，你的思维是，你没有那么聪明。还有什么别的思维吗？

　　来访者：可能我就是很平庸吧。肯尼都得了 A，我一直以为我跟肯尼一样聪明呢。

　　治疗师：有时候我们只关注处在最顶端的那几个人，然后和他们相比。我猜，肯尼应该是这次考试中成绩最好的人了吧。你如果和其他人比一比，会怎么样呢？他们考得如何？

　　来访者：这次的平均成绩是 C。

　　治疗师：如果和平均分比，你考得很好了。班里有多少人考了 B 呢？

　　来访者：10% 吧。

　　治疗师：那你的成绩百分位呢？

来访者：大概 80%。

治疗师：跟后 40% 的人比，怎么样？

来访者：应该比他们强一倍。

治疗师：如果一定要让你和前 10% 的人比，你可能确实没有他们做得好。但是你已经比 80% 的人都要好了，为什么还要觉得那么难受呢？

来访者：可能也没有那么糟糕。大部分人考得还没有我好。

作业

治疗师可以这样介绍去极化比较的理念："我们常常只和那些最顶尖的人相比，事实上，更现实的做法是和不同水平的人相比。在接下来的一周里，我希望你能仔细考虑所提到的负面事件（比如，我很失败、很笨、很丑等）。使用工作表 9.6，列出自己具有的负面特质，然后和不同水平的人比较，比如在 25%、50%、75% 和 100% 水平上的人。你会怎么和这些人比较？这种比较让你感觉如何，你有什么想法？"图 9.3 是一名来访者填写的样例。

问题	回答
我有哪些不好的特质？我是不是不如别人成功？	我取得了一定的成就。大学毕业后就有了工作，和同龄人相比我挣得很多，我有许多相当厉害的朋友。
和处在这个水平的人相比，我是什么样的？ 0% 水平？	我比他们做得多得多。我有工作、朋友、收入和健康。
25% 水平？	仍然是，我比这个水平的大部分人都好，我拥有如上的特质。
50% 水平？	我比其中大部分人都强，当然他们中的有些人可能比我快乐。我运气不太好，总是容易抑郁和焦虑。
75% 水平？	可能和他们中的大多数差不多，但有些人可能拥有更好的亲密关系。
100% 水平？	我不认识处在 100% 水平上的人。但是我可以确定，我不是 100% 水平上的人。
我是否忽视了一些积极方面？	是的。我最近太关注与恋人之间的冲突，而忽视了生活中其他美好的事情。
我忽视了什么样的积极方面？	我的工作、朋友、不错的收入、健康、才华和特质，等等。
怎样看待自己才是比较理性的方式？	从全面的视角来看待自己，正确看待我的积极方面和消极方面，认识到，我的消极方面远少于积极方面。

图 9.3　去极化比较

可能存在的问题

许多具有完美主义倾向的来访者在进行本节练习时会有困难。他们觉得，在整个人群中做比较是没有意义的，他们对自己有更高的期待。针对这种情况，我们设计了多种应对方法。首先，可以考虑在整个人群中进行比较的成本和收益。通过与整个人群做比较，来访者可以更好地发现他们已经取得的成就。当然，有时候来访者会觉得，这样的比较让他们失去斗志，不再自我突破，只和后半截的人去做比较会让他们变得平庸，所以他们拒绝这样做。其次，可以寻找证据，证明其实只和最完美的人相比才会限制个体的发展。事实上，有些人就是因为觉得自己达不到 100% 的成就所以才会产生拖延行为。再有，可以让来访者考虑，如果做不到完美，是否也能有一些积极的结果。那些处在 50% 或 40% 水平的人，就没有一点积极之处吗？比如，他们的生活是否至少没有充满压力？

相关技术

相关技术包括，成本收益分析、建构替代选择、连续谱技术、垂直下降、评判作业任务。

工作表

工作表 9.6（去极化比较）。

技术：看看其他人是如何应对的

概述

正如上面所讲的，我们常常认为，那些不如我们的人肯定比我们更痛苦。但事实并非如此。以收入为例。我们总是觉得，得挣到一定数目的钱才能拥有自尊感，可是有许多挣得不如我们的人，他们的自我感觉很好，觉得生活中有许多值得享受的事情。在本练习中，我们要求来访者想象，那些做得不好的人是什么样子的，把他们当作范本，学习他们的表现。这个技术乍听起来有点反直觉，但能很好地帮助来访者从低自尊的状态脱离出来，不要总以不合理的标准要求自己。

这个练习有一个变式，可以问来访者，一个和他经历了相似困境（灾难、挫折、冲突等）的人会怎么从中走出来，怎么以积极的方式应对。例如，一个来访者刚刚失业，他觉得别人失业的时候会怎么应对呢？他们有什么秘诀？

提问或干预

"你一直觉得自己没能达到预设的高标准。你过分关注生活中负面的东西。假设另外一个人，他做得没有你好（或者他也经历了和你一样的挫折）。你觉得他能从中收获到什么样的经验？他怎么度过这一段困难的时光？他还能为此做些什么？"

示例

治疗师：听起来你很不满意自己的收入，因为这些年你没能挣到预想的金额。那么有没有挣得不如你多的人呢？

来访者：大部分人都挣得没我多，不过我预期挣到更多。

治疗师：所以，事情的走向并不符合预期。你认识一些挣得没你多的人吗？

来访者：和我一起工作的大部分人都挣得没我多。

治疗师：能讲讲他们吗？比如，他们的生活中是不是也有些积极的事情呢？

来访者：是的，比如，简妮的薪水只有我的一半，但是她有很多朋友。她有一间简单但是温馨的小公寓，她似乎永远积极乐观。

治疗师：她挣得比你少这么多，她是怎么获得如此多的快乐的呢？

来访者：她的期待没有我这么高。

治疗师：也许在某些方面，简妮是你的老师呢。你觉得她能教你什么呢？

来访者：教我如何获得快乐吧？

另一名来访者为自己可能离婚而感到焦虑，他觉得自己会有一个孤独而失败的未来。

治疗师：你认识离婚的朋友吗？

来访者：认识。拉里就离婚了，弗兰克离了两次。

治疗师：拉里离婚的时候是怎么挺过来的？

来访者：其实，他离婚时挺开心的。他确实为离婚产生的经济问题抱怨过，但是他弄了一套公寓，并且很快就开始在网上交友了。

治疗师：从拉里的应对方式中，你能学到什么呢？

来访者：如果涉及金钱问题，精力就会被拉走了（笑）。

治疗师：说得很对。这可以有效地帮助你克服各种内疚自责情绪。一旦律师开始插手，你可能就不会再关注自己的消极情绪了，而是更多想着怎么保护自己的财产。那么，拉里是怎么处理经济问题的呢？

来访者：他请了一个很好的律师。

治疗师：好。关于离婚他还做了些什么？

> **来访者**：他给自己弄了一套非常不错的小公寓。后来这房子涨得很厉害。
>
> **治疗师**：你也能这样做吗？
>
> **来访者**：对啊！那是我的钱！
>
> **治疗师**：好的。你还能从他身上学到什么？
>
> **来访者**：不要只坐在那里唉声叹气。站起来，走出去，见人，做事。
>
> **治疗师**：所以，可以通过看到别人怎么处理离婚问题来获得新的视角。
>
> **来访者**：是的。现在离婚也没那么糟了。如果他们都能成功应对，我为什么不能？

作业

治疗师可以让来访者使用工作表 9.7 来描述眼前的困境，比如失业、收入问题、关系问题、被排挤、不顺利，等等。然后，让他们想一想身边是否有别人也经历了类似的甚至更严重的问题，看看他们是怎么应对的。能从他们身上学到什么？描述眼前的困境，包括：描述困境本身；有谁经历了相似的困境；他们是怎么看待这个困境以及如何应对的；我从他们身上能学到什么；我可以做些什么；我拥有什么技能；我拥有什么资源；如果我相信自己拥有足够的能力和资源，我会如何思考和感受，接下来的一周里我可以做些什么来推进事情的发展。

可能存在的问题

与其他训练来访者全面看待事物的技术一样，本技术也可能被来访者视为毫无用处。一名来访者曾抱怨说："你在努力让这件事看起来没那么糟，但是它真的很伤害我。"在此，治疗师应尽力在确认来访者痛苦的情绪反应及承认其他人成功地应对了痛苦经历之间取得平衡，让来访者看到，我们能从其他人身上获得一些相对智慧的处理方式。

相关技术

相关技术包括，双重标准技术、问题解决、建构替代选择、去极化、解决问题，以及活动安排。

工作表

工作表 9.7（其他人如何应对）。

技术：转换角度——认可消极面

概述

许多技术都在帮助来访者评估他们所认为的消极面到底是否真实存在，而本技术则把消极面看成值得肯定的东西，接受它的存在，并认为在合理的应对之后，消极面可以转化为生活的价值。所以，可以询问来访者，是否可以为生活的消极面留出一个空间，接受自己的不完美，在人性的脆弱面看到闪光点。接纳、共情、认识不完美、看到自我的不同侧面，这样，个体就有机会化消极为积极，不再一味地责备自己。

提问或干预

"每个人都有自己不满意的行为和特质。这就是生而为人的一部分。你我都不认识真正完美的人，一味地追求完美是不现实的。现在我们来看看你不满意自己的方面。你可能会纠结于这些消极面。但是如果能承认这些行为、错误或特质的存在，接受它们时不时会冒出来一下，那么会怎么样呢？从整体上讲，你是一个复杂的、不完美的人，要经历生活的起起落落。"

示例

治疗师：有时候，我们会为自己的消极面而感到苦恼，这种思维会占据脑海。比如，你总是觉得会失败，你会想："我是个失败者。"你真正的恐惧是"成为失败者"。所以，我们来检验一下，这个思维到底意味着什么。请你完成这个句子："如果我成为一个失败者，我会感到很难受，因为……"

来访者：哦，我就是没办法接受这一点。我也不知道。我不会幸福，没有人会和我在一起，生活就不值得过了。

治疗师：这听起来非常糟糕。我们来想象一下，假如我是个失败者。我们来做一个角色扮演，我来扮演失败者，你来说服我，要我相信所有糟糕的事情都是真的。你可以尽力让我感到难受。

来访者：（角色扮演）嗯，你是个失败者。你什么也做不了了。

治疗师：（角色扮演）我不这么认为。我可以花更多的时间陪妻子和孩子，我可以读书、看电视、见朋友、锻炼，我还能做很多事。

来访者：但是你做这些事的时候无法乐在其中。

治疗师：不对。现在我已经是个失败者了，我不需要担心什么成功失败，我只需要享受每天的生活。

来访者：你都是个失败者了，你还怎么享受生活？

治疗师：我就是接受它啊。就好像人会掉头发，你只能接受。我有大量的时间精力去享受那些简单的事情，而不是总在评价自己、批评自己，以及和别人比较。

来访者：但是谁会愿意和你待在一起呢？

治疗师：要知道，你对失败的定义是，不能在各方各面都达到最好。于是我发现，我们身边到处都是失败的人。和完美的人相比，我们在数量上具有压倒性优势。是的，世界上绝大多数人都是我们这样的人。所以，我有很多同伴。我们都是在某些时候失败但仍然可以享受美好时光的人。

来访者：但是你的朋友会看扁你。

治疗师：我的朋友也会在某些事上失败，根据你的定义，他们都是失败者。不过，我们能够理解彼此，我们懂得自己都不是完美的人，和一群不完美的人在一起其实是很酷的，把满世界的失败者都集合起来实在是太棒了。

来访者：（脱离角色扮演）这种方式很有趣，用某种方式接受自己就是个失败者。我知道这个练习很搞笑，但确实让我明白了，我害怕的事情其实有点愚蠢。

治疗师：每个人都失败过，因此都是失败者，但这不就是人类吗？

作业

治疗师可以让来访者想象，他们所担心的事情是真的——他们就是"失败者""垃圾""疯子""丑陋的人"。然后，让他们描述，自己如何接受这个特质是真的，并且对于其他人来讲，这个特质其实也是真的。想象一个人如果拥有这个特质，他要如何克服。他会怎么做？来访者可以使用工作表 9.8 来承认消极面的存在，并且检验自己如何应对这些负面特质。图 9.4 是一名来访者填写的样例。

我的负面特质或行为	能证明其为真的例子	为什么这不是个问题。我还能做些什么积极的事情。我还拥有什么积极的特质。
我总是嫉妒别人，而且会抱怨工作。	是的，这是真的，我总是嫉妒别人，总是抱怨在工作上遭到不公平的对待。这可能很招人烦，让我的同事和老板都很讨厌我。	如果我持续这样做，确实会是个问题。但是我可以改变。我觉得，长期嫉妒和抱怨不会有什么好处。我应该关注于如何做好工作，如何闭嘴。
我常常拖延。	我确实常常把要做的事情搁置一旁，然后上网做些毫无意义的事情。	我可以集中目标，监控时间，不上网做无关的事。如果我把事情做好，可以给自己一些奖励。

图 9.4　如果这些是真的，我该如何应对

可能存在的问题

有些来访者认为，承认消极面就是批评他们，他们觉得，治疗师和别人一样鄙视他们。这时，治疗师可以说明，承认自己是正常人以及正常人都是不完美的，这绝不是批评，而是接纳、理解和共情。另外，治疗师还可以让来访者思考，承认人都是有缺点的，这样做的好处和坏处是什么。再有，如果来访者喜欢一个不完美的孩子，这是否包括承认和接纳这个孩子是不完美的？这与批评这个孩子是否不同？

相关技术

相关技术包括，将人类特质普遍化、共情思维、从他人的视角看待问题、恐怖幻想、从连续的视角看问题，以及为什么这不是个问题。

工作表

工作表9.8（如果这是真的，我该如何应对）。

技术：多元化标准

概述

我们常常根据单一因素来评价自己和他人，而忽略了其他可能的因素。比如，一名大学生在历史考试中的成绩等于班级平均分，她得出结论说："我是个失败者，我什么都没学到。"她只关注自己答错的部分，而忽略了答对的题目。她这么想有道理吗？她是不是还学到了一些并没有体现在试卷上的知识？她的其他科目怎么样呢？她肯定也从那些科目里学到了一些东西。在她的整个大学生活中，她肯定还学到了许多课堂之外的东西，而那些东西是没办法体现在考试中的。在衡量到底有没有学到东西时，她只考虑了单一维度，而没有全面考虑各种信息。

再比如，一些社交焦虑的个体觉得："我在开会的时候看起来像个白痴。"他提供的证据是，他在会上发言的时候有所犹疑。但是，他在会上的其他行为是什么样的呢？他在别的会议上的行为是什么样的呢？本节示例部分展示的是一名社交焦虑来访者的咨询对话记录。

提问或干预

"有时候，因为在某些特定的地方没做好，我们就觉得自己不具备某种特质。比如，有一个来访者觉得自己在面试的时候表现不好，所以他认为自己很蠢。但其实，他在其他方面展露了才华。

除了面试以外，他的工作做得非常不错，他很会与人打交道。在自我批评的时候，你会忽略自己的积极特质和行为。现在，想想你觉得自己缺乏的特质。然后想想你是怎么观察这个特质的，又是怎么观察别人身上的这个特质的。"

示例

治疗师：你说，你在会上的发言很犹疑，所以看起来很愚蠢。那个会开了多长时间？

来访者：大概 90 分钟。

治疗师：你发言了几次？

来访者：大概 10 次吧。

治疗师：如果我们想要评价一个人在会上的表现，应该考虑哪些因素？

来访者：唔，我觉得应该考虑他是否准时出席，是否做了充足的准备，与人交流的情况，能否说服他人接受自己的观点和达成一致，等等。这就是做好一份工作的标准。

治疗师：你做到这些了吗？

来访者：做到了。全部都做到了。

治疗师：但你只关注了自己发言的犹疑，并觉得自己表现得不好，你完全没有考虑自己在其他方面做得很好。也许你需要扩展一下对成功的标准。

一名 73 岁的女性来访者已经结婚近 50 年了，她对自己原有的狭隘标准做了扩展。她原本的信念是："我的丈夫不爱我，因为他不愿意和我有性生活。"结婚这么多年，她一直都是这么想的。于是我们决定帮助她扩展对"爱"的定义。

治疗师：一个丈夫有没有别的方式可以表达对妻子的爱？

来访者：他可以是忠诚的、亲热的、给予的，当妻子情绪低落的时候鼓励她，为她做事。

治疗师：你的丈夫做到这些了吗？

来访者：是的。并且他告诉我他很爱我。

治疗师：也许你只关注了爱的一个方面——性。但是听起来，其他很多方面都能证明他其实很爱你。

我们检验了来访者丈夫的过往史，结婚前，医生就已经指出，她的丈夫对性不是很感兴趣。事实上，在他的一生中几乎一直受到抑郁症的影响，从而也降低了他的性冲动，但是他用其他方式表达了对妻子的爱。

作业

来访者可以在工作表 9.9 中列出他们想要提升的特质（如果他们觉得自己缺乏某种特质），想一想如何从不同的角度观察该特质，然后找出具体实例来证明该特质是否存在。

可能存在的问题

有些来访者就像负面跟踪器，只看到不好的特质。他们否认积极特质，因为他们觉得，积极的东西是可以预期的。这时候，治疗师可以问问，这些特质是否理所当然的，有没有人并不具备这种特质。例如，有人认为"礼貌"是理所当然的，不算积极特质，那么就可以让他想一想，身边有没有不礼貌的人。

相关技术

相关技术包括，语义技术、寻找正反两方面证据、检验搜集到的信息是否充足、双重标准，以及积极追踪。

工作表

工作表 9.9（用新方式来评价特质）。

技术：把它拿走

概述

生活中，有一些体验理所当然地存在。抑郁常常是因为不重视生活中的积极事件，不看重身边可得的资源或奖赏，不注意身边美好的事物。根据森田疗法的观点，抑郁个体失去了与环境的联结，环境包括事物和他人。在森田疗法中，治疗师会把来访者单独放在一间灯光昏暗的房间里，把他们和一些人或事隔离起来（Morita, Akihisa, & Levine, 1998）。这样的剥夺，会让来访者更加沉静地去体会那些人和事对他们的意义。然后，治疗师把这些人和事一个个地呈现给来访者，让来访者描述它们给自己带来的感受。例如，把一个剥开的橘子放在来访者面前，来访者说："我能闻到橘子的气味，我想起了橘子汁甜甜的味道。"同样，对于人也一样，可以把来访者的同伴带进房间，让来访者描述他们之间的美好经历。这样，来访者对世界的觉察和与世界的联结就重新建立了。

我把这个练习也列入了治疗框架。我让那些觉得自己一文不名的来访者想象，我把他们现在拥有的一切都拿走了，身体、记忆、家庭、工作、房子、车、所有财产、感受等全部都被拿走了。他们必须向至高无上的神灵乞求一件一件地拿回，但是，神灵拿走了这一切，却不确定会不会还回来，还多少，什么时候还。来访者必须一件一件地处理这些事物。他们必须证明，自己值得拥有这些事物。如果无法说明自己值得拥有这个事物，就让来访者描述一下，失去这个事物之后的生活会是什么样子的。

提问或干预

"想象你所拥有的一切都被拿走了。你希望拿回什么？为什么你想要回这件事物？想象有一个无上法力的神灵，他把你所有的东西都拿走了，你要向他讨回这些。你不知道你的请求会不会有效。你需要说服神灵，这些东西对你来说真的很重要，你需要把它们拿回来。我来扮演神灵，你向我要回我拿走的东西。记住，你所有的东西都被拿走了。现在你什么都没有。没有身体，没有思想，没有记忆，没有朋友，没有家庭，也没有任何财产。你一无所有。现在，开始请求我，一件一件地请求，要说服我为什么你真的需要这个东西，为什么你如此珍视这个东西。"

示例

我曾经给一名年轻的投资者使用过这个技术，他在一次投资中失败了，于是他觉得自己的整个生活都完了，他活不下去了。

治疗师：闭上眼睛，想象一下，现在你所有的东西都被拿走了，你的记忆、感觉、身体、家庭、妻子、孩子、朋友、工作、房子、车以及所有财产，全部被拿走了。现在，想象你要向一个至高无上的神灵乞求，让他把你失去的东西还回来。你要说服神灵，如果他把这些东西还给你，你一定会好好珍惜。

来访者：（很不舒服，但还是请求先把感受还给他。他说，如果不先把感受还给他，他就不能听、不能看、不能感觉，就不可能去珍惜其他东西）

治疗师：你想看什么、听什么、感觉什么呢？

来访者：我想看见我的妻子和孩子。我想要感觉到他们紧紧地在我身边。

治疗师：为什么？为什么这么想要他们？把他们还回来对你而言有什么好处？

来访者：因为我爱他们。

治疗师：如果我把你的感受能力仅仅限制在能觉察到妻子、孩子的存在，够吗？

来访者：不够。我还想看见太阳升起来。我想听到父母、兄弟的声音。我想听见音乐。

治疗师：如果你永远也听不到音乐，永远也看不到太阳升起来呢？

来访者：我真的会很想念它们！

我们一件一件地讨论了其他事物，来访者努力地证明这些事物对他来说是多么重要。他在这个练习中的情绪卷入程度令我又惊异又震撼。当这些事物在眼前一件一件地呈现时，这名坚韧的华尔街精英发现它们是多么的重要。

两周以后，他的抑郁症有所缓解了。他告诉我，这个练习对他的影响很大，他意识到生活中有那么多重要的东西，而不仅仅是一次不成功的投资。他对我说了这么一件事："有一天，我的邻居过来做客。她比我的妻子大几岁。她告诉我们一个惊人的消息：'你们可能发现，我儿子杰理最近几个月都没有过来。我觉得应该告诉你们，他最近状态非常不好，因为他爸得癌症去世了。'我听完她的话就开始哭。我意识到，家庭对我来说真的太重要了，我对家庭来说也太重要了。"

作业

治疗师可以让来访者使用工作表 9.10 做想象练习，想象他们失去了所有的东西——身体、感觉、记忆、家庭、财产、工作和朋友，然后要求来访者找寻这些重要事物的意义，并请求重获这些东西：一件一件地描述，为什么这些东西对他们来说这么重要，为什么他们如此需要这些东西。对于那些觉得什么东西都没有价值、一切已拥有的事物都是理所当然的来访者来说，本练习效果非常好。可以使用工作表 9.10 来引发关于生命中重要事物的思考和感受。

可能存在的问题

和前面一样，有些来访者可能也会觉得这个练习没用，因为眼前的困境和丧失对他们来说是真实存在的。的确，困境和丧失是真的，但是他们已拥有的事物对他们来说同样真实。来访者是否能活出其他可能性，取决于他们如何看待目前的状态。这个练习需要更多对此时此刻的觉察，类似正念。治疗师可以说："你每秒钟都在呼吸，但是你几乎从来没有注意过它。现在，我希望你把注意力集中在自己的呼吸上，想象我们把你的呼吸拿走 5 分钟。显然，你会死。呼吸是真实存在的，但如果呼吸不停止，你几乎就永远不会注意到它。"

相关技术

相关技术包括，连续谱技术、设置零点技术、去极化、构建替代性选择、问题解决、双重标准、从阳台上观察，以及活动计划（关注列表中的活动，练习正念）。

工作表

工作表 9.10（乞求把最重要的东西还给我）。

技术：从丧失和冲突中寻找机会和新的意义

概述

　　丧失和冲突是生活中不可避免的方面。我们当然应该承认，丧失和冲突会引发痛苦，需要努力调整适应，但同时也应该认识到，丧失可能提供了重构的机会，让你打开新视野，迎接新挑战，获得个人成长。一名正在离婚的来访者觉得自己抑郁了，因为她即将失去一段亲密关系，并且可能以后都不会有亲密关系了，但事实上，离婚也可能让她（1）重新定义个人价值，重新认识亲密和联结的意义；（2）得到结交新朋友、寻找新伴侣的机会；（3）把更多注意力放在工作发展上，获得其他方面的价值。不要只盯着丧失中不好的方面，应鼓励来访者在目前的情境中寻找其他机会、挑战和意义。Tedeschi 和 Calhoun（1995）发现，95% 的灾难幸存者都能报告出至少一条从灾难中获得的积极经验。丧失和灾难也许能帮助人们认识到生命的重要，改变他们的价值观，增强应对灾难的心理弹性（Tedeschi & Calhoun, 2004）。

　　一个名叫瑞贝卡的 72 岁来访者就在丈夫去世时经历了这种积极变化。瑞贝卡是非常外向的人，但是她一直把精力放在丈夫、孩子和外孙身上，没有更多的精力去结交朋友。丈夫的去世让她的生活一下子变得空落落的，她不得不走出家门，和朋友邻居交往。她参加了当地医院的志愿者组织，为一个筹款组织做出纳。她开始定期去教堂。她去外面吃饭，于是有机会认识新朋友。她和女儿、女婿一起出去旅游。瑞贝卡学着如何独自生活，她不能再像以前那样总是不和人交往，而是要扩展自己的朋友圈，因而她得强迫自己出去做些事。就这样，丧失可能会带来新成长、新机遇、新关系。

提问或干预

　　"可能你现在满脑子都是这个丧失（冲突），你感到非常难受，但是，这也意味着生活中有了新的意义和机会。你觉得，现在的情境中有什么好的方面吗？从这件事中你是否明白自己最珍视的是什么？对你来说什么才是最重要的？在这次丧失（冲突）之后，你是否发现了什么新机会、新行为、新关系、新挑战或者看待事物的新方法？"

示例

　　治疗师：简妮，你在和比尔分手之后感到非常低落，对吗？当你感觉低落的时候，你有什么想法？

　　来访者：我在想，我这辈子都不可能再有爱人了。

　　治疗师：听起来，拥有一段深入且充满意义的关系对你来说非常重要。这就是你珍视的东西。

来访者：是的。尽管我有许多朋友，工作做得也不错，但是什么都比不上拥有一个如此亲密的爱人的感觉。

治疗师：这能体现你什么样的好品质？

来访者：我觉得可能我能给予很多爱吧。我喜欢亲密感、联结感。

治疗师：听起来，亲密感、联结感和能够爱别人，都是你人生中非常重要的一部分。

来访者：是的。没有这些我活不下去。

治疗师：是的，如果现在立刻要拥有这些也不太容易。你正在经历的痛苦一定也能告诉你一些东西。你觉得它告诉了你什么？

来访者：它告诉我，我需要生活中有爱。

治疗师：也许我们可以看到，即便爱很痛苦，也是你生活中美好的一部分。

来访者：我想和一个特别的人建立一段有意义的关系。

治疗师：所以，能够爱人，能够和这个人建立联结，是组成你的一部分。我们并不想改变这些。

来访者：是的。可是我现在这么抑郁，我怎么找到这样一个人呢？

治疗师：现在可能确实不是个好时机。但是鉴于这是你最珍视的东西，我们要牢记，你希望把自己最特别的部分分享给最特别的人，并不是随便从人群里抓一个人来就可以的。

来访者：可是我感觉很孤独。

治疗师：也许，再过一段时间，你的孤独就能告诉你，其实你还能给予更多。这很痛苦，但它也对你有好处。也许你可以把一部分爱和善良直接给予自己。

来访者：这听起来很温暖。

作业

治疗师可以让来访者关注目前的丧失或冲突，看看这是否体现了他们珍视的某些东西，是否显示出最重要的是什么："许多消极经验可以帮助我们明确，什么才是最重要的。这个经验是否教会了你什么？"另外，治疗师还可以让来访者列出从当前情境中可能获得的一些新机会、新成长。来访者可以使用工作表9.11来记录他们的回答。

可能存在的问题

对于有些来访者说，从事件中发现意义会导致更大的抑郁，因为他们觉得，现在没有的，以后也不会有。对此，治疗师一定要承认，在这样的事件发生后，有低落的情绪是非常正常的，但是，从中发现的价值同样可以让来访者获得潜在的力量。每一种价值都是生活中的原动力。正如前面案例所示，一段关系结束，来访者会有所反应，会产生孤独的情绪，想要重新拥有亲密关系，可以转化成生命中的重要价值，也就是说，对于这名来访者而言，和他人建立有意义的联结非常重要。这样的发现可以帮助来访者在其他关系中走得更深入，更诚实地面对自己，以更直接的方式和他人获得联结。

相关技术

相关技术包括，构建替代性选择、积极重构、问题解决、消极思维的角色扮演、活动计划，以及识别和修正个人图式。

工作表

工作表 9.11（检验机会和新意义）。

技术：穿越到未来

概述

人们看待事物常常具有一定的局限性，因为他们相信，眼前的情况会一直持续，并永远产生影响。这叫作"情感预测"，也就是说，预测自己在未来是什么感受，会让个体把目前的体验夸张化，觉得极端消极的体验会长期持续。困在当前情绪问题中的个体会基于目前的情绪推测未来的情绪（"情绪诱导式"），他们只关注一个因素而忽略了其他（"过度聚焦"），并低估了其他事件对未来的影响，也低估了自己应对消极事件的能力（"免疫忽视"）。有一句广为知晓的话："时间是治愈一切的良药。"就是说，随着时间的流逝，眼前的事件或丧失将被放置一旁。的确如此，一项关于心理韧性的研究表明，绝大部分人在遭遇重大事件后的一年里，都能恢复到创伤事件之前的心理健康水平（Bonanno, 2004）。本技术就是让人们检验自己在未来如何应对重大事件，可以要求来访者离开当下的体验，把时间拉长，尽可能全面地考虑一切可能的因素和自身应对消极事件的能力。

提问或干预

"我们常常陷在当前的情境里，觉得在相当长的时间里都很难克服这个困难。比如，有人经历了一些生活中的重大事件，如离婚、丧偶、失业等，但他们大多能在一年的时间里恢复正常。这可能是因为他们发现了攻克困境的方法，也可能是在这一年的时间里他们遇到了积极的事件，发展了积极的关系。你想象一下，两年以后的自己会对眼下的情境有什么感觉。明年可能发生什么事让现在的困境变得不那么糟糕？"

示例

治疗师：我知道，你和汤姆的婚姻的结束让你觉得很难熬。你说自己对未来感到绝望。那么现在，你觉得未来会是什么样子？

来访者：我觉得会很孤独。我有一个8岁的女儿，这让我在本市很难再婚了，尤其是年龄越来越大，就更难了。

治疗师：所以，你对自己的预测是，你会变得孤独、悲伤，你的生命中再也不会有任何恋爱或婚姻关系了。听起来确实挺让人绝望的。

来访者：是的。我真的很努力地想让我们的婚姻继续下去，但是汤姆想要的和我想要的不一样。

治疗师：有时候，我们是基于现在的感受来判断未来的状况。可能你现在就是这样，你觉得自己会永远单身，由于单身，你会永远孤独和悲伤。

来访者：我就是这么觉得的。

治疗师：你告诉过我，你年少的时候有过一次分手。那次你是怎么过来的？

来访者：嗯，刚开始我觉得又悲伤又孤独。我很想念布莱恩，是的，我觉得没有他我简直活不下去。刚开始的时候我天天哭。

治疗师：然后呢，发生了什么？

来访者：我开始更频繁地见朋友，投入更多的精力在工作上。我和朋友去旅行、去滑雪，因为布莱恩不滑雪，所以我和他在一起的时候没有去过。那年夏天我去了海滩。我做了很多事。那段时间我真的成长了很多。过了好几年我才又有了下一段恋爱，就是和汤姆。不过那时候我真的挺快乐的。

治疗师：所以，尽管听起来你在那段时间里成长了很多，但你那时确实觉得自己以后都会悲伤、孤独，不再有任何生活乐趣。看起来，你的预测并不准确，对吗？

来访者：是的，那时候我太消极了。

治疗师：我们在预测未来的时候，常常会忽视自己克服困难的能力，也会忽视未来可能发生的积极事件。你觉得，接下来的一年里可能会发生什么积极事件？

来访者：我可以有更多时间和朋友们相处，不用总是跟汤姆吵架了。这其实是很好的。我可以重新好好工作。我本来有个小生意，但是搁置了，现在我想把它捡起来。我想获得一个房地产执照。这也是很好的。

治疗师：未来会有什么比较好的事情发生吗？

来访者：有的。我的生意会有所进展，能赚一些钱。当然，可以开始做事，也会很有成就感。

然后也许会遇到一个喜欢的人，但是我不知道自己是否准备好了迎接一段新感情。也许我只是需要一个人陪我度过一段时间。

治疗师：如果没有遇到一个新的人，未来的一年你是否仍然可能拥有美好的生活？你能想象吗？

来访者：是的，我能。我需要重新发现自我，更多成长，让自己走出去，即便身边没有男人，我仍然是我。我把太多的感情寄托在汤姆身上了，但他其实没什么担当。

治疗师：所以，在新的一年里，你可以看到新的事物，可能拥有新的关系，甚至可能获得一个全新的自己。当然这些可能还需要一定的规划。

来访者：是的，我需要仔细考虑如何掌控生活。

作业

治疗师可以让来访者描述一下，未来的一年里他的感受会有什么变化以及为什么，并让来访者把所做的预测详细写下来。治疗师可以让来访者考虑，他们的预测是否是基于当下的情境、当前的消极事件或者消极观点做出的，这个预测是否过于消极。治疗师可以提出一系列问题：未来会不会出现一些积极事件？会不会有一些新机会？如果出现了积极事件，他们会感觉如何？过去他们遇到困难时是如何应对的？来访者可以使用工作表9.12来描述他们对未来的考虑。

可能存在的问题

有时候，来访者会坚信自己现在的预测就是准确的，一味相信未来会有积极的事情发生是过于幼稚且不现实的。治疗师可以承认，这种思维有价值，毕竟这是来访者此时此刻看到的事实。但是未来仍然是开放的，拥有各种可能，我们常常不能准确地预测未来。还可以从过去的经验中找寻来访者曾经做过的应对方式，有可能是好的方式，也有可能是坏的方式。例如，一名来访者在经历丧失之后变得离群索居，这就是不良的应对方式，可以寻找是否有更好的做法。类似的，有些来访者认为，一味地去想象未来的积极结果，意味着否认此刻的糟糕感受。治疗师应指出，此刻的感受是真实的，也是重要的，但随着环境改变，情绪也会变化。伤口是可以愈合的。

相关技术

相关技术包括，为未来的自己做决定、问题解决、设置长期目标，以及明确价值。

工作表

工作表9.12（穿越到未来）。

工作表

工作表 9.1
饼图练习

　　分析饼图中的不同成分。每个成分代表引发事件的一个原因；有些原因占的面积大，有些小，这代表了不同原因对事件的影响力。列出你想要分析的事件的不同原因，每个原因占饼图多大面积？

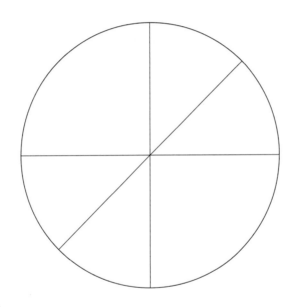

　　困扰你的消极事件：_____

　　列出引发该事件的所有可能原因，包括你自己的原因。用百分比将这些原因按权重分配在饼图里。

原因	%

工作表 9.2
连续谱技术练习

　　使用下面的标尺，将当下的焦虑事件标记在标尺的相应位置。然后，在标尺上每隔 10 分填充进相应严重程度的消极事件。你是否很难描述严重程度低于目前事件的消极事件？为什么？当你把整个标尺都填满后，重新评估目前事件的严重程度，是否和刚开始的标记有所不同？为什么会有这种不同？

0%	10%	20%	30%	40%	50%	60%	70%	80%	90%	100%
不消极	↑	↑	↑	↑	↑	↑	↑	↑	↑	彻底毁灭

问题：你会把目前的事件标注在哪里？

工作表 9.3

我还可以做什么

　　我们总担心发生可怕的事情。不过，如果事情真的发生了，我们还是可以做些事情来应对的。在下表中，写出困扰你的事情。接着，在左栏中列出这个事件可能引发的后果。在中间栏，列出当这个事件发生时，你仍然可以做些什么。在右栏中，列出如果发生这个事件，你不能再做的事情。

困扰我的事件：_____

如果这件事发生了	我还可以做什么	我不能再做什么

工作表 9.4

建构替代选择

我们在情绪不好时，常常只关注自己的视角，意识不到还有多种看待事物的角度。想象目前的情境和你的视角。把情境写在左栏，把你的消极视角或解释写在中间栏。在右栏中写出可能的不同视角，比如，对这一情境的不同解释、不同行为以及你能采取的新行动等。

描述当前困扰你的情境	你的消极思维是什么	对于当下的情境，有没有不同的视角？你是否可以从中获得新机会？你是否可以做不同的事？列出来。

工作表 9.5

零点比较

假设你觉得自己缺乏某个能力，那么想象一个人，他完全不具备你说的这种能力，也就是说，你缺乏的这项能力在这个人身上为零。那么这个人是什么样子的？你与他有什么不同？你为什么能比零点的水平高？你如何劝说这个零水平的人相信，你是个失败者？

处在零点的人拥有哪些特质或事物	我有如下的特质或事物

和处在零点的人相比，我有什么不同？

我该怎么样提升自己，让自己在零点之上有所增长？

怎么让别人相信我正处于零点？为什么无法说服？

怎么样看待我才是比较符合实际的方式？

工作表 9.6

去极化比较

　　我们总把自己和那些最优秀的人相比，结果发现我们什么也不是。试着从更大的范围来评估自己，回答下列问题。

问题	回答
我有哪些不好的特质？我是不是不如别人成功？	
和处在这个水平的人相比，我是什么样的？0% 水平？	
25% 水平？	
50% 水平？	
75% 水平？	
100% 水平？	
我是否忽视了一些积极方面？	
我忽视了什么样的积极方面？	
怎样看待自己才是比较理性的方式？	

工作表 9.7

其他人如何应对

当我们经历丧失或困境，我们总是关注最坏的结果和最糟糕状况的人是如何应对并最终走出来的，将对我们大有帮助。面对困境，许多人能找到不错的应对方法，或者有更好的思考与方式。你也许可以从中学到些什么。如果能看到与我们陷入相同困境或更糟状况的人是如何应对并最终走出来的，将对我们大有帮助。

描述目前的困境	谁还经历过类似的困境？	他们如何看待这个困境？他们如何应对这个困境？	我能从他们的经验中学到什么？	我可以做些什么让情况好转？	我拥有哪些有助于应对困境的技能？	我拥有哪些有助于应对困境的资源？	如果我相信自己有应对困境的方法，我会有什么想法和感受？	为了让情况改善，我这周可以做些什么？

工作表 9.8

如果这是真的，我该如何应对

我们常常陷入消极的观点中不能自拔。我们好像没办法接受自己的失误、错误或不完美。但是，每个人都有缺点。想象你正处于一个有点无聊的谈话中，与其跟对方争执，不如接受这个对话的存在，甚至迎接它。"是的，我觉得这个对话有点无聊，但是我还是可以继续我的生活，做很多别的有意思的事。"在下表的左栏中，列出你觉得自己拥有的缺点或不良行为。在中间栏中，列出能证明你确实拥有这种缺点的例子。在右栏中，写出你拥有的其他优良的品质，因此这些缺点也不是什么重要的问题。

我的负面特质或行为	能证明其为真的例子	为什么这不是个问题。我还能做些什么积极的事情。我还拥有什么积极的特质。

工作表 9.9

用新方式来评价特质

　　我们经常在某个特定的情境中表现不佳时（如化学考试没考好），觉得自己缺乏某些特质（如聪明）。可是，也许在其他很多事情上，我们能够体现出聪明，另外我们还可能拥有别的积极特质。想一想你觉得自己缺乏的特质，然后想想有哪些例子能证明你在某种程度上拥有这项特质。在自我评估的时候，请使用积极词汇，而非消极词汇。比如，使用"成功的经验"，而非"失败"。观察自己的行为和表现，不要用推断的方式进行判断。最后，想想你还可以做些什么来提升自己的这项特质。

样例：

待评估的特质：我的成功经验。
如何观测：可以看看我这些年在学校的表现，我的测验分数，我从教授那得到的反馈。

想想，如何能从不同的情境中证明你在某种程度上拥有这项特质。

待评估的特质：
如何观测：
还有什么例子能证明这项特质？
我有哪些行为可以证明这个特质？详细列出：
为了提升这项特质，我可以做些什么？详细列出：
为了提升这项特质，在接下来的一周里我可以做些什么？

工作表 9.10
乞求把最重要的东西还给我

假设你失去了全部东西——感受、身体、记忆、家庭、工作、财产，一切。然后按照这些东西的重要性一样样地要回。对每一件东西都要充分说明，为什么你要把它们要回来。

想要回来的东西	为什么这个东西对我如此重要

我还忽略了日常生活中哪些重要的东西？
我有没有哪个阶段失去了这个重要的东西或这个重要的人？
为什么我忽略了这个东西或人？
我因为聚焦在什么上才导致忽略了这个事或人？
在接下来的一周里，我该怎样表达对这个事物或人的珍惜之情？
如果我对这个事物或这个人表达了珍惜之情，我会有什么感觉？

工作表 9.11
检验机会和新意义

在生活中，每一次危机都会让我们失去一些东西，同时也会带来新的机会。在下表中，列出你最近遭遇的困境或丧失，想想这件事让你发现最珍视的东西或需求是什么。然后，列出这个情境可能给你的生活带来的新机会或新挑战。最后，回答表格下面的问题。

目前的情境（或丧失）	这件事让我发现我最珍惜的东西和需求	生活的新机会和新挑战

现在看来，哪些价值对我来说并没有那么重要?

哪些价值对我来说更重要?

我该如何利用这次经验来加深我与人们的联结?

这件事让我的生活获得了什么意义?

为了让生活更有意义，接下来的一周里可以做些什么?

工作表 9.12

穿越到未来

　　遇事的时候我们常常过于焦虑和悲伤，以至于想象不到事情在未来会有怎样的好转。某种程度上讲，这是因为我们过于关注眼下的事情和感受。可是，假如把你放在一架时光机中，让你穿越到未来，那时候事情已经有所好转。开动想象力，从现在开始，你能做些什么让事情在一年之后有所好转呢？你能从中获得什么经验？你能获得什么样的新关系？得到什么样的新意义？

你能获得什么样的新经验？
你能发展什么样的新关系？
可能发生什么样的事让目前的情境有所好转呢？
你能想象自己快乐吗？如何快乐？
想象你一年以后的感受。描述一下一年以后的自己是什么样子的。

第十章

识别和修正图式

图式可以被定义为各种信息处理模式，是对刺激产生的有偏差的注意、记忆、价值或解释。例如，如果我觉得琼斯先生外向，我会选择性地关注他所有外向的例子，同时有选择地忽略他的任何内向行为。我会更容易记起他外向的事情，在许多情况下，可能会"错误地回忆"从未发生过的外向行为。我将更加重视他的外向行为，同时轻视他更多的内向行为，我会从外向性方面解释他的动机、过去的表现和当前的表现。简而言之，图式起到滤镜的作用，通过它可以观察和解释世界。我们拥有的图式包括自我和他人特质、别人如何回应、自身的情感以及与认知相关的内容。

巴特利特（Bartlett，1932）最早提出了图式可能影响记忆，他提出记忆是经过个人重建的，是由个人概念和图式决定的，通过这些概念和图式，记忆常常发生扭曲。另外，这些图式是在无意识过程中进行的，个体自动就把信息加工成与图式一致的状态。皮亚杰（Piaget，1970）的观点反映了类似的概念，即信息或经验被"同化"为先前存在的图式，也就是 George Kelly（1955）提出的"个人结构"，图式加工意味着信息经过图式系统的过滤被重构了。图式的特征在于"自动性"，它们的处理处于意识之外，是自动进行的。这种内隐的学习过程会变成一种证实倾向，即图式会导致证实偏差，信息搜索过程、注意过程、评价信息的过程都会倾向于确认或支持已有的图式。所以说，图式是保守的，是自我维持的，即便面对着完全相反的信息，也会固守原来的观点。图式加工过程属于自我一致性的一部分。相关的理论包括认知失调理论、自我确认理论（Swann & Ely, 1984; Swann, Stein-Seroussi, & Giesler, 1992），以及被格式塔的知觉规则所证明的关于感知和认知一致性的先天需求理论（例如，闭合性、适应性；见 Koffka, 1935; Köhler, 1929）。并且，如前一章所述，当信息有限时，图式可以被视为其他启发式或经验法则的组成部分，这些法则可以导致快速的认知反应。需要注意的是，图式加工和启发过程是自动发生的。个体并不希望自己变得负面，也不希望把自己看成"失败者"，仅仅因为图式的力量太过强大，无法用意识的力量改变，所以他们才会这样想。

贝克早期对精神病理学的描述是 20 世纪 70 年代认知科学和社会心理学认知革命的一部分。贝克提出，诊断的根据就是图式，图式导致个体易受焦虑和抑郁的困扰（Beck, 1976; Weissman & Beck, 1978）。抑郁图式反映了对损失、失败、拒绝和损耗的担忧；焦虑图式反映的是威胁和伤害；

愤怒图式反映的是羞辱、努力过程受阻和控制。贝克发展了认知模型，提出了"模式"的概念，模式是一个组织系统，与自动化思维、假设、核心信念以及对动机和情绪的应对策略相关（Beck & Haigh, 2014）。

贝克和他的同事（2014）开发了针对不同人格障碍的认知模型，将回避人格与不足和拒绝图式相关联，将自恋人格与权益和特殊地位的模式相关联，等等。此外，每种人格障碍都包括关于自我（如无能）和他人（如拒绝）的特定模式。贝克（2014）将这些图式置于适应的进化模型中：例如，与遗弃相关的模式有助于维持依恋，因此几乎每个人都会在某种程度上保持这种模式。贝克认为，个体的图式有可能过度发展，也有可能发展不足，因此，当图式激活时，个体会采用回避或补偿的策略来应对。每种人格障碍都有相应的不良应对策略，比如，依赖型人格会通过黏人和屈服来应对，强迫型人格会通过过度工作和组织安排来应对，回避型人格则采用把自己与他人隔离开的方式来应对。

类似地，Young（Young & Brown, 1990; Young, Klosko, & Weishaar, 2003）开发了一个关注人格脆弱性特定内容的模型。Young 的模型描述了 18 种图式（如遗弃、不信任和情感剥夺）、不同的模式（如儿童模式、适应不良的应对模式、适应不良的父母模式和健康的成人模式），以及 3 种应对方式（屈服、回避和过度补偿）。研究表明，Young 的图式焦点治疗（schema-focused therapy）对边缘型人格障碍很有疗效（Arntz & Van Genderen, 2011）。

在本章，我将探讨治疗师如何帮助来访者识别和修改他们的个人图式。想要修正长期存在的图式是一项漫长的工作，并且在咨访关系中可能会激活相应的图式。例如，某名来访者的图式是"他人都是批判的，是拒绝的"，那么在治疗关系中当他觉得自己无聊又无能时，图式就会激活，他就会认为治疗师是在贬损他、拒绝他。再比如，另一名来访者的图式是关于抛弃和无助，那么他就会在治疗中不断向咨询师确认，咨询师是否真的关心自己（Leahy, 2005a）。

技术：识别图式——一致模式

概述

认知模型认为，个体之所以容易抑郁、愤怒和焦虑，就是由于持有关于自我和他人的不良核心信念。例如，抑郁的个体可能相信，自己是无趣的，别人是挑剔的。焦虑的个体可能认为，自己是无助的，他人是危险的。而愤怒的个体则可能觉得，自己在实现目标的路上总是受到阻碍，别人都在嘲讽羞辱他。贝克等人（2014）识别了一系列常见的核心信念，他们认为，这些不良图式和人格缺陷显著相关。在本节，我的讨论不会限制在与人格障碍有关的图式上，而是让读者认识到，每个个体都有一些与自己或他人有关的独有图式，这些图式构成了他们的某种一致的行为模式。

贝克等人（2014）列出的核心信念，主要包括如下主题：易受伤害、不会社交、无能、贫穷、软弱、无助、自我满足、容易被他人掌控、责任、胜任力、争议、无辜、特别、独特、有魅力和吸引力等。Young 等（2003）定义了如下有关人格的图式：抛弃、不信任、情感剥夺、缺陷、社交隔离、依赖、易受伤、纠缠、无法获得成就、权利、自我控制不足、征服、自我牺牲、寻求认可、消极、情感抑制、死板的标准和惩罚等。

我们可以通过个体跨时间和跨情境的一致行为来识别个人图式。例如，回顾一名来访者的整个生命历程，就会发现，每当遇到困难的时候，他都呈现出相似的图式。生活中的困难包括，工作、亲密关系、同伴关系、与抑郁发作有关的因素等。

治疗师可以说："我从你的谈话中发现，你一直聚焦于……（呈现某一个固定模式）。"常见的固定模式包括，觉得自己长得丑、不招人喜欢、无能、不善良、无助、不可爱，等等。如果一个人坚持认为自己的外表非常不好看，那就反映了她关于身体缺陷和不被人喜爱的个人图式。当然，治疗师可以进一步询问："如果你就是不可爱的（身体缺陷的、丑陋的等），会怎么样？"有一名来访者觉得："我丈夫会抛弃我。没有婚姻我就不会幸福。"她的个人图式包括身体缺陷、被抛弃、感到贫穷、无法照顾自己等主题。在该案例中，如果能识别出这些图式，对来访者大有裨益，她将明白，在婚姻之外，她也可以让自己幸福。她将认识到，没有男人，她一样可以很快乐。

提问或干预

"我们一起回顾一下你的生活，过去和现在的整个生活，看看你遇到的生活困境是否有一些固定模式。例如，你是否总是在工作学习、亲密关系、家庭关系或其他方面发生问题呢？是否总是出现一些特定的冲突或困难？是否有一些反复出现的应对模式让情况更糟糕呢？"

示例

治疗师：你说工作很有压力，但你也充满动力。能再多讲一点吗？

来访者：嗯，在工作上我会付出 100% 的努力，我觉得有时候我会对同事不耐烦。他们总在耽误时间，不能全神贯注地工作。另外，我觉得他们可能也不太喜欢我。

治疗师：你在工作的时候是非常尽心尽力的，你觉得别人没有尽心尽力，至少没有做到你认为他们应做的那样，是吗？对你来说，压力主要来自和同事的这种矛盾吗？

来访者：是的，但是我自己有的时候也确实感到太紧绷了。我觉得我需要解决这个问题。

治疗师：所以，尽心尽力的付出和不错的工作能力是你为之自豪的特质。但也让你感到压力，对吗？

来访者：嗯，我每天工作八九个小时，但是不断会有新的事出现，就需要工作更长时间，我甚至没法过周末。我总在工作。

治疗师：所以，尽心尽力工作是有代价的。我想知道，像这样完全沉浸在工作和生产中的状态，以前也会给你带来压力吗？

来访者：会。以前在上大学的时候我就觉得非常有压力。我学习能力不强，很多东西对我来说很难，我必须拼命学习才能拿到比较正常的分数。

治疗师：这会影响你的恋爱关系吗？

来访者：嗯，我之前跟你提过，我有过一段四年的恋爱关系，我总跟她抱怨工作上的事，抱怨同事，充满负能量。好像从来没有真正放松下来。

治疗师：所以，拼尽全力地工作好像会产生一些问题。我们来看看你的思维吧。试着完成这个句子：我很担心我的工作，因为……

来访者：因为工作总是做不完，我会把事情搞砸了。

治疗师：我总是对同事感到不满，因为我觉得……

来访者：他们都在浪费时间。我无法忍受没有效率地工作。

治疗师：所以，听起来你对于工作中的效率、产量、责任等方面有非常强烈的信念。这个信念可能已经出现很久了。你父母是否也有类似的想法？

来访者：他们总是不停地争吵和号叫。我一直都不知道怎么跟人正常说话。我这个人好像没什么个性。所以我想，我只需要每天好好写程序，解决问题就好了。

治疗师：听起来你有一些关于自己缺乏个性的消极信念，你关注于工作效率和工作能力，把精力都投入在编程序上，就好像："如果我能把程序编好，我就足够好了。"

来访者：是的，就是这样。但是我撑不住了，没有聪明药，我根本搞不定。

治疗师：所以，反复出现的图式是"我没有个性"以及"我必须永远充满效率"。关于他人的图式是"他们总在浪费时间，他们都是不可靠的"。

作业

来访者可以回顾自己在关系、工作、学业、日常生活中遇到困境的模式。在过去，什么事件会引发焦虑、抑郁和愤怒呢？现在呢？有什么固定模式吗？这引发了关于自我和他人什么样的思维？如何应对这些问题呢？应对的方法是否有问题？比如，是不是采用了回避或过度补偿策略？来访者可以使用工作表10.1来追踪自己在各个生活领域所遇到的问题。例如，来访者会识别出自己在工作、友谊、家庭关系、健康、经济问题、教育等各方面的问题，以及他们针对相关问题的应对模式。来访者可以探索，是什么引发了相应的困境，其中产生了什么样的思维和感受，以及相关的应对策略（包括有问题的策略和适应良好的策略）。图10.1是来访者填写的一份样例。

过去遇到过的问题	在经历困境时，我对自己和他人的想法是怎样的？	我有哪些有问题的应对方式？
分手	我肯定是个垃圾。没有人会爱我。我会永远孤独。做什么都没有用。你不能相信任何人。	自我隔绝、喝酒、暴食、责备别人、沉湎于过去，觉得自己是个受害者。

图 10.1 回顾问题模式

可能存在的问题

有些来访者认为，回顾过去的问题模式会印证他们有一些不良的特质。例如，一名来访者说："看到我有多失败了吗？我就是这么一直把事情搞砸的。"治疗师要向来访者说明，回顾过去的问题有助于我们明白如下几件事情：（1）是做选择的方式导致了问题吗？（2）这些困境是否反映我们看待自己的方式有问题？（3）应对问题的方式（如过度补偿、思维反刍和攻击）在未来是否可以有所改变？（4）如果关于自我和他人的信念可以改变，是否可以让来访者在以后遇到类似问题时，不犯同样的错误？

相关技术

相关技术包括，垂直下降、识别自动化思维、识别和修正假设，以及证实偏差。

工作表

工作表 10.1（回顾问题模式）。

技术：识别图式——垂直下降

概述

治疗师可以从自动化思维入手，不断询问其所引发的意义，进而识别来访者的图式。例如，一名来访者的自动化思维是这样："我没法在聚会上享受时光。"治疗师可以提问："如果真的是这样，你会怎么想？"来访者可能回答说："说明我肯定是个无聊的人。"治疗师接着提问："如果这是真的，对你来说意味着什么？"来访者可能回答："如果别人不喜欢我，就说明没人喜欢我。"治疗师接着问："你得出这个结论的原因是……"来访者可能说："因为我就是个无聊的人。我没有拿得出手的东西。"垂直下降技术可以让我们深入讨论一系列消极思维，包括"读心术""预测未来"等认知扭曲思维，然后进入潜在假设或条件规则（"如果……就……"陈述），最终进入关于自我和他人的核心信念。有些人还能识别出超越核心信念的、更深层的东西，例如，"如果我是个无聊的人，就注定会孤独一生"。

提问或干预

"当想到（这样或那样的事发生），你会感到困扰，因为那让你想到了……如果这是真的，你会感到困扰，因为你想到了（或者这意味着什么）……比如，'如果我这次没考好，就意味着我要挂科。如果我挂科了，意味着什么？''意味着我是个失败者。''这让你想到什么？''我没有能力照顾好自己。''然后呢，会发生什么？''我可能会饿死。'这样，核心信念或图式就识别出来了，这名来访者的核心信念是关于易受伤、易丧失、失败、身体脆弱等主题。"

示例

垂直下降

治疗师：你说，你对自己的相貌感到焦虑，不喜欢现在的长相。你发现自己脸上有很多不完美的地方，对吗？

来访者：是的。我觉得自己看起来很显老。

治疗师：好，那我们来看一看，老对你来说意味着什么。"如果我看起来显老，那我就会感觉很困扰，因为它对我来说意味着……"

来访者：意味着我不吸引人。

治疗师：好，所以你把"显老"等同于"不吸引人"。如果你不吸引人，你会感到困扰，因为它对你来说意味着……

来访者：我丈夫就不要我了。

治疗师：如果这件事发生了，会怎么样？

来访者：我会很孤独。然后……我也不知道……生活会变得很悲惨。

治疗师：所以你的思维是，你看起来很老、很不好看，你会被别人拒绝、被遗弃，最后孤独一人，生活悲惨？

来访者：是的。我就是这么感觉的。

治疗师：为什么你没有丈夫的话就会很悲惨？

来访者：我觉得我没有能力让自己幸福。

治疗师：所以你的思维是，如果没有丈夫，生活就没有值得快乐的事情了？

来访者：是的。

在这个案例中，来访者发现了关于自我的几个主题，比如，不吸引人、被抛弃、靠自己无法幸福，等等。进一步提问发现，她严重低估了自己为婚姻做出的积极贡献，比如她的聪明才智，她与丈夫的共同兴趣、共同联结，她的共情，以及她对丈夫的支持，等等。在她的图式里，男人只关注女人的外表，不会在意其他任何价值。

发现共同模式

治疗师：你说，在和男性的关系里，你总觉得自己处在下位。比如，你提到，你的前夫把你当成奴隶，从来不满足你的性需求或情感需求。你的现男友似乎在利用你。你还提到，你童年时代经历抑郁的时候，你的父亲一直在忽视你。这是不是有什么共同模式呢？

来访者：是的。男人总是对我很糟。

治疗师：好。这就是你眼中男性的形象。那么，在关系中，你对自己是怎么看的呢？有没有一定的模式？

来访者：我想，我是个需求永远也不会被满足的人。

治疗师：当你想到这种模式的时候——需求永远不会被满足——你会想到关于自己的什么？

来访者：我的需求根本不重要。

治疗师：好。如果你觉得，你的需求根本不重要，对你来说意味着什么？

来访者：意味着我不重要。

治疗师：为什么你不重要？

来访者：因为我很胖，我从小就没有姐姐好看，她一直得到了所有人的关注。

治疗师：因为你觉得自己很胖，所以你认为自己的需求不重要？

来访者：我倒是没这么说过，但是我确实这么想。谁会爱一个又胖又丑的孩子呢？

治疗师：所以，你把自己看成一个不值得被爱的孩子。也可能正因为这样，你觉得你只能和那些满足不了你需求的男人在一起？

来访者：是的，事实就是这样。不是吗？

治疗师：这反过来加深了你关于自己的负面信念："我很胖、很丑，我不可爱，我的需求不重要，男人们永远不会满足我的需求，这反过来印证了我的观点。"我觉得，这可能成为某种自我实现的预言？

来访者：是的，事情一直是这么发生的。

治疗师：你把自己看成胖的、丑的、有缺陷的、不可爱的，我们把这叫作你的个人图式或自我概念。这种图式影响了你对男人的选择。于是你关于自己有多糟糕的个人图式就继续保持了。

来访者：这简直是个无休无止的模式。

作业

治疗师可以要求来访者在接下来的一周里识别不同的自动化思维，然后为每一条思维做垂直下降，以此来识别共同图式。通过垂直下降识别出的核心信念，应该能够反映一系列的共同主题。另外，还可以让来访者做简版的"人格信念量表"（Personality Belief Questionnaire）（Butler, Beck, & Cohen, 2007; 工作表 10.2）。让来访者回顾之前做过的练习也是很有用的（如思维记录），然后从中寻找有关自我和他人的图式。

可能存在的问题

有些治疗师做的垂直下降可能程度不够深入。例如，很多治疗师都仅仅停留在一个自动化思维上："你觉得别人会发现你很无聊。有什么证据呢？"有时，这样的提问足够了。可对于那些有长期问题的来访者来说，自动化思维水平的探讨是不够的。毕竟，确实有些人会觉得我们无聊。甚至，即便探索到下一层次——条件信念（如果别人不喜欢我，那一定是我的错）都可能是不够的，因为有的时候，确实就是我们的错。例如，有些内向的人在社交场合确实沉默寡言，不愿与人交谈。只有一直探讨到更一般的、个人的、广泛存在的图式——"我是个无聊的人"或者"别人都是挑剔评价的"——才能找到让个体变成现在这个样子的根源。因此，如果一个人相信自己本质上并不是一个无聊的人，那么他就能接受，有时候他可以对某些人呈现出无聊的一面。

有些来访者会把信念和事实混淆，这也是阻碍治疗师深入探讨核心信念的原因之一。他们已经抱持这样的信念很久了，想要质疑这些信念，非常困难。甚至很多时候，来访者能找到足够的证据来支持他们的信念。例如，有的来访者很内向，本身就容易产生退缩行为，这样反过来更支持了他觉得自己面对别人无话可说的信念。治疗师应指出，"是一个无聊的人"和"在特定的情境下表现出无聊的一面"是不同的。治疗师可以要求来访者想一想，自己是否有过与个人图式不一致的行为："你能否告诉我，你是否有过和别人相谈甚欢，别人也对你说的事情很感兴趣的时候？那是什么样的情境？和现在你觉得自己表现出无聊一面的情境有什么不同？"

有些来访者会把图式和事实混淆，他们不认为自己看待事物的观点是习惯导致的模式，而觉得那是"事实"。治疗师要让来访者明白，我们只是要识别你看待事物的模式，而不是要质疑它或反驳它。比如，有的来访者觉得"别人都会拒绝他"，这可以被事实支持，但这个事实可能是因为他总是选择那些会拒绝他的人当伴侣。

相关技术

垂直下降技术对于识别图式非常有效。其他相关技术包括，识别自动化思维、假设、条件信念，个案概念化，寻找信念的变化（如识别导火索），以及猜测思维。

工作表

工作表 10.2（"人格信念量表"简版）。

技术：解释图式过程

概述

大部分人在加工关于自我和他人的信息时都会有一些偏差。图式加工过程，其实就是人类自然而然会去做的一个行为。我们都有关于自我和他人的潜在信念，这些潜在信念让我们倾向于看到和信念相一致的信息（"证实偏差"），也更容易回忆起与图式相符的信息，而忘记或忽略不相符的信息。例如，一名拥有严格自我标准图式的来访者会特别关注自己表现不完美的地方。她会担心一切没做好的地方，贬损已经取得过的成绩。这个图式成了一个透镜，透过它看到的世界都是变形的。如果透镜是黑的，那世界看起来就是黑暗的。治疗师的任务是让来访者看到，他们是否在透镜后面看世界，是否没能看到真实世界的全貌。

提问或干预

"我们在所看所想的时候，总免不了有一些倾向性。每个人注意和记住的事可能是不一样的。假设你戴了一副红色的透镜。那么周围的一切在你眼里就是红色的。你的个人图式就好比这个红色的透镜，透过图式，你观察自己和世界。图式有很多种，比如过度关注成就、拒绝、遗弃、控制、赞同、无助、吸引，等等。有一些图式是人们普遍拥有的。我们想要探索你经常使用的图式和概念。"

"透过图式看待事物的一个特点是，我们会过度关注某一方面，而忽视其他方面。例如，如果你的图式是关于拒绝的，那么你就会很关注那些拒绝你的事，也会把很多事解释为对你的拒绝，比如，别人怎么看你，跟你说什么，他们怎么做。如果你真的只关注拒绝，如果你的图式和概念就是拒绝，那你就会回忆起很多被拒绝的经历。你想不起也注意不到别人赞赏你、喜爱你的时刻。你的偏见决定了你注意的信息。所以，我们这样来解释图式：图式让你选择性地注意、记忆、思考特定的信息，而忽略掉其他信息。"

示例

治疗师：看起来你在工作上非常焦虑，承受了很大的压力。你说，你上大学的时候就总是非常焦虑，以至于你不得不休学一阵子。你觉得这里面有什么一以贯之的模式吗？

来访者：有的。我总是想做到最好，结果让自己承受不了了。

治疗师：所以，让自己做到最好，就是贯穿你生命不同时期的一个主题。你工作做得怎么样？

来访者：我觉得应该很多人会说我做得还不错吧。但是我总觉得可以做得更好，总觉得还有什么事没做到。

治疗师：看起来，你对自己的要求有非常高的标准，我们称之为"苛刻标准"。你是否总是注意到工作中不完美的地方？

来访者：我觉得是。我总觉得还可以做得更好。

治疗师：你的老板觉得你的工作做得如何？

来访者：我猜她也觉得我做得不错。但老实讲，我还是认为她可能觉得我没有做到力所能及的最好水平。

治疗师：那么我们来看看这件事。你的图式包括了一个苛刻的标准。这就像你戴了一副墨镜，透过它，你看到的东西都是黑色的，但你甚至不知道，透过墨镜看到的世界可能是有偏差的。

来访者：是的，我确实经常觉得我看到的工作充满了黑色。虽然我的工作时间永远比别人长，但我经常拖延。

治疗师：那么，来看看这个墨镜，或者说你的图式，也就是你看待事物的偏差视角。你的图式包含着苛刻标准。这让你过度关注工作中出现的微小不完美，并且让你非常崩溃，觉得这个微小的不完美会直接导致灾难性后果。你甚至对老板的想法也用了读心术，你觉得她认为你做得还不够好。

来访者：我没这么想过。但是，你知道的，我的工作真的做得不完美。

治疗师：没有人的工作是完美的。但是在苛刻标准的图式下，你过度寻求完美的工作，而贬损了你已经做出的成果，你对自己的成绩毫不在意。结果你总是压力巨大，并且最终将耗竭。

作业

来访者可以阅读工作表 10.3 中关于图式的部分。

工作表

工作表 10.3（图式是什么）。

技术：识别补偿图式和回避图式

概述

许多人受自卑感的驱动，过度追求权力或优越感，以此作为补偿。有些人觉得自己很弱小，所以故意做出具有攻击性的行为。以图式为中心的模型强调识别补偿功能的重要性。常见的补偿策略如下（括号中是相应的潜在消极图式）：健身（软弱、"非雄性"）、依赖关系（无助、不值得被爱）、痴迷于攒钱（失败、"平庸"、不特别）、努力展示魅力（不吸引人、不可爱）。例如，一名年轻男性觉得自己童年时的身体很弱，所以就精习武术。他的想法是："如果我能在徒手搏斗中把别人打败，我就不再弱小了。"一名女性从小的图式就是自己很胖、很丑，在成年之后她变得非常魅惑并且在性方面很开放，以此证明她是有魅力的。

除了补偿图式，还有回避图式。回避图式是指，个体避免让自己出现在能激发特定图式的场合里。例如，一名来访者觉得自己有人格缺陷，不受欢迎，所以他避免让自己进入任何一段关系。他敏锐地搜寻环境中与拒绝有关的一切信号并且迅速逃离。觉得自己没能力的个体会避免出现在挑战性情境中。觉得自己又无趣又丑陋的个体会陷在一段关系里出不来，因为他相信不会有别人爱他。觉得自己又懒又无能的个体可能会强迫自己使劲工作，用以补偿缺失的工作热情和工作技能。

提问或干预

治疗师可以让来访者使用工作表10.4来识别补偿图式和回避图式。治疗师可以这样提问："现在我们来识别你的图式，请你想一想，你是否回避了那些能引发不良感受的情境？你是否做出了一些行为来补偿某些图式中的缺失？"

示例

治疗师：你好像花了太多时间在工作上，有时候甚至工作到深夜，回家的时候已经筋疲力尽。在你看来，这是为什么呢？

来访者：我必须把工作做完。我是说，我没办法承受失败。

治疗师：你是说，如果你不工作那么长时间，你就会失败？

来访者：我觉得是。我不相信自己能把事情做好。我无法承受犯错。

治疗师：听起来你有一个假设，你必须在工作中表现完美和一直工作才能避免失败。如果不一直这么干下去，不这么逼着自己，会有什么让你感到害怕吗？

来访者：我害怕自己会懒惰。

治疗师：你过去一直都这么觉得吗？

来访者：是的，从大二开始就一直这样。我每天混吃等死，什么都没做，甚至还挂了一门课。所以我知道自己会变得很懒。

治疗师：关于懒的这个想法让你特别努力地工作，甚至牺牲掉一些社交生活？

来访者：我觉得是。但有时候是主动放弃的。

治疗师：嗯，我能想象，想要成为完美的人是很难的。但为了补偿对懒惰的恐惧，你努力成为完美的人。这和你的焦虑有关吗？

来访者：我很担心被别人批评。我尽力把所有事都做好，但我知道这是不可能的。从理性的角度来说，我知道根本就做不到。

治疗师：所以你的潜在信念，也就是我们刚刚讨论过的图式是，你觉得自己本质上是个懒惰的人，不那么有能力，所以你追求成为一个完美的人，以此作为补偿，结果这样的努力导致了焦虑。

作业

治疗师可以让来访者识别：（1）他们给自己和他人贴的消极标签；（2）他们针对这些"问题"所做的补偿或回避行为。例如，一名来访者相信"我真的很平庸"，那么他会做些什么来掩饰平庸？如果这名来访者担心没有能力照顾自己，他会采取什么策略来确保别人照顾他呢？如果来访者的图式中包括无能感，那么他是否会回避挑战呢？可以使用工作表 10.4 来帮助来访者识别他们对图式的应对策略（回避、补偿），图 10.2 是一份样例。

个人图式	我回避或补偿的事
无能	避免任何困难的工作。在工作时避免在别人面前表现。做事的时候喜欢拖延，因为害怕被批评。
无助	有时候觉得做不好工作，觉得很无助。觉得无论怎么样都不可能做好。所以努力避免有挑战性的工作，总让别人挑头。
软弱	我对自己的抑郁感到很困窘，因为我觉得那是我的缺点。所以不跟别人提这事，也就得不到足够的支持。

图 10.2　回避图式和补偿图式

可能存在的问题

图式往往深深嵌在人格深处，并且可能已经伴随一个人生活了很多年，想要和图式拉开距离，看清楚它的面貌，并不容易。例如，一名来访者认为她是不可爱的，那么她可能会回避主动寻求亲密关系，或者选择那些会强化其消极图式的伴侣。她可能不把自己的行为看作补偿或回避，她可能觉得自己经历的那些事都是合理的，或者可能就是运气不好。治疗师可以向她指出："你可以把发生在身上的那些负面事情都看作自然发生的。但是我们至少可以考虑一下，有没有可能其中的某些事和你的个人图式有关系？"还可以这样提问："如果你持有一个不同的个人图式，你会做什么选择？"

另外，可以给来访者留家庭作业，让他们寻找自己的回避和补偿策略。来访者可以通过激发消极图式来识别回避和补偿策略："当你在想（'我不行、我自卑或我无助'）的时候，你会做什么？"这些引发出来的东西，可以用其他认知技术（如成本收益分析、检查证据、使用双重标准、和思维辩论，以及做出和思维相反的行为）来进行后续处理。

相关技术

相关技术包括，垂直下降（识别个人图式）、识别假设和条件规则、检查价值系统。

工作表

工作表 10.4（回避图式和补偿图式）。

技术：激发修正图式的动力

概述

在自然的情况下，图式是很难改变的（Beck, 1976; Beck et al., 2014; Guidano & Liotti, 1983; Leahy, 2001b; Young, 1990），个体会通过很多机制来避免改变自己的图式，例如，认知或情感回避、补偿图式、回避图式。从认知治疗的视角来看，在修正图式的过程中，来访者的阻抗主要包括如下方式：无法回忆起重要信息、解离、回避治疗、不做作业、挑战治疗师，等等。图式有自我保护性，强行改变它们并不容易。另外，在长期的选择性信息加工过程中，图式还会得到强化。有些来访者认为，他们关于自我和他人的图式虽然很痛苦，但却准确，如果修正掉这些根本信念，就会导致他们彻底暴露在危险当中，而没有其他可以使用的策略。还有些来访者认为，修正图式的过程是既痛苦又漫长的，而且改到最后也是一无所获。

关于这方面，我一贯的做法是向来访者解释清楚全部过程，解开图式及阻抗的神秘面纱。不要让来访者觉得他们将进入一段漆黑、漫长的无意识之旅，不要让他们担心会经历精神分析，认知治疗一直都是非常直白明确的，处理图式和处理其他任何思维一样，图式也可以被识别和用事实检验。图式可以暂时被其他信念替代，并且可以在来访者的现实生活中起到一定的指导作用。

然而，想要做到这一步，来访者首先必须要有足够的动力来改变自己的图式，这就需要讨论和激发来访者的动力。这一阶段的工作包括，让来访者明白图式的工作原理，检验触及早期记忆时的恐惧和顾虑，让来访者明白修正图式的过程并不是简版的精神分析，强调认知治疗的理念是务实和符合常识的。

提问或干预

"当我们处理你的图式时，你很可能感到不舒服。这就好比，要想克服坐电梯的恐惧，你就必须忍着难受坐上电梯。我们处理图式的方法也会引发思维和行为上的不适感。但我们的目标是，克服不适感，挑战和改变图式。我们首先来看看，修正图式的成本和收益。你觉得，如果改变图式，你的生活会有什么变化？如果不再受到负面图式的影响，你的关系、工作、自信和其他领域会有什么不同？"

示例

治疗师：听起来，你关于自我的图式包括无助、无能等内容，你觉得无法照顾自己。你这样想事情，让自己感到困扰吗？

来访者：是的。我觉得我从小就这样想事情。

治疗师：所以，这是个长期问题？如果我们想看看，这个图式在你生活的各个方面都产生了什么样的影响，你觉得会有什么样的发现？

来访者：它影响很多，比如我和丈夫的关系。他像对孩子一样对待我，我也让他这样对待我。我已经45岁了，还不会开车！我就像个小孩。

治疗师：其他方面呢？你是怎么被无助无能的图式影响的？

来访者：嗯，我喜欢常年待在家里，做着一份没什么挑战的工作。我不喜欢独立做事。

治疗师：这个图式让你承担了什么样的成本？

来访者：我在丈夫面前没有发言权，在任何人面前都是。我做着一份糟糕的工作12年了。我从来没有独立做过事情。我觉得自己很糟糕。

治疗师：那么，觉得自己很无助的收益是什么呢？

来访者：可能可以让丈夫帮我搞定一切吧。

治疗师：坏处呢？

来访者：这让我觉得自己又愚蠢又无能。

治疗师：挑战和改变图式需要你做一些让你感到非常不舒服的事情。比如，如果你害怕坐电梯，那么你就需要反反复复地乘坐电梯来做出改变。这个过程很难受。所以，挑战图式有时让人很难受。你怎么看这件事？

来访者：我肯定不会一夜之间就变了，我知道。但是，你期待我怎么做？

治疗师：嗯，我们可以首先识别在什么情况下你的图式会被激发。然后识别由此引发的思维和感受。接着我们可以尝试给出一些更理性、更具适应性的思维。你觉得怎么样？

来访者：听起来不错。

治疗师：是的，但是你的图式会时不时反扑。它会说："这些都是假的。你知道自己又无助又无能。你骗谁呢！"图式才不会那么容易地放过你。

来访者：我知道，它经常卷土重来。我妈总是让我有这种感觉。

治疗师：我们之后也可以讨论这个部分。当然，并不是做精神分析。不是的。这完全不同。我们要主动地、充满能量地与消极信念斗争。我们会在接下来的治疗中用到多种认知治疗手段。

来访者：呃，我听说认知治疗是一种短程治疗。

治疗师：我们现在做的工作需要花费一定的时间。可能至少需要一年。这取决于你，你想要什么，你改变的动力有多大。我们可以共同努力，你也可以学到一些新的技术。

来访者：我觉得我一直以来就这样。

治疗师：也许你已经承受得够多了！正像我之前说过的，认知治疗会让你做一些图式不想让你做的事。比如，如果你觉得自己是无助的，那么你就得独立做一些不那么舒服的事。比如，学开车？

来访者：哦，我年龄太大了。

治疗师：这是你的图式在说话。年龄太大？你觉得在高速路上开个车，需要多聪明？

来访者：有些开车的人简直就是白痴。

治疗师：难道你的图式告诉你，你甚至还不如一个白痴？

来访者：是啊。

治疗师：那么你会怎么驳斥这句话？你要怎么告诉图式，它是错的？

来访者：我觉得我会说："白痴？我大学毕业，一直坚持阅读，工作做得很好。我怎么会是白痴！"

治疗师：你看，你已经开始挑战图式了。现在感觉怎么样？

来访者：相当好！

治疗师：这就是个很好的开始。

作业

治疗师可以让来访者完成工作表 10.5，看看修正个人图式有什么意义。此外，治疗师还可以让来访者想一想，如果拥有更多积极图式，他们的生活会有什么改变："如果你有了关于自我和他人的更积极的图式，你会拥有什么样的新关系、新经验、新感受和新思维？"

可能存在的问题

许多来访者会把处理图式的工作等同于精神分析，这是一个很主要的问题。图式工作不涉及任何无意识或精神分析概念，而完完全全是认知治疗（Beck et al., 2014）的一部分。我们要向来访者强调：（1）图式工作是结构性的；（2）治疗师会布置自助性的家庭作业；（3）每一次治疗都是有计划的；（4）治疗的重点会集中在积极挑战、检验已有图式，以及用行为来对抗图式。

还有一个常见问题，有些来访者在修正图式的过程中会感到非常绝望。他们发现，自己一直以来赖以生存的人格特质居然是不现实的、需要在治疗中被修正的。治疗师可以告诉他们，我们的目标并不是改变人格，而是改变图式对他们的影响。他们仍然是和之前一样的人。不过，随着治疗过程的进行，他们的无能感和无助感会越来越小。当然，这个过程并不能完全保证每个人都一样，但很多人确实从来没有对图式做过工作，自然就不可能寻找与图式不一致的证据。我们鼓励来访者以实验的态度进行练习，"看一看，是否有些事情发生了变化。"另外，还要鼓励来访者保持合理的期望值，"这不是一个全或无的治疗过程。"

相关技术

相关技术包括，成本收益分析、寻找在不同情境中与图式相关的信念变化、识别潜在假设、条件规则、垂直下降，以及个案概念化。

工作表

工作表 10.5（激发我改变图式的动力）。

技术：激发与图式相关的早期记忆

概述

为了更好地观察和理解不良图式，来访者可以检验图式在童年或成年期的起源。例如，一名来访者觉得自己又胖又丑，他就可以检验，这种消极自我概念是从哪来的。他的兄弟或朋友嘲笑过他吗？他的父母评价过他的外表吗？他的家族是否有追求完美外表的习惯？治疗师可以直接就来访者的早期记忆进行提问："这是谁教给你的？""你给自己的标签（肥胖、愚蠢、没用等）来自童年经验吗？"另外，来访者可以关注自己的消极情绪（如羞耻），然后想象跟这个情绪相伴随的画面。情绪引导可以直接引发早期记忆："你能不能想起来，你第一次产生这种感觉的时候是什么样？你的脑海里出现了什么与童年有关的画面？"一旦来访者能够追溯这些记忆，治疗师就可以询问更多相关的细节、情绪和思维（了解更多案例，参见 Beck et al,. 2014; Hackmann, Clark, & Mcmanus, 2000; Wild, Hackman, & Clark, 2008; Young et al., 2003）。

提问或干预

"很多时候，我们都可以在早期记忆中追溯关于图式和消极信念的来源，也就是我们在童年时期经历的事情。现在我们试着探讨关于无助感的图式。闭上眼睛，注意力集中在关于无助的思维上。试着体会与思维相伴而生的感受。现在，试着回想童年时期或很久以前发生的一个画面或场景，那个时候你第一次产生这样的思维和感受。尽可能详细地想想这个画面，想象它的颜色、声音、气味和其他感觉。想象你现在就在那个情境中。"

示例

治疗师：你觉得很无助。看来这是你的一个核心图式。闭上眼睛，将注意力集中在这个思维上，"我很无助，我什么都做不了"。保持眼睛闭着，尽可能体会随着这个思维产生的感受。

来访者：（闭眼）我觉得身体动不了了。就好像被冻住了。

治疗师：你能不能想到什么画面，关于被冻住和无助的感觉？

来访者：我记得，大概是五岁的时候吧，我穿过起居室，停了下来，想："我不知道往哪里去。我需要妈妈告诉我。"

治疗师：所以，当你感觉无助、被冻住的时候，你的脑海里出现了这个画面？

来访者：是的。我问我妈妈，"我应该去哪里？"

下面的咨询记录中，来访者总觉得自己做得不够好。他的图式是，别人期待他做到完美。

治疗师：你识别出的图式是，你必须把工作做到完美。现在，闭上眼，把注意力集中在思维"我必须完美"以及"我做得还不够好"上。

来访者：我尽力。

治疗师：集中在"我做得还不够好"上。注意出现的任何身体感受和情绪。

来访者：我感觉心跳在加速。我很紧绷。

治疗师：哪里紧绷？

来访者：全身。

治疗师：集中在"我还不够好"上。你的脑海里出现了什么记忆或画面吗？

来访者：有的。我母亲抱怨我只得了一个 B，我明明得了四个 A，只有一个 B。我觉得我的心沉下去了。

作业

家庭作业和咨询过程平行进行。让来访者识别他们的多种图式（以前做过的图式练习之类的），并列出来。然后，用三段，每段 20 分钟的时间，集中想象，与该图式相伴而生的有哪些早期回忆，并把它们记录在工作表 10.6 里，同时记录与回忆相关联的感受、情绪和思维。

可能存在的问题

有些来访者发现，早期的回忆过于痛苦，他们甚至怀疑心理治疗的价值和意义。治疗师应当对来访者说明，引发图式的某些早期经验确实令人感到痛苦，但随着来访者和治疗师一道重构图式，建立新的更具适应性的观念，这种痛苦程度就会不断减轻。当然，如果某些回忆实在太过痛苦，让来访者无法承受，治疗师应谨慎处理，先在咨询中暂时搁置这一议题。

重新整理过去的记忆，在短期内，有可能反而进一步强化图式。一名成年女性来访者想起儿时母亲对她说她长得不好看，这会反过来强化她觉得自己不够吸引人的图式。治疗师可以说明，改变的第一步是了解。识别图式的来源并不一定能自动修正图式。可以在接下来的治疗中用不同的认知技术进行进一步处理。

相关技术

许多情绪加工练习都可以在本节中使用，例如，走进情感、写故事和识别关键点。另外，在搜集早期记忆的时候，也可以使用识别自动化思维并分类、垂直下降、猜测思维等技术。

工作表

工作表 10.6（关于图式的早期记忆）。

技术：给图式的源头写信

概述

修正创伤或困难经历的重要技术之一，就是给创伤或图式的源头写一封言语笃定的信。来访者不需要，往往也不太可能真的把这封信寄出去。但是，写信的做法能够让来访者感到对早期经历的掌控感，来访者可以用自我肯定的语气重新描述当时发生了什么，当时产生了什么样的想法和感受，并且说明，当时那个产生图式的源头是错误的、荒谬的和不公正的。

提问或干预

"那个教给你这些关于自我的消极信念的人，现在还在影响你。你还有一些未完成的事件。现在，我们把记忆拉回当初，也就是你被教会这些消极信念的时候。我要你用坚定的态度给那个人写一封信。当然，你的信不必让其他人知道。但是你可以想象自己此时是一个强壮有力的人，没有人能够打败你。你要有这样的姿态，'我不会再忍受这一切了'。在这封信里，请你详细描述当时的记忆，他是怎么教你这些消极图式的。告诉那个人，他为什么错了，你有什么感觉，他本应该怎么说、怎么做。"

示例

治疗师：当你想起父亲告诉你你很蠢的时候，现在有什么感受？

来访者：感觉很复杂。有一部分愤怒，但是也感觉恐惧。我现在仍然觉得他随时能打我。如果我生气，他就会打我。

治疗师：这是你童年发生的事情。你觉得他今天打你的概率有多大？

来访者：他根本碰不到我。我比他高大！我记得我 15 岁的时候告诉过他，如果他再敢打我，我就杀了他。

治疗师：好的，所以，这个恐惧来源于过去。但是好像，你觉得他一直在告诉你你很蠢。只要你一想到要跟他对峙，你就感到害怕。

来访者：我觉得是这样。

治疗师：好的，我想给你留一个作业，请你写一封信给他。你不需要真的把这封信寄出，只是写下你想起的有关他对你做的糟糕的事情。然后告诉他，他给你造成了什么样的感觉，他为什么是错的。

来访者：好吧。只要想想这件事，我就很紧张。

治疗师：为什么？

来访者：因为当我还是个孩子的时候，我从来没有在他面前站直过，他总是吼我、打我。

治疗师：你现在已经不是个孩子了。

来访者给父亲写了一封信，在下次咨询的时候带过来了。

来访者：（读信）"你从来没有对我的成绩给予应有的评价。你告诉我的永远都是我应该怎么样跟着你那些愚蠢的规则走。你就是在欺负人。你整天告诉我，我很蠢、很没有责任感、很不谨慎。你才是那个愚蠢的人。你是个糟糕的父亲。一个好父亲会让孩子自我感觉良好，变得自信。你从来没有做到过。你也不负责任。你每天回家的时候都喝得醉醺醺的，然后冲我和妈妈嚷。这完全就是不负责任。我常常非常恨你。我一点也不蠢。我上了大学，你可没上过。也许你根本没法接受你儿子也有自己的想法。我的朋友都说我很聪明，我的老板觉得我工作做得很好。这是蠢吗？也许我应该原谅你，但是我现在做不到。我现在非常非常地愤怒。"

治疗师：写完信之后感觉怎样？

来访者：害怕。我觉得我会被惩罚。但是之后就感觉好了很多。感觉胸中有一些东西发泄出来了。我开始想，他确实对我做得很不对。

作业

治疗师可以使用工作表 10.7 来指导来访者给消极图式的源头写一封信。

可能存在的问题

正如本节中的案例所展示的，许多来访者对于写这样一封信有顾虑。他们害怕遭到报复，害怕写这样一封信会揭开陈旧的伤疤，也害怕产生内疚感。有些来访者觉得，这样的练习是另外一种形式的"积极思维"，觉得始作俑者会再次印证他们的消极图式是正确的。治疗师应当询问和了解来访者的顾虑和恐惧，帮助他们把恐惧平常化（例如，"是别人教给你这样的，是别人告诉你你不能靠自己的，你把别人的感受和自己的感受混淆了。"）。另外，治疗师还可以寻找来访者心中关于消极信念的论断性思维（例如，"我从来就没对过"，"可能她说的是对的"，"这样会把事情变得更糟"）。要处理这样的思维，可以采用双重标准技术（例如，"谁可以对自己下正确的论断？"），检验与思维不一致的证据（例如，"什么样的证据可以证明这个图式是不对的？""如何验证这个消极信念？"），按照原有信念进行事实验证看是否会得到糟糕的结果（例如，"现在来检验一下你的消极预测，你觉得自己会感觉非常糟糕。但是如果并没有感觉更糟糕呢？这说明什么？是不是你的图式为了保护自己不被改变，而故意采用这样的策略来吓唬你呢？"）。

相关技术

相关技术包括，接近情绪和图像、重写故事、想象描述、检验正反两方面证据、个案概念化、双重标准，以及理性角色扮演。

工作表

工作表10.7（给图式的源头写信）。

技术：挑战图式

概述

和其他一切消极思维一样，消极图式也可以用认知治疗技术进行处理。只要能够激活和识别出消极图式，治疗师就有许多技术可以使用。这些技术包括：

1. 区分思维和事实；

2. 评估思维中情绪的强度和对信念的相信程度；

3. 寻找特定信念中的变化；

4. 区分认知扭曲类型；

5. 垂直下降；

6. 计算序列事件的概率；

7. 猜测消极思维；

8. 定义用语；

9. 成本收益分析；

10. 检查证据；

11. 检查证据的质量；

12. 扮演辩护律师；

13. 对对立思维进行角色扮演；

14. 区分行为和人；

15. 在不同的情境中检验行为的变化；

16. 用行为来解决消极思维。

提问或干预

"现在，我们已经识别出了你的消极图式，接下来可以采用多种技术来修正。比如，可以使用之前处理过消极思维时用过的一切技术。"

示例

治疗师：你的消极图式似乎是，你觉得自己就是愚蠢且无能的。这难道不是你父亲灌输给你的吗？

来访者：是的，他总说我很愚蠢。

治疗师：好。看看这个标签"愚蠢"。一般什么样的事情会引发你给自己贴上这个标签？

来访者：嗯，每次考试的时候我都这么觉得，我总觉得考不过。

治疗师：嗯。你之后还有考试吗？

来访者：下周就有。

治疗师：当你想到这个考试的时候，脑子里会出现什么自动化思维？

来访者：我在想，"彻底完了。我还有好多知识没复习，还有很多书没读。"

治疗师：如果还有很多知识没复习，会怎样？

来访者：会考不过。

治疗师：考不过对你来说意味着什么？

来访者：意味着我很愚蠢。看，又来了。

治疗师：好的。那么当你想到考试的时候，你在多大程度上相信自己是愚蠢的？ 0%~100% 能打多少？

来访者：可能 75%。

治疗师：伴随着思维"如果我没通过考试，就意味着我很蠢"，你产生了什么样的感觉和情绪？

来访者：焦虑。非常焦虑。很羞耻。

治疗师：有多焦虑？ 0%~100% 打分。

来访者：90%。

治疗师：好。你认为自己很愚蠢，这个想法的成本是什么？

来访者：考试之前总是很焦虑。我走来走去，一直焦虑。会睡不着觉。

治疗师：那么，觉得自己愚蠢，觉得自己考不过，这样想的收益是什么？

来访者：可能会更努力一些吧。

治疗师：有什么证据表明你更努力了？

来访者：有时候会努力。但是更多时候是在拖延。有几次我甚至早早把课退掉了，就因为害怕自己学得不好。

治疗师：这些就是你觉得自己愚蠢的成本。你还说，你经常觉得自己没能把这门课的方方面面都学好。那么，"没有把方方面面都学好"，是不是也能证明你会考不好？

来访者：有时候我是这么觉得的。

治疗师：其他选这门课的人把方方面面都学好了吗？

来访者：不是。我知道几个人，课上要求的材料他们一点都没有读。

治疗师：那么你的假设"如果我不是方方面面都学好了，我就会考不过"，是不是某种程度的完美主义信念？

来访者：是的。但我大多数时候就是这么想的。

治疗师：嗯，看得出来。不过我想知道，有没有这种时候，即便你没有把方方面面都学好，还是通过了考试。有这样的证据吗？

来访者：大部分时候，我考得都挺好的，而且有好多不会。

治疗师：我们回到"愚蠢"这个词的定义上来。你怎么定义它？

来访者：什么也不知道，什么也做不好。

治疗师："愚蠢"的反面呢？

来访者："聪慧"。有的人就是什么都知道。

治疗师：所以，你的思维是，"我不是什么都知道，因此我有可能失败，因为我可能很愚蠢。"听起来，在智力维度上，你只有两个独立的点，一个点是愚蠢，一个点是聪慧。

来访者：是的。这就是你说的全或无思维。

治疗师：是的。这两个点之间还有没有其他点？0%~100%之间还有没有不同程度的智力水平？

来访者：我觉得有"聪明绝顶""聪慧""一般"。可能还有"比一般强一点"。

治疗师：这些词有没有符合你的水平的描述？

来访者：取决于做什么事情吧。在有些事上我比较一般。但是大多数事上我都做得比较好。在有些事情上我甚至显得非常聪慧。

治疗师：好。你能不能把这些思维和刚才说的"如果我不是什么都知道，我就很愚蠢"中和一样，平衡一下？

来访者：嗯。我不需要什么都知道。没有人能什么都知道。

治疗师：假设你的朋友约翰也要参加这次考试，他说："我还没有把所有的材料都读完，所以我要挂了。"你会跟他说什么？

来访者：（笑）这太愚蠢了。我会告诉他，他很聪明，其他考试都考得很好。没有人什么都知道。再说了，考试是按大家的整体水平来正态打分的。

治疗师：那么为什么你对自己的标准和对约翰的标准不一样呢？

来访者：我觉得可能因为别人总跟我说，如果我做不到完美，就说明我很愚蠢。

治疗师：你怎么看待这个双重标准？

来访者：不公正。

治疗师：是错的吗？你愚蠢吗？

来访者：不。

治疗师：你怎么知道？

来访者：我在班里成绩很好，我的高考成绩非常高。我不一定是个完美的天才，但我绝不蠢。

作业

治疗师可以把要处理的消极图式（如丑陋、无能、无助）列在工作表10.8里，让来访者使用多种认知技术来挑战这些图式。下面是一个比较标准的家庭作业要求：

1. 写出关于自己和他人的五个消极图式。
2. 识别能够引发这些消极图式的情境或人。
3. 评价在每个情境中对这个图式的相信程度。识别并评价当时的情绪。
4. 找出所有支持或反对消极图式的证据。
5. 寻找反驳理由，证明为什么这个图式不能反映客观事实。
6. 重评各个图式中的消极信念和情绪。

可能存在的问题

仅仅在家庭作业中挑战消极图式是不能引发长久改变的，甚至有时候连暂时的改变都起不到。有些来访者可能会说："我知道这不合理，但我就是觉得那是真的。"治疗师可以这样解释："信念是你在生活中长期抱持的东西，想要改变它需要花费时间。信念的形成是依靠长时间的反复练习，同样，想要改变它也需要长时间的练习。改变不是一个全或无的过程。改变有不同程度。即便是微小的信念变化或情绪改变，都是有价值的。甚至，对自己的图式有更深的了解，也是一种变化。"

还有一种情况是，治疗师没能找到最适合的方法来改变来访者的图式。不同的来访者对不同的技术反应不一，比如有的人适合用双重标准技术，有的适合检验逻辑。治疗师和来访者可以共同用实验的态度进行推进："我们可以尝试不同的练习，看看哪一个最有用。然后可以集中使用效果好的方法。"

相关技术

正如前面所述，本书前面讲到的一切技术都可以用来挑战消极图式。另外，治疗师和来访者还可以做一些卡片，一面写上最常见的消极信念，另一面写上最好的理性回应。来访者可以每天阅读这些卡片，尤其是在进入某些特定的、能引发消极图式的情境（如考试、社交和打电话）之前。

工作表

工作表 10.8（挑战个人图式）。

技术：用更积极的图式来检验生活

概述

我们常常感觉，生活只有一种前进方式。自卑的个体觉得，这样的生活经历是完全符合逻辑和合理的。他们不愿寻求挑战，无法独立做事，喜欢拖延，总是被拒绝，这一切都会强化原本的图式："这些事情就是这么发生的。我就是很糟糕。对于下等人来讲，生活就是这个样子的。"

相反，如果能够发展出新图式，把之后的选择和事件当作对新图式的印证和强化，个体就有可能从积极的图式中获益。使用本技术时，我们要求来访者想一想，如果他们使用更积极的图式，生活会有什么变化，他们会做什么不同的选择。例如，一名来访者认为自己很无能，不值得拥有美好的生活。他发现，当想象自己拥有相反的图式时，比如自己是有能力、有价值的，就可以做出非常不同的选择。他可以完成大学的学业，做更具挑战性的工作，不那么厌恶风险，以及追求更好的伴侣。看看他的人生经历，那些被其用来佐证自己无能的证据，与其说他无能，倒不如说他相信自己本就无能。他真的可以考虑一下，如果发展出更积极的图式，未来是否可以有更好的选择。

还有另外一种思考方法，可以想象如果你被更有能量、更正面、更可靠的父母抚养长大，你会变成什么样的人。例如，一名男子从小被父亲虐待，总被父亲说是蠢货，他可以想象，如果他被一个有爱心的、支持的、鼓励的父亲养大，自己会有什么不同。这个练习的意义是让来访者意识到，如果被关爱和支持，其实他是有机会变成另外的样子的。毕竟，既然能学会消极图式，就一定能学会积极图式，并用它替代原有图式。

提问或干预

"在经历生活事件时，我们都有自己的思考问题的方式。但是，如果你拥有一个消极图式，如'我没有能力'，那么你就会在上学、工作、友谊或伴侣关系上做出某些特定的选择。这些选择反过来会印证和加强消极图式。比如，你觉得自己没能力，那你可能会在学业上拖延，在求职时选择没什么挑战性的工作，特别容易早早放弃。可是，正因为拥有这样的消极图式才导致了这样的选择。如果你从更积极的图式出发呢？如'我真的很聪明'？那么你可能会做出不同的选择，这些选择可能会强化你的积极图式。所以，图式更像是一种自我实现预言。"

"现在，我们重新回顾一下你生活中的不同事件，看看如果拥有更积极的图式，会做出什么样的选择。在选择学校、工作、朋友、伴侣（饮食、健康、锻炼、酗酒、药物滥用、金钱、生活方式，等等）的时候，会有什么不同？"

（还可以这样问）"假设你的父母更关心你、更支持你、更可靠，那么和拥有极端糟糕的父母相比，你的图式会有什么不同？你的选择是否会受影响？"

示例

治疗师：假设你在儿时拥有更积极的图式，把自己看成聪明的、有才华的，而不是愚蠢的。然后，回顾一下你的人生经历，你觉得积极的图式是否会影响人生选择？

来访者：你是说，想象自己重新活一遍，思考另外一种不同的活法？

治疗师：是的。看看消极图式是如何影响生活的，甚至可能在未来继续影响你，而积极图式可能会让这一切都变得不同。

来访者：好。你是说，让我想象自己还是个小孩，那时就很聪明，而不是像我父亲描述的那样愚蠢。

治疗师：是的。

来访者：我不知道。可能我会在上学的时候多学点知识吧，好好做作业。在大学，我会更努力地学习，可能会选一些当时觉得很难的课。

治疗师：工作呢？

来访者：我应该不会在一个没什么回报的工作上待六年，嗯，肯定不会。我可能会争取更多培训的机会，更前进一步。

治疗师：喝酒的问题呢？如果拥有更积极的图式，你的喝酒问题会有改变吗？

来访者：当然。我喝酒完全是因为觉得自己太蠢了，我对未来完全不抱希望。如果不喝那么多酒，我可能会工作得更好。

治疗师：如果你的父母比现在更有爱心，更支持你呢？如果你的父亲不是常常打你，说你是蠢货，而是告诉你你很聪明，是个很棒的孩子，会怎样呢？

来访者：我不会这么放弃自己。我肯定会比现在成功。我在学校会表现得更好，让他为我感到骄傲。

治疗师：如果你有更爱你更支持你的父母，那么你就会拥有更积极的图式。如果你拥有更积极的图式，比如，觉得自己既聪明又有才华，那你就会做出不同的选择。

来访者：是的。但是生活并不是那样。

治疗师：但我们可以从现在开始改变。现在，可以发生两件事。一，你可以成为自己的好父母。也就是说，从现在开始，你可以爱自己，支持和照顾自己。二，你可以发展出更积极的新图式，然后基于新图式做出人生选择。

来访者：如果真能这样，那简直太好了。不过，我行吗？

作业

让来访者从童年时期开始，回顾人生的不同阶段，检验每一个重要决策、行为和关系，可以用如下的方式进行思考："如果你一开始就拥有积极的图式，这些事情会有什么不同？"工作表10.9列出了生活中的12个重要领域，可以帮助来访者检验他们的生活经历。

可能存在的问题

对于抑郁的个体，这样的回溯练习可能会让他们产生后悔和自责的情绪："如果我不是这么消极地思考问题，我就可以拥有更好的人生。我简直是个白痴！"治疗师要注意，这个练习的目的不是为了让来访者感到后悔，而是让他们看到图式的巨大力量，认识到一旦发展出更积极的新图式，他们的生活将发生怎样的变化。我们关注的重点是如何发展积极的新图式，而不是纠结为什么没有避免过去犯下的错误。

相关技术

相关技术包括，识别潜在假设、挑战"应该"陈述、识别条件规则、检查价值系统、使用个案概念化、发展适应性的新假设，以及激活图式源头的早期记忆。

工作表

工作表10.9（透过不同的图式看生活）。

技术：通过角色扮演挑战图式源头

概述

许多人会陷在过去的痛苦记忆里不能自拔，因为最亲近的人曾经伤害过他们，他们感到无力做出改变。在本节练习中，可以让来访者使用空椅子技术进行角色扮演，让他们和形成消极图式的源头进行辩论，对其进行挑战。本练习的目的是降低图式源头在来访者早期记忆中的权威性，让他们最终击败这些图式源头。

提问或干预

"我想请你想象，曾经虐待你的那个人正坐在这里，坐在这把空椅子上。想象这个人就在这，然后你告诉他，他错了。"

示例

治疗师：你还记得当你母亲告诉你，你哭，你不高兴，就表示你很自私时，是什么样的情景吗？

来访者：记得。她让我觉得我的需求根本不重要，我只要活着就很自私了。

治疗师：好的。现在想象她就坐在这把椅子上，我给你喝了一瓶吐真水，所以你必须告诉她你心里的一切真实想法。你不可以有任何顾虑或保留。告诉她，她怎么错了。

来访者：（对着空椅子说话）我不自私，你才是那个自私的人。一个好母亲应该让孩子感觉自己是被爱的。你对我根本不好。你整天陷在自己的问题里，根本没有心思关心我。

治疗师：告诉她为什么你并不自私。

来访者：我一点也不自私。首先，是我在照顾你。家里的上上下下都是我在打理。是我在照顾比利（弟弟）。我结婚以后，还要照顾我的丈夫和孩子。应该说，我本应该自私一点的。

治疗师：告诉她你对她的感受。

来访者：我感到非常愤怒，也很受伤。你把我击倒。你伤害了我。

治疗师：告诉她未来会怎样，告诉她，她影响不了你的未来。

来访者：你不许再继续伤害我了。你不能再说我自私了。我不接受。

作业

本技术可以和前面的给图式源头写信的练习结合使用（见工作表 10.7）。

可能存在的问题

这样的角色扮演练习往往会唤起恐惧、挫败、羞耻等情绪。许多来访者的图式是在长期的心理折磨和虐待下形成的，在做角色扮演练习时，他们体验到大量的恐惧、羞耻和内疚情绪。治疗师可以帮助来访者检验，这些情绪是伴随着学习图式的过程产生的，这些情绪就来自于图式。因此，要挑战和打败图式的源头，也意味着挑战与羞耻感（例如"因为我毫无价值，才会发生这样的事情"）和恐惧感（例如"我会遭到惩罚"）相关的思维。

相关技术

相关技术包括，给图式源头写信、激活关于图式源头的记忆、激活情绪、检验不同的图式如何影响生活，以及检验图式的补偿和回避策略。

工作表

参见工作表 10.7（给图式的源头写信）。

技术：发展更积极的图式

概述

图式治疗的目标是降低消极图式在当前所起的作用。最终目的是集中在更积极的、更具适应性的新图式上。由于大多数来访者拥有不止一个图式，所以新的图式需要从多方面进行。治疗师可以帮助来访者构建新的平衡图式，并检验新的图式如何影响他们的选择和体验。提示：为了让新图式更灵活，可以鼓励来访者使用程度副词，例如，"有时候我确实挺聪明的"，"大部分时候，我还是挺吸引人的"。

提问或干预

"假设拥有了新图式，你的自我感觉好了很多。你不再觉得自己毫无能力（或者其他消极图式），你觉得自己相当有能力。当你这么想之后，你觉得会有什么结果？你会使用认知治疗中的哪些技术来支持新图式？"

示例

治疗师：你的父亲那样对待你，导致你觉得自己又笨又不靠谱。现在，你是否可以为自己构想出一个新的积极图式呢？

> **来访者**：我是一个又聪明又优秀的人。
>
> **治疗师**：好。有什么证据表明你聪明？
>
> **来访者**：我大学毕业，拿了硕士学位，在工作中表现相当不错。我 IQ 很高。
>
> **治疗师**：如果你觉得自己聪明，当你和别人相处时会产生什么思维？
>
> **来访者**：我觉得他们会看到我做事得心应手、游刃有余。
>
> **治疗师**：工作上呢？如果拥有了新图式，你觉得工作上会有什么变化？
>
> **来访者**：我会做更具挑战性的工作，更愿意尝试把工作内容向前推进一步。
>
> **治疗师**：你会怎么处理经济问题？
>
> **来访者**：我会赶紧还清信用卡，开始攒钱。这才是真正聪明的做法。

作业

来访者可以检验所有的消极图式，并给每一个图式都构建出一个新的积极图式。来访者可以使用工作表 10.10 给每个新图式列出可能产生的新决策、新机会、新思维和新体验。

可能存在的问题

有些来访者认为，这种做法只是让他们暂时在口头上获得一些好的感觉，那不是真的变好。治疗师应解释这一点，一个新图式需要一定的时间才能让人真正适应。可以评估新图式的成本和收益，寻找支持它的证据，如果需要的话，可以使用双重标准技术和理性角色扮演技术来保持和支持新图式。仅仅重复说"我很有能力"是远远不够的。坚持使用认知技术，不断质疑和挑战消极信念，是非常有必要的。

相关技术

来访者可以使用多种认知治疗技术来支持更积极的新图式。例如，积极图式会产生什么样的积极自动化思维、假设和行为？可以做哪些积极的垂直下降？如果来访者相信积极图式，愿意基于新图式解决问题和计划未来，他们具体会有怎样的做法？

工作表

工作表 10.10（积极图式的影响）。

技术：超越——肯定图式

概述

许多人认为，图式工作的一个基本目标就是要修正和改变个体关于自我和他人的图式。例如，来访者觉得自己很无助、很不好、很不招人喜欢，那么治疗师就要帮助他修正这些图式。在多数情况下，这是有用的，但有时也要承认，有些图式可能在某种程度上是对的，那么个体要做的就是接纳自己（他人），爱自己（他人），即便自己（他人）的确具有一些不好的特质。在使用"超越"技术的时候，治疗师应鼓励来访者接受，所有的人类都是有缺陷的，这是一个放之四海而皆准的事实。有些时候，我们确实不那么招人喜欢，想要自我隔离，或者过度依赖他人。承认人性的不完美，承认图式中的内容可能部分真实，可以让来访者更好地接受人性的缺憾，而不必把这些缺憾扩展到整个人。例如，你可以说："是的，这是真的，我确实有一些缺憾，有一些不令人喜爱的特质。但是我接受这些，即便我拥有这些特质，我还是爱自己、尊敬自己。""超越"的意思就是接受和理解人类的不完美，而不是拼命对抗这些无法克服的缺憾。

提问或干预

"你总是觉得自己有一些缺点，比如生理缺陷、无助、会被抛弃，于是你批评自己，或者尽力躲避那些会让你想到自己缺点的情境。在之前的咨询中，我们讨论了如何挑战关于自我的这些思维，检验了这些图式和概念是如何从你的童年经验中获得的。现在，我们可以从一个新的视角来看待你的图式，也就是说，接受你的不完美，接受你的确拥有某些不那么令人喜爱的特质。比如，其实每个人在某些时刻都有一些不好的特质。每个人都可能被抛弃——至少每个人都会死。每个人都会有空虚难受的时候。这是人类普遍存在的问题。关键是接受这就是生活的一部分，就是自己的一部分，即便拥有不好的特质，仍然可以关心和爱护自己，理解和同情自己。"

示例

治疗师：*你总是纠结于自己不令人喜爱的点。你曾对丈夫说，你感觉很内疚，所有事情都好像和你对着干，你总觉得自己应该受到谴责。是的，我能看到你一直这么想。我知道其实每个人都有后悔的时候。*

来访者：*但我真的不应该老说这些事。这些事很伤害他。我喝醉了，我知道自己有问题，但我还是忍不住说，我总把情况搞得很糟糕。*

治疗师：*你有没有发现，周围每个人都有把事情搞砸的时候？每个人都有后悔的时候？*

来访者：我觉得别人没有这么差劲。

治疗师：就算你确实做错了一些事，确实拥有一些不令人喜爱的特质。你可以说："我身上确实有一些不令人喜欢的东西。"然后呢？

来访者：我永远过不去这个坎。永远在懊恼。

治疗师：这确实是个让人觉得非常难受的情况，沉浸在过去不能自拔，一直在琢磨，一直在后悔。不过，如果你发现，别人其实也会这样后悔过去的事，每个人都经常对自己感到失望，会怎样？

来访者：可能确实别人也这样吧。但我还是过不去。

治疗师：为什么要过去呢？为什么不干脆让懊恼就这样陪伴着你呢？我是说，接受曾经做过的令人后悔的事情，认识到在这些事情上确实说错了、做错了。不过，我们可以在知道自己曾经犯过错误，有一些不好的特质的同时，仍然接纳自己，接受我们对自己的失望，接受仍然可以爱这个不完美的自己。

来访者：但是我不值得接纳自己。

治疗师：其实，当我们爱一个人的时候，是不会衡量他们值不值得的。我们只关注他们需要什么。你难道不需要自己的爱和尊敬吗？

来访者：大概需要吧。但是我做了这么糟糕的事情，我还怎么爱自己？

治疗师：原谅自己。爱和接纳也包括原谅。

来访者：这很难做到。

治疗师：我们难道不是经常原谅我们所爱的人吗？

来访者：是啊。我觉得我对我妹妹就是这样。我知道她总把事情搞得很糟。她有双相情感障碍，她常常说话很夸张。但我还是爱她。

治疗师：我们可以选择陷在消极特质里不能自拔，并让这些负面的东西成为一个锚，使我们坠落下去，让我们永远仇视自己。我们也可以选择接受自己就是有缺陷的，我们有时就是有一些令人不那么喜欢的特质，但我们接受这些，这就是我们作为不完美的人类的一部分。

来访者：我希望能做到。

治疗师：我们来做一个角色扮演吧。你来扮演消极的声音，你要告诉我，我是不可爱的，我是有缺陷的。我来扮演超越的声音，我要接纳自己，爱护自己，即便我有各种缺陷。

来访者：（消极声音）你对你丈夫说的话真的太恶心了。你怎么能这么活着？你真是个恶心的人！

治疗师：嗯，你在某种程度上是对的。是的，我确实说了一些恶心的话，我应该受到谴责。我的思维，我说出的话，的确恶心。这一点我接受。我接受，我有一些好的特质，同时也有一些很糟糕的特质。

来访者：（继续扮演）你怎么还能尊敬自己？

治疗师：（继续扮演）我觉得，作为人类，每个人都有一些恶心的地方，也都有一些不好的特质。我们会把自己打倒，会把事情办砸。我确实希望能更努力，变成更好的人，但我也会爱自己。

来访者：（继续扮演）如果你把事情都办砸了，你怎么还能爱自己？

治疗师：（继续扮演）正因为我把事情办砸了，我才更需要自己的爱与原谅。

来访者：（继续扮演）你就是在骗自己。

治疗师：（继续扮演）不，我这是超越了自己的错误，接受那些错误，接纳自己，关爱自己。

作业

来访者可以列出他们不喜欢自己具有的一些特质，或者他们现在正面临的问题。这里面可能包括一些关于他们有缺陷、不可爱、缺乏自控力等方面的消极信念。治疗师可以说，"你可以接受，它们确实在某种程度上是真实存在的。"有时候，"我确实不可爱，有缺陷，缺乏自控力。"然后想一想，尽管这些说法在某种程度上是真实的，但其实这种描述几乎可以用来形容任何一个人。来访者可以接受这些缺点是人类普遍存在的缺点，一方面接受自己有这些缺点，一方面可以原谅和同情自己。来访者可以使用工作表 10.11 来帮助他们超越消极的图式。

可能存在的问题

有些来访者没法接受自己不喜欢的特质或行为。他们把一种行为或特质等同于自己整个人。治疗师可以这样询问："你身边是否有你尊敬的人，他也曾做过愚蠢的、不合时宜的或者令他后悔的事吗？如果他也做过这样的事，你怎么接受他？"还可以进一步提问："即便自己有缺点，还是关爱自己，这样做的成本和收益是什么？即便别人有缺点，还是关爱他们，这样做的成本和收益是什么？"治疗师应指出，原谅和接纳自己并不意味着再也不努力进步了。只是你接受自己也是一个人类。

相关技术

相关技术包括，接纳、慈悲、正念、把生活问题看成普遍存在的，以及双重标准技术。

工作表

工作表 10.11（超越我的图式）。

工作表

工作表 10.1
回顾问题模式

　　每个人都有软肋，这导致我们在工作、学业、亲密关系、友谊、家庭关系和其他生活领域中遇到种种困难。本练习的目的不是让你对曾经做过的事感到后悔，或为自己感到遗憾，而是让你回顾自己的历史，找寻可能的问题模式，看看能否做出改变。在左栏中，列出你曾经经历过的问题情境或经历。在右栏中，描述你应对的不良方法。有问题的方法包括回避、反刍、焦虑、抱怨、酗酒、暴食、吸毒，等等。

过去遇到过的问题	在经历困境时，我对自己和他人的想法是怎样的？	我有哪些有问题的应对方式？

工作表 10.2
"人格信念量表" 简版（1/4）

姓名：_____ 日期：_____

请阅读下面的描述，评价对每一个描述的相信程度。请尽量根据大多数情况下的判断进行评价。

4	3	2	1	0
完全相信	非常相信	一般相信	不太相信	完全不信

	你在多大程度上相信这句话？				
样例：	4	3	2	1	0
1. 世界是危险的。	完全	非常	一般	不太	完全
（请圈出分数）	相信	相信	相信	相信	不信
1. 以无能或弱小的姿态示人，是不可忍受的。	4	3	2	1	0
2. 我应该不惜一切代价避开令人不快的场景。	4	3	2	1	0
3. 如果别人摆出一副友好的姿态，那他们一定是有求于我或者要利用我。	4	3	2	1	0
4. 我要避免被权威控制，与此同时，我需要尽力保持他们对我的认可和接纳。	4	3	2	1	0
5. 我无法忍受不舒服的感觉。	4	3	2	1	0
6. 失误、瑕疵、错误都是不可容忍的。	4	3	2	1	0
7. 人们总是要求太多。	4	3	2	1	0
8. 我应该是人们注意力的中心。	4	3	2	1	0
9. 如果我没有一套思维体系，那我的世界就土崩瓦解了。	4	3	2	1	0
10. 如果我没有得到应有的尊重，获得应得的东西，那简直就是不可容忍的。	4	3	2	1	0
11. 在各个方面都做到完美是非常重要的。	4	3	2	1	0
12. 我更喜欢自己做事，而不是和别人一起。	4	3	2	1	0
13. 如果我不多加小心，别人就有可能利用我或控制我。	4	3	2	1	0
14. 别人都有自己隐藏的目的。	4	3	2	1	0
15. 被抛弃是世界上最可怕的事情。	4	3	2	1	0

（待续）

"人格信念量表"简版（2/4）

样例：	你在多大程度上相信这句话？				
1. 世界是危险的。 （请圈出分数）	4 完全 相信	3 非常 相信	2 一般 相信	1 不太 相信	0 完全 不信
16. 别人应该认识到，我是多么与众不同。	4	3	2	1	0
17. 别人会故意贬低我。	4	3	2	1	0
18. 我需要别人帮我拿主意，告诉我应该做什么。	4	3	2	1	0
19. 细节非常重要。	4	3	2	1	0
20. 如果别人的态度非常嚣张，我有权无视他们的需求。	4	3	2	1	0
21. 权威人士总是居高临下、咄咄逼人的，他们总是要求别人，控制别人。	4	3	2	1	0
22. 只有让别人觉得我吸引人，被我折服，我才能得到想要的东西。	4	3	2	1	0
23. 我要尽全力逃避现在的情境。	4	3	2	1	0
24. 如果让别人抓住我的把柄，他们就会来威胁我、对付我。	4	3	2	1	0
25. 恋爱是麻烦的，是无趣的。	4	3	2	1	0
26. 只有和我一样聪明的人才能理解我。	4	3	2	1	0
27. 我如此优秀，应该得到特别对待。	4	3	2	1	0
28. 对我来说，自由非常重要，一定要和他人保持独立。	4	3	2	1	0
29. 很多情况下，我都希望自己一个人待着。	4	3	2	1	0
30. 必须时刻坚持最高标准，否则事情就会崩溃。	4	3	2	1	0
31. 不良情绪会越来越严重，最终失去控制。	4	3	2	1	0
32. 我们就好像生活在丛林之中，只有强者才能存活。	4	3	2	1	0
33. 我应该避免吸引别人的注意，尽量低调做人。	4	3	2	1	0
34. 如果我不时刻和他人保持密切联系，他们就不喜欢我了。	4	3	2	1	0
35. 如果我想要一个东西，我就应该竭尽所能去得到它。	4	3	2	1	0
36. 自己待着总比和别人纠缠好。	4	3	2	1	0
37. 如果我不能让别人高兴，不能打动别人，那我就什么都不是。	4	3	2	1	0
38. 如果我不主动接触别人，别人就不会主动接触我。	4	3	2	1	0
39. 关系中一旦出现紧张的信号，就代表关系变坏了。这时我应该及时止损，停止这段关系。	4	3	2	1	0

（待续）

"人格信念量表"简版（3/4）

样例： 1. 世界是危险的。 （请圈出分数）	\u3000你在多大程度上相信这句话？				
	4 完全 相信	3 非常 相信	2 一般 相信	1 不太 相信	0 完全 不信
40. 如果我没能表现出最高水平，我就是失败的。	4	3	2	1	0
41. 规定截止日期、要求和规则，是对我个人尊严的挑战。	4	3	2	1	0
42. 我受到了不公正的对待，我应该用一切可能手段争取应得的东西。	4	3	2	1	0
43. 如果人们接近我，就会发现真实的我，这样他们就会不喜欢我了。	4	3	2	1	0
44. 我既刻薄又弱小。	4	3	2	1	0
45. 我一个人的时候感觉很无助。	4	3	2	1	0
46. 别人应该满足我的需求。	4	3	2	1	0
47. 如果按照别人期待的规则行事，就要压抑我行动的自由。	4	3	2	1	0
48. 如果我给别人机会，他们就会利用我。	4	3	2	1	0
49. 我必须时刻保持警惕。	4	3	2	1	0
50. 相比和别人保持亲密，我的隐私更重要。	4	3	2	1	0
51. 规则是专制的，会压抑我。	4	3	2	1	0
52. 如果人们忽视我，那简直太恐怖了。	4	3	2	1	0
53. 别人怎么想和我没关系。	4	3	2	1	0
54. 为了得到幸福，我必须让别人关注我。	4	3	2	1	0
55. 只要我能取悦别人，他们就不会注意到我的缺点。	4	3	2	1	0
56. 我需要一个人能够时刻守候着我，帮助我解决问题，防止坏事发生。	4	3	2	1	0
57. 一切不好的表现都会导致灾难性后果。	4	3	2	1	0
58. 我是如此有才能，别人应该为我的事业发展让路。	4	3	2	1	0
59. 如果我不逼别人，别人就会逼我。	4	3	2	1	0
60. 我不需要被规则束缚，规则是用来约束别人的。	4	3	2	1	0
61. 使用强制力才是把事情做好的最佳方式。	4	3	2	1	0
62. 我必须随时和能帮助我的人取得联系。	4	3	2	1	0
63. 如果我不能和一个强有力的人联结在一起，我就是孤独的。	4	3	2	1	0
64. 我不能相信别人。	4	3	2	1	0
65. 我无法像别人那样应对困难。	4	3	2	1	0

（待续）

人格信念量表——简版（4/4）

人格信念量表——简版（PBQ-SF）
计分表

来访者姓名：_____   测验日期：_____

计分者姓名：_____   计分日期：_____

PBQ 维度	分量表题目	粗分	通过公式转化为 Z	Z 分数
回避型	1,2,5,31,33,39,43	_____	（粗分 −10.86）/6.46	_____
独立型	15,18,44,45,56,62,63	_____	（粗分 −9.26）/6.12	_____
消极攻击型	4,7,20,21,41,47,51	_____	（粗分 −8.09）/5.97	_____
强迫性冲动型	6,9,11,19,30,40,57	_____	（粗分 −10.56）/7.20	_____
反社会型	23,32,35,38,42,59,61	_____	（粗分 −4.25）/4.30	_____
自恋型	10,16,26,27,46,58,60	_____	（粗分 −3.42）/4.23	_____
戏剧型	8,22,34,37,52,54,55	_____	（粗分 −6.47）/6.09	_____
精神分裂型	12,25,28,29,36,50,53	_____	（粗分 −8.99）/5.60	_____
偏执型	3,13,14,17,24,48,49	_____	（粗分 −6.99）/6.22	_____
边缘型	31,44,45,49,56,64,65	_____	（粗分 −8.07）/6.05	_____

注：Z 分数基于 683 名精神科诊断的门诊病人分数。

工作表 10.3

图式是什么

　　每个人抑郁、焦虑、愤怒的理由都不同。我们看待事物总是有各种各样的偏见，关注的点也各有侧重。有些人在意对自己的高标准、严要求，有些人担心被抛弃，有些人害怕情感剥夺，有些人则对被别人控制感到十分敏感。正因为人与人的生命议题不同，所以我们彼此之间才有差异。这种差异就是每个人的"图式"。图式是我们看待事物的惯常模式。例如，抑郁的图式就是丧失、剥夺和失败；焦虑的图式就是对未来感到恐惧和威胁；而愤怒的图式则包括冒犯、羞辱和违反规则。研究表明，造成每个人抑郁、焦虑和愤怒的图式不尽相同。工作的要点就是识别每个来访者的特定主题，看看来访者反复遇到的困境当中是否有共同的影响因素。

　　每个人看待事物，都有自己习惯的模式。有的人的议题总是与成功有关，有的人与被拒绝有关，还有的人与被抛弃的恐惧有关。假设，你的图式主要与成就有关。原本你工作做得挺好的，突然出现了一个小波折，这时你的成就图式就冒出来了，你觉得自己必须成功，不然你就是个失败者。工作上的波折会唤起你对失败（或平庸）的恐惧，结果你就焦虑或者抑郁了。

　　再比如，假设你的图式与被抛弃的议题有关。你会对一切拒绝或孤独的信号异常敏感。当你的关系稳定进行的时候，你不会感到焦虑。可是，因为你拥有特定的图式，你总是担心自己被拒绝或被抛弃。一旦关系真的破裂，你就可能抑郁，因为你完全无法承受孤独。

　　正因为图式决定了我们看待事物的方式，我们总是更关注与图式相关的内容。例如，如果拥有成就图式，就会过度关注工作当中的不完美。如果拥有抛弃图式，就总是担心所爱的人会离自己而去。图式还会影响记忆：我们总是更容易记住那些支持图式的事情，而忘记那些与图式不一致的事情。正因为图式会影响对事实的觉知，所以我们常常会无视那些与图式不一致的信息。比如，我们会说："这个成果算不得什么，人人都能做到。"我们还可能觉得别人用某种特定的方式看待我们，比如，"他们觉得我很平庸"，"他们会离开我"，"他们想要控制我"。这些偏见不断地强化我们的思维，因此图式也就越来越僵化，越来越固定了。

我们怎样补偿图式？

　　如果你有关于某个议题的图式，就很可能尽力想要补偿与之相关的缺失。例如，你的图式是关于成功或避免平庸的，那么你可能会过度努力地工作，以此补偿你对平庸的恐惧，让你觉得自己离完美的标准不太远。你可能一遍一遍地检查工作，别人可能会觉得你投入了过多精力在工作上。休闲放松对你来说是罪恶的，因为你总觉得自己工作得还不够，总觉得还有什么事情没做，你觉得休闲会让你丧失斗志。

　　如果你的图式是关于被抛弃的，你可能就会通过无条件满足伴侣的需求来补偿你的图式。你害怕表达自己的真实需求，因为你害怕被抛弃。你还可能反复向伴侣寻求确认，这样你才能感到安全，可是这样的确认也不能让你的安全感持续太长时间。你总会看到伴侣离你越来越远的信号。补偿抛弃图式还有一种常见形式，就是和并不能满足你需求的人在一起，因为你无法忍受孤独。你还可能会拖在一段不合适的关系里无法离开，因为你觉得自己不能一个人待着。

可以看到，补偿潜在图式会带来一系列问题。"补偿"作用会让你牺牲自己的需求、过度工作、追求无意义的关系、焦虑、反复寻求确定性，带来各种各样的行为问题。而最重要的是，补偿无法真正解决潜在图式。你几乎不会质疑图式，不会质疑自己是否真的应该是独特的、优秀的、不平庸的和不孤独的。所以，你永远不会改变图式。图式一直在那，不断被各种具体事件激发出来，让你永远痛苦。

我们怎样避免直面图式？

还有一个常见问题是"回避图式"。也就是说，不愿意面对一切能质疑或修正图式的议题。比如说，你的图式是关于失败的。这个观点深深根植于你的内心，你觉得自己真的很无能。那么，为了避免验证这个图式，你可能会回避一切具有挑战性的工作，或早早放弃任何有困难的任务。再比如，你的图式是关于不可爱、不吸引人的。如何避免这个图式？你可能会回避和他人的社交，免得人家拒绝你。你不愿意去约会，不愿意约朋友出来玩，因为你已经预设了别人从你这什么也得不到。再比方说，你的图式是关于被抛弃的。那么你就会不靠近任何人，你会在相处的早期就抢先结束这段关系，免得之后被别人抛弃。

回避图式（无论什么图式）的另一种方法是，通过物质滥用或极端行为来回避情感，包括酗酒、使用药品来麻痹自己、暴饮暴食或者滥交。你可能觉得，处理思维和感受实在太痛苦了，必须沉湎于极端行为才能回避这种痛苦。这些行为把恐惧暂时埋了起来，至少在酗酒、吸毒的时候什么都不用想。当然，糟糕的感觉总会卷土重来，因为你并没有真正地检验或挑战潜在图式。并且，成瘾行为还会加重消极图式，让你的感觉更加糟糕。

图式从何而来？

我们的消极图式是从父母、兄弟、同辈和伴侣那习得的。父母让你获得了很多消极图式，他们可能让你觉得自己永远都不够好，除非你能成为人上人；他们可能说你太胖太丑；他们拿你和其他孩子相比，说你不如人家；当你提出自己的需求时，他们可能说你自私；他们可能过度干涉你的生活，或者试图控制你；他们可能用自杀或抛弃你来威胁你。父母有许许多多的方法让孩子们习得消极图式。

下面列出了一些真实例子，一些来访者回忆起他们从父母那里习得的消极图式：

1. "为什么你只得了 B？你明明可以做得更好！"：关于完美或避免平庸的图式。
2. "你的腿太粗了，你鼻子怎么那么大。"：关于丑陋肥胖的图式。
3. "你表哥上哈佛了，你怎么一点也不像他？"：关于完美标准、平庸、无能的图式。
4. "为什么你老是抱怨？你知道我照顾你们这些孩子有多累吗？"：关于提需求就是自私的图式。
5. "也许我应该一走了之，让你们自己管自己。"：关于负担和抛弃的图式。

如上面所提的，除了父母，我们还会从其他人那里获得某些图式。可能你的兄弟姐妹曾经虐待你，让你形成了关于虐待、不可爱、被拒绝、被控制的图式。可能你的伴侣曾告诉你，你一点也不好，这让你形成了关于不好看、无价值、不可爱的图式。有时，我们甚至会从社会文化中习得某些图式，比如觉得瘦才是美，必须拥有完美的身体。"真正的男人应该长成这样。"我们必须性感、有钱和非常成功。许多夸张不实的图片也会加强关于完美、高端、无能、缺陷等方面的图式。你现在所处的环境可能就会强调某些特定的议题和图式。例如，如果你现在处于一个竞争激烈的环境中，那你就可能发展出高要求、无能力、平庸等相关图式。如果你的伴侣是一个不诚实、不可靠的人，你就可能发展出关于背叛和抛弃的图式。越晚发展出的图式力量越小，越是童年时期发展出的图式力量越强。但是这些图式或多或少都在影响你。你也可以自己检验一下，你现在所处的关系或环境是否让你开始关注一些你以前并不太关心的东西。

心理治疗如何起作用？

认知治疗可以从以下多个方面帮助你：

- 识别你的特定图式。
- 识别你是如何回避或补偿图式的。
- 了解你的图式是如何影响你享受幸福生活的能力的。
- 了解你的选择和经历是如何保持或强化图式的。
- 检验你的图式是如何习得的。
- 挑战和修正消极图式。
- 发展新的、更具适应性的积极图式。
- 学习如何通过健康的兴趣和价值来发展新图式，而不是总被过去的不良议题困扰。

工作表 10.4

回避图式和补偿图式（1/3）

下表列出了人们看待自己或他人的许多方式。逐条检验左栏中列出的思维，看看哪条符合你的情况。如果哪条击中了你的图式，请在右栏中写出你的回避或补偿策略。例如，一名男性一直觉得自己缺乏"男子力"，结果他通过增重和练习空手道（补偿策略）来补偿自己对男性特质缺乏的恐惧。一名女性觉得自己不聪明，于是在学校时会非常努力地学习（补偿策略）。另一名女性觉得人都是不可信任的，所以她不去约会（回避策略）。试着检验你是如何处理你的个人图式的。你还可以在左栏中增补新的个人图式。

个人图式	我回避或补偿的事
无能	
无助	
软弱	
身体易受伤害（容易得病或容易受伤）	
无法信任他人	
负责或不负责	
不道德或邪恶	
不能被他人控制	

（待续）

回避图式和补偿图式（2/3）

个人图式	我回避或补偿的事
无法控制情绪	
坚强	
与众不同	
必须出人头地	
有魅力	
引人注意	
无法与他人联结	
与他人过度纠缠	
不可爱	
无趣	
混乱无序	

（待续）

回避图式和补偿图式（3/3）

个人图式	我回避或补偿的事
不值得	
自私	
别人对我的评价	
剥夺情感	
牺牲我对他人的需求	
其他图式：	

工作表 10.5

激发我改变图式的动力（1/2）

改变图式需要付出巨大的努力，也伴随一定的不适。比如，你可能需要做一些图式不愿意让你做的事情。如果让你改变消极图式，好处和坏处分别是什么？

个人图式	好处	坏处

（待续）

激发我改变图式的动力（2/2）

你愿意忍受不舒服吗？
你能忍受不确定吗？
你想要待在原地不动，等待事情自行发生变化吗？
如果将图式变得更现实、更积极，会如何影响你的人际关系？
这样的改变会如何影响工作？
这样的改变会如何影响你享受生活的乐趣？

工作表 10.6

关于图式的早期记忆

我们想要弄清楚，早期记忆和你目前的图式有怎样的关系。请找一个安静的房间，不要有任何打扰，闭上眼睛，关注目前正在困扰你的图式。在你的脑海中重复这个图式，比如，"我是不可爱的"，"我是无能的"。

试着触碰图式背后的感觉。让感觉变得更强烈。当你能够明显体验到某种感觉，并且脑海中出现了强烈的思维时，试着回忆童年或生命中的其他时刻，看看你从什么时候起开始有这样的思维和感受。努力详细地回忆那个场景。当时发生了什么，都有哪些人在那里，他们长什么样子，在做什么？注意身体的感觉（如紧张、心跳、出汗、发冷）、情绪（如愤怒、无助、恐惧、悲伤）和脑海中的思维。做完这个练习之后，请睁开眼睛，在下面的表格中记录刚才的体验。

个人图式	第一次产生这种思维和感受时的记忆	与该记忆相伴的身体感受、情绪和思维

工作表 10.7
给图式的源头写信（1/2）

　　给让你产生消极信念的图式源头写信。语气要坚实、笃定。告诉这个人，他为什么错了，实际的你和他眼中的你有怎样的不同。告诉这个人，你很出色，而他打击了你。在下表中，写出你在本练习中产生的任何思维和感受。

你对消极图式源头的坚定回应：
在写信过程中产生的思维和感受：

（待续）

给图式的源头写信（2/2）

这封信的哪一部分让你格外难受？为什么？

如果图式源头读到了这封信，你觉得他会有什么反应？

你希望那个人怎么回应？那样的回应对你有帮助吗？

这些年你一直抱持着这样的图式，这对你有什么影响？

工作表 10.8
挑战个人图式（1/2）

我们拥有很多关于自我或他人的信念，却没有充分检验其真伪。这些信念被称为"图式"。在下表右栏中，写下你对左栏每一项要求的回答。例如，假设你总是觉得自己不够有能力（个人图式），那么就在"识别个人图式"这一项的右边写下"无能"。在"定义你的图式"中，写下你如何定义"无能"。依次对每一项要求进行回答。

技术	回答
识别个人图式	
定义你的图式	
你对该图式的相信程度（0%~100%）	
该图式引发的情绪	
与该图式相反的图式可能是什么？	
你能接受的比该图式更温和的图式是什么？	
什么样的情境可以引发该图式？	

（待续）

挑战个人图式（2/2）

技术	回答
该图式的成本和收益	成本 收益
支持和反对该图式的证据	支持证据 反对证据
使用双重标准技术：你会把该图式用在别人身上吗？	
为什么这个图式不现实？	
把自己看作一个连续谱，不要使用全或无的概念（比如，在0%~100%的范围内对自己或他人进行评价）	
做与图式相反的行为（你可以做什么样的相反行为？）	
重新评估你对该图式的相信程度	

工作表 10.9

透过不同的图式看生活

想一想，如果拥有了更积极的图式，你在如下生活领域中的选择和行为会有什么变化？

领域、选择和行为	如果我拥有更积极的图式，事情会有什么不同
学校	
职业选择	
工作表现	
拖延	
友谊	
伴侣和亲密关系	
健康	
吸烟	
饮酒	
性行为	
金钱	
休闲	
居住地点	
风险（更爱冒险或更保守）	
其他	

工作表 10.10

积极图式的影响（1/2）

　　既然我们可以拥有消极图式，我们也能拥有积极图式。比如，新的积极图式可能是："我不需要完美，我已经做得足够好了。"写出一些你觉得可以拥有的积极图式，想一想，如果拥有新图式，你在生活各个领域所做的选择和行为，会有什么不同？

我的新积极图式是：＿＿＿＿＿＿＿＿＿＿＿＿＿＿＿＿＿＿＿＿＿＿＿＿＿＿＿

领域、选择和行为	如果我拥有更积极的图式，未来会有什么不同
学校	
职业选择	
工作表现	
拖延	
友谊	
伴侣和亲密关系	
健康	
吸烟	
饮酒	

（待续）

积极图式的影响（2/2）

性行为	
金钱	
休闲	
居住地点	
风险（更爱冒险或更保守）	
其他	

如果拥有更积极的图式，生活的主要领域会有什么不同?

工作表 10.11

超越我的图式

　　检验消极特质或行为的第一步是承认它们的存在，认识到它们常常伴随左右。这不意味着要谴责自己的错误行为，而仅仅是认识到自己不完美。同时我们也需要认识到，人人都不完美。在下表的左栏中，写出你的消极行为或特质。在中间栏中，写出你认识的拥有这些消极特质或行为的人。在右栏中，写出为什么即便你拥有这些特质，你仍然应该关爱自己，接受自己的不完美。

我不喜欢自身的特质或行为	谁也有这样的特质或行为？	即便有这样的特质或行为，我为什么仍然应该接纳自己、关爱自己？

第十一章
情绪调节技术

近年来，认知行为治疗越来越强调情感处理的重要性（Greenberg, 2015; Mennin & Fresco, 2014; Leahy, 2002a, 2015; Leahy, Tirch, & Napolitano, 2011）。其中有个重要发现是，人们认识到"经验"或"情绪回避"可以作为广泛的精神病理学基础，并可以维持或加剧有问题的应对模式（Hayes, Luoma, Bond, Masuda, & Lillis, 2006）。例如，许多不良的情绪调节策略，如回避、压抑、思维反刍和焦虑等都与抑郁有关。情绪调节功能的缺失可以预测抑郁障碍（Berking, Wirtz, Svaldi, & Hofmann, 2014）、焦虑障碍、进食障碍（Oldershaw, Lavender, Sallis, Stahl, & Schmidt, 2015）和边缘型人格障碍（Linehan, 2015）在五年内的发生率。与情绪回避不同，激活"恐惧图式"对于利用暴露疗法和重新学习恐惧情绪是必不可少的（Foa & Kozak, 1986）。例如，如果某个人对某事感到害怕，就应该进行更有效的接触，尽管感到恐惧，仍然应该去接触。

因此，我在本章总结了与情绪处理和调节相关的各种技术。当然，本书中涉及认知重组、问题解决或行为激活的所有技术都可以用来调节情绪。在这一章中，我集中讨论了一旦情绪出现，人们能做什么。人们可以将情绪调节分解为许多"步骤"或"技术"：激活情绪，标记和区分情绪，识别与情绪有关的问题想法，将情绪思维与无用的应对策略相联系，以及识别、实践更有用的应对策略。在我的书《情绪图式疗法》（*Emotional Schema Therapy*; Leahy, 2015）和《心理治疗中的情绪调节》（*Emotional Regulation in Psychotherapy*; Leahy et al., 2011）中可以找到对这些问题更为全面的讨论。

Greenberg 的情绪焦点疗法通常被视为一种体验疗法，与传统的认知治疗模式有所区别。不过，因为我们要识别和修正思维，我发现 Greenberg 的工作非常有参考价值。它可以用来帮助来访者做到如下事情：（1）识别特定的情绪；（2）体验包含在"情绪结构"（Greenberg 使用这个术语）中的思维；（3）识别他们的需求；（4）知晓如何满足他们的需求。在这一章，我介绍了各种各样的技术，帮助来访者接近情绪、与情感相关的思维、元认知或元情绪信念，并通过重构的方式修正这些情绪。

技术：接近情绪

概述

正如前文所述，治疗师应帮助来访者区分思维（"他认为我很无趣"），情绪（"我感到焦虑"），以及事实（"我可能不知道他是怎么想的"）。有些来访者会将情绪与思维混淆起来——"我感觉他认为我是个失败者。"治疗师可以使用"接近情绪"技术让来访者注意情绪、标记情绪、识别情绪和给情绪分类。认知治疗往往是把因抑郁或焦虑产生的思维和信念放在核心位置，而情绪技术与此相反，是把情绪放在最主要的位置上。可以这么说，这里的情绪被看作"情绪图式"，包括了一些重要的认知内容，并且可以用认知治疗技术进行检验（Greenberg, 2002, 2015）。

因此，要想识别情绪中所包含的思维和需求，第一步就是激活情绪。Greenberg（2015）区分了初级情绪和次级情绪：初级情绪就是最基本的感觉，次级情绪是个体自己表现出的情绪，往往掩盖了初级情绪，甚至对抗初级情绪。例如，某个人过度地表现出了愤怒（次级情绪），但实际上，愤怒背后的初级情绪是感到受伤。对于这个人来讲，承受愤怒更容易，因为受伤是一种软弱或失败的体验，是他更加无法承受的。另外，Greenberg（2015）还提出，有些个体会表达出"工具性情绪"，意思就是说，他们的情绪是为了激发他人的某种反应。例如，某些人会通过哭来激发他人的内疚感，但其实这些人心中潜在的初级情绪是恐惧。Greenberg 还认为，情绪的使用有适应良好和适应不良之分，治疗师应该帮助来访者明确，哪些情绪的表达和使用是更具适应性的。总之，治疗师要帮助来访者明确情绪的不同层次。Greenberg（2002, 2015）提出了处理情绪的一系列实用技术。包括：让来访者为情绪命名；注意身体感受；关注情绪、和情绪相处；识别与情绪相伴的思维；识别情绪中的信息；做"情绪记录"；注意情绪是如何被打断的；识别情绪背后的意义，识别来访者对自己的需求。

在本节中，情绪焦点疗法和概念化技术对认知行为治疗师非常有用，因为激活和评估情绪过程能够帮助来访者更好地认清每一个情绪图式中所包含的认知因素。这些技术还可以用来评估基本的个人图式，强烈的情绪往往和个人图式有关。最后，在接近情绪的过程中，治疗师要注意，来访者是否屏蔽了某些情绪，是否对某些情绪感到困惑或害怕，是否在定义某些情绪时特别困难。

提问或干预

"我注意到，当你提到（某个问题）的时候，你似乎有一种非常深刻的感觉。好像你体验到某种情绪。情绪就是我们拥有的感觉，比如焦虑、悲伤、愤怒、无助、快乐、好奇。现在，现在请你想象一个情境，这个情境能够引起你正感到困扰的那个感觉，然后把注意力集中在这个情境上。闭上眼睛，试着感受这个情境给你带来的情绪。当你把注意力集中在情绪上时，试着去关注身体上的感受。注意呼吸和身体变化。有什么感觉吗？有什么思维？什么画面？这个情绪让你感到想要说什么、问什么或者做什么吗？"

另外，治疗师还可以通过提问来探索来访者可能回避的情绪："你是否注意到，当你产生某种情绪的时候，你会用某些方法把它打断？你是否会把注意力从某个情绪上滑开，让自己不要在某种情绪里，或者告诉自己你没办法承受某种情绪？关注你的内在感受，然后描述它们。"

示例

来访者最近刚和相处了两年的女友分手。

治疗师：你说你感到非常难过。你还注意到其他情绪或感受吗？

来访者：我不知道。对我来说这有点困难。

治疗师：你是否注意到身体上有什么感觉？

来访者：我感到胸闷，很想哭。还有，胃部感觉很紧。我还觉得心跳开始加速了。

治疗师：现在我们停在胸部的感觉上。闭上眼睛，集中注意力在胸部上。你感觉到了什么？

来访者：我觉得我的胸中……有一种很重很重的感觉，我能感觉到心脏在狂跳，然后我感觉好像要哭了。不过我制止住了自己。

治疗师：所以，你注意到自己马上要哭了，于是制止了自己，然后呢？

来访者：我的心脏在狂跳。

治疗师：好的。如果你哭了，你会有什么感觉？

来访者：我不知道。可能把什么东西释放出来了吧。好像放手了。但是我马上又会觉得，可能我失控了。我会觉得我没控制住自己。

治疗师：然后呢，会发生什么？

来访者：你会瞧不起我。

治疗师：所以，如果你哭了，我会瞧不起你。这就是你的感觉。另外，如果你哭了，你的心跳会怎么样？

来访者：我不知道。我尽量不去想这些。

治疗师：好，我们回到你胸部的感觉，你感到自己要哭了。你能注意一下这个感觉吗？你能允许这个感觉出现吗？

来访者：（开始哭）我不知道。我觉得太难受了。很抱歉。

治疗师：嗯。这就是你此时此刻的感觉。能不能告诉我，在这种感觉下，你的哭泣给你带来了什么样的思维？

来访者：我好像在说："我受不了自己一个人。"一直都是这样。

治疗师：这个感觉就是，你害怕你会永远一个人。那么当你哭的时候，如果让你提出要求，你会想要什么？

来访者："求你回来吧。"

治疗师：所以，你希望她回来？

来访者：是的。我知道这不好。但我真的没法承受这份孤独。

治疗师：那么你的心跳呢？

来访者：我感觉跟羞愧。我想藏起来。

治疗师：为什么你想藏起来？

来访者：因为我看起来太可悲了。

治疗师：所以你觉得，你感到难过、痛苦，这让你感觉很可悲？

来访者：是的。

治疗师：我们再回到这个悲伤里来，回到你胸中的感觉，回到你想哭的感觉。闭上眼睛，把注意力集中在悲伤上。请你想象有一个空白屏幕，现在，屏幕上投射出了一幅画面。是你的悲伤把这幅画投射出来的。你看看，上面的画面是什么？

来访者：我看见我自己坐在屋里，蜷缩着。屋里很黑，我孤独一人。（哭）

治疗师：你独自一人坐在那间屋里，这让你感觉到什么？

来访者：我会永远孤独一人了，我的心跳似乎停止了。

作业

情绪焦点疗法需要觉察、认识、命名和区分情绪。另外，能够回忆起情绪，和能够看到情绪在不同时间、不同情境下的变化，也有助于来访者修正关于情绪是固定不变的信念。来访者可以使用工作表 11.1 和工作表 11.2 来记录情绪。

治疗师可以这样解释："明确你现在的情绪，对我们俩都很重要。对你来说，有一些基本的感受，它们是悲伤、喜悦、恐惧、好奇。我希望你在接下来的一周里注意自己的这些情绪，并且做一个情绪记录。下次治疗时，我们可以看看你都体验到了什么样的情绪。我还希望你记录一下，有没有什么感受是你明明产生了，但立刻想要屏蔽或回避的。可能你发现自己开始焦虑了，于是你就立刻想要排除它，或者做些别的什么事情来分散自己的注意力。也可能你感到悲伤了，或者发现自己要哭了，于是你尽力地屏蔽了这种情绪。尽量把这些时刻记下来，写出你的感受和事件。"

可能存在的问题

有些来访者在情绪发生时注意不到情绪，或者没办法把情绪和事件联系起来，也有可能虽然都做到了，但是无法命名情绪。这样的来访者可能有"述情障碍"，也就是缺乏描述和感受情绪的能力。对于这种现象，情绪焦点疗法中的觉察、命名和区分情绪，以及和情绪共处，都能够很好地解决这个问题。治疗师可以让来访者在治疗期间做情绪日记，让他们在有所感受的时候记录下来："注意身体是否有什么感觉"，"注意是否产生了什么感觉"，"注意你现在是否把情绪隔离开了"。治疗师可以让来访者和情绪待在一起，注意情绪是怎么产生的，试着识别情绪，识别我们在产生情绪的过程之前和之中说了什么、想了什么，可以提供给来访者一些基本的情绪命名以供参考，如焦虑、悲伤、愤怒、无聊，让来访者在治疗期间记录自己的感受。

有些来访者之所以寻求认知治疗，是因为他们觉得认知治疗是反情绪的，然而这是一种误解。这类来访者可能把认知治疗的目的看作回避或消除"坏情绪"。他们觉得，认知治疗就是帮助他们以一个完全理性的方式去生活。治疗师应解释，认识现实的意义是为了让来访者以更具建设性的方式来处理情绪。我们的目标不是消灭情绪。此外，治疗师还可以这样解释，情绪就像是饥饿和疼痛，它们能教我们认清自己的需求。情绪里包含着思维，聚焦情绪就像是打开了一个文件夹，里面全都是有价值的信息。还有些来访者担心，如果接近情绪会让大量负面情绪涌出，最终将他们淹没。治疗师应认识到，这种想法其实是关于情绪的信念。认为情绪是危险的，必须加以控制，以及认为情绪有好坏之分，都是"情绪图式"。我们在本章后面部分会讨论这类信念。治疗师应告诉来访者，这样的信念会导致功能不良的应对方式，比如回避、逃避、反刍以及其他无用的应对策略。

相关技术

相关技术包括，检验思维如何引发感受、诱发想象、识别关键点、识别情绪图式，以及检验情绪管理策略的成本和收益。

工作表

工作表 11.1（每日情绪记录）；工作表 11.2（回避的情绪）。

技术：表达性写作

概述

Pennebaker 等提出，通过自由写下对创伤或问题事件的回忆而抒发情绪，对于焦虑、抑郁及身体不适有缓释效果（Pennebaker, 1993; Pennebaker & Beall, 1986; Frattaroli, 2006）。在自由表达情绪时，来访者可以回忆问题事件，描述其细节并写下来，近距离地观察过程中出现的情绪及事件的意义。尽管短期看来，这样做可能导致消极情绪上升，不良事件的记忆更加清晰，但在几天之后，消极情绪就会明显减轻，并且压力也会随之缓解。研究表明，表达性写作对于多种生理心理指标都有或多或少的积极作用（Petrie, Booth, & Pennebaker, 1998; Pennebaker & Seagal, 1999; Travagin, Margola, & Revenson, 2015; Pennebaker & Chung, 2011），当然，这类研究结果尚不统一（Harris, 2006; Sloan & Marx, 2004）。表达性写作可以和多种过程相结合：注意过程、适应和认知过程（Travagin et al., 2015）。

提问或干预

"我想请你回忆一下困扰你的这个情境。尽可能清晰地回想当时的情况和你的感受。用 20 分钟时间把你在这个事件中的全部所思所感写下来。你怎么看待这些想法和感受？写得越详细越好。尽可能真实地回忆当时的情况。"

表达性写作的效果取决于来访者对事件的理解程度。治疗师可以对来访者的叙述进行提问："你对哪一部分理解得更透彻？哪一部分还不太理解？哪一部分对你来说特别困难？有没有哪些图像、思维或回忆让你产生特别紧张的情绪？哪些部分是你不愿意回忆的？哪些部分让你感到无聊？"

示例

来访者是一名 30 多岁的女性，她回忆起自己小时候曾被哥哥的朋友性侵。

治疗师：你说到，小时候那个大孩子对你进行了性侵害。对你来说，回忆这段经历一定很困难。但是我们一块儿来看一看，这件事对你来说意味着什么。我知道这一定很困难，让你回忆这件事的确很难受。

来访者：非常难受。

治疗师：是的，但我们还是要回顾这段经历。我们需要了解细节和你的感受。当你回忆起这件事的时候，你可以把它写下来。尽可能详细地描述你的感受。把你能记起的所有想法都写下来。

下一次咨询时，来访者带来了自己写好的东西。

治疗师：我们一起来看一看你写的东西，看看你当时有什么样的感受和想法。你能不能读一下你写的这份东西？

　　来访者：（读）"他是我哥哥的朋友。我 13 岁，他 17 岁。他的名字叫肯尼，他比我个子大，我哥哥都得仰视他。那天，我父母不在家。哥哥下楼去书房陪他女朋友了，肯尼就上楼和我说话，跟我开玩笑。他告诉我他有一把刀，他给我看了那把刀，我很害怕。他把我带到卧室，说要和我玩一个游戏。我太害怕了，不敢说话，因为我那时候觉得他可能疯了。然后他开始亲我。我让他停下来，但是他说，不管我喜不喜欢，他都要玩这个游戏。然后他又给我看了那把刀，让我最好按照他说的去做。然后他说：'反正你会喜欢的。'我吓坏了。但我还是按照他说的去做了。他让我给他口交。我感觉我要吐了。但那时我很清楚地知道我们在干什么。结束了之后，我穿上了衣服，他跟我说，如果我告诉别人他就杀了我。我从来没把这件事告诉哥哥或者父母。我感到害怕，并且感到很羞耻。"

　　治疗师：当你读这些文字的时候，你觉得哪一部分的回忆最让你难受？

　　来访者：如果我告诉别人，他就要杀了我。

　　治疗师：你现在坐在我的办公室里，给我读了这些。你现在是什么感觉？

　　来访者：我觉得很紧张。但是我也感觉很安全。我讲出了这个故事，但是不会有什么后果。这是很早以前的事情了。

　　治疗师：你以前完整地讲述过这个故事吗？

　　来访者：没有。我一直想忘掉它。我不觉得老想着这件事会有什么好处，只会让我更焦虑。而且一想到这件事我就感觉很羞愧。

　　治疗师：你现在的感觉呢？

　　来访者：嗯，把这件事告诉你并不能让我感觉特别羞愧。你是专业的治疗师。但是我不知道如果我丈夫知道了这件事，他会怎么想。他可能会评价我。所以我觉得，最好还是把这段经历埋在心里，毕竟别人并不一定都能理解。

作业

　　治疗师可以这样说（可以让来访者使用工作表 11.3 和工作表 11.4）："回忆让你感到痛苦和受伤的事件，也是很有意义的，因它们现在仍然在影响你。回忆这些事件，把它们写出来，可以让你更明白它们意味着什么，也更了解你对它们是什么样的感受。在治疗中，我们还可以把你的记忆用在其他一些治疗方法上，让你更有掌控感，更理解自己，更能够继续向前走。现在让你回忆这些事情，肯定是痛苦的，但是暂时的痛苦可能恰恰开启了好转的过程。"

　　"请你回忆一下曾经困扰你的这件事。尽可能清晰地回忆当时的细节和感受。现在，请你花 20 分钟写下当时的所有感受和想法。这件事对你来说意味着什么？请你尽可能写出更多的细节。尽可能真实地回忆当时发生的事情。"

可能存在的问题

治疗师应当特别小心，不要让来访者在没有指导的情况下贸然回忆危险的创伤经历，避免引发二次创伤。在让来访者写作之前，最好能在上一次的治疗中先回忆一遍这个事件。如果在讲述的过程中，来访者太过痛苦，例如，来访者完全承受不住了，那么治疗师就应帮助他暂时远离这个事件，可以使用一些放松技术，然后再继续讲述。治疗师还可以视情况随时中断讲述过程，引入焦虑处理技术，例如深呼吸、肌肉放松、注意分散等。另外，治疗师还可以随时提醒来访者，他们现在正在咨询室里，这里很安全，治疗师是他们的同盟。治疗师可以直接向来访者提问，让他们回答，为什么在咨询室里是安全的，为什么他们可以在这里讲述那些不愉快的经历，为什么他们所讲述的那些事情现在不会再发生。

有些来访者认为，接近情绪，回忆过去，会让他们更深地陷入过往的创伤当中。这是一种元情绪信念："如果我有了坏情绪，这个坏情绪就永远不会消失。"治疗师应帮助来访者识别这个信念，并检验，为什么这个信念会抑制完整的情绪表达过程。例如，如果来访者的信念是，必须花一切代价避免消极情绪发生，结果反而使记忆中的情绪无法完全表达，那么就要让他们发现，这些情绪其实是可以承受的，过去的创伤经历和现在的现实生活是不同的。屏蔽记忆的常见策略有（下文的"关键点技术"中也有讨论）：快速讲完故事、遗漏关键细节、在明显的创伤事件中不报告感受、不来咨询、表达不适宜的情绪（例如笑或者用平淡如水的语气描述痛苦经历），等等。

相关技术

正如上文所述，治疗师要为来访者营造足够可靠的氛围，让来访者明白，现在的环境是安全的，可以使用呼吸和肌肉放松技术，在写作之前先在咨询过程中对该事件进行讨论。其他相关技术还有，垂直下降、识别图式、安全行为、给图式的源头写信，以及图像重构。

工作表

工作表 11.3（记日记）；工作表 11.4（写故事）。

技术：识别"关键点"

概述

来访者可能会在想象或回忆的某一过程中突然"卡住"。这就是"关键点"，关键点可能会引起非常强烈的情绪反应（如流泪、焦虑和恐惧），也可能意味着压抑（如隔离和机械回答）。来访者回忆经历的时候，治疗师应当敏感地意识到来访者突然的情绪转变，这时候，就要让来访者重述某个特定的部分。关键点常常意味着某些包含不良自动化思维的情绪图式（参见 Grey, Holmes, & Brewin, 2001; Cason, Resick, & Weaver, 2002; Grey & Holmes, 2008; Holmes & Bourne, 2008; Holmes & Mathews, 2010）。有时候，来访者在讲到某个场景时，没有任何的情绪表现，比如，麻木、隔离或者机械地叙述。这种反应可能意味着来访者在回避某种记忆或情绪，进而压抑了这段经历的表达。

提问或干预

"当你回忆这段经历（或这个画面）的时候，留意一下，是否有些特定的细节对你来说特别困难。注意这时候你是否有情绪和感受的变化。你可能会对某些细节感到特别难受。也许你发现自己会不由自主地'滑过'某些细节，可能对你来说，注意那些细节实在是太困难了。当你重复那个细节或画面时，请你问问自己，为什么那个细节让你如此不舒服。那个时候你产生了什么样的思维？什么感受？"

示例

治疗师：当你读到你妈妈打你的部分时，我注意到你好像放空了。在你读到她开始冲你喊叫的时候，你好像没有任何情绪了。

来访者：真的吗？我自己都没注意到。

治疗师：那我们倒回来。你再重读这段，就是她开始冲你喊叫的那里。

来访者：（读）"然后她开始冲我喊叫：'你真蠢！我就不该生你！'"（很明显地开始紧张）

治疗师：那时候你有什么感觉？

来访者：我觉得害怕……还有羞耻。

治疗师：能否详细描述一下那个恐惧和羞耻？

来访者：我感觉我什么也不是，我感觉她就要把我踩在地上了。我感觉我一文不名，什么也不值得，真的。

治疗师：这个部分对你来说很艰难，所以你滑过了，而不是去体会当时的情境。

来访者：是的。即便是现在，我还是很不愿意想起这段经历。

作业

治疗师可以让来访者尽可能详细地写下他们的创伤事件或困扰他们的回忆。在下次咨询时，让来访者把写出来的东西大声读几遍，注意他们感到格外难受的部分，写下那时产生的感受和思维。

另外，还要让来访者注意到，在读哪些部分时他们开始变得麻木，或者走神。在回顾让他们麻木或走神的片段时，让来访者写下，为什么这些片段让他们格外困扰。可以使用工作表 11.5 来做这个练习。图 11.1 是一名来访者填写的样例。

尽量详细地描述这个故事或画面

我正开着车穿过路口，我记得我的车和她的车撞在了一起，我看到自己撞在挡风玻璃上。我觉得我应该失去意识了，因为救护车是怎么来的我完全不知道。

这个故事中的哪一部分让你最难受？这就是关键点。

我飞起撞在挡风玻璃的过程。

触碰到关键点时，你有什么样的思维和感受？

我很害怕死掉。我几乎被撞死了。这事很有可能再次发生。

图 11.1　识别关键点

可能存在的问题

"关键点"之所以被称为关键点，就意味着很难处理。来访者有时候会特别难受，以至于不愿意做这个练习。这时候，可以多给来访者一些时间，多做几次咨询，更多地识别和探讨那些关键性回忆，尽可能将其清晰化。再有，情感隔离也是一个很难被来访者意识到的现象，一旦发现来访者开始回避情绪（例如，机械麻木地朗读自己的故事、某些段落读得特别快、放空或者走神），治疗师一定要让他重复这个关键点。

相关技术

相关技术包括贯通写作，识别情绪图式，图像重构，识别自动化思维，以及站在阳台上回看创伤。

工作表

工作表 11.5（识别关键点）。

技术：描述情绪图式

概述

在做情绪概念化、识别处理情绪的策略以及情绪本身时，人和人之间有很大的不同（Leahy, 2002a, 2011, 2015）。一旦激活了某些"不愉快"的情绪（例如，悲伤、愤怒和焦虑），个体就会产生种种不同的思维和行为。例如，有些来访者一旦发现自己焦虑，就会产生这样的问题思维：焦虑会一直持续下去，我会无法控制自己的情绪，别人就不会这样（低共识），我为自己居然感到焦虑而羞耻内疚，我不接受这种情绪。于是，这样的个体不允许自己体验这样的情绪，更加不表达情绪，因为其他人不会理解他们，甚至会评价他们。他们觉得自己应该完全理性化，不应该有这样复杂的感受。这些解释、评价和应对策略都属于"情绪图式"，这表明，从某种程度上来讲，情绪是由个体自己构建出来的。我本人编写了"莱希情绪图式量表第二版"（Leahy Emotional Schema Scale-Ⅱ, LESS-Ⅱ; Leahy, 2002a, 2011），可以帮助人们识别不同种类的情绪图式。很多情绪图式都与抑郁、焦虑、人格障碍有关（Leahy, 2000, 2012; Leahy, 2015; Tirch, Leahy, Silberstein, & Melwani, 2012）。

提问或干预

"每个人都有各种情绪，比如，悲伤、焦虑、愤怒、无聊、快乐和无助。这是我们作为普通人类的一部分。当我们出现了情绪，就会随之产生应对情绪的方法。比如，一个年轻人刚刚分手，他很难过、很愤怒，但同时还有一点点放松。不过，如果他用一种有问题的思路来看待自己的情绪，他可能会想：'我只能有一种情绪，而不是这些乱七八糟的情绪混合在一起。'他也可能会想：'别人肯定不像我这样。'他还有可能觉得情绪会永远继续下去，他会失控，最终崩溃。他希望立刻摆脱这些情绪，不然这些情绪会一辈子跟着他。"

"现在你来看一看这张图（见图 11.2），它展示了人们如何应对自己的情绪。有些人觉得，痛苦的情绪是正常的，不会永远存在，很多人都有这样的情绪。这些人可以把痛苦的情绪变成价值，从中获得更多的意义。他们能够接受自己的情绪。以分手的年轻人为例，如果他能这么想，他就可以看到自己是如此地看重承诺，正是失去让他意识到，亲密关系是多么重要。你可以从图表中看到他如何反应。对于有的人来说，虽然他也拥有这些情绪——悲伤、愤怒、放松和焦虑，但他觉得这些情绪是有问题的。他觉得自己的情绪会长期持续，会让他失控。他为出现这些情绪而感到羞耻和内疚，他觉得应该摆脱这些情绪。结果，他可能会酗酒、滥用药物、回避那些能激发这些感受的情境。他会感到焦虑，会反复琢磨，可能还会迁怒于他人。"

"有些人觉得自己不应该有某种特定的情绪，而有些人接纳自己的任何情绪。请你来完成这份表格（LESS-Ⅱ，工作表 11.6），看看面对情绪时你有什么样的思维、感受和反应。"

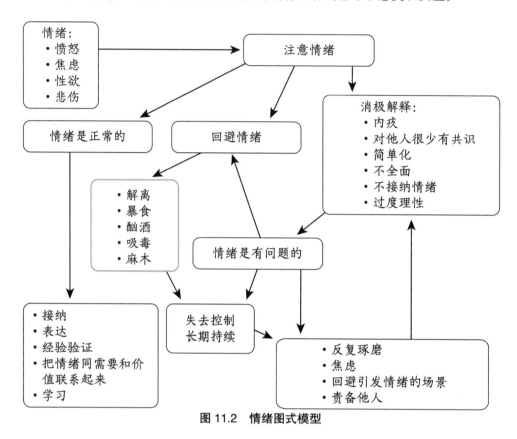

图 11.2　情绪图式模型

示例

来访者刚刚和丈夫结束了长达 12 年的婚姻，她在治疗中抱怨自己的焦虑和悲伤。

治疗师：你看起来对自己因离婚产生的悲伤和焦虑感到困惑。为什么呢？

来访者：因为我一直都是个相当乐观的人，我不明白为什么会哭，时常就会哭，好像随时随地都能哭出来。我以前不这样，但是最近哭得很多，我感觉很悲伤。我不知道怎么了。

治疗师：所以，你现在感到悲伤，但是你认为哭没有用，你不应该这样。

来访者：是的。我也不知道。我很想念家人待在一起的感觉。我喜欢在节假日的时候全家人其乐融融。

治疗师：嗯，我看到你在表格（LESS-Ⅱ，工作表 11.6）上写到，你的情绪没有意义，别人不会像你这样。你觉得，如果别人结束了一段长达 12 年的婚姻，他们应该有什么感受呢？

来访者：（笑）我不知道。反正我不应该那样。

治疗师：你是说，你不应该是一个情绪化的、会哭的人？

来访者：（大笑）是啊。我一直都很快乐。我姐姐，她是个疯子。她有双相情感障碍。她总是把父母逼疯。

治疗师：所以，你觉得如果你也哭、也难过，就会有像你姐姐那样的风险？

来访者：我和她不一样。她疯了。

治疗师：你只有疯了才能感到悲伤和哭泣吗？

来访者：也不是吧。（停顿）但是我也不知道这种感觉要持续多长时间。保罗上个月就搬走了，但是我现在仍然感觉难受，仍然会哭。

治疗师：听起来你很担心难受的感觉会持续很久，你为自己现在仍然有这样的感觉而感到困惑。

来访者：是这样的。

作业

治疗师可以参考上面的提问或干预部分，指导来访者完成 LESS- II（工作表 11.6）。LESS- II 从 14 个维度探讨与情绪相关的思维和感受（见工作表 11.7）。在之后的治疗中可以继续深入探讨来访者在 LESS- II 中的回答。

可能存在的问题

有些来访者不知道自己是如何思考和处理情绪的。他们可能觉得"情绪就这样在我身上产生了"，如果一定要主动思考情绪，只会让事情变得更糟糕。曾经有一名来访者把处理情绪的过程形容为"打开一个装满虫子的罐头"，这说明，他把情绪看成恶心的、无法控制的东西。有这种问题的来访者在面对情绪时往往会采取回避策略。LESS- II 可以帮助这样的来访者。比如，治疗师可以说："你回家刚进家门的时候，有什么感觉？"一名暴食来访者的第一反应是："家里很空，我的生活也很空。"接着，治疗师就可以使用 LESS- II 中的一些题目，进一步帮助来访者识别他的信念，让他看到自己是如何回避感受的，而他担心的是情绪会吞没他，没人能理解他。

再有，对于不同的情绪，个体可能有不同的情感图式。同一个个体对于焦虑和性欲可能有不同的情绪图式。例如，一名来访者认为，她对于考试的焦虑不会持续很久，别人都是这样，大家会理解她。但她对于性幻想的信念则是，如果她不控制性幻想，就会失控，这是很羞耻的，如果她把自己的感受告诉别人，别人会鄙视她。她也会责备其他有性幻想的人。因此，在帮助来访者探索处理情绪的理论和策略时，咨询师要注意区分不同的情绪。

相关技术

在探讨修正情绪图式和接纳情绪的部分，我们已经提到，治疗师可以使用多种技术来检验情绪图式的不同方面，包括引发和接近情绪，检验不同策略的成本和收益，检验信念正反两方面的证据，双重标准技术，行为实验（例如，检验别人是否因为他们的情绪而排斥他们），垂直下降，检验情绪图式和个人图式的关系，识别情绪信念的源头，以及角色扮演。

工作表

工作表 11.6（LESS-Ⅱ）；工作表 11.7（LESS-Ⅱ 之 14 个维度的计分方法）。

技术：修正情绪图式

概述

在识别出情绪图式之后，治疗师就可以帮助来访者检验信念对个体的影响，评估不良应对方式的结果，以及检验替代性策略。每种情绪图式都会对应对策略产生影响。例如，如果个体的信念是，情绪会永远持续下去、会失控，那么个体就会采用回避或压抑策略，比如，暴饮暴食、吸毒酗酒、反复琢磨、焦虑或其他策略。压抑情绪会导致之后的反弹，反过来进一步印证了情绪永远不会消失且会失控的信念，结果个体更想要压制情绪。如果个体的信念是别人都没有类似的情绪，那么他就会感到羞愧，进行社会隔离，并且反复琢磨情绪（比如，"我到底有什么毛病？"）。了解更多关于情绪图式的细节以及如何应对，参见 Leahy（2015）。

提问或干预

"当我们产生情绪时，比如焦虑、悲伤、愤怒、怨恨、嫉妒，我们常常会基于自己的信念做出反应。例如，如果我们觉得悲伤会永远持续，会把我们吞没，或者觉得悲伤是没有意义的，其他人不会这样悲伤，那么我们面对悲伤的时候就会感到焦虑，会寻求安全行为，比如回避社交、暴饮暴食等。我很想知道，你怎么看待自己的情绪，面对困扰你的情绪时，你怎么应对。比如，以情绪 X 为例。当你有这种情绪的时候，你认为它将永远持续下去吗？你认为别人也有相同的情绪吗？还是你觉得自己有什么变化？你认为自己的情绪会失控吗？你觉得自己能自由表达感受吗？你觉得别人会理解你并安慰你吗？当你有复杂的情绪时，你会感到困惑吗？"

示例

还是上面提到的那位离婚的来访者，我们继续探讨她的情绪图式。

治疗师：你说，别人不会有这样的感受。我想知道，你是否认识一些分居或者离婚的人？

来访者：认识，我有好几个朋友都离婚了。

治疗师：他们有什么感觉？

来访者：啊，大部分人都很难过，有些感到愤怒。我的朋友肯尼则感到一身轻松，因为他总是和他老婆吵架。但是回过头来想一想，他其实也感到悲伤。我觉得人们的感情很复杂。

治疗师：也许你的情绪和这些人差不多。是不？

来访者：可能吧。但是我也不知道为什么我会有这么多情绪。你知道的，有时候我的感觉也挺好的，比如我不用再和保罗纠缠了。

治疗师：多种感觉交杂让你觉得很难受？

来访者：我只是不知道我到底应该有什么样的感觉。

治疗师：有没有可能你就是有很多种感觉，而且每种感觉都有意义？你感觉轻松是有意义的，因为你不需要再去处理保罗摇摆不定的态度；你感到悲伤也是有意义的，因为你失去了亲密的联结；你感到焦虑同样是有意义的，因为对你来说未来是不确定的。

来访者：但是我现在感觉太多了，都快把我淹没了。

治疗师：每种情绪都有出现和消失的时候。当你想到不需要再争吵了，你就会感到轻松，当你开始担心未来，你就会感到焦虑。

来访者：这太令人困惑了。

治疗师：只有你觉得自己只能有一种感受的时候，才会感到困惑。这就好像你焦虑为什么交响乐会有那么多音符，为什么一幅画上有那么多颜色。也许你的感受在告诉你，你有能力体会到生活的不同方面。

来访者：但是我想要整合起来。我想要找回原来的自己。

治疗师：这也是你的一部分，你是复杂的、丰富的。我注意到，你说话的时候，脸上传达出了丰富的表情，做出了不同的手势，我觉得，此时此刻坐在这里的就是真实的你。这些不同的体验让你成为一个完整的、活生生的人。

来访者：（哭）我真的感觉很痛苦。

治疗师：痛苦也许是因为你发现有些事情很重要，你不是一个肤浅的人，你有能力深刻地体会生活中的事件。

作业

来访者应当识别各种有问题的情绪图式，比如，认为情绪会永远持续，会失控，会没有意义，自己的情绪和别人的不同，等等。治疗师可以使用 LESS-Ⅱ（工作表 11.6）帮助来访者识别这些信念。识别信念之后，来访者就可以检验自己使用的应对策略（例如，压抑、分散注意、抱怨、反复琢磨、问题解决、从不同的角度看待问题、激活积极行动、寻求社会支持，等等）及其成本和收益。

每种情绪图式都可以形成几个问题供来访者思考。在每个情境当中，来访者都应当识别出困扰他们的情绪（例如，悲伤、焦虑、愤怒、孤独），然后检验他们关于问题情绪的信念的成本和收益。相信情绪不会一直继续，不会失控，别人有类似的情绪，情绪是有意义的，有什么好处呢？

可能存在的问题

有些来访者认为，检验情绪没有意义，太过理性。他们认为，情绪就是情绪，他们有权利感受他们的感受。这是一个重要议题，情绪图式有自己的权利，这也是一种信念：要承认情绪的价值，这意味着任何试图检验情绪或改变情绪的做法都应当被排除。治疗师要告诉来访者，他们当然有权利感受自己的感受，但治疗焦点在于，他们想更多地体会到哪种情绪。比如，你想更多地感到快乐、满足、好奇、放松，还是什么？首先，承认情绪是一个前提，也就是说"既然我已经感觉到了悲伤"，下一步是"接下来我希望有什么感觉"；再者，检验情绪信念并不意味着否认情绪的存在，也不意味着情绪信念没有价值，而是要讨论"情绪信念到底是帮助了来访者还是伤害了来访者"。

相关技术

相关技术包括，信念的成本收益分析、替代性解释、收集证据，以及检验关于情绪的预测。

技术：挑战因情绪产生的内疚感

概述

有些人会努力压抑或隐藏情绪以免别人知道，因为他们觉得情绪或幻想是羞耻的，代表他们在道德上不完善。对情绪的羞耻感和内疚感，导致情绪表达减少，情绪价值降低，不愿意承认情绪是普遍存在的，并且更容易反刍情绪（Leahy, Tirch & Melwani, 2012; Leahy, 2001, 2015）。另外，对情绪的内疚感和羞耻感反而让情绪难以被压制，个体总是感受到情绪的存在，这让他们更加担心控制不了情绪，与情绪产生强大的关联。

认知治疗中有许多技术可以处理对情绪的内疚感和羞耻感。治疗师可以询问来访者，为什么某种情绪应该"被禁止"。另外，治疗师还可以向来访者解释，情绪和实际行为是不一样的，实际行为确实会引发道德问题，但情绪不涉及道德。再有，情绪是普遍存在的，几乎每个人都有这样或那样的情绪，这是人类的一部分。

提问或干预

"有时候我们对情绪有内疚感或羞耻感，似乎在感觉到焦虑或悲伤，或者产生某些性冲动和性幻想时，就是我们做错了。我们可以检验让你感到内疚或羞耻的特定情绪。思考一下这是什么样的情绪，然后告诉我，为什么你认为自己不该有这样的感受、思维或幻想。当你觉得自己不该有这样的反应时，你会怎么样？你对情绪的消极评价让你对自己的感受如何？让你在面对他人的时候感受如何？会影响你对他人的开放程度吗？"

示例

治疗师：你说，你对麦克会产生性欲，这让你感到羞耻。是什么原因让你感到羞耻呢？

来访者：我和拉里结婚了。一个好妻子不应该对别的男人产生这种感觉。

治疗师：你的思维是"如果我对其他男人有性幻想，我就不是一个好妻子"吗？当你对麦克产生这种感觉的时候，你会怎么办？

来访者：我努力告诫自己，不应该有这样的想法，我不应该想着它。但是我感到紧张，我没法把它排除出脑海。再说，我知道麦克并不适合我。我害怕任由这样的幻想发展，我担心自己会付诸行动。但是，我也不知道，可能我永远都不会这样去做。

治疗师：嗯。所以你感到内疚和羞耻，努力想要停止这样的感受，但是它们越来越强烈。如果你承认自己有这样的感觉，并且不再压抑，你觉得会发生什么？

来访者：可能它们会更强烈？

治疗师：你觉得其他已婚人士会对别人产生性幻想吗？还是你觉得自己是唯一这么想的人？

来访者：啊，我敢肯定大部分人都有过这种性幻想。

治疗师：你觉得，性幻想和付诸行动有区别吗？思维和行为是一回事吗？

来访者：当然不是。对，我永远也不会真的做什么。这就是个幻想。

治疗师：听起来你似乎觉得自己只能有一种感觉，一种真实感，并且一直只有这一种感觉。如果你产生怀疑或者有幻想，对你来说意味着什么？

来访者：一部分的我觉得自己是个坏人，另一部分的我觉得，嗯，这不就是人嘛。

治疗师：如果你把这样的感觉看成人的一种形式，会怎么样？

来访者：可能会没那么内疚。也可能就没那么多幻想了。

作业

治疗师可以使用工作表 11.8 帮助来访者检验他们的情绪图式及应对方法，针对每一个问题，写出回答，可以帮助他们检验图式的不同维度。

可能存在的问题

有些来访者认为，他们不该有某种情绪或幻想，例如，他们不应该有性欲、攻击欲或幻想等。他们把感受等同于道德败坏。需要向他们指出，在面对诱惑和欲望时，做出正确的选择，进行合理的行动，也是道德的一部分。因此，产生了婚外的性幻想但选择不付诸实践，这也是道德的。有的来访者会把我所说的理解为"纯净思维"，他们的信念是，一个人的思维必须是纯粹的，不含诱惑的，完全理性的，没有任何不良幻想的，没有其他乱七八糟的东西（Leahy, 2005）。这种对精神和情感的完美主义要求会让来访者变得格外警觉，他们会特别小心地监控不想要的一切思维和感受，这种现象就是 Wells（2007, 2009, 2011）所提到的认知自我觉察中的元认知因素。治疗师可以建议来访者，不要总是盯着自己的幻想或情绪，不要总想着去控制，而是去观察，"我又有了一个情绪，一个幻想"，然后看着它们来了又去了。如果来访者坚持认为不应有某种情绪或幻想，那就可以使用垂直下降技术帮助他理解这个信念。例如，一名来访者认为，如果接受自己的性幻想，就会让他真的和其他女性发生性关系，进而导致婚姻解体，与孩子分离。治疗师问他为什么没有付诸行动，没有出轨行为。他说因为那样做太危险了，而且他不想伤害妻子。治疗师告诉他，他已经无数次证明，他有能力做出道德选择，他应该为自己能够坚守住最重要的东西而感到骄傲。

相关技术

大部分挑战自动化思维和修正不良假设的技术都可以用来评估情绪图式。包括，检验成本收益、检查证据、双重标准、垂直下降、角色扮演、行为实验。

工作表

工作表 11.8（情绪图式：不同的维度和干预方式）。

技术：接纳情绪

概述

与其压抑情绪，或者在有情绪的时候一味地批评自己，不如试着接纳情绪的存在。接纳情绪（或其他事实）是有效应对事实的第一步（Hayes, Wilson, Gifford, Follette, & Strosahl, 1996; Hayes et al., 2003; Linehan, 2015）。"接纳事实"仅仅表示认识到事实是什么样子，承认它的存在，允许自己仅认识到它的存在。例如，你在外面走路没有带伞，结果突然下雨了，你只能接受要被淋湿了。这不代表你没有办法应对，比如你可以躲到室内去，也不代表你被淋了一身水就得很开心。这只表示你看见了事实的存在。接纳情绪和思维表示认识到情绪和思维的存在，你可以像一个旁观者那样观察内在体验，而不必和体验搅和在一起（Hayes et al., 2006; Hayes et al., 2012）。练习正念可以让人更好地接纳，站在不评价的角度观察此刻的事实，不去控制。比如，当我感到悲伤时，我认识到自己拥有这个情绪，接受它是此刻的一部分，可以后退一步观察这个情绪，不与它抗争，不把情绪等同为我是什么样的人或者我在做什么样的事，而是在追求更有价值的人生目标时，带着这种情绪体验一路同行。

你可以把接纳当作应对问题的第一步，不要反刍、批评或抱怨。它就是那个样子。当一件事超越了人的控制范围，那么接纳就是最好的做法。例如，侵入性思维或者情绪就属于不可控的东西。接纳意味着不去压抑。

提问或干预

"如果你不再与情绪对抗，而是接受它就是这样的，会怎么样呢？也就是'现在，我就是有这样的感觉。'接受目前的感受不代表你觉得这是公平的，也不代表你喜欢这样，更不代表它永远不会改变。这只表示你在观察自己现在的状态，你有什么样的感受，什么样的思维，现在的你到底是什么样子的。想象你开始了一次长途旅行，你拿出一张地图。你接受自己现在的位置，检查路线，找到目的地，并计划如何前去。接纳情绪不同于压抑情绪，也不同于你认为自己不该有某种情绪。接纳代表站在你要开始的地方。"

示例

治疗师：我知道你几周以前失业了，这让你非常焦虑。当你焦虑的时候，你会做什么？

来访者：我不知道。我觉得可能会着急想要份工作，担心会不会永远失业啊？我知道自己有时候喝太多酒了，但是喝酒确实能缓解焦虑，至少暂时缓解。有时候我努力告诉自己要冷静下来。

治疗师：我明白，所以你在焦虑的时候会做很多事来应对。你担心未来，你喝酒，你试着让自己不要那么焦虑。这些做法对你有用吗？

来访者：没什么用。我是说，喝酒确实能分散注意力，暂时让我好一会，可是很快焦虑又会回来，而且我老婆因为我老喝酒开始说我了。所以说，这些做法其实都没什么用。

治疗师：这对你来说一定很艰难。看起来你一直努力想要尽快摆脱焦虑。那么，如果你暂时接纳自己就是焦虑的，同时仍然可以关注积极目标，做积极行为，比如锻炼，和工作伙伴联系，找工作，走出家门，等等，你觉得怎么样？也就是说，接受"我现在感到焦虑，但我还是会做一些积极的行为"。

来访者：可是焦虑的时候很难做这些积极的事。

治疗师：如果你一边焦虑一边做这些事呢？也就是说，你在锻炼或者见朋友的同时是焦虑的。

来访者：这太难了。

治疗师：也许你可以试着做一做这件困难的事，直到它变得没那么难。这是否值得尝试呢？对自己说："嗨，焦虑，我的老朋友。我看到你在这里，我现在要去做一些积极的事了。"

来访者：我觉得我可能让焦虑绊住了。

治疗师：等到焦虑走了之后再做事情，那可能要等好长一段时间，甚至可能变得更焦虑。你有没有过这种体验，即使很累或者不想锻炼，还是去锻炼了？

来访者：有啊，上周六我宿醉，但还是去锻炼了。一开始挺困难的，之后就感觉好多了。

治疗师：所以你接受，尽管感觉并不太好，还是去锻炼了？

来访者：是的。

作业

来访者可以找出他们觉得有问题的情绪，例如，悲伤、孤独、愤怒和焦虑，然后试着接受，此时此刻自己的感受就是这样的。可以让来访者想："现在，我感觉到了悲伤（或者其他情绪）。"鼓励来访者在意识到不良情绪的时候，接受情绪的存在，仍然去做有意义、有回报的活动。简单说，不良情绪不影响去做有意义的事情。来访者可以在治疗师的指导下使用工作表11.9："你不必总想着摆脱糟糕的情绪，可以选择接受此时此刻你的情绪就是这样的。接受了情绪，仍然可以去做有意义的、令人愉快的活动。"图11.3展示了一名来访者填写的样例。

我注意到的情绪或感受	接纳情绪的表述	有意义的活动
感觉有点晕	我接受自己可能有点晕，这种感觉很快就会过去，不会影响我的正常生活。这跟喝醉了差不多。	我仍然能工作，能和朋友吃饭。我仍然可以去健身房锻炼。这个晕眩是暂时的，医生告诉我，我没什么事。
愤怒	我可以接受自己对肯尼的愤怒，因为他对我很不礼貌，但我也能理解愤怒只是暂时的，现在有，过一段时间就会消散。我不需要为此挣扎。我可以让它就这么发生。医生让我做深呼吸，把愤怒呼出去。我可以注意到，愤怒就这样发生了，然后让它自然地离开就是了。	我仍然可以做一切想做的事。今天我要和格雷塔吃午饭，应该很不错。我可以让愤怒成为背景。我仍然可以和肯尼见面，因为我们的关系足够好，能够承受这一点不愉快。

图 11.3　接纳情绪

可能存在的问题

有些来访者认为，接纳情绪就表示情绪一直存在，所以他们坚持要对抗情绪，对情绪感到愤怒，想要立刻摆脱情绪，以免失控。治疗师应告诉来访者，接纳情绪并不表示不再做更有意义的事情了，你仍然可以提升自己，解决问题，修正情绪。接纳只是一个起点，表示你知道事情正在发生，你会去体验一些不舒适的感受，但最终会有更好的感受来替代不舒服的感受。

相关技术

相关技术包括，正念脱离；检验关于情绪的持续时长、控制和危险性等的信念；通过证据验证过去的情绪是如何消失的。

工作表

工作表 11.9（接纳情绪）。

技术：想象重构

概述

创伤体验可能会在记忆里持续数年，并转化为创伤后应激障碍（PTSD）。仅仅依靠语言上的辩论不足以让来访者拥有强大的力量，应对创伤记忆中所包含的思维和感受，也就无法修正创伤性回忆。想象重构可以让来访者重新描述他们的故事，用戏剧化的方法重构细节，让原本的创伤性事件发生变化。例如，一名来访者总是想起小时候被父亲殴打的场面，他重构了画面，在想象中，父亲变成了一个矮小的、软弱的、愚蠢的人，而来访者变成了强壮的形象，有力地对抗父亲。想象重构让来访者感到自己的身体更强壮、情绪上更有力，而不是曾经那个软弱的受气包。关于本技术的应用及变式，可以参见 Arntz 和 Weertman（1999），Stopa（2009），Tatham（2011），Wild 和 Clark（2011），Resick（2001），Smucker 和 Dancu（1999）等的研究。想象重构技术主要运用于遭受过虐待或其他重大创伤事件的个体。

提问或干预

"当你想到如此恐怖的画面和记忆时，你感到自己又被攻击了。现在我们回过来，试着改变这些记忆中的画面。这次，我要求你把自己想象成一个强壮的、高大的、有攻击性的、愤怒的人。虐待你的那个人成为了软弱的、矮小的、愚蠢的样子。我要你想象自己完全能够压制那个欺负过你的人，你可以批评他、惩罚他。告诉他他有多糟糕、多愚蠢。告诉他，你现在是一个多么好的人。"

示例

治疗师：你说父亲曾经打你，把你锁在地下室。这让你有什么感觉？

来访者：我感觉我就是一坨屎。我感觉自己很弱小，没有人在意我，我什么也做不了。我只能挨打。

治疗师：我想知道你现在有什么感觉，当你谈论这些事的时候，你有什么感觉？

来访者：害怕。就好像它又发生了。

治疗师：好。正如你刚才描述的那样，父亲醉醺醺地回到家，开始喊叫，然后打你，一遍又一遍。

来访者：是的。怎么逃也逃不了。

治疗师：好的，我们把他想象成非常矮小的人，他只有60厘米那么高，他的声音又小又尖。再来想象你，你变得高大强壮，很凶猛。我要你攥起拳头，就好像你要打人。想象你完全能够俯视他、压制他。

来访者：（攥紧了拳头）我看到他就好像一个侏儒，声音非常尖细，他在冲我瞎嚷嚷，说我不该这样不该那样。

治疗师：好的，现在你对他说话，告诉他你有力量了。

来访者：（大声对想象中的父亲说）你没资格让我做这做那，你这个废物！跟我比起来你什么也不是。

治疗师： 告诉他，为什么和你比起来他什么也不是。

来访者： 你就是一个只会喝酒的失败的父亲。我完全靠自己上了大学，养了孩子，挣了钱，成为体面的人。而你，什么也不是！

治疗师： 告诉他，如果他再打你你会怎样。

来访者： 我会杀了你。我会把你狠狠地踩在地上用力碾压。我会把你从窗户扔出去！

作业

治疗师可以让来访者回忆曾经受欺负的经历，并把创伤经历的细节写下来。然后，根据事实，用想象来重构这段经历。在重构的故事里，来访者可以把自己描述为强壮的、自信的、有攻击性的、有力量的人。来访者可以完全掌控那个情境，而曾经的欺凌者变成了不足一提的讨厌鬼。随后，让来访者写下他们在这个练习中的思维和感受。可以使用工作表 11.10 来重写故事，给自己创造一个良好的、更有弹性的故事结局。

可能存在的问题

有些来访者在重构的情境中面对欺凌者时会变得更加焦虑。他们的思维是："欺凌者会回来报复我。""如果我这么跟他说话，他会惩罚我。"这很常见。治疗师要理解来访者使用本技术时犹豫不决的心情。要注意来访者阻抗的信号，比如焦虑、解离、用机械的声音讲述、突然终止治疗，等等。治疗师可以提供一些句式让来访者完成，帮助他们识别相关的自动化思维："在想象中，如果我直面欺凌者，我会感到害怕，因为我认为……"这种自动化思维和假设反映了来访者在遭受欺凌的过程中产生的无力感、羞耻感和屈辱感。标准的认知治疗技术可以帮助来访者挑战这些消极思维，重构自尊。例如，一名来访者发现，她总是想："我活该被欺负。""如果我直接对抗他们，他们会把我杀了的。""什么都不做，我才感到安全。"可以用成本收益分析、理性角色扮演、双重标准技术、空椅子技术等帮助来访者检验恐惧思维。

相关技术

相关技术包括，引发想象、图式工作、个案概念化、恐怖幻想、坚决主张练习、给图式的源头写信，以及双重标准技术。

工作表

工作表 11.10（重构故事）。

技术：做不想做的事情

概述

认知行为治疗的很多技术需要来访者有意识地做一些可能引发焦虑或不适的事情。有时候，来访者会犹豫要不要做，因为他们觉得不应该做他们不想做的事。他们有一些错误的信念，比如相信人的本能（"我应该做那些自然而然就能做的事"），或者认为应该有所准备（"我需要做好准备"，"我需要先激发自己的动力"）。也有可能他们觉得应该保持舒服，不要冒险，或者等到合适的时间再说。这些想法都会导致拖延或回避。替代性信念可以是这样：努力去做原本不愿意做的事，才会获得更大的进步。例如，我常建议来访者思考如下问题：（1）我的目标是什么？（2）我需要做什么来达到目标？（3）我能做到吗？注意，这里完全没有提来访者想不想做（Leahy, 2005, 2015）。治疗师可以让来访者把做不想做的事看成一种能力，这代表他们有改变的意愿，能够忍受不适，能够超越眼下的惯性和回避行为，我们把这称作"建设性不适"。

提问或干预

"在改变的过程中，我们常常卡在某一点上，因为我们遇到了不想做的事。就好像思维在告诉我们：'我就是不想做那个。'结果我们听从了思维，什么也没做。我们总觉得，不该做自己不想做的事情。不过，想象一下如果我有一颗药丸，吃了它你就可以做本不想做的事，比如锻炼、工作、和他人交往，等等。你愿意吃这颗药丸吗？在过去的经历中，你是否遇过一些本不愿意做却必须做的事？做了之后会怎么样？如果你现在做了本不愿意做的事，你觉得会发生什么？"

示例

治疗师：在生活中，我们总会遇到不想做的事。可能是锻炼身体，可能是不喜欢的工作，和不喜欢的人打交道，也可能是在追求重要目标的过程中产生了不舒适的感觉。你有过类似的经历吗？

来访者：好像我总在经历这些。我总是躲避这些事情。

治疗师：是的，这不就是人的本性吗？不过，假如我有一颗药丸，能让你去做不喜欢的事情，只要这些事对你有好处，不管喜不喜欢，它都能让你去做。你吃了这颗药丸，然后就去做了。你的思维可能在告诉你："这很不舒服。"或者"你不必去做这些事。"但你还是吃了药丸，去做了。你觉得会怎么样？

来访者：（停顿）我的生活可能会好很多。但是，你知道的，我其实真的不想做这些事。

治疗师：我敢肯定，你已经做了一些本不愿意做的事情了。比如，上大学的时候，你做没做过其实本不想做的事呢？

　　来访者：做过啊，不然我肯定毕不了业。我努力学习，有时候太专注于学习以至于忽略了朋友。到大三的时候，我的学习生活终于步入正轨。

　　治疗师：你感觉怎么样？

　　来访者：我感到非常骄傲。

　　治疗师：那么现在，我们列出一些你不想做的事，但是从理性分析来看，这些事对你来说是有好处的。把这些事列出来，然后对自己说："尽管我不想做这些事，但我选择去做。"

　　来访者：这太违反人性了。

　　治疗师：你刚刚才告诉我你的大学就是这么过来的。

作业

　　治疗师可以让来访者列出一系列对他有好处的行为。这些行为对来访者达到长期目标有好处，可以让来访者更自律。对于每种行为，来访者都要有意地说："我知道我不想做，但我选择去做。"可以让来访者预测，如果他们做了这些事，会怎么样，他们之后会感觉如何。来访者可以使用工作表 11.11 来识别不想做的行为，然后检验，如果做了这些行为，他们会得到什么样的好处。

相关技术

　　相关技术包括，相反行为、愉快预测、练习成功的不舒适，以及关注短期目标和长期目标。

工作表

　　工作表 11.11（做不想做的事）。

工作表

工作表 11.1
每日情绪记录

我们每天都会经历各种各样的情绪。使用下面的工作表，通过勾选情绪旁边的方框，记录每天经历的情绪。例如，如果你感到害怕，就勾选该情绪旁边的方框。每天如此。到一天结束的时候进行回顾，分别圈出最令你难受和最令你愉快的三种情绪。坚持一周，每天都这样做。你发现什么规律了吗？是否有某些特定的人和事会触发某种情绪？当你产生这些情绪时，有什么样的想法？

日期：＿＿＿＿＿＿＿＿＿＿＿＿＿＿＿＿

☐活跃	☐急切	☐骄傲
☐害怕	☐尴尬	☐拒绝
☐警觉	☐羡慕	☐伤心
☐愤怒	☐兴奋	☐强大
☐焦虑	☐沮丧	☐被困
☐惭愧	☐罪恶	☐复仇
☐敬畏	☐无助	
☐无聊	☐绝望	其他情绪：
☐有挑战性	☐敌对	☐＿＿＿＿＿＿＿＿＿
☐同情心	☐受伤	☐＿＿＿＿＿＿＿＿＿
☐自信	☐有趣	☐＿＿＿＿＿＿＿＿＿
☐好奇	☐启发	☐＿＿＿＿＿＿＿＿＿
☐勇敢	☐嫉妒	☐＿＿＿＿＿＿＿＿＿
☐决心	☐孤独	☐＿＿＿＿＿＿＿＿＿
☐失望	☐被爱	☐＿＿＿＿＿＿＿＿＿
☐苦恼	☐喜爱	☐＿＿＿＿＿＿＿＿＿
☐怀疑	☐不堪重负	☐＿＿＿＿＿＿＿＿＿

工作表 11.2

回避的情绪

你可能发现，自己会回避或试图立即摆脱某些情绪。使用下面的工作表追踪你所做出的关于回避或摆脱情绪的尝试。写出你做了什么事情来回避情绪。例如，你是否回避可能产生情绪的情境，你是否试图分散注意力、暴饮暴食，或者抑制情绪，等等？

	试图回避的情绪	我做了什么来回避情绪
星期一		
星期二		
星期三		
星期四		
星期五		
星期六		
星期日		

工作表 11.3

记日记

在接下来的一周里，追踪你的积极或消极感受。可以写成日记，每天回顾你的情绪体验。在左栏中，写下你日常的情绪体验，无论是积极的还是消极的。然后用自己的话描述该情绪，如何感受，有何想法，发生了什么事情，哪些有意义，哪些没意义。每天回顾日记，看看你的体验和感受是否有一定的模式。

我今天的情况	描述发生的事情，如何感受，有何想法，哪些有意义，哪些没意义

工作表 11.4

写故事

有时候，把想起来的事情写下来，是非常有帮助的。请使用下表写出你的故事，并回答下面每一个问题。

描述你的某段记忆，越详细越好。尽可能把细节视觉化，描述具体发生了什么，周围的事物是什么样子，你听到了什么声音，有什么感受，回忆起了什么细节，等等。
这个故事让你产生了怎样的情绪和感受？
回顾这个故事，你有什么样的想法？
回顾这个故事，有哪些困扰你的想法？
这个故事（或这段记忆）中的哪一部分让你特别受伤？为什么？
这个故事中的哪一部分你回忆不起来？描述这个部分之前发生了什么，之后又发生了什么。
写出这个故事后，你有什么感觉？

工作表 11.5

识别关键点

　　回忆某段经历的时候，我们常常会想不起某部分的细节，这可能是因为这段细节太令人不悦，以致我们屏蔽了。这就是记忆中的"关键点"，回忆这些隐藏线索有助于更好地理解自己的思维和情绪。在下表左栏中，尽量详细地描述你要处理的事件。在中间栏，写出这个事件中最令你难受的部分。在右栏中，试着找出你触碰到关键点时产生的情绪和思维。

尽量详细地描述这个故事或画面。	这个故事中的哪一部分让你最难受？这就是关键点。	触碰到关键点时，你有什么样的思维和感受？

工作表 11.6

LESS- Ⅱ

我们关注的重点是如何处理感受或情绪，比如愤怒、悲伤、焦虑、性欲，等等。每个人处理感受的方式都不同，所以不存在正确或错误的答案。请仔细阅读下面的每一个句子，评价该句子与你相符的程度。可以使用下面的标准进行评分，评价在过去的一个月里，你是如何处理感受的。把符合情况的数字填在每个句子的前面。

1 = 完全不符合
2 = 比较不符合
3 = 稍微不符合
4 = 稍微符合
5 = 比较符合
6 = 完全符合

1. _____我总觉得自己感情用事，别人就不会这样。

2. _____拥有某些感受是不对的。

3. _____我也不能理解自己的某些事情。

4. _____我相信，哭一下是非常重要的，这样可以让感情宣泄出去。

5. _____如果任凭自己拥有某些感受，我担心自己会失控。

6. _____别人可以理解并接纳我的感受。

7. _____我的感受对我来说没有意义。

8. _____如果别人能做出一些改变，我会好受很多。

9. _____有时候我担心，如果任由自己拥有强烈的感情，这些感情就永远不会消失了。

10. _____我对自己的感受感到羞耻。

11. _____困扰别人的事情困扰不到我。

12. _____没有人真正在意我的感受。

13. _____相比于敏感地敞开自己的感受，理性和实际地做事对我来说更重要。

14. _____心情低落的时候，我会努力去想那些我生命中最珍视的东西。

15. _____我觉得自己可以开放地表达感受。

16. _____我总是对自己说："你有毛病吧？"

17. _____我担心自己无法控制感情。

18. _____必须警惕自己拥有某些特定的感受。

19. _____强烈的感受不会持续很长时间。

20. _____我总是觉得自己感情麻木，就好像没什么感受。

21. _____别人会导致我产生不愉快的感受。

22. ＿＿＿情绪低落的时候，我会一个人坐着，关于自己的糟糕感受，我会想很多。

23. ＿＿＿我希望明确知道我对他人的感受。

24. ＿＿＿我接纳自己的感受。

25. ＿＿＿我觉得我的感受和别人是一样的。

26. ＿＿＿还有更重要的价值值得我去珍惜。

27. ＿＿＿我觉得，在大部分事情上保持理智和逻辑是非常重要的。

28. ＿＿＿我希望明确地知道我对自己的感受。

工作表 11.7

LESS-Ⅱ之 14 个维度的计分方法

注：R（reversed score）= 反向计分（1＝6；2＝5；3＝4；4＝3；5＝2；6＝1）

无效感 =（第 6 题 R+ 第 12 题）/2

第 6 题：别人可以理解并接纳我的感受。（反向计分）

第 12 题：没有人真正在意我的感受。

不可知 =（第 3 题 + 第 7 题）/2

第 3 题：我也不能理解自己的某些事情。

第 7 题：我的感受对我来说没有意义。

内疚 =（第 2 题 + 第 10 题）/2

第 2 题：拥有某些感受是不对的。

第 10 题：我对自己的感受感到羞耻。

对情绪的共情 =（第 23 题 + 第 28 题）/2

第 23 题：我希望明确知道我对他人的感受。

第 28 题：我希望明确知道我对自己的感受。

无价值 =（第 14 题 R+ 第 26 题 R）/2

第 14 题：当我心情低落的时候，我会努力去想那些我生命中最珍视的东西。（反向计分）

第 26 题：还有更重要的价值值得我去珍惜。（反向计分）

失控 =（第 5 题 + 第 17 题）/2

第 5 题：如果任凭自己拥有某些感受，我担心自己会失控。

第 17 题：我担心自己无法控制感情。

麻木 =（第 11 题 + 第 20 题）/2

第 11 题：困扰别人的事情困扰不到我。

第 20 题：我总是觉得自己感情麻木，就好像我没什么感受。

超理性 =（第 13 题 + 第 27 题）/2

第 13 题：相比于敏感地敞开自己的感受，理性和实际地做事对我来说更重要。

第 27 题：我觉得，在大部分事情上保持理智和逻辑是非常重要的。

持续 =（第 9 题 + 第 19 题 R）/2

第 9 题：有时候我担心，如果任由自己拥有强烈的感情，这些感情就永远不会消失了。

第 19 题：强烈的感受不会持续很长时间。（反向计分）

低共识 =（第 1 题 + 第 25 题 R）/2

第 1 题：我总觉得自己感情用事，别人就不会这样。

第 25 题：我觉得我的感受和别人是一样的。（反向计分）

不接纳感受 =（第 24 题 R+ 第 18 题）/2

第 24 题：我接纳自己的感受。（反向计分）

第 18 题：必须警惕自己拥有某些特定的感受。

反刍 =（第 22 题 + 第 16 题）/2

第 22 题：当我情绪低落的时候，我会自己一个人坐着，关于自己的糟糕感受，我会想很多。

第 16 题：我总是对自己说："你有毛病吧？"

低表达 =（第 4 题 R+ 第 15 题 R）/2

第 4 题：我相信，哭一下是非常重要的，这样可以让感情宣泄出去。（反向计分）

第 15 题：我觉得自己可以开放地表达感受。（反向计分）

责备 =（第 8 题 + 第 21 题）/2

第 8 题：如果别人能做出一些改变，我会好受很多。

第 21 题：别人会导致我产生不愉快的感受。

工作表 11.8

情绪图式：不同的维度和干预方式

有效性

有没有其他人接纳并理解了你的感受呢？你是不是对有效的定义比较随意呢？别人是否同意你说的每一句话？你会和不喜欢的人拥有同样的情绪吗？你接纳并支持别人也拥有这样的情绪吗？你是否持有双重标准？为什么？

可知性

情绪对你来说有意义吗？你悲伤、焦虑、愤怒，是否都有合理的原因呢？当你悲伤或拥有别的情绪时，有什么样的思维（头脑中产生了什么样的画面）？什么样的情境会引发这样的感受？如果别人也经历了类似的情境，会有不同的感受吗？如果你觉得现在的感受没有意义，那想一想，为什么会这么觉得呢？你是不是害怕自己会发疯，会失去控制？你小时候有没有发生过什么事情，让你产生了这种感觉呢？

内疚和羞耻

你为什么觉得你的情绪是不合理的呢？为什么你不能拥有这样的情绪？你有这样的情绪，是否有什么意义呢？别人在面对相似的情境时，是否也会有这样的感受？你觉得，你是否可以拥有某种感受（比如愤怒），却不以某种形式（比如攻击别人）表现出来呢？为什么有些情绪是好的，有些情绪不好呢？如果别人也有这种感受，你会不会因此看轻他？你如何评判一个情绪是好还是坏？如果把情绪和感受看成信号，在警示有什么事情困扰你，就好像一个警示牌、停车标或者闪烁的红灯，那会怎么样？有没有人因你的情绪而受伤？

简单性对复杂性

你觉得同时有多种情绪是正常还是不正常？如果你对别人的感受是混杂的，意味着什么？人是复杂的，为什么你不可以同时拥有几种不同的、甚至是矛盾的感觉呢？如果强求自己只能有一种感觉，会有什么代价呢？

与更高价值的关系

有时候我们觉得悲伤、焦虑或愤怒，可能是因为缺失了重要的东西。比如说，因为分手而悲伤。这是否意味着有一种更上位的价值对你来说特别重要？比如，亲近和亲密的价值。这个价值是否让你明白了一些好的方面？如果你看重这个价值，是否意味着有时候你就是会失望？难道你希望成为一个什么也不在乎的犬儒主义者吗？还有没有其他人和你一样看重这个价值？如果他们正在经历和你一样的困境，你会给他们什么建议？

可控性

你是否觉得得控制自己的情感，摆脱消极情绪？如果不能彻底地摆脱情绪，你觉得会发生什么？如果极力想要摆脱情绪，是否意味着情绪特别重要？你是否觉得，拥有强烈的情感是一件糟糕的事情？是否意味着你会发疯、会失控？你觉得，控制情感和控制行为有区别吗？识别一种困扰你的情感（比如悲伤）。在接下来的一周里，每隔一小时记录一次这种情感，从0~10给该情感的强度打分。你的情感强度会变化吗？

麻木

是否有些场景会让你彻底放空，毫无感受？是否有些场景能让大部分人有所触动，却完全不困扰你？别人是否觉得你感情迟钝，或者毫无感情？你有过什么样的比较强烈的情感？你是否曾经注意到自己有过某种强烈的情感，但努力想摆脱它们？你是否曾觉得自己可能要发疯了，但极力制止了自己？如果任凭自己的感受自由发展，你会害怕什么？当你体验到强烈情感时，你会想到什么？你是否通过酗酒、嗑药、暴食等方式来试图摆脱强烈的情感？

理性、反情绪

你是否觉得自己必须有逻辑且理性？你担心，如果不理智，也没有逻辑，会如何？你觉得那些理智且有逻辑的人更优秀吗？以前你不理智的时候，发生过什么事情吗？某些所谓不理智的经验，有没有可能只是一种情绪？世界上有所谓理智的画作，理智的歌曲吗？你的情绪能告诉你是什么伤害了你吗？能告诉你你需要做出什么改变吗？情绪是否是需求、欲望甚至权力的重要信息来源？你是否认识一些虽然不如你理智，但有着更快乐、更充实的生活的人？

强烈感受的持续时间

你是否担心强烈的情绪会持续太长时间？你以前有过强烈的情绪吗？当时发生了什么？这些情绪是如何结束的？它们为什么会结束？强烈的情绪会有起落吗？如果你在咨询中出现了强烈的情绪，你认为会发生什么？如果你哭泣了几分钟，或者有其他不好的感受，你觉得会怎么样？如果你发现，强烈情绪可以表达出来，并且在表达之后就会消失，你会有什么收获？你都采用过什么样的策略来控制情绪？比如，你是否告诉自己不要再有这样的感觉了？你是否向他人寻求过安慰？你是否回避或逃避让你不愉快的情境？不要采用这些无效的策略，试试下面的方法：想象你后退一步，从观察者的角度来看当下的情境。想象你观察到自己的一呼一吸。只是观察，不要做任何控制。留意你的注意波动，一旦发现自己走神了，就把注意力慢慢地拉回呼吸上。练习正念呼吸15分钟。待在当下，观察呼吸的时候周围在发生什么，注意一呼一吸，让其自由发展。

与他人的共识

你觉得有什么感受是只有你有而别人没有的吗？如果别人也有这种感受，你会怎么看待他？你觉得，为什么非常情绪化的戏剧、电影、小说或故事会那么地吸引人？你觉得，为什么人们愿意看到别人和自己有相同的情感？别人也会悲伤、愤怒、焦虑吗？情绪低落或拥有幻想，正常吗？如果你羞于将自己的感受告诉别人，这是否会让你难以发现，其实别人也有类似的感受呢？

接纳或压抑

如果让你接纳情绪，会怎么样？你会将情绪付诸行动吗？你是否担心，如果自己接纳了情绪，它就永远不消失了？还是你觉得，不接纳情绪让你更有动力改变自己？压抑情绪有什么不良影响？是否很消耗精力？是否会让情绪容易反复？你是否觉得，情绪分好坏，而你现在的情绪是坏的？如果拒绝接纳困扰你的事情，那要怎么修复这些问题？

反刍与工具化风格

关注你的感觉有多难受，这个做法的好处和坏处分别是什么？当你关注自己有多难受时，会产生什么样的思维和感受？你是否会想："我有什么毛病？""为什么我会这样？"你是否过于关注悲伤，在脑海里反复想着同一件事情？你是否觉得，如果一直想着一件事，就能想出解决方法？焦虑是否让你觉得自己没有办法控制压力的思维？每天给自己规划出30分钟，可以在这段时间里尽情地焦虑。但是其余的时间里不要焦虑，把焦虑放置一旁，留到那30分钟里集中焦虑。试着把焦虑转化成能采取的行为，以及能解决的问题。你可以通过做事或聊天的方式来转移焦虑。你是否预测过未来具体会发生什么？你的预测有没有错的时候？当你在反刍，你就是在反复思量一件事。你是否只是不愿意接受某些真相或事实呢？

表达

如果要你表达某种感受，你是否觉得自己会失控？或者感觉更糟？你感觉变糟的时间有多长？表达感受是否能够帮助你澄清思维或其他感受？反过来，如果只是关注表达感受，你会过度在意感受吗？你会不会陷在里面？你是否能做其他事情分散注意力或者试着解决问题？

责备他人

别人说了或做了什么让你产生了这种感觉？什么样的思维让你感到悲伤、愤怒或焦虑？如果关于当前情境的思维发生了变化，会有什么感觉？你的感觉是否基于别人对你的看法？你是否比较希望获得他人的肯定、尊敬、感激或公平对待？如果你不再对他人有这些需求，有什么好处和坏处？别人掌握着你的哪些价值？你能否不通过别人的话与行为来获得这些价值？你现在的感受是否是实际发生的事情和自我思维的混合？你想要获得什么样的感受：愤怒、悲伤、好奇、麻木、接纳或挑战？拥有这些不同感受的成本和收益是什么？以目前的情境看，你需要什么来帮助你拥有这些感受？你希望发生什么？你能否更坚定？需要解决问题吗？你需要如何改变思维？

工作表 11.9

接纳情绪

　　与其试图摆脱不愉快的情绪，不如将它作为一种体验来接受。接受了情绪，仍旧可以选择进行一些有意义或愉快的行为。例如，你也许发现自己很难过，但仍然可以去见朋友或继续工作。在下面的工作表中，在左栏写下你产生过的情绪。在中间栏，写下表示接纳这种情绪的表述，例如，"我注意到那种感觉"，"就是这样"，"我现在感觉到＿＿＿＿"。在右栏中，写下你可以参与的一些有意义的活动。

我注意到的情绪或感受	接纳情绪的表述	有意义的活动

工作表 11.10

重构故事

当经历创伤或压力事件时，你可能觉得事件中的另一方比你更优越或更强大。在左栏中，详细描述当时发生了什么：对方长什么样，声音如何，说了什么，做了什么，等等。在右栏中，重写或重构整个故事。这一次你更强大，而另一个人则是软弱和恐惧的。你更高大，另一个人更矮小。你很大声，他很安静。你是积极的、好斗的、充满攻击的，而另一个人则害怕你。以一种能够使你成为更强大和更有影响力的方式重写这个故事。然后写下你做这个练习时的想法和感受。

原始创伤或压力事件的描述	重构故事：从新的角度描述事件
当这件事发生时，你对另一个人和你自己有什么思维和感受？	你现在有什么思维和感受？

工作表 11.11

做不想做的事（1/2）

　　很多人都会卡在某些事上，因为我们可能不太想做那些事。也许我们觉得做这些事情不愉快，可能做不好，或者觉得不应该做不想做的事情。有些人想等到准备好了再去做事，但其实很难真正准备好——所以一直在拖延。在工作表的第一栏中，写出可以使事情变得更好，但你目前却回避的行为。在第二栏中，写出为什么你不愿意进行这个行为。在第三和第四栏中，写出执行此行为的成本和收益。

我不想做的行为	为什么我不想做	做出该行为的成本	做出该行为的收益

（待续）

做不想做的事（2/2）

现在看看，当你选择做本不想做的事时，会发生什么。在下面的第一栏，写出不想做的行为。在第二栏，写出虽然不想做，但仍愿意尝试一下的行为。如果做了此行为，就在第三栏中写出你在执行此行为时的感受和想法。在第四栏，写出完成此行为后的感受和想法。你能得出什么结论？

我不想做的行为	我愿意尝试的行为	在做该行为时的感受和想法	做完该行为之后的感受和想法
做完该练习之后，你有什么结论？			
这样能让你变得更加自律吗？			

PART
THREE

SPECIFIC
APPLICATIONS

第三部分
具体应用

第十二章
检查和挑战失调认知

认知治疗模型认为，抑郁、焦虑、愤怒等情绪都源自反复出现的认知偏差或认知失调模式。例如，抑郁的个体可能会出现读心术（"他觉得我是个失败者"）、预测未来（"我会失败的"）、贴标签（"我是个失败者"）等失调认知。愤怒的个体会有各种自动化思维，比如"他想要阻止我"（读心术和个人化），"他们做这些是为了羞辱我"（读心术和个人化），"我受不了别人和我意见不一致"（灾难化）。正如这两个例子展示的，同一个自动化思维有可能涉及两种认知失调。有些认知治疗师不愿意用"失调"这个词来形容认知，他们更愿意用偏差、风格、分类等词语来形容不同认知。在本章，我仍然采用"失调"这个词，但我也同意其他同行使用别的词进行思维分类。

事实上，很多自动化思维可能是真实的，你可能确实考试会挂，别人确实不喜欢你。在这种情况下，治疗师应当使用问题解决、再归因、改变目标等技术，或者让来访者感到，眼下的困扰并没有那么重要，可以把兴趣转移到更有意思的事情上。另外，如第四章所述，自动化思维可能是真的，但其潜在假设或条件信念可能是更重要的诱因。例如，"他不喜欢我"可能是真实的，但是其潜在假设"必须让所有人都喜欢我，我才能接受自己"则是需要调整的。

在本章，我列出了最常见的认知失调类型，并给出了检验或挑战这些认知失调的干预和提问方法。当然，治疗师还可以使用本书提到的其他技术。本章主要提供了一个全面的索引，帮助治疗师更快捷地查找相关技术、提问方式和干预方法，以便修正消极信念。（每个技术列表开头的那段话可以用于向来访者解释该技术的含义。）

1. **读心术：在没有足够证据的前提下，认为自己知道别人是怎么想的。比如："他觉得我是个失败者。"**

   技术

   1. 评估你对信念的相信程度，识别和评估情绪。
   2. 识别你的预测。例如，"他不喜欢我，所以他不会和我说话"。
   3. 收集信息，以便知晓事实到底怎样。例如，当你和某个人说话时，他是否回应你了。
   4. 从以下角度进行成本收益分析：

    a）你觉得，读心术是否给你提供了有价值的信息？读心术是否让你焦虑？你是不是更不愿意去做某件事了？评估成本和收益。

    b）读心术是否帮助你避免了某些可能的突发情况？是否避免了某些坏事的发生？

    c）有什么证据表明，读心术在某些方面对你有帮助？

    d）如果少用一点读心术，你的思维、感受、行为会发生什么变化？

    e）你觉得，那些不常使用消极读心术的人，比你过得更好还是更糟？为什么？

5. 用正反两方面的证据检验读心术。有什么证据表明别人像你猜测的那样想事情？有什么证据表明别人不是这样想的？

6. 支持读心术的证据的质量怎么样？证据的质量是否好到所有人都同意你的观点？

7. 你使用了什么样的失调认知来支持信念？你是不是陷入了个人化、预测未来、贴标签、贬损积极面、使用消极过滤器等认知失调中？

8. 怎么证明你的思维是错的？你的思维具有可验证性吗？

9. 我们来做一个垂直下降练习：如果你的思维是真的，会怎么样？为什么它那么困扰你？如果人们确实如你猜测的那样想事情，对你来说意味着什么（如，"我不招人喜欢"，"我很愚蠢"），或者人们在你心中是什么样子（如，"他们很挑剔"）？

10. 我们来挑战一下你对认同感的需求：如果别人不喜欢你，会怎么样？会发生什么？无论别人喜不喜欢你，都会发生的事情有哪些？如果有人不喜欢你，你要怎么样过自己的生活？

    a）如果有人不喜欢你或者不认可你，你会怎么想？这种不喜欢或不认可让你觉得自己的价值下降了吗？你觉得别人的价值下降了吗？为什么？

    b）即便别人不喜欢你，你仍然会去做的事是什么？列出所有。

    c）没有人能够让所有人喜欢。为什么如果有人不喜欢你，会让你如此困扰？

    d）如果你能接受有些人就是不喜欢你这个事实，你会怎么样？如果你能接受这个事实，成本和收益是什么？

11. 有谁被所有人喜欢吗？

12. 有没有你喜欢但别人不喜欢的人？为什么会这样？

13. 每天复述这个句子20分钟："无论我做什么，总有人不喜欢我。"你的想法发生了什么变化？你开始感到无聊了吗？

14. 做一些和你的想法相反的事情。比如，为你觉得不喜欢你的人做一些积极的事情。看看会发生什么。

15. 试试对这件事漠不关心。如果你不关心别人是否认可你，会发生什么？

16. 也许，别人怎么想跟你根本没有关系。如果真是这样，你会怎么办？即便别人不喜欢你，还有什么目标是你本来就要去追寻的?

17. 别太关注别人怎么想你，关注自己的所思所想。关注你自己的目标。

2. **预测未来：用消极的方式预测未来，包括失败或危险。比如："我要考砸了。""我得不到这份工作。"**

技术

1. 评估你对信念的相信程度，识别和评估情绪。

2. 识别你的预测。尽量精确，到底会发生什么，会在什么时候、在哪里发生。

3. 进行成本收益分析：

   a）焦虑是否保护了你，让你做好了准备？你觉得，消极预测是否激励了你？有什么证据？

   b）你是否害怕控制不住焦虑？如果不去控制焦虑，你是否担心焦虑的水平一直上升？

4. 用正反两方面的证据检验你的预言。

5. 支持预言的证据的质量怎么样？证据的质量是否好到能说服陪审团？

6. 你使用了什么失调认知来支持信念？

7. 怎么能证明你的思维是错的？你的思维具有可验证性吗？

8. 我们来做一个垂直下降练习：如果你的思维是真的会怎么样？为什么它会困扰你？接下来会发生什么？然后呢——会发生什么？如果你的思维是真的，对你来说意味着什么？

9. 每天复述这个句子20分钟："无论我做什么，糟糕的事情永远可能发生在我身上。"想法的强度是否发生了变化？

10. 你做过多少次错误预测？现在这个预测是否也可能是错的？

11. 你最害怕的后果是什么？这个恐怖幻想有多大概率为真？为什么？

12. 最坏的、最好的和最可能发生的结果分别是什么？

   a）写下最害怕的后果，描述细节。

   b）如果这个结果发生了，写下它造成的所有后果。

   c）写下所有能够阻止这个后果发生的方法。

13. 每天重复想象最害怕的后果20分钟。

14. 详细描述三个积极的结果。如何能让积极的结果发生？详细描述。

15. 想象你正在观察自己的思维，它来了又走了。

16. 把思维想象成一个广告销售电话。或者想象你站在站台上，看见火车来来往往，但都不是你要乘坐的那趟车。

17. 把思维想象成"思维气球"或"思维小丑"，让它们成为背景，让它们自然而然地消失（气球），或者把它们当成笑话（小丑）。

3. **灾难化：相信即将发生的事情是恐怖的，是无法承受的。比如："如果我失败了，那简直太恐怖了。"**

   技术

   1. 评估你对信念的相信程度，识别和评估情绪。

   2. 识别你的预测。尽量精确，到底会发生什么，会在什么时候，在哪里发生。

   3. 进行成本收益分析：

      a）你觉得焦虑是否保护了你，让你做好了准备？

      b）你是否害怕自己控制不住焦虑？

   4. 用正反两方面的证据检验灾难化思维。有什么证据表明后果是灾难性的，你将无法承受？

   5. 支持灾难化思维的证据的质量怎么样？证据的质量是否好到能说服陪审团？为什么？

   6. 你使用了什么样的认知失调来支持信念？你是不是陷入了预测未来、贬损积极面、"应该"思维、消极过滤器等认知失调中？

   7. 怎么证明你的思维是错的？你的思维具有可验证性吗？

   8. 我们来做一个垂直下降练习：如果你的思维是真的会怎么样？为什么它会困扰你？接下来会发生什么？

   9. 每天复述这个句子20分钟："无论我做什么，特别糟糕的事情永远可能发生在我身上。"

   10. 你做过多少次错误预测？

   11. 什么原因让这件事变得如此糟糕？

   12. 一个月以后你对这件事的感觉会怎么样？一年以后呢？两年以后呢？

   13. 有没有谁经历了这种灾难性事件，仍然可以体验到生活中的积极事情？他们是如何超越消极事件，获得积极体验的？

   14. 即便灾难性事件发生了，你是否仍然可以做积极的事情？如何应对？

   15. 别人觉得你说的这个事件是糟糕恐怖的吗？他们看待这个事件的角度是否和你不同？

   16. 即便糟糕的事情发生了，这里面是否包含一些积极方面？你是否能从中学到什么？是否有新的机会？是否让你有机会重新检验人生价值？

   17. 不要总是关注糟糕的灾难性事件，你今天有没有其他积极的目标或行为可以去做？这周呢？这个月呢？有积极的事情可以去做吗？

   18. 即便这件事发生了，是否还有其他积极的事情出现？你是否过于低估了自己应对这个事件的能力？

4. **贴标签：把一般的消极特质扣到自己或他人头上。比如："我不招人喜欢。""他是个烂人。"**

技术

1. 评估你对信念的相信程度，识别和评估情绪。

2. 识别你关于自己（或他人）行为的预测。

3. 你怎么定义这个标签？比如，你怎么定义"无价值"或者"愚蠢"？这个标签的反面是什么？例如，"一个没有价值的人"的反面是什么？你怎么定义反面？如果我们看到这样的人，怎么知道他就是你定义的那个意思？

4. 进行成本收益分析：

　　a）贴标签是否激发了你的某种行为？标签鼓励了你还是打击了你？

　　b）你给自己贴的标签现实客观吗？

　　c）如果不给自己贴标签，你的思维、感受、行为是否有变化？

5. 用正反两方面的证据检验你的消极标签。

6. 支持标签（烂、不招人喜欢等）的证据的质量怎么样？证据的质量是否好到能说服陪审团？

7. 你使用了什么样的失调认知来支持信念？你是不是陷入了全或无思维、贬损积极面、"应该"思维、评判聚焦、消极过滤器等认知失调中？

8. 怎么证明你的思维是错的？你的思维具有可验证性吗？

9. 不要用标签概括整个人，可以考虑这个人的不同行为，积极的、消极的、中性的，然后再从整体看看这个人。

10. 描述一些场景，在这些场景里，你或他人做出了一个积极或消极行为。这里面有什么固定模式吗？

11. 你或他人的行为在不同场景里有变化吗？你是否能观察到不同行为？

12. 不要给自己或他人贴标签，仅仅描述观察到的行为，比如，"他说话太吵了"，"我解决不了这个问题"。

13. 你或他人在改变一个行为时，是否需要新技能、新需要或新信息？

14. 使用双重标准技术，问自己："是否每个人都像我一样给这个人贴上这样的消极标签？为什么？"

15. 区分自我批评和自我修正。你可以提升什么行为？可以学到什么？你的做法在未来会有什么不同？

16. 如果承认自己的判断部分正确，会怎么样？比如："对，我有时候会失败。""有时候我的确比较无聊。"然后告诉自己："我接受这些。"

5. **贬损积极面：你觉得自己或别人做的那些积极的事都是微不足道的。比如："这就是妻子应该做的，这不能代表她对我好。""这些成功来得太容易，算不得什么。"**

技术

1. 评估你对信念的相信程度，识别和评估情绪。

2. 识别你到底贬低了什么。

3. 进行成本收益分析：

   a）如此严苛的要求是否能激励你或者别人？

   b）你是否觉得自己在道德上是正确的？这种规则是从哪里获得的？这个规则让你或者别人快乐吗？

   c）如果不贬损积极面，你的思维、感受、行为会有什么变化？

4. 用正反两方面的证据检验被贬损的积极面。

5. 支持贬损积极面的证据的质量怎么样？

6. 你使用了什么样的认知失调来支持信念？你是不是陷入了二分思维、消极过滤器、贴标签、"应该"思维、评判聚焦等认知失调中？

7. 你使用了全面的信息来支持信念吗？还是只使用了有限的信息？这样思考的结果是什么？

8. 你是否担心，如果称赞自己的积极面，你就会骄傲自满？你真的会骄傲自满吗？

9. 做一个双重标准练习：每个人都像你一样思考问题吗？为什么？

10. 你的潜在假设是什么？完成这个句子："这件事算不得什么，因为……"

11. 如果说，这件事对所有人都算不得什么，你会怎么样？

12. 再来做一个双重标准练习：如果你在意的人获得了你所获得的成绩，你会怎么评价？为什么你不贬损他们的成就？

13. 做一个积极追踪练习：追踪自己（或他人）每一天或每一周的积极行为。看看你的记录，能得出什么结论？

14. 奖励积极行为：每当你或别人做出了积极行为，都进行夸奖。你觉得，积极行为会变多还是变少？

15. 如果你对自己多一点同情，你会怎么看待你的积极行为？

16. 你是否因为拥有消极核心信念而贬损自己的积极行为？如果你只考虑消极的证据，是不是会加强核心信念？

17. 如果别人观察到了你的积极行为，他们是否和你有不同的观点？他们怎么看待你的积极行为？为什么和你的观点不同？

6. **消极过滤器：几乎总是关注消极方面，而不注意积极方面。比如："看看这些人，全都是不喜欢我的人。"**

技术

1. 列出所有的消极过滤器陈述。

2. 把所有事都用消极过滤器过滤一遍，这样做的成本和收益是什么？

3. 你是否没有看到所有的信息？是否选择性地忽略了一些信息？为什么？

4. 究竟发生了什么？这些事对你来说意味着什么？你是否贬损了积极信息？

5. 进行双重标准练习：每个人都把这个看成消极的吗？为什么不？

6. 你的潜在假设是什么？完成这个句子："这些事算不得什么，因为……"

7. 如果说，这件事对所有人都算不得什么，你会怎么样？

8. 再来做一个双重标准练习：如果你在意的人也获得了你所获得的成绩，你会怎么评价？为什么你不贬损他们的成就？

9. 做一个积极追踪练习：追踪自己（或他人）每一天或每一周的积极行为。看看你的记录，能得出什么结论？

10. 奖励积极行为：每当你或别人做出了积极行为，都进行夸奖。你觉得，积极行为会变多还是变少？

7. **泛化：根据单一事件做出普遍性的消极推断。比如："这件事总会在我身上发生。我在好多事上都失败了。"**

技术

1. 评估对信念的相信程度，识别和评估情绪。

2. 识别你关于自己（或他人）行为的预测。

3. 进行成本收益分析：

   a）泛化思维是否激励了你？

   b）你觉得泛化思维是现实客观的吗？

   c）如果不泛化，你的思维、感受、行为是否有变化？

4. 用正反两方面的证据检验你的泛化思维。

5. 支持信念的证据的质量怎么样？"这件事总会发生吗？"

6. 你使用了什么样的认知失调来支持信念？你是不是陷入了使用消极过滤器、贴标签、贬损积极面等认知失调中？

7. 怎么证明你的思维是错的？你的思维具有可验证性吗？

8. 有没有哪一次你所害怕的事情（行为、结果、情绪）并没有发生？你怎么描述这个情境？在接下来的一周里记录自己的行为、思维和感受。这个问题在什么时候是不存在的？

9. 使用双重标准技术：每个人都这么看待这件事吗？为什么不？

10. 做一个积极追踪练习：追踪自己（或他人）每一天或每一周的积极行为。看看你的记录，能得出什么结论？

11. 奖励积极行为：每当你或别人做出了积极行为，都进行夸奖。你觉得，积极行为会变多还是变少？

12. 不要评价，做正念练习。专注于此时此刻发生的事情，不要评价。不要使用"总是""从不"这样的词，例如，"他总是喜欢这样"，"我从来都没有成功过"。关注你观察到的行为，例如，"他开车很快"。关注你的感受，"我感觉紧张"。待在当下。有什么感觉？

13. 想象你站在阳台上往下看。你要像一个旁观者那样观察。你说了什么，做了什么？

14. 以一种慈悲的、关爱的视角来看待自己和他人。这对你的消极过滤器有影响吗？

8. **二分思维：从全或无的角度看待自己和他人**。比如："我会被所有人拒绝"，"这完全就是在浪费时间"。

技术

1. 评估你对信念的相信程度，识别和评估情绪。

2. 识别对自己（或他人）的行为的预测。

3. 进行成本收益分析：

    a）全或无的思维是否激励了你？

    b）你的全或无思维是现实客观的吗？

    c）如果不从全或无的角度思考问题，你的思维、感受、行为是否有变化？

4. 用正反两方面的证据检验全或无思维。有没有不是全或无的例外情况？

5. 追踪全或无思维一个星期。有没有不是全或无思维的时候？

6. 支持全或无信念的证据的质量怎么样？

7. 你使用了什么样的认知失调来支持信念？你是不是陷入了贬损积极面、使用消极过滤器、贴标签等认知失调中？

8. 怎么证明你的思维是错的？你的思维具有可验证性吗？

9. 如果你用连续谱看待问题，会怎么样？在 0%~100% 的轴上，每隔 10 分就标记一个行为。你觉得，看待一个行为最现实的方式是什么？

10. 和你这个行为相比，什么样的行为比它更好？什么比它更糟？什么和它一样？

11. 你说的这个行为有没有不发生的时候？你怎么描述那个情境？

12. 使用双重标准技术：每个人都这么看待这件事吗？为什么不？

13. 做一个积极追踪练习：追踪自己（或他人）每一天或每一周的积极行为。看看你的记录，能得出什么结论？

14. 奖励积极行为：每当你或别人做出了积极行为时，都进行夸奖。你觉得，积极行为会变多还是变少？

9. "应该"思维：把事情解释为应该这样，而不关注它本来什么样。比如："我应该做好。如果我没做好，我就是个失败者。"

技术

1. 评估对信念的相信程度，识别和评估情绪。

2. 识别"应该"规则。例如，"我应该成功"，"我应该得到每个人的认可"。

3. 进行成本收益分析：

　　a）如此严苛的要求能否激励你或者别人？

　　b）你觉得自己在道德上是否正确？

　　c）如果少用"应该"这个词，你的思维、感受、行为会有什么变化？

4. 用正反两方面的证据检验"应该"思维。有没有不使用"应该"规则的人？你怎么看待他们？他们是怎么样在不使用"应该"规则的情况下仍然良好生活的？

5. 你使用了什么样的认知失调来支持信念？你是不是陷入了贴标签、贬损积极面、二分思维、过度概况化等认知失调中？

6. 如果不放弃这个全或无的标准，你是否会给自己贴上"全或无"的标签？贴上这个标签的结果是什么？

7. 使用双重标准技术：每个人都这么看待这件事吗？为什么不？如果有人不适用"应该"规则，他们会怎么看待眼前的事情？

8. 我们使用"应该"思维，有时候是因为它代表了传统，有时候仅仅是因为说起来比较方便。比如，你觉得应该用这样的方法使用叉子，于是就试图改正别人的行为。但实际上这是一种"分类错误"。你出于传统习惯或偏好的角度说了这件事，但做了一个道德判断。仔细考虑一下"应该"规则。它真的是道德问题吗？还是仅仅是习惯？

9. 如果我们让所有人都遵循"应该"规则，会怎样？结果是什么？对别人来说公平吗？

10. 道德应该让人有尊严。你的"应该"规则是以人道和尊重的方式在要求别人吗？还是用于批判和贬低别人？

11. 你的"应该"规则是从宗教、道德、法律中来的吗？仔细想想规则是从哪来的。你现在坚信的"应该"规则是不是已经和最原始的那个规则大相径庭了呢？

12. 再来做一个双重标准练习：如果你真的在意某人，你会把"应该"规则应用到他身上吗？为什么？为什么你会把规则应用在某些人身上，而不是另外一些人身上？

13. 如果让你把"应该"替换为"更喜欢"，会怎么样？如果你的思维不那么极端，会怎样？比如，不要说"我应该完美"，而是说"我更喜欢把事情做好"。试着改写"应该"思维，用一种不太极端的方式重述。现在感觉如何？

14. 新思维的成本和收益是什么？

15. 把你对这件事的偏好度（相比于"应该"）按 0%~100% 打分。你觉得大部分人会怎么看待这个偏好？相比于强硬地要求"应该"怎样，有什么不同？

16. 别做评判，做正念练习。专注于此时此刻发生的事情，别做评判，不要使用"应该"。不要使用"总是""从不"这样的词，例如，"他总是喜欢这样"，"我从来没有成功过。"只关注观察到的行为，例如，"他开车很快。"关注你的感受，"我感觉紧张"。待在当下。有什么感觉？

17. 只是待在当下，会对当下的情境有影响吗？一小时之后，会怎么样？一天之后呢？一周之后呢？

18. 想象你站在阳台上回看。你要像旁观者那样观察。你说了什么，做了什么？

19. 想象你接受了事情现在的样子，不去评判。你能正常生活、做事情、追求积极目标吗？

20. 想象有个人（包括自己）做了不该做的事。你会接受这个人，并且原谅他吗？

21. 如果想着如何把事情做得更好，而不是去评判，你觉得怎么样？有哪些更好的做法？怎么样让事情有所提升？

10. **个人化：错误地把造成消极事件的原因归于自己。例如，"因为我不好，所以我的婚姻破裂了"。你看不到一件事的发生也可能是别人造成的。**

技术

1. 评估对信念的相信程度，识别和评估情绪。

2. 识别你的思维——例如，"这完全就是我的错误"。

3. 进行成本收益分析：

a）个人化思维是否激发了你，让你做事更努力？或者个人化思维在某种程度上保护了你？

b）你觉得个人化思维是否如实反映了事件或情境？

c）如果减少个人化思维，你的思维、感受、行为会有什么变化？

4. 用正反两方面的证据检验你的个人化思维。

5. 支持信念的证据的质量如何？

6. 你使用了什么样的认知失调来支持信念？你是不是陷入了泛化、读心术、贬损积极面、消极过滤器、贴标签、灾难化、"应该"思维等认知失调中？

7. 怎么能证明你的思维是错的？你的思维具有可验证性吗？

8. 使用饼图技术。用饼图来分配各种原因在事件中所占的比重。除了你或他人，别的原因占多大的比重？

9. 你能看到这个行为的哪些变化？你（或别人）总是做这样的行为吗？如果行为出现了跨情境变化，你会得出什么结论？

10. 你的意图是什么？别人的意图是什么？你确定你对他人的意图正确吗？你怎么知道？

11. 如果不是你，而是别人出现在这个情境中，结果一样吗？

12. 做个人化归因时，我们总是把自己看作一切的中心。如果从一个陌生人的视角观察，他觉得这件事和你有关吗？为什么？

13. 不要做个人化归因，试着以一种不评判的方式观察一个行为。

14. 不要做个人化归因或责备，如果请你考虑需要解决的问题，你觉得怎么样？比如，你正在经历分手，那么试着不要责怪自己和他人，问问自己，是否有可操作的问题需要解决。如果从这种角度思考问题，会怎么样？

15. 想象你是沙滩上的一粒沙子，被风吹来吹去。然后，从一粒沙的视角再来看你眼下的境况。

11. 责备： 把别人当作消极情绪的来源，拒绝改变自己，拒绝接受自己也需要承担责任。例如，"我这么难受全是她造成的"，"我的所有问题都是父母造成的"。

技术

1. 评估你对信念的相信程度，识别和评估情绪。

2. 识别你的思维——例如，"这完全是他的错误。"

3. 进行成本收益分析：

a）你的责备是否能激发别人，让他们做事更努力？

　　　b）你的责备是否在某种程度上保护了你？

　　　c）你的责备是否如实反映了事件或情境？

　　　d）如果减少责备他人，你的思维、感受、行为会有什么变化？

4. 用正反两方面的证据检验你的责备语言。

5. 你觉得错都在他人，支持这个信念的证据的质量如何？

6. 你使用了什么样的认知失调来支持信念？你是不是陷入了泛化、读心术、个人化、贬损积极面、消极过滤器、贴标签、灾难化、"应该"思维等认知失调中？

7. 如果从连续谱上看待这个人的行为，它的恶劣程度是否真如你想象的那么严重？

8. 即便这个人确实做了不好的行为，你是否仍然能从中得到积极经验？

9. 你怎么证明你的思维（例如，"这全部都是他的错"）是错的？你的思维具有可验证性吗？

10. 使用饼图技术。用饼图来分配每种原因在事件中所占的比重。除了你或他人之外，别的原因占多大的比重？

11. 你能看到别人这个行为的哪些变化？这个人总是做这样的行为吗？

12. 你的意图是什么？你确定你对他人意图的推断是正确的吗？你怎么知道他人的意图是什么？

13. 他人使用的信息是什么？你掌握哪些信息？

14. 区分批评他人和要求他人做出行为改变。这个人的行为能提升吗？你从中学到了什么？在未来，你或他人的行为会有怎样的变化？

15. 当别人的行为和僵化的教条相悖时，你是否会用全或无的方式来评判这个人？这样做的结果是什么？

16. 做双重标准练习：每个人都会像你这样评判吗？为什么？

17. 如果把你的规则应用在所有人身上，也就是说，做出这类行为的人都必须遭到严厉的谴责，会有什么结果？

18. 道德必须尊重人的尊严。你的"应该"规则是以人道和尊重的方式对待他人的吗？还是仅仅在谴责和批判他人？

19. 你的"应该"规则是否是从宗教、道德、法律信念中获得的？确认你是如何习得这个规则的。你的规则是不是在学习原始规则的过程中变味了？

20. 再来做一个双重标准练习：如果你真的在意某人，你会把"应该"规则应用到他身上吗？为什么？为什么你会把规则应用在某些人身上，而不是另外一些人身上？

21. 如果把"应该"替换为"更喜欢"，会怎么样？如果思维不那么极端，会怎样？比如，不要说"我应该完美"，而是说"我更喜欢把事情做好"。试着改写你的"应该"思维，用一种不太极端的方式重述。现在感觉如何？

22. 不那么极端的新思维的成本和收益是什么？

23. 把你对这件事的偏好度（相比于"应该"）按 0%~100% 打分。你觉得，对于大部分人来讲，这个行为做到什么程度就算是足够好了？

24. 如果以不批判的态度接受这个行为，会怎么样？如果仅仅说："这就是这样的。"不带批评、不带评判，会怎么样？

25. 想象你带着慈悲、爱和关心看待这个行为，你觉得会怎么样。试着体会慈悲和关爱之心。

26. 如果原谅这个人，会怎么样？会有什么结果？

12. **不公比较：用不现实的标准来解释某个事件。你只看到了那些比你好的人，在与他们的比较中你总觉得自己很糟糕。例如，"她比我成功多了"，"别人都比我考得好，我简直就是个失败者"。**

技术

1. 评估你对信念的相信程度，识别和评估情绪。

2. 识别你的用来要求自己（或他人）行为的标准。

3. 进行成本收益分析：

　　a）极端的标准是否让你做事更努力？

　　b）你觉得极端标准是否现实？

　　c）你害怕对标准进行妥协吗？那样的话意味着什么？如果妥协了，会怎么样？

　　d）即便在没有符合标准的时候就开始批判自己，但仍然为高标准感到骄傲？

　　e）如果少用极端标准要求自己，你的思维、感受、行为会有什么变化？

4. 用正反两方面证据检验你的极端标准。这些标准真的激励了你吗？你是否因为这些标准回避了某些事情？这些标准真的现实吗？

5. 要一个非完美主义者适应高标准，有可能吗？你的高标准也许可以达到，但有没有可能要求过于严格了？你能不能采用比较高，但不是特别高的标准呢？

6. 如果不再和别人比较，会怎么样呢？会更好还是更糟？

7. 不要和任何他人比较，可以拿现在的自己和过去相比较。试着学习和提升。

8. 如果和零点上的自己相比，会怎么样？

9. 不要和别人相比，关注一些有意义、有乐趣的事情。

10. 支持你用极端方式看待事物的证据的质量如何？你的这些极端标准在社会中常见吗？

11. 你使用了什么样的认知失调来支持信念？你是不是陷入了贬损积极面、消极过滤器、贴标签、"应该"思维等认知失调中？

12. 如果要在连续谱上看待一个行为，会怎么样？请你在轴上每隔10点就标记一个行为。你怎么评价介于0%~100%之间的行为？

13. 普通人会出现在连续谱的什么位置上？你是否观测了全部人群？比如，智力的平均分数是100分，家庭平均收入是55,000美元。你为什么不用人群中的平均数来和自己的标准做比较呢？

14. 和这个行为相比，更好的、更糟的、相似的行为是什么？

15. 如果有人不按你的标准生活，意味着什么？会发生什么？

16. 有没有人并不一直按照这个标准生活？他们身上会发生什么事情？

17. 人人都坚持你的这个标准吗？

18. 关心则乱。如果不再关注这个标准，会怎么样？

19. 做双重标准练习：每个人都这么看待事物吗？每个人都使用这套标准吗？为什么？

20. 进行积极追踪：每天记录你的（或他人的）积极事件，坚持一个星期。这个记录表达出了什么信息？

21. 试着接近积极事件：每当你（或别人）做了积极的事情，表扬自己（或他人）。这种表扬会导致积极行为增加还是减少？

13. **后悔倾向：总是关注之前本应选择一个更好的选项。例如，"如果我尝试，我本可以有一份更好的工作"，"我不该说那些的"。却没有关注现在可以做得更好。你觉得自己在过去应该提前知晓现在的糟糕后果，但你不可能提前预知一切。例如，"我早该知道股票市场要崩了"，"我早该预计到这个人不可信的"。**

技术

1. 评估你对信念的相信程度，识别和评估情绪。

2. 识别你后悔的是什么。例如，完成这个句子："我本该知道 X 是真的。"

3. 进行成本收益分析：

　　a）对过去的后悔是否能让你以后做事更小心？

　　b）你觉得后悔的事情是否现实？

　　c）如果减少后悔，你的思维、感受、行为会有什么变化？

4. 你是否因为担心以后后悔而在决策的时候犹豫不决？

5. 如果告诉你，后悔或糟糕的结果在决策过程中是不可避免的，你觉得怎么样？

6. 把决策过程看成风险评估过程，没有任何一个选项是毫无风险的。

7. 好的决策者也会遇到坏的结果吗？

8. 如果只想着避免任何后悔，是否会错过某些机会？

9. 是否会为做了或没做某件事情而感到后悔？后悔是不可避免的吗？

10. 用正反两方面证据检验你的后悔。

11. 支持你后悔的证据的质量如何？

12. 为什么你得提前知道 X 会发生？你应该无所不知吗？你必须知道别人都在想什么吗？你必须预知未来吗？你从来不犯错吗？如果坚持以这种角度考虑问题，会有什么结果？

13. 当时，你手头上都有什么信息和证据？当时，对你来说最重要的事情是什么？

14. 基于当时所拥有的信息，你觉得自己是否做出了一个好的选择？

15. 你使用了什么样的认知失调来支持信念？你是不是陷入了个人化、贬损积极面、读心术、贴标签等认知失调中？

16. 你怎么证明自己的思维是错的？你的思维是可验证的吗？

17. 做垂直下降练习：如果你的思维是真的，会怎么样？为什么它会困扰你？你觉得后悔思维是否意味着没有做出好的选择？意味着你本该更小心谨慎、不要冒险吗？意味着如果事情不尽如人意，就该责备自己，或者再也不相信别人吗？

18. 鉴于没有做出最优选择，你是否认为自己很蠢、很无能、很不善于决策？

19. 你是否做过好的选择？你能从中得出什么结论？

20. 使用双重标准技术：大多数人怎么看待当前的情境？他们觉得你应该后悔吗？你应该承担全部责任吗？

21. 不要总是自我批评，尝试自我修正。你能从这个经验中学到什么？下次遇到类似的事，你会有什么不同的做法？

22. 虽然这次你的选择并没有发挥 100% 的成效，但其中是否仍有积极的东西？现在和未来，你还能做哪些积极的事情吗？

23. 后悔，有时候只持续几分钟，有时候会持续相当长的时间。如果要接受，你可以后悔一分钟，你感觉如何？"我后悔那时候这样做。"然后就转向更具有建设性行为上。

24. 你是否反复琢磨你的后悔？陷在后悔中不能自拔的成本和收益是什么？每天给自己设定 20 分钟的"后悔时间"。专注后悔能否引发其他积极行为？会有什么样的积极行为？

14. 万一呢：遇到事情的时候，总是问自己"万一呢"，任何答案都不能让你满意。例如，"是的，但是万一我焦虑该怎么办"，"万一我喘不上气该怎么办"。

技术

1. 评估你对信念的相信程度，识别和评估情绪。

2. 识别你的预测。

3. 进行成本收益分析：

    a）焦虑是否保护了你，让你更好地做准备？

    b）你是否担心自己无法控制焦虑？

    c）你是否认为应该为所有可能出现的问题都找到解决方案？

    d）如果减少"万一呢"的想法，你的思维、感受、行为会有什么变化？

4. 你使用了什么样的认知失调来支持"万一呢"信念？你是不是陷入了预测未来、读心术、情绪推理等认知失调中？

5. 你是不是试图追求完全确定性？你觉得，在不确定的世界里寻求确定性可能吗？

6. 你目前能接受的不确定性事件是什么？为什么？如果你在每件事上都寻求确定性，会怎么样？

7. 你是不是把不确定等同于坏结果了？这合理吗？

8. 应用垂直下降技术：如果你的思维是真的会怎样？为什么它如此困扰你？你的想象有多大程度会成真？

9. 你是否觉得，如果一件事不是百分之百安全，那就是危险的呢？你觉得这样想的成本和收益是什么？

10. 你觉得，基于"要是事情变坏该怎么办"的想法来思考问题，是否能更好地帮你解决问题呢？

11. 你是否必须解决所有能想象得到的问题？

12. 你是否很善于解决真实存在的问题？给出一些例子。

13. 关注现在的问题和行为。不要试图解决未来可能发生的一切问题，试着把注意力放在短期内会出现的问题上，比如，今天或这周必须要解决的问题。通过处理有时间限制的问题，你是否感觉更有掌控力了？

14. 反复确认一件事，真的有用吗？这种掌控感能持续多久？你有没有发现，不管反复确认多少遍，安全感还是维持不了几分钟。因为未来没有百分之百确定的事情。

15. 每天重复练习20分钟以下句子："无论做什么，未来总可能有糟糕的事情发生在我身上。"这个句子对你的影响更强了还是更弱了？

16. 你做过多少次错误预测？不停地做消极预测是否是坏习惯？

17. 你最害怕的结果是什么？你的恐怖幻想是什么？

    a）最坏的、最好的、最可能发生的结果分别是什么？

    b）详细描述你能想到的最坏结果。

c）如果你害怕的结果发生了，写下所有可能发生的坏事情。发生这个结果的概率有多大？

d）写出所有可能防止最坏结果发生的事件。现在，发生这个结果的概率有多大？

e）每天重复你对糟糕结果的想象，每次20分钟。然后，你有什么感觉？

18. 写下你能想象到的3个积极结果，并且详细描述。

19. 你是否害怕做积极预测？你是否迷信地认为，不能做积极预测，以免引诱你对未来抱有幻想？检验这个信念，找到你在本周做的5个积极预测，每个预测重复50遍。

20. 撤退一步，用正念的方法观察"万一呢"思维。观察它们，注意它们，不要和它们抗争。让它们来了又去即可。

21. 把"万一呢"思维当作一个广告电话。任它响，不接就是了。

22. 不要关注"万一呢"思维，关注积极行为。

23. 把"万一呢"思维想象成思维气球，让它飞走。松开手中的线，看着它飞高和远离你。

15. 情绪推理：情绪引导了对事实的解释。例如，"我感到抑郁，所以，我的婚姻要完蛋了。"

技术

1. 评估你对信念的相信程度，识别和评估情绪。

2. 识别你的情绪推理思维。例如，"我感到焦虑，所以肯定要发生什么坏事情了。"

3. 区分事实和情绪。描述事实，即你看到的和听到的。不要依靠对事件的情绪反应来判断。

4. 进行成本收益分析：

a）依赖情绪，你是否觉得像坐在过山车上？

b）你是否觉得，情绪保护了你，让你提前做好了准备，免糟最坏结果的打击？

c）如果不那么依赖情绪来做判断或预测，你的思维、感受、行为会有什么变化？如果依赖事实和逻辑进行判断，会怎么样？

5. 用正反两方面的证据来检验情绪推理。证据显示，你的情绪是否能很好地指导事实呢？

6. 你会基于情绪来选择股票吗？为什么不？

7. 你使用了什么样的认知失调来支持信念？你是不是陷入了贬损积极面、个人化、读心术、预测未来、灾难化、使用消极过滤器等认知失调中？

8. 怎么证明你的思维是错的？你的思维是可验证的吗？怎么证明你的情绪能预测事实？

9. 在接下来的一周里追踪你的情绪。当你感到低落的时候，做一些预测。当你感觉非常好时，再做一些预测。你看出里面有什么规律了吗？

10. 有时候，我们觉得情绪或想法能决定事实。当感觉不好时，事情肯定也不好。这就是思维行为混淆。其实，情绪和想法怎么可能决定事实呢？

11. 做垂直下降练习：如果你的思维是真的，会怎么样？为什么它会困扰你？

12. 使用双重标准技术：如果你的朋友总是依靠情绪来判断现实，你会给他什么建议？

13. 想一些高兴的事，想一些你经历过的温暖的事。让自己拥有积极情绪。现在再做一些关于未来的预测，看看你的预测是否也变得积极了？

14. 进行正念和冥想。观察你的呼吸。吸气、呼气，让它自由进行。同样地，不要评判事情，控制事情，让它自由进行。试着接受你的呼吸，接受眼前正在发生的事。

15. 不带批判地描述事情。

16. 一个积极乐观的人会怎么看待事情？

16. 无法驳斥： 拒绝与消极思维相反的一切证据。例如，当你觉得"我不可爱"时，你拒绝看到一切喜欢你的人。例如，"这都不是真的。我有更深层的问题，他们没有看到其他因素。"结果，你的思维无法被驳斥。

技术

1. 评估你对信念的相信程度，识别和评估情绪。

2. 识别你的思维。

3. 进行成本收益分析：

   a）用这种模糊的无法定义的方式思考问题，结果是什么？

   b）用没人能理解的方式思考问题，结果是什么？

   c）你是否觉得，用这种模糊且无法被驳斥的方法思考问题，显得你是一个有深度的思想者？有没有可能其实你只是现在正处于迷茫之中而已？

4. 用正反两方面证据检验你的处境：能否收集到与思维相反的证据？

5. 支持或反对思维的证据的质量如何？别人能被你说服吗？

6. 你使用了什么样的失调认知来支持信念？你是不是陷入了情绪推理、贬损积极面、使用消极过滤器等失调认知中？

7. 怎么证明你的思维是错的？你的思维是可验证的吗？如果你的思维不可验证，没有方法可以证明你的思维是错的，那有没有可能你的思维根本没有意义？

8. 假设有一名不认识你的科学家正在收集数据。你说："来检验一下我的思维的有效性。"他会怎么收集数据？他的方法和你评估信息的方法有什么不同？

9. 使用双重标准技术：如果别人也这么想事情，你会给他什么建议？

10. 如果你的思维太过模糊，无法验证，那是否会让你感到无助？因为你完全无法改变事实。

11. 想要对抗思维，你可以做什么行为？

12. 假设我们设计了一个实验来验证你的思维。你怎么收集信息？你怎么向陌生人解释实验？

17. **评判聚焦：评判自己、他人或事件的时候，会采用好—坏、高级—低级的形式，而不只是描述、接受和理解。总是用武断的标准衡量自己和他人，发现自己和他人身上的缺点。总是批判性地看待自己和他人。例如，"我在大学里表现不好"，"如果让我去打网球，肯定打不好"，"看看她多么成功，我就一点也不成功"。**

技术

1. 评估你对信念的相信程度，识别和评估情绪。

2. 识别你的评判，例如，"我必须完美"，"我必须得到所有人的赞赏"，"他们应该做到我让他们做的"。

3. 进行成本收益分析：

　　a）你的严格要求是否激励了自己或他人？

　　b）你是否觉得自己是"道德的"，或者"你应该坚持真理"？

　　c）你的规则从何处获得的？

4. 用正反两方面的证据检验你的评判。别人也像你这样进行严格的评判吗？

5. 你使用了什么样的认知失调来支持信念？你是不是陷入了贴标签、贬损积极面、二分思维、泛化等认知失调中？

6. 如果别人不遵守你的严格规则，你是否会用全或无的方式评判这个人？这样做的结果是什么？

7. 使用双重标准技术：每个人都这么想吗？为什么？

8. 如果把非好即坏的标准应用于所有人，会怎么样？这人道吗？合理吗？为什么？

9. 道德应该让人有尊严。你的评判是以人道和尊重的方式在要求别人吗？还是在批判和贬低别人？

10. 再来做一个双重标准练习：如果你在意某人，会把你的评判应用到他身上吗？为什么？为什么你会这样要求自己，却不这样要求他人？

11. 如果把你的评判替换为"更喜欢"，会怎么样？如果你的陈述不那么极端，会怎样？比如，不要说"我应该完美"，而是说"我更喜欢把事情做好"。试着改写"应该"陈述，用一种不太极端的方式重述。现在感觉如何？

12. 如果把评判替换为提升，会怎么样？比如，"我可以提升表现"，"他们也可以提升"。你可以说些什么或做些什么来促进人们提升行为呢？

13. 如果不去评判消极方面，而是称赞积极方面，会怎么样呢？会让积极方面得到鼓励而展现得更多吗？

14. 做正念练习，而非评判。关注事情本身，描述发生了什么，不要做任何评判。不要使用类似于"总是""从不"这样的程度副词。例如，"他总是那样"，"我永远也做不到"。仅仅关注你看到的行为，如"他开车速度比较快"；以及你的感受，如"我感到紧张"。待在当下。

15. 如果待在当下，你觉得当下的情境会改变吗？一小时之后，情况会有什么变化？一天以后呢？一周以后呢？

16. 想象你站在阳台上回看。你要像一个旁观者那样观察。你说了什么，做了什么？

17. 把评价替换为接受。你可以说："我接受有人就是会做出这样的行为。"如果你接受，而不是批判，会怎么样？接受的成本和收益是什么？

18. 不要评价别人和自己，让自己多一些理解和仁慈。想象一些好的品质，比如温暖、爱和接纳。当你对自己或他人怀着慈悲，而不是批判态度的时候，会怎么样？

第十三章
修正对认可的需求

造成抑郁和焦虑的一个主要原因是，个体过度追求他人的认可。这样的个体容易产生各种各样的失调认知，包括读心术（"他认为我很无聊"）、个人化（"她打了哈欠，是因为我很没劲"）、灾难化（"有人不喜欢我，这简直太可怕了"）、预测未来（"我会被拒绝"）、泛化（"这件事会一直发生在我身上"）、贴标签（"我会拖累人"），等等。另外，这样的个体还会有一些条件规则或假设，例如，"我必须永远让人觉得有趣"，"我必须一直得到所有人的认可"，"如果有人不喜欢我，就一定是我哪里不对"，"如果你不能让每个人都喜欢你，你就不值得享受生活"，"如果有人不喜欢你，你就应该避开他们"，等等。并且，这些假设和思维常常和潜在的个人图式相关，比如，觉得自己有问题、无能、无法独立做事。治疗师应当帮助来访者评估这些有问题的应对策略，比如，过度担心、思维反刍、回避、逃避、顺从他人、过度饮酒或依赖药物，等等。

贝克（1987）认为，抑郁易感人格的其中一个相关维度是社交依赖性，社交依赖的个体通常过度担心关系的稳定性和安全性。与此相对的是自治性，是指个体关注自己在人际关系中独立取得的成就和表现。这两种风格，如果走向极端，都容易抑郁。社交依赖性个体会担心失去关系，而自主性个体则担心关系会让他们失去个人功能或个人成就（Clark, Beck, & Brown, 1992; Hammen, Ellicott, Gitlin, & Jamison, 1989）。治疗师应帮助来访者判断，他们的社交依赖倾向在多大程度上影响了潜在的问题。例如，社交依赖倾向的来访者往往在依赖和回避人格维度上有更高的得分，并且常常展现出边缘型人格特质，从而导致有问题的关系。社会依赖问题会导致社交焦虑障碍，使来访者在人际关系中过度敏感、退缩、自卑以及社交回避。因此，对认可的需求可以作为复杂的个案概念化的一部分。

下面的例子呈现了我与一名来访者的部分对话，这名来访者在工作中感到被边缘化。如文字所记录，该来访者目前关于认可的需求和对被边缘化的恐惧可以追溯到早年形成的图式，包括觉得自己无聊、自卑、与其他同伴不同，治疗师还帮助他检验了对目前问题的不良应对模式。

第一次谈话

治疗师：你说，如果有人不赞同你做的事情，你就会被边缘化。

来访者：是的，我害怕别人会针对我。

治疗师：有什么证据表明别人会针对你？（检查证据）

来访者：我也不知道。小时候，好多小孩都不喜欢我。

治疗师：那么，他们对你做了什么？

来访者：其实他们也没真的做什么具体的事。只是，我一直觉得我不属于他们那个小集体。

治疗师：看来这对你来说是个一直存在的议题：别人可能不喜欢你，他们可能排挤你。

来访者：是的。我总觉得自己是个局外人。

治疗师：那么，工作时，如果你觉得自己是个局外人，你会怎么反应？你仍然会很友好地对待别人吗？（检验应对策略）

来访者：你知道，其实我不是个外向的人。我觉得自己很害羞。所以，我走进办公室的时候，常常感到焦虑，外在表现就是，我并不那么热情友好。

治疗师：你觉得别人会怎么解释你的行为？他们认为你是个很害羞的人吗？还是会做出别的解释？（替代性解释）

来访者：可能他们会觉得我挺不友好的吧。

治疗师：所以，面对自己的焦虑，你的应对方式是退缩，并且对周围的人抱有警觉，这样一来，别人会把你的行为解释为不友好。所以，有没有可能别人觉得是你不喜欢他们？

来访者：是的，有可能。他们可能觉得我挺不友好的。

治疗师：你看，你从小就觉得在群体里没有归属感，这成为一个贯穿你生活的议题，你总觉得自己是个局外人，会被群体边缘化（识别图式）。你能不能回忆一下，是什么原因让当年那些小孩对你不太友好呢？（替代性解释）

来访者：我也不知道。可能，他们觉得我太聪明了，我对他们那些愚蠢的游戏并不感兴趣。他们觉得我对他们总是充满评价。

治疗师：所以，你觉得自己不属于那个孩子群体是因为你与他们有不同的兴趣，事实上，可能是你自己不想成为他们中的一员。

来访者：也许你说得没错，但某种程度上来讲，我很希望被群体接受。

治疗师：你是否常常觉得自己是个局外人，可以追溯到童年时期，你对别人使用了读心术，你总觉得别人不喜欢你，结果你开始回避他人，反而导致了你的内向？（把图式与自动化思维联系

起来）

　　来访者：是的，可能是这样。

　　治疗师：那么，我们来做一个行为实验，看看你在办公室里和其他同事的日常相处状况。比如，你说"嗨，你好吗？周末过得怎么样？"，你觉得别人会如何反应？（检验思维、收集证据和做出预测）

　　来访者：我也不知道。这是个好问题。可能他们还是会不太友好，但也可能不会。我也不知道。

　　治疗师：所以，我们可以做这样一个行为实验，检验你的思维，看看别人是否真的不喜欢你。

第二次谈话

　　治疗师：所以，我们看到，当你对别的同事表达友善时，有些人确实会给你积极的回应。那么，有没有可能你遇到的来自他人的某些"不友好"其实是某种自我实现预言呢？因为你没有对他们表示友好，所以他们反过来也没有对你表示友好？（收集证据，评估行为实验，评估自我实现的预言）

　　来访者：是的，很有可能。

　　治疗师：好的，这周我们来做一些不一样的事情。你很介意那些不喜欢你的人。你说过，你会对同事表现出非常正式的社交行为，很多时候你都不跟别人有眼神接触（识别应对策略）。可是在办公室里，大家的社交不是那么正式，可能是随意而友好的，如果你这样对别人，别人可能也会这样对你。这回我们试一点不一样的。我们有意做一些别人可能不喜欢的事情。不是说要故意讨人嫌，而是说你可以提一些别人可能不太愿意配合的要求。（做与思维相反的行为）

　　来访者：什么意思？

　　治疗师：比如说，你去店里逛，你请柜台的售货员给你拿不同的T恤。他告诉你价格之后，你要告诉他："我想要30%的折扣。"你明知道他不想给你打折，但还是要继续问他，即便他回答说不行，也要继续要求几次。换句话说，你要做一些别人可能不会同意的事。这个练习的目的是激发现实生活中的他人的不认可。（检验预测、暴露及练习应对恐惧）

　　来访者：听起来有点搞笑。

　　治疗师：如果这个售货员就是不同意，你觉得会怎么样？

　　来访者：我不知道。以前的我可能会觉得天都要塌了。现在我会觉得自己是个坏人，故意给别人添堵。（明确预测）

　　治疗师：好的，现在我们能看到，你的思维是如何阻断行为的。可是换个角度想：即便这个售

货员真的不喜欢你，会怎么样呢？就算他不喜欢你，你的正常生活会受到影响吗？（检验你还可以做什么，去灾难化）

来访者：应该什么也不影响吧。我的生活该是怎么样还是怎么样。

治疗师：所以，这个行为实验的目的就是有意地制造别人对你的不认同，然后看看，你的生活是否受到任何影响，是变好了，变糟了，还是没什么变化。（设置行为实验，检验预测）

来访者：我从来没从这个角度想过问题。

治疗师：大部分人都不会有意追求被别人拒绝。但是真被拒绝了，你就会发现，这些拒绝其实对你的生活没有一点的影响。

第三次谈话

治疗师：你一直要求售货员给你的 T 恤衫打折，结果发生了什么？

来访者：他说，只能是这个价格。

治疗师：那么你坚持砍价了吗？

来访者：是的。然后就持续被拒绝。他看起来有点被我惹毛了。刚开始我觉得很焦虑，也很窘迫，但是后来我觉得这是行为实验，我的目的就是被拒绝。（检验预测）

治疗师：假设这个售货员确实不喜欢你，他可能觉得你是来捣乱的。你还可以做什么？（检验我还可以做什么）

来访者：我不知道。可能我会继续回去上班，照样见朋友，做我每天都会做的事。

治疗师：所以，如果你还像每天那样该做什么做什么，那么别人喜不喜欢你就成为生活中一件非常微不足道的事情了。（全面看待问题）

来访者：从这个角度看，你说得没错。

治疗师：即便你知道这个人不喜欢你，一个月以后，你会怎么看待这个事？会有什么感觉？（未来视角）

来访者：可能都忘了这事了。

治疗师：你可以使用"又能怎么样"技术。比如，你可以跟自己说："就算这个售货员不喜欢我，又能怎么样。"想想看，你以前有没有这么想过问题？你是不是也曾经对自己说过："所以呢？又能怎么样？谁在乎？"（又能怎么样，让问题变得不重要，为什么这不是个问题）

来访者：可能我说"又能怎么样"说得不够多吧。

第四次谈话

治疗师：我们已经聊到了你在工作中是怎么与同事互动的。而且，你有意创造了一次被售货员拒绝的机会，你发现，即便有人不喜欢你，拒绝你，天也不会塌下来。现在，我们再来考虑一种可能。你最恐惧的就是被边缘化。我来说一个句子的开头，你来完成它："我在工作中被边缘化了，同事都不喜欢我。我担心……"会发生什么？（垂直下降）

来访者：我不知道。我可能会被炒鱿鱼。我可以想象自己失业在家，独自待着。

治疗师："当我想到独自待在家，我担心……"会发生什么？

来访者：我不知道。我再也找不到别的工作了。

治疗师："如果我再也找不到别的工作了，我担心……"（垂直下降，恐怖幻想）

来访者：我觉得自己会破产，最后无家可归。

治疗师：嗯，这是个非常可怕的画面。你能很清晰地想象到自己无家可归的画面吗？

来访者：是的。我能想到自己坐在马路边，脖子上挂着一个小纸牌。

治疗师：好的，现在让这个画面停在脑海里一段时间——你坐在马路边，无家可归，脖子上挂着个小纸牌。（让恐怖幻想视觉化，图像暴露）

来访者：（笑）这很难想象，其实根本不可能成真。

治疗师：为什么？

来访者：因为我有良好的工作技能，我知道自己能找到工作。

治疗师：好的，那我们就把这个称为你的"恐怖幻想"吧：你坐在马路边，无家可归，衣衫褴褛，举着个小纸牌。这就是当别人不喜欢你时，你所恐惧的事情。

来访者：是的。当然，我知道这非常荒谬，可以说很可笑。

治疗师：是的，这的确荒谬，但这确实是你某种程度上的幻想，让你恐惧。对于恐惧，最好的解决办法就是暴露。如果让你反复暴露在恐惧的情境中，你就会慢慢感觉这很无聊，最后几乎注意不到它。就是这样，你可以尝试这样做。找一些流浪者坐在马路边上的图片。比如可以搜索关键词"流浪者"来找图片。把找到的图片设成计算机桌面，每天都能看到。当你看到时，你要说："如果别人不同意我的说法或做法，我以后就会像这个流浪者一样。"（满灌恐怖幻想）

来访者：这太搞笑了。你确定没开玩笑？

治疗师：也可以说有一点点玩笑的性质吧。但这是非常严肃的玩笑，我希望你最终能觉得自己的恐怖幻想也就是一个玩笑。

第十四章
挑战自我批评

自我批评思维、内疚、羞耻，是抑郁障碍的主要特征，一些焦虑或应激障碍的个体也会有类似的思维。自我批判倾向的个体更容易后悔，所以他们难以做决策，也更加厌恶风险。自我批判的思维很容易导致思维反刍，个体就容易陷在他们自以为做错的事情里面无法自拔。在下面的案例中，通过数次咨询，我们可以看到治疗师如何使用一系列的认知治疗技术来处理来访者的自我批评思维。

第一次谈话

来访者是一名 35 岁的男性，刚刚从一家营销公司失业。他自责、思维反刍、不与朋友来往，已经如此数周。在这次治疗中，治疗师使用了多种认知治疗技术，帮助他处理自我批评、羞耻、后悔等倾向。

来访者：我真的很担心再也找不到好工作，我总是坐在那胡思乱想，觉得自己一事无成。

治疗师：这确实是个非常艰难的处境，放在任何人身上都是。当你坐在家里，心情低落的时候，脑子里会闪现什么样的思维？（引出思维）

来访者：我觉得自己是个彻头彻尾的失败者。

治疗师：陷在这样的思维里确实很难受，特别是你独自一人的时候。告诉我，对你来说，"失败"意味着什么？（语义技术）

来访者：我也不知道，就是一个人做不成他该做的事吧。我觉得自己是个失败者。

治疗师：那，有没有什么标志表明一个人是失败者？

来访者：我觉得，就是做不成事的人吧。

治疗师：好，所以，失败者的意思就是，没有一件事能做成的人，对吗？

来访者：是的，没错。

治疗师：也就是说，不是失败者，就能把事情做好？

来访者：对的。我觉得是。

治疗师：好的，那我们来看看这句话："有些人是什么事也做不好。"你在多大程度上相信自己是个失败者？从 0%~100% 打分。（评估对思维的相信程度）

来访者：鉴于我现在就在为这事做咨询，我觉得自己有 90% 吧。

治疗师：当你在 90% 的程度上相信自己是个失败者时，你有什么感觉？（把思维和情绪相联结）

来访者：我感到悲伤、无望、焦虑。大概就这样。

治疗师：那么，从 0% 到 100% 打分，你有多悲伤、无望、焦虑？

来访者：悲伤，95%；无望，90%；焦虑，80%。

治疗师：来看看你觉得自己什么事也做不好的证据。有什么证据表明你的想法是对的？（检查证据）

来访者：我觉得，我丢掉了工作，所以我认为自己是个失败者。

治疗师：还有别的证据表明你什么事也做不成吗？

来访者：我不知道。我一时想不到别的。

治疗师：当你陷在消极思维里时，比如"我是个失败者"，你是不是会为自己是个失败者寻找证据，一旦找到证据，你就不再继续寻找其他证据了，也不去寻找和你的思维不相符的反面证据？（证实偏差，有限搜索）

来访者：好像是这样。我确实比较消极。

治疗师：或许，正是因为你总是搜索负面的信息，才导致你的消极信念越来越强。我们把这叫作"证实偏差"，因为你的思维总是自动关注那些负面的信息。现在我们就来看一看，有没有什么证据表明，其实你也做成过一些事。能想到什么吗？（检查证据）

来访者：嗯，其实我工作做得挺好，在过去的两年里我得到了很积极的反馈。另外，我顺利地从大学毕业，我有许多朋友。

治疗师：所以，当我们收集你能做成事的证据时，我们发现了很多信息：你工作做得很好，得到了积极的反馈，你顺利从大学毕业，有不少好朋友。而证明你做不成事的证据只有目前的失业。（衡量证据的权重）

来访者：是的，不过大部分能从大学毕业的人都有很多朋友。

治疗师：听起来你在贬低你所举出的正面证据的价值。你觉得，贬损积极证据的结果是什么？（识别失调认知，贬损积极面）

来访者：我觉得这让我对自己的感觉非常糟糕。

治疗师：并且，你还在给自己贴标签。你因为失业而觉得自己是个失败者，你觉得，所有失业过的人都是失败者吗？（双重标准）

来访者：不，当然不。几年前我姐姐也失过业。他们公司缩减规模，好多人都被裁掉了。

治疗师：看起来你对自己很苛刻，却很理解你的姐姐。这是不是有点双重标准呢？

来访者：是的，我觉得是。我对自己总是比对别人更苛刻。

治疗师：如果让你评估支持和反对自己是失败者的证据，你觉得两方面的证据权重如何？五五开？四六开？还是六四开？（衡量证据的权重）

来访者：我得说，有90%的证据说明我不是个失败者，10%说明我是。

治疗师：你确实有严格要求自己的倾向，我们来一起看看这种倾向（识别假设）。对自己要求严格的成本和收益是什么？先来说说成本吧。对自己标准严苛，这样做的成本是什么？（检验成本收益）

来访者：我觉得，这让我经常批评自己，让我抑郁、焦虑。

治疗师：你从这样的严格标准中能获得什么好处吗？

来访者：嗯，高标准会激励我，让我更加努力。

治疗师：我们来找找证据，看看严格的标准是否激励了你，让你更努力？有什么证据能支持你的想法？（检验假设的证据）

来访者：我有时候会特别努力，但有时候，你知道的，我是个完美主义者，让我开始一件事情其实挺困难的，我经常拖延。（检验假设的成本和收益）

治疗师：看起来，高标准有时候确实对你有帮助，但有时候它也让你把事情推到一边，不愿做事，让你拖延。我想知道，如果有一个健康的标准，比如说，不要要求100%，而是85%，会怎么样呢？（检验适应性假设的成本和收益）

来访者：这么想，虽然让我有点焦虑，但其实更有希望。

治疗师：为什么做到85%会让你有点焦虑呢？

来访者：因为我害怕放弃了高标准之后，我就会变成一个平庸的人。

治疗师：这很有意思了，你害怕放弃自己的完美主义标准，是因为你觉得那样你就会变得平庸？看起来你思考问题有全或无的倾向。也就是说，你觉得："要么就100%的努力，要么就什么也不做。"（识别失调认知或假设）

来访者：可能这就是我的问题吧。这就是我为什么总在自我批评。

治疗师：我们回顾一下今天的谈话。你失业了，所以你觉得自己是个失败者。你把失败者定义为什么事情都做不好的人。当我们检查证据的时候，却发现你工作做得不错，能获得积极的反馈，你大学毕业，还有一群朋友。你苛责自己，却不苛责别人，比如你姐姐，看起来你有点双重标准。另外，你有完美主义倾向，你觉得必须得100%地做到什么事，否则就是个失败者。并且你还贬损积极的证据，你不能正确看待自己已经取得的成绩。现在，如果要你改变一些我刚刚说到的思维，你觉得会怎么样？你还会那么自我批评吗？

来访者：可能自我感觉会好很多吧。

第二次谈话

治疗师：上次我们讨论了，你因为失业觉得自己是个失败者，并且批评自己。之后我们找到了很多证据表明你并不是失败者。你觉得是什么原因导致了你的失业？（替代性解释，责任再分配）

来访者：其实这里面有好多因素。公司聘请了一名新的管理人员，她重新进行了人事安排。我觉得她想要聘请她以前的同事。所以，她的计划里就没有我们的位置。

治疗师：意思就是说，你这次失业是因为你们有了一个新的经理。

来访者：是的。

治疗师：现在我们来画一个饼图。把造成你失业的可能原因都列出来。整个饼图是100%，你觉得新经理在造成你失业的因素中能占到多大的比重？（饼图，全面看待问题）

来访者：我觉得75%吧。

治疗师：还有别的原因吗？

来访者：可能还有我自己的拖延，有时候我确实没能按时交活。

治疗师：嗯，很有意思。我们之前讨论过，拖延有时候和你的完美主义倾向有关。你觉得，我们有可能做些什么事来改变你的拖延吗？（检验规则和假设的结果）

来访者：我觉得可能可以吧。

治疗师：如果你找一下失业的原因，并且问自己："我的失业在多大程度上是因为能力不行？"你会怎么回答？

来访者：我觉得，最多10%。还有15%是因为运气不好。公司的环境变了。

治疗师：所以，最重要的原因是新经理进行了新的人事安排，这个占75%。你自己的能力缺乏以及拖延仅占10%。你觉得，如果克服拖延，事情会有什么改变吗？（责任再分配，看待能力表现的固定性与成长性视角）

来访者：会的。以前我总是拖延，真的太糟糕了。现在的就业市场很不好，我早该改的。

治疗师：那么我们来看看，未来哪些因素能够发生变化。可以说，你的拖延可以变化，你的努力可以变化，如果公司不进行人事变动，你也不会失业。可以看到，有些事是暂时固定不变的，比如你的能力，但这只占你失业原因的10%，而另外的90%都是未来可以改变的。

来访者：我明白，你是说很多事都可以改变。但我还是很纠结自己的拖延问题。

治疗师：要知道，每个人都会后悔。我看到，你又开始自责了。假设你正跟着一名教练学习网球，你把球打在了网上。这时，教练跑过来一把夺过你的球拍并且用拍子在你头上打了十几下。你觉得这对你提升球技有用吗？（检验自我批判和自我修正的成本和收益）

来访者：没用，这只会把我的头打坏。

治疗师：所以，打你的头根本没什么帮助。如果教练向你展示正确的挥拍姿势呢？你还会总把球打在网上吗？

来访者：肯定会好很多吧。

治疗师：所以，自我批评和自我修正是不同的。自我修正能帮你进步，我们可以看看如何改变你的拖延，如何按时完成任务。这比一直自我批评，一直陷在后悔中不能自拔要有效得多，对吗？

来访者：我明白了，我就是一直在自我批评。你说得很对。

治疗师：当我们批评自己的时候，要想一想什么是可变的，什么是不可变的。在你的例子里，几乎所有的事情都能往好里变。来了个新经理，她为了安排自己人，导致你失业了，这完全是运气不好。

来访者：是的。就是这样。

治疗师：其实你知道，运气也是可以变的。你的拖延以后也可以变。我们来做一个角色扮演：我来扮演你的消极思维，你来努力挑战我。（角色扮演，咨询师扮演批评思维）你什么都做不好。

来访者：（为自己辩护）不是的。我上了大学，我工作收到了很好的反馈，我做了很多正确的事情，我有很多朋友。我好多事都做得挺好。

治疗师：（扮演批评思维）这些都不算数。唯一算数的就是你失业了，这说明你是个彻头彻尾的失败者！

来访者：不对。很多人都会失业，乔布斯也失过业，乔布斯曾经从苹果公司失业。

治疗师：（扮演批评思维）是的。可是你失业的原因是你什么都做不好。

来访者：不对，这不是事实。我失业的原因是他们聘请了一个新的经理。当然，我自己的拖延也占了一部分原因，但那是可以改变的部分。至少，按照心理治疗师的说法，这是可以改变的。

第三次谈话

治疗师：你一直说自己是个失败者，我想和你一起探讨一下，如果你是个失败者，这意味着什么。现在我说几个句子，你告诉我，你脑子里会出现什么。"如果我失败了，我是个失败者，那么我担心……"你来完成这个句子，你觉得会发生什么？（垂直下降）

来访者：我担心人们拒绝我，没有人会和我一起。

治疗师："如果我是个失败者，人们不愿意和我一起，这让我感到困扰，因为……"你觉得会是什么？

来访者：那么我就会永远孤独一人。

治疗师："如果我永远孤独一人，那么……"会发生什么？

来访者：我会抑郁。

治疗师："如果我抑郁了，我担心……"发生什么？

来访者：我的生活没有什么值得过的了，我会自杀。

治疗师：所以你的思维是，如果你是个失败者，就没有人会和你一起，那么你的生活就不值得过下去了（识别假设）。我们来做一个角色扮演。我来扮演你，我承认自己是个失败者，而你尽量使我感到难受。请你用能想到的最负面的思维来打击我。（针对思维的角色扮演）

来访者：所以，你是要我努力使你难受？

治疗师：对，就是这样。尽量使我难受，让我觉得作为一个失败者，很难受。好吗？（扮演失败）我这才明白我就是个失败者，但是我也没觉得当一个失败者有什么不好的。

来访者：（扮演批评声音）可是，如果你是个失败者，就没有人愿意和你待在一起了。

治疗师：（扮演失败）我不这么觉得。因为我的很多朋友都有过失败的经历，照你这么说，他们都是失败者。我们一群失败者待在一起，也没什么不好的。我们有很多共同点。（通过接纳来改变消极标签）

来访者：（扮演批评声音）好吧好吧，这不就是一群失败者的大集合吗。

治疗师：（扮演失败）世界上大多数人都有过失败的经历，我们这群失败者的数量远比完美的人多得多，可是你却觉得只应该关注那些完美的人。

来访者：（扮演批评声音）可是，你整天被一群失败者包围，你也快乐不起来啊，不是吗？

治疗师：（扮演失败）哦，并不是的。他们是普通人，他们会在一些事情上经历失败，但他们友善又有趣，和他们一起，我真的非常开心。你知道吗，正因为我们是充满善意的普通人，所以在未来我们还会经历更多的失败，但我们会彼此支持。

第四次谈话

治疗师：当你感到很难过的时候，你好像总喜欢独自坐在家里，不跟朋友来往。为什么呢？（把感受思维与有问题的应对方式联系起来）

来访者：因为我对失业这件事感到尴尬。

治疗师：你有曾失业过的亲人或朋友吗？

来访者：有啊，我的很多朋友和家人都有过失业经历。我的朋友贝塔尼现在还处在失业中。

治疗师：所以，听起来你对失业这件事有羞耻感。当你有这样的感受时，你觉得你的朋友会怎么想？他们的脑海中会飘过什么样的思维？（检验读心术）

来访者：我觉得，他们可能会认为我是个失败者，从此不愿意和我来往了。

治疗师：所以，你使用了一定的读心术。你基于什么证据得出这个结论呢？（检查证据）

来访者：我就是知道，他们肯定和我想的一样，都觉得我是个不怎么样的人。

治疗师：这就是读心术。听起来，你觉得朋友会像你批评自己一样地批评你？但是请你再想一想，真实情况下，你的朋友会怎么想？（检查证据）

来访者：其实我觉得他们可能还是会很支持我。

治疗师：那么，我们来做一个行为实验吧。在接下来的一周，找四个好朋友聊一下，告诉他们你失业的事实，看看会发生什么。你觉得他们会怎么反应？（咨询朋友，收集证据）

来访者：我觉得他们可能会给我支持。

治疗师：那么，见朋友，得到朋友的支持，这样做对你有什么好处呢？

来访者：可能我就不会觉得孤独了吧。

治疗师：如果能和别人聊一聊，你会发现失业这件事其实很常见，你正在经历的事情没什么奇特的，你会淡化这件事的特殊性，你会越来越感觉自己是无数普通人类中的一员，你并不孤独。（问题普遍化）

来访者：这很有帮助。我不会觉得自己是个怪物了。

第五次谈话

治疗师：我们讨论了你的自我批评思维，发现你对自己很严苛。替代做法是，对自己有一些同情和慈悲。如果你有一个很在意的好朋友，他正在经历非常痛苦的时光，你会说些什么来表达你对他的关心和同情，让他顺利度过这段时光呢？（同情思维）

来访者：我会告诉他，我很在意他，很爱他，会一直支持他。

治疗师：好的，现在想象一下，把你的关心直接给到自己。闭上眼睛，双手交叉抱在胸前，就好像你在温柔地深切地抱着自己。现在，大声对自己说出这些关爱的话语，就像你刚才说的那样。（自我同情的角色扮演）

来访者：我很关心你，你是个好人，你做了很多很棒的事情，我会一直在这里陪着你，我会永远支持你。

治疗师：现在，继续闭着眼睛，保持爱与同情的状态，试着想象一个在你生命中出现过的重要他人，可能是你小时候遇到的，他是你生命中最善良的、最爱你的人。他是谁？（同情想象）

来访者：我觉得是我的祖母。

治疗师：想象她对你说了这些温暖的话。闭着眼睛，想象这次是祖母对你说这些话。你能大声地把她要对你说的话复述出来吗？（同情的角色扮演）

来访者：（扮演祖母）你知道我有多爱你，你知道我有多在乎你，我永远把你放在我心里。

第六次谈话

治疗师：我们来看一下，当你陷在负面思维里时，你会做什么。你觉得，你开始想这些负面的事之后，你会停止做什么？接下来你会做什么？（把行为和消极情绪联系起来）

来访者：我会待在家里，不见朋友。我会一直想这些糟糕的事情。

治疗师：所以，当你自我批评的时候，你就会陷在消极思维里，会有意地隔离自己，独自一人待着（识别思维反刍）。你不去见朋友，结果，你也没法享受和关心你的人在一起的乐趣。结果你更加地自我隔离和自我批评。（检验思维反刍和自我隔离的成本）

来访者：是的，我就是这样做的。我有时候会开始想，我是朋友的负担，我甚至觉得，我失业了，他们就会认为我是个失败者。我已经够失败的了，我不希望他们对我有更糟糕的想法。所以我不想见他们。

治疗师：听起来，你自己一个人待着的时候，自我批评的思维更多。你会一遍一遍地重复这些事。我们把这个叫作"思维反刍"，即注意力反复集中在负面思维上。我们可以待会再回来讨论这个问题。先来看看你觉得自己是朋友的负担这个思维。之前的几周里，你见朋友的时候会做什么？（自我实现的预言）

来访者：老实说，我可能已经不停地在抱怨失业的事了。不断重复，就像你说的，思维反刍，我一定让人觉得厌烦。

治疗师：所以，你把你的思维反刍明确地呈现给了朋友。也许这让你和朋友都感到比较沮丧。但从另一方面讲，你可能也在这个过程中得到了支持。当朋友给你支持的时候，你会怎么回应？

来访者：我记得我跟你说过，当我抱怨得越来越多时，有时候朋友给我建议反而会引起我的愤怒。就好像那天，罗杰建议我和工作中认识的人多联系，我直接就冲他发火了，我说："你根本就不明白这有多难。"我觉得他其实挺错愕的，不明白我为什么会不高兴。

治疗师：我觉得我们可以从中发现一些东西，当别人给你建议的时候，试着不要冲他们发火，因为这样会把他们推开，让他们远离你。当你在和朋友聊天寻求支持的时候，时刻记得，也要给这些支持你的人提供支持。比如，你完全可以说："罗杰，谢谢你这样理解我，谢谢你支持我。"这样，朋友就会知道你听了他们的话，你在意他们的支持。（强化支持）

来访者：是的，我有时候就是太消极了。

治疗师：没关系，你确实在经历一段非常痛苦的时期。但是你可以试着提一提你在做的积极的事情，这样在意你的人会发现，你有能力支持自己。

来访者：我确实做了一些积极的事情。我搜寻了招聘信息，也联系了一些人。谁知道呢，可能我很快就能有一份新工作吧。

治疗师：好，再来看看这个思维，你觉得朋友会看扁你。你能想到具体的人吗？谁会看扁你？哪些朋友会因为你失业了而看扁你？（检查证据）

来访者：呃，可能没人吧。不过瓦拉莉是个很挑剔的人，她对别人很没有耐心，我觉得她可能会看扁我。

治疗师：那么，因为其中一个朋友比较挑剔，你就要避开所有的朋友吗？瓦拉莉有这么重要吗？

来访者：啊，你说得对，其实我一直不怎么喜欢瓦拉莉。

治疗师：我们来做一个角色扮演吧。我来扮演挑剔的瓦拉莉，你来反驳我说的一切（对批评进行角色扮演）。（扮演瓦拉莉）你失业了，我觉得你是个失败者。

来访者：这太荒谬了，每时每刻都有无数的人在失业，我丢了工作不能代表我是个失败者，我仅仅是失业了而已。

治疗师：（扮演瓦拉莉）只有无能的人才会失业。

来访者：荒谬，有能力的人也会失业。人事变动、公司缩减规模、工作理念不同等原因都会导致一个人失业。我很有能力，我以前的工作做得非常不错。

治疗师：（扮演瓦拉莉）好吧，我还是瞧不起你，你应该在意我的观点，因为我的观点是世界上最重要的观点。

来访者：你的观点只对你自己重要。我不需要让你喜欢我，你喜不喜欢我影响不了我对自己的喜爱。我一直就觉得你是个又刻薄又爱评价别人的人。我很遗憾你是这样的人，可能就是因为这样，所以你讨厌周围大多数人吧。当然，可能大多数人也不喜欢你。真遗憾，瓦拉莉。

治疗师：现在，脱离角色。对于你刚才跟想象中的瓦拉莉的对话，你有什么想法？

来访者：其实我想了想，这真的挺荒谬的。我觉得瓦拉莉不会真的像你演的那么讨人嫌。不过她要是真的这样，我也不会努力要得到她的认可。

治疗师：这其实挺讽刺的，你躲开朋友的目的可能是为了躲开瓦拉莉。当你想到瓦拉莉可能特别爱评价别人时，你觉得她是个特别差劲的人。结果你更容易自我批评、自我隔离，以此来取悦讨人嫌的人。

来访者：好像是这样。我不应该太在意讨人嫌的人怎么想。

第七次谈话

治疗师：我想知道，为什么你觉得永远不能在任何事情上失败，这个想法是怎么来的。家里有谁这样要求过你吗？还是有谁这样批评过你？（识别假设和图式，检验图式源头）

来访者：确实，我父亲就这样。他其实不是坏人，我觉得他可能就是抑郁吧，但是他总在批评我。我把事情做好的时候，他总是说："你就应该这样。"所以我觉得，在他眼里我永远不够好。

治疗师：所以，我们看到了你的严苛标准的来源，它来自你父亲对你发出的苛刻声音。结果，你把它内化为自己的苛责："我永远不够好。"你学会了贬损积极面，因为你父亲就是这样做的——"永远不够好。"

来访者：是的。我一直觉得，无论我做什么，我永远都不够好。我永远不能让自己满意，因为我父亲永远也不满意。

治疗师：那么，你对父亲的父母了解吗？他们是怎么对待你父亲的？（检验图式源头）

来访者：我觉得我爷爷一直生活不顺，他酗酒很严重。他也是个非常苛责、负面的人，我爷爷奶奶总是争吵。我奶奶会苛刻地评价我爷爷，因为她觉得我爷爷很不成功，完全达不到她的要求。奶奶成长于一个非常不错的家庭，她看不起我爷爷。我觉得奶奶的态度肯定也让爷爷非常不舒服。可能这也是他酗酒的原因之一，当然我也不知道这些事情真正的因果是怎样的。

治疗师：所以，你的父亲来自一个充满苛责批判的家庭。而他后来也娶了一个嫌弃他不够成功的妻子。一切似乎比较明晰了，你最终从父亲身上继承了他所承受过的苛责，他不仅从他父亲那受过苛责，还从他母亲那里也受到过。这就好像一份代际传递的苛责，从爷爷奶奶那里传到父亲，再传给你。

来访者：是的。我也很清楚了，就是一代一代人传下来的。

治疗师：但是现在你有选择。你可以选择承受这个批评的声音，也可以选择拒绝。（脱离图式，识别适应性应对方式）

来访者：很难拒绝从小到大一直在承受的东西。

治疗师：是的，一夜之间当然难以改变。但是你可以从现在开始。你可以对自己说："我不需要批评自己，我可以接受自己，我可以看到，我的父亲也从他的父亲那里经历了苛刻的童年，他把批判的声音带进了自己的内心。可是现在，我可以决定让这个声音离开，让爱和关心住进我心里。"（检验适应性假设和图式）你还可以对自己说："这个声音对我父亲没用，对我也没用，我可以选择向自己表达善良、关爱和接纳。"我可以对自己比父母对我更好，比爷爷对我父亲更好。

来访者：如果我能做到这样，那简直太好了。

治疗师：我们来做一个角色扮演，这有一把空椅子，想象你的父亲坐在上面，你正在和他交谈。你要告诉他，你不会承受他带给你的负面影响，你要拒绝他苛刻的声音。（针对图式源头进行角色扮演）

来访者：（同角色扮演中的父亲交谈）你知道的，你好像从来都不觉得我做得有多好。你从来不支持我。这些年我一直苛责自己，从来不觉得自己好，这让我真的很难受。现在我知道你的父亲也是个苛刻的人，他也常批评你，我知道妈妈也总是批评你。但是这一切应该在这里停止了。我总是尽一切努力希望取悦你，但你总是说："你本来就应该这样。"你从来不对我说你多爱我，多关心我，多么为我感到骄傲。

治疗师：这些话听起来非常好，非常有力。你还可以加上，你要照顾自己，表扬自己，给自己信心，接纳自己，你不需要做到完美，你只需要足够好就可以了。足够好就是足够好。

第十五章
处理愤怒

愤怒和敌意是认知治疗中常需要处理的议题，有时候，愤怒和敌意会导致重大危机。每一名认知治疗师都必须学会如何有效地处理愤怒问题，因为愤怒常常会导致抑郁、关系冲突以及焦虑。关于用认知行为治疗处理愤怒，目前已有完整的综述（DiGiuseppe & Tafrate, 2007; Kassinove, Roth, Owens, & Fuller, 2002）和良好的自助书籍，供来访者应对自身的问题。我在这里特别推荐一本，Tafrate 和 Kassinove（2009）的《愤怒管理：控制情绪七步走，收获幸福生活》（*Anger Management for Everyone: Seven Proven Ways to Control Anger and Live a Happier Life*）。在本章的案例中，治疗师使用了多种认知治疗技术，对于很多来访者来讲，家庭作业是治疗中非常重要的环节。

本章的来访者是一名 50 岁的男性，他的妻子因为他常常爆发出攻击性而威胁要离婚。他和许多具有愤怒问题的来访者一样，刚开始很不愿意接受心理治疗。他说他之所以坐在这里，是因为妻子坚持要他来做心理治疗。他觉得自己的妻子非常不尊重人，不会倾听，做不到"她分内的事"。

第一次谈话

治疗师： 你能否讲一讲你对妻子感到愤怒的情况？

来访者： 嗯，她好像总是不听我说话。我是说，她总是想干什么就干什么。我告诉她，要把儿子的事放在第一位，我儿子总是不做作业。可她就是不。她就是不听我的。

治疗师： 然后呢？发生了什么？

来访者： 我骂了她。我说她又自私又愚蠢。我真是忍不了了。

治疗师： 她怎么回应？

来访者： 她很不高兴，直接走了。晚上的时候她跟我说，如果我不去找专业人士处理我的愤怒，她就要提离婚了。我不想离婚，但是我不知道该做什么。我就是很生气。

治疗师： 是的，我们能看到这里面有问题。不过有一点你要知道，感觉到愤怒和以带有敌意的方式进行攻击，是两件不同的事。

来访者： 我不明白。你什么意思？

治疗师：愤怒是一种情绪。攻击是一种行为。你可以感觉愤怒，但不去攻击。（区分情绪和行为）

来访者：可能你是对的吧。但当我愤怒的时候，我就会攻击。

治疗师：所以可能这就是你的问题。你的攻击就像一个反射。你还没意识到，就已经做出反应了。现在，我们必须仔细地分析这件事，你要意识到，感受和行为是不同的，这一点很重要。你有没有经历过这种事，比如在地铁上，你看到一些长相挺凶恶的小混混，你很看不惯他们的行为举止，但是你知道，如果你做出任何有攻击性的行为，就可能会有危险。你知道如果你瞪了或骂了他们，他们可能会打你。所以你选择沉默，什么也不说。

来访者：啊，几个月前就发生过这样的事。是的。我知道自己不想打架，所以什么都没说。但是我确实很生气。

治疗师：等咨询继续进行到更深入的时候，我们会发现，是你的攻击行为让事情变糟，而不是你的愤怒。如果你退后一步，对自己说："我注意到我愤怒了，但是我可以选择不表现出攻击行为。"会怎么样？这样，你的行为变成了一种选择，而非反射。（让行为成为一种选择）

来访者：这可能会有帮助吧。但有时候它就那么发生了。砰地一下，我就炸了。

治疗师：所以你看到，让你在生气的时候后退一步，确实有困难。但这对你有帮助吗？

来访者：如果我能做到，那当然是有的。

治疗师：但其实你在地铁上就能这么做，对吧？

来访者：是的，确实。

治疗师：现在，来看看能激发你做出改变的动力。你说，你来做心理治疗，是因为你妻子非要你来。不过，你的攻击行为对你到底有没有不好的影响？（检验弊端）

来访者：有啊，我不是到这来了吗？（笑）我觉得每次爆发完，我都会后悔，我老婆会连续几天跟我不高兴。没有交流，没有性生活。我儿子也觉得我是个混蛋。

治疗师：这些后果对你来说都挺重要的，所以，请你记住它们。不过，你的攻击行为也给你带来了一些好处吧。你觉得会是什么呢？（检验好处）

来访者：我没发现有什么好处。

治疗师：只要我们做一件事，它必然有一定的好处。不要从过于理性的方面考虑，试着体会你最愤怒的时候都有什么想法和感受。

来访者：我觉得这样做她就会听我的，按照我说的去做。我觉得这样做就能得到她对我的尊重。

治疗师：嗯，当然，这些很重要。不过，你为什么觉得，你做出攻击行为，就能让她听你的，并且尊重你呢？（检查证据）

来访者：其实这样做从来也没什么用。

治疗师：所以，如果你能提前考虑好，如果你能预知自己马上要冲妻子发火了，你会对自己说些什么？你会怎么劝说自己不要那么做，不要发火，不要攻击？

来访者：我会把我们今天谈话的内容拿出来提醒自己。发火解决不了问题，如果我攻击她，她不会尊重我的。

治疗师：这样做的第一步是，学会撤后一步，看看内心发生了什么："我感到愤怒。我可以选择做不做出攻击性行为。我明白，攻击不可能得到妻子的尊重，也不可能让她听我的。"这样做，你就有了选择，不必被愤怒控制。（引入自我调节）

来访者：在愤怒的时候，做到这样也太难了。

治疗师：可是你在地铁上遇到小混混时就能做到。还有，你开车的时候如果有人突然别了你一下，你会立刻在路上跟他们飙车追逐，以此报复吗？（检验过去自我控制的例子）

来访者：以前确实会这样做，但是现在我知道这样做很蠢，所以，就算了吧。

治疗师：所以其实你有过这样的经历。然后呢，会怎么样？

来访者：压力更小，也没那么危险了。

第二次谈话

治疗师：现在我们来看一看，通常什么样的情境会激发你的愤怒，当你特别愤怒甚至要攻击别人的时候，你在想些什么。以最近的事情为例，你告诉妻子关于孩子的事，她没按你说的做。你的思维是："她不听我的，她不尊重我。"对吧？（检验自动化思维）

来访者：是的，有时候我觉得她根本不听我说话。

治疗师：好。如果她不听你的，不尊重你，对你来说意味着什么？（垂直下降）

来访者：如果她不尊重我，就意味着她像对待垃圾一样对待我。（识别条件规则和假设）

治疗师：好，如果这是真的，对你来说意味着什么？

来访者：意味着我就是个垃圾。我知道我不是，但有时候我觉得自己是个垃圾。（识别图式）

治疗师：这样就明白了，为什么你一觉得妻子认为你是个垃圾时就会那么难受，并且你也会觉得自己是个垃圾。不过，也可能有别的原因。你觉得，为什么她不同意你对待儿子的方式呢？（替代性解释）

来访者：她可能觉得我给儿子施加了太多压力，让他感到很自卑。她只是想保护他。

治疗师：所以，当你的妻子不同意你养育儿子的方式时，她的目的是为了保护儿子免受太多压力，但是这样做对你的影响——至少你体会到的感受——却是她不尊重你。如果我问她："你想让

你的丈夫难受吗？"她会说什么？（区分意图和影响）

来访者：她不想我难受，她从来都不想。

治疗师：所以，我们应该把一个人的意图和她造成的影响区分开。对你的影响是你感觉没有被尊重。

来访者：是的，她的意图是保护儿子不承受太多压力。我确定她并不是要不尊重我或者让我感到难受。

治疗师：你在这个过程中出现了某种认知扭曲，我们称为"读心术"，也就是你知道别人故意不尊重你。我们很多人在与人相处的过程中都采用过读心术，但有时候我们会猜错别人的想法。你是否有时候会把妻子的行为错误地解释为对你的不尊重？你是不是有时候会把一些事情联系到自己身上？（自动化思维分类）

来访者：可能是。我常常觉得她不跟我说话是在惩罚我，但如果仔细想想，我觉得可能她是在想别的事情。

治疗师：听起来你很容易把她的一些行为和自己联系起来，好像她这么做就是针对你。那你觉得，她可能会想些别的什么事情？

来访者：她说过她挺操心孩子的事，而且她需要确保家里一切正常。你知道，让家里一切井井有条其实挺不容易的。我知道她为家里做了好多事。

治疗师：你看，因为你出现了"读心术"和"个人化"这样的认知失调，导致你以为她不尊重你，于是你变得很愤怒。我想知道，你能否找出一些证据证明她其实是尊重你的？（将情绪同自动化思维联系起来，检查证据）

来访者：有啊。她告诉我，她为我在工作上的表现感到非常自豪，她经常跟朋友吹捧我有多好。我真不知道我怎么会从这么差劲的角度想她。

第三次谈话

治疗师：你说，当你觉得她不尊重你时，你感觉自己什么也不是，只是个失败者。我想知道，你的家庭成员中谁曾给你传递过这样的信息？（识别条件规则和图式，检验消极图式的源头）

来访者：我父亲就非常苛刻，即便我在学校里表现很好，他也总会贬低我。对他来说，多好也不算好。他总在羞辱我，总说我不知道自己在干什么。而当我做好的时候，他又会说："好吧，你本来就该这样。"

治疗师：听起来这是个很难相处的人。这种轻视和批评的态度一定让你很难受。

来访者：我记得自己16岁那年，有一次我真的想要打他，但是我忍住了。然后有一天我告诉

他他就是个混蛋。我冲他喊叫，他完全惊呆了，难以相信我会这样。（识别过去的应对方式）

治疗师： 当他羞辱你、轻视你的时候，你脑海中出现过什么样的思维？

来访者： 我想的是，他是个混蛋，不过我觉得自己也是个失败者。他让我感到自卑。（检验图式源头）

治疗师： 所以，这也是当你的妻子与你意见相左时你的感受：过去的图式又出现了，你觉得自己是个失败者，另外那个人在羞辱你，你要反击。（把早期图式与现在的图式联系起来）

来访者： 是的，但是我妻子和我父亲一点都不像。

治疗师： 怎么个不像法呢？

来访者： 在各方面，她都非常关爱体贴、尊重别人。她不像我父亲，我父亲是个控制狂。他们完全不像。（区分图式和现实）

治疗师： 听起来她和你父亲非常不同，不过，你回应她的方式却和你回应父亲羞辱你时的反应相似。有时候确实是这样。我想知道，如果可以的话，你有什么话想对父亲说的。好比，想象你的父亲正坐在这里，你把想说的话都告诉他。你会说什么？（与图式源头做角色扮演）

来访者： 我会告诉他，他是个混蛋。

治疗师： 好，想象你的父亲就坐在这把椅子上，把你想说的话告诉他。（空椅子角色扮演）

来访者： 你是个混蛋！我知道你的父亲对你也不好，但这并不意味着你有权利这样对待我。我是个好孩子。我不完美，但我努力了。你应该支持我。可是你却让我觉得我永远不够好。

治疗师： 这是个很好的开始。很好，勇敢坚定地面对批评你的声音。你听到妻子不同意你的时候，可能会觉得和父亲批评你的声音特别像，但其实他们俩是不同的，对吧？

来访者： 完全不同。我妻子是个非常好的人。

治疗师： 她支持你吗？

来访者： 是的，她告诉我我是个好人，我工作做得很棒，我努力做到最好。我居然还那样对她，我感觉很惭愧。

治疗师： 可以理解。那么，把这个留作家庭作业好吗？给你的父亲写一封信，不必真的寄给他，告诉他他一直在打击你，他对你不公平，告诉他他本应该怎么对待你。好吗？（给图式源头写信）

来访者： 我可以试一下。不过写这个信估计会让我更气愤。

治疗师： 在信的结尾，告诉他你现在原谅他了，告诉他你为什么原谅他。不必寄出这封信。（练习原谅）

来访者： 我希望能做到。很难。

治疗师： 试试吧。看看你能做到什么程度。

第四次谈话

治疗师：似乎你生气的时候，会觉得刚刚发生了极度糟糕的事情。比如，当妻子对你说的话笑了笑并走开，你就会变得特别愤怒。如果从0%~100%打分，那时候你的愤怒程度能有多少分？（评估情绪的程度）

来访者：哦，我不知道。我觉得爆表了吧。反正接近100%。

治疗师：好，就算你的愤怒程度为100%。现在我们看看实际上发生了什么。你妻子笑了笑，走开了。现在，你在这张纸上画一条线，左端写0%，右端写100%。这条线代表"发生了坏事"。100%代表你能想到的有史以来最坏的事情。比方说，人类灭绝。左侧0%表示什么事也没有。5%的位置表示特别微小的坏事，比如，鞋不合脚。那么你觉得，90%的事是什么呢？（连续谱技术）

来访者：我不知道。可能，被抢劫，所有的钱都被抢了。

治疗师：好的。80%呢？

来访者：很难讲。可能，被炒鱿鱼吧。啊，当然，我知道这个其实比被抢钱要严重。我也不知道，很难讲。

治疗师：50%呢？

来访者：可能，和你在意的人吵架吧。

治疗师：25%呢？

来访者：不知道。可能重感冒好几天。

治疗师：你有没有发现，让你在连续谱的不同点上进行标记，是一件比较困难的事？

来访者：是的，很困难。

治疗师：可能是因为，你以全或无的思维在看待问题（定义二分思维）。你看，100%是人类灭绝，0%是什么事也没有。但是你妻子对你说的话笑了笑并走开了，却能使你的愤怒达到100%。是不是你的愤怒程度与现实不太合比例呢？是否有些事仅仅是不方便、不舒服，结果却被你划归到了100%糟糕的事情上呢？

来访者：我觉得好像是。对对，你说得对，我看待事情确实比较夸张。

治疗师：所以，如果让你来做这个连续谱标记练习，我们在5%写上"鞋子不合脚"，那么你觉得"妻子笑了笑并走开了"的严重程度是多少？你会把它标记在轴的哪里？

来访者：我觉得可能也就10%吧。真的得没那么严重。

治疗师：所以，可能10%，也可能15%，总之绝对不是100%？

来访者：绝对不是。

治疗师：好，那么，"即便我的妻子笑了笑并走开了，我还能做什么？"想想这个问题。（我还可以做什么）

来访者：做什么都可以吧，就像平常那样做就好了。

治疗师：所以，你平时该做什么事，现在还是能做什么事，因为这件事真的太微不足道了，对吗？

来访者：对啊，就是。就好比，如果鞋子不合脚，脱了不就好了。也就是难受几分钟的事。

治疗师：不过，如果有人打了你一顿，抢了你的钱，还导致你被送去了医院，那么这件事持续的就不是几分钟时间了，你可能伤得很严重，还得做手术。在这种时候，如果你生气，你还有没有可能去琢磨一下自己的愤怒是否不合比例？可能它自然而然地就愤怒到不合比例了？如果我能退后一步，更理性、更冷静地看待问题，我是不是能发现，其实这件事的严重程度并不像我当时处在事件当中时感觉得那样严重？（全面看待问题）

来访者：在那种时候真的很难这么想，很难退后一步看。

治疗师：所以，也许我们可以设立一个新规则："当我感到愤怒时，我应该问问自己，我现在的愤怒程度和现实相符吗？"这将有助于我在面对问题时后退一步，看看我的反应是否超出应有的强度。我可以对自己说："可能这并没有我感觉的那样严重。"（识别情绪推理）

来访者：如果我能做到的话，那当然是非常好的。不过我也不确定。

治疗师：所以，当你愤怒时，尤其是极端愤怒时，你需要做的就是把自己隔离出来一小段时间（情绪管理，后退一步，正念觉察）。我的意思是说，你给自己一两分钟的时间，深呼吸。然后告诉自己："可能我反应过激了。可能我的情绪和当下的情境不匹配。我应该再想想：'可能事实并没有我感觉到的那么糟。'"（自我指导）

来访者：如果我能做到，那真的很有帮助。

治疗师：我们常常会做情绪推理。我的意思是说，我们常常根据自己的情绪觉得发生了什么糟糕透顶的事情，然后做出了过激的行为。就好像："我感觉生气，所以一定发生了非常糟糕的事情。"你可以更理性地看待问题，看看是否有其他视角。可能我感到特别生气，但是当我从全面的视角看问题时，我就发现，可能这事情并不值得我生那么大的气。（检验情绪推理，正念脱离，检验思维和行为的结果）

第五次谈话

治疗师：所以，当你觉得她不尊重你时，你就觉得自己不值得被尊重。（识别假设）

来访者：是的，我觉得自己就是一个不值得被认真对待的人。我知道这样想很不理性。

治疗师：好，那我们来做一个角色扮演吧。我来扮演你的消极思维，你来挑战我。（自动化思维、假设、消极图式的角色扮演）

治疗师：（消极思维）你的妻子不同意你的说法，这说明你什么也不是。

来访者：（挑战）不，这只说明她不同意我。

治疗师：（消极思维）但是别人不同意你是因为你说的东西根本就没有价值。

来访者：不，这不对。人们常常不同意别人，那是因为每个人的观点不同。

治疗师：你的妻子是判定你是否有价值的唯一法官，所以，如果她不同意你，就意味着你没有价值。

来访者：这根本不合逻辑，太荒谬了。很多事都能证明我有价值。

治疗师：我一件事也想不出来。

来访者：（笑）不不不，这太荒谬了。我很聪明，我有好的工作，我是个诚实的人，我有朋友，有很多事都能证明我是个有价值的人。

治疗师：你妻子对你说的所有事情都不同意。

来访者：不对，不是这样的。我们在很多方面都意见一致，或者说，几乎所有的事情我们都能保持一致。在养育孩子上，在价值观上，在生活的方方面面，我们几乎都一致。

治疗师：但是你需要妻子在所有事上都同意你，那样才会感到舒服和被尊重。

来访者：我生气的时候确实这么想，但是我必须接受事实，我们不可能在所有事情上都完全一致。没有任何一对夫妻能完全一样。这是不现实的。

治疗师：好的，现在我们脱离角色。你觉得这个练习让你有什么感觉？

来访者：我意识到，有时候我需要得到她的认可，如果我们意见不一致，就会觉得是我有问题，我总把这些往自己身上联系，觉得她冒犯了我。然后我就生气了。（检验假设的结果）

治疗师：所以，某种程度上讲，你觉得妻子必须看重你说的一切。如果没有，你就觉得她不尊重你，并且你也觉得自己不值得尊重。看来，你真的非常渴望得到她的认可，然而，在任何关系里想要得到100%的认可几乎都是不可能的。你是否能接受两人在合理程度上有差异呢？比如，互相关心的两个人，也可能有意见相左的时候，但他们仍然彼此尊重。这样想对你有用吗？（替代的适应性假设）

来访者：这其实是更现实的。这样我们就能讨论彼此不一致的地方了。我知道我很尊重她，我们在政治上的观点有很多不同，但我们能像朋友一样讨论。

治疗师：所以，现在我们设立一个新假设，我们可以彼此不同意对方，但仍然互相尊重。你是否有这样的朋友或同事呢：你有时不同意他们的观点，但仍然尊重他们？（检验新假设的好处，检验适应性假设在当前的使用状况）

来访者：我觉得自己经常这样。我对很多人都这样，不同意他们说的，但仍然尊重他们。

治疗师：所以我们来看看，为什么一旦别人不同意你的观点，你就开始喊叫，就好像你觉得她听不见你说什么，你必须大声喊叫才能被她理解。实际上，这有用吗？（把情绪和行为关联到自动化思维和假设上）

来访者：从来就没用。每当我喊叫了之后她都会很难过，而她一难过我也很难过。我喊叫，她难过，结果谁也没听谁说什么。没有人真的听对方说什么。然后我们两个只是因为对方感到很难过。

治疗师：看来，如果你想让别人理解你的意思，喊叫似乎不是最好的办法。如果你接受别人和你观点不一致，会怎么样呢？比如，你可以说：我们可以接受彼此观点不一致。用一种温和礼貌的声音说出来。如果平静地表达你的接纳，会怎么样呢？（练习接纳）

来访者：如果我能做到——尽管我很难做到——我们的关系会好很多。

治疗师：你说你很难做到，可能是因为你生气的时候感觉非常紧张，那种紧张迫使你必须说点什么。这个叫作"怒火攻心，口不择言"（情绪推理）。不过其实可以不这样（相反行为）。你可以后退一步，平静下来，用温和一点的语气说话（正念脱离）。我们把这个叫作相反行为，你可以要求自己这样做，就好像你真的感到平静时那样。可能你这样做了，反倒平静下来了。你愿意试一试吗？

来访者：可以试一下。但我觉得挺难的。

治疗师：其实不这样做才更难。工作的时候，你是否和工作伙伴经常有这样的经历：你得和他们共事，但他们是非常难以相处的人，你得把愤怒搁置一旁，用礼貌专业的态度继续工作？（以已有的适应行为为例，使用新的假设和接纳）

来访者：啊，是的，我经常这样。

治疗师：所以，其实这可能是你擅长做的事情，你需要的只是开始和妻子也这样做。想一想，你妻子才是你人生中最重要的客户。

来访者：我要是能这么做，那就真的太好了。我对待陌生人比对家人理智多了。

治疗师：也许我们每个人面对家人时都有点失去理智吧。

第十六章

结语

　　本书的目的是帮助心理治疗师回顾一系列可能有助于治疗各类精神障碍的认知行为技术。作为临床治疗师，我们很容易专注于自己偏好的几种技术，并将较少的几种技术应用于几乎每个来访者。这确实有可能适用于很多来访者；当我们采用模块化的短期方法培训心理从业人员时，效率和简单性是最需要考虑的，那么只关注几种技术倒也省事便捷。可是，对于有经验的治疗师来说，他们常常会遇到各种疑难问题，仅具备少量的技术是不够的。更现实的做法是掌握更多技术，甚至可以从与认知行为治疗截然不同的流派中取经。根据我的观察，对于有些来访者来说，认知重构比较有用；对于另一些来访者来说，问题解决更为有益；而其他一些来访者则更能接受正念和接纳疗法。不试试不同的东西，永远不知道什么有用。

　　你可以和朋友或同事进行这样一项有趣的练习，问他们以下问题："当你遇到不开心的事情时，会做些什么让感受好转？"我常常在工作坊中或者在美国认知治疗研究所里向其他治疗师提出这个问题。想想你能得到的回答。人们会使用很多方法来应对问题，比如，社会支持、问题解决、行为激活、正念、回避、食物、酒精、幽默、接纳，不胜枚举。有些方法好一些，有些方法则会产生长期的负面影响。以我自己为例，我知道很多方法都有用，但我更倾向于目标导向的方法。我关注于能做什么。所以，当我不开心的时候，我喜欢采用问题解决的方法，或者调整目标。我可能也会后退一步，接纳现实。但我还是会问："问题解决了吗？""我还能关注什么目标？""我是否应该改变目标？"这并不意味着我是一个心理健康的典范；它只是表明，如果一个人像我一样有点强迫性，那么他更有可能采用问题解决策略，而非认知重构。有的人会寻求社会支持——这是有好处的，还有一些人用重构法，另外一些人会使用正念。我意识到正念是有效的方法。但我认为人们在日常生活中不会自然而然地运用它。这是一项需要投入大量训练和注意力的技能，但也是值得培养的技能。不过，在我看来，它并不能自然而然地产生。

　　我们在本书中介绍了什么？有些人可能发现，这本书并非涵盖了一切。是的，但也自然。我们生活的时代拥有那么多丰富而有价值的临床方法，我的书不可能把它们全部涵盖。即使是认知行为治疗的倡导者也必须承认，心智化治疗、基于移情的心理动力学治疗和人际关系心理治疗都是有效的——而这三者都是心理动力学的治疗方法。这些方法都培养了出色的治疗师，他们有力地证明，这些疗法是有一定价值的。但是，这本书是一本关注认知行为治疗的书。行为治疗师掌握着一系列已证实有效的技术，为了使本书易于编撰，我向有兴趣的读者另外推荐了关于其他方法的著作。当然，药物也是治疗的重要部分，心理治疗可以让来访者配合服药（例如治疗双相情感障碍）、遵守治疗方案、应对药物的副作用。的确，本书中的一些技术可以帮助读者朝上述方向努力。

我们在本书中介绍了很多内容。我们首先回顾了如何引出和识别思维，以及如何帮助来访者认识到，思维只是思维，而非现实、感觉或行为。我们回顾了来访者如何评估和检验思维，以此来检验思维的效果、结果、影响和价值。请记住，认知治疗不是要否认或压抑思维，而是引出和检验思维。认知治疗的目标不是摆脱思维，而是改变思维的可信度和影响力。我可以每天想着自己是一匹斑马，可是只要我照照镜子，我就可以知道，这个思维是不现实的。

正如我们所看到的，认知评估和干预的第一条战线是自动化思维，它是由潜在假设或条件规则驱动的。这些"应该"和"如果……就……"规则让消极的自动化思维更加严重。因此，某人可能会发现他的读心术思维是准确的——别人真的不喜欢他——但这只是潜在假设（"我需要每个人的认可"）在作祟。我们可以用许多方法来检验和修改这些僵化的、自我贬损的假设、规则和信念，这样就可以不必总是关注消极体验。我们还看到，反复出现的逻辑错误和推论可能会维持和加剧消极情绪。做到有逻辑是很困难的——我们可能会依赖直觉、刻板印象、标签、情感、近因、显著性和选择性的信息收集。但这些错误和偏见都可以用本书所讲到的技术来修正。

许多来访者发现，自己因为决策困难而陷入困境。关于决策过程以及如何修正，本书已讲述得相当详细——我还可以讲得更多。毕竟，改变是关于决策的，如果个体基于短期收益而不是长期目标做出决策，或者坚持挽回已经证明无效的沉没成本，那么其消极感和无助感会继续增加。幸运的是，认知科学的研究成果已经向我们展示出，决策过程中的认知扭曲和认知问题是如何产生的，以及我们应该如何应对。用 Kahneman 的话来说，"慢慢思考可能比快速解决更好"。

侵入性思维和焦虑的那一章为治疗师提供了一系列有用的策略和技术，这些策略和技术来自认知治疗、元认知治疗、情感回避理论、行为模型、问题解决疗法、正念、接纳、不确定性训练和其他方法。我们知道，反刍思维和焦虑是抑郁症的重要易感因素，即使没有明确的负面事件，这些思维过程也足以让来访者抑郁和焦虑。与 20 年前相比，现在的治疗师很幸福，他们可以帮助来访者更有效地应对这些问题。在关于全面看待事物的章节中，许多技术可用于降低感知或预期事件的强度。很多时候，我们对待挫折的反应就像世界末日来临一样，但一周后我们就想不起是什么让我们那样心烦了。要意识到"理性"这个词的意思。有时候，视角决定一切。但通常我们并不知道这一点，直到为时已晚才幡然醒悟。正确看待事物的能力是减少焦虑、愤怒和悲伤的关键点，它能让来访者意识到："这事根本就不值得烦恼。"

在关于图式的章节中，我从 Beck、Freeman、Davis、Young 等人身上汲取了经验，只有处理长期存在的图式问题时，才会用到这一章节的知识。有些治疗师可能专注于自动化思维、条件规则、行为激活、接纳或其他认知现象。我发现，通过整合对图式的研究，治疗可以得到深化，并且变得更有意义。很难想象，如果不参考图式，如何将复杂的个案概念化。对于亲密关系长期存在问题的来访者来说，他们的图式可能是关于自我缺陷、被抛弃、被控制或者其独特性的。这些图式可能只是表面，下面藏着一连串消极情绪和需要应对的问题。我在这里也提出，我们可以通过接受人性的普遍缺陷来超越消极图式——我们所有人都有觉得自己有缺陷、不可爱、无助的时候。治疗师可以将共情和自我接纳的工作纳入解决这些长期问题的方法中，这通常会取得良好的效果。再强调一遍，治疗师不必局限于某一种方法。

在情绪调节的章节中，我回顾了一些可以用来应对高强度情绪的方法。同样，治疗师可以采用辩证行为疗法、接受承诺疗法、贝克疗法、问题解决疗法、情绪图式疗法和其他方法。对于一些表现出严重情绪障碍的来访者——例如，有自我伤害、敌意、其他冲动和破坏性行为风险的来访者——我们可能会从情绪调节开始治疗。如果一个人感到情绪失控，进而引发严重的问题行为时，很难直接进行认知重构或让其暴露在恐惧的情境中。

我还写了四个章节的具体应用。当然，可以应用的方面不止四个，但我认为，这几个章节提供了关于如何使用认知技术的有用示例。关于处理认知扭曲的那一章，我列出了治疗师可以使用的技巧以及简短的问题，这些技巧可以指导帮助来访者扭转思维偏差的负面影响。在寻求认可的章节中，我说明了来访者如何使用包括认知重构、行为暴露、行为实验和接纳在内的技术来改变他们对他人认可的依赖。没有任何一个人能让所有人都喜欢，所以过度追求他人认可会造成社交焦虑、回避和自信等问题。在自我批评的那一章，我也回顾了一系列的技术，这些技术可以帮助来访者对自己有一个更现实的、更少贬损的看法。这一章没有对自我采取"积极思考"的方法，而是反映了正确看待人的不完美的重要性，同时承认没有人能完全满足每个人的期望。愤怒管理一章展示了治疗师可以使用行为和认知技术，可以帮助病人区分情绪（愤怒）和行为（敌意），学会退后一步，冷静一段时间再看看有无其他做法，认识到引发愤怒反应的因素，学会避免被自己的情绪绑架。

纵观本书，我在每一章中都给出了与来访者的实际对话作为样例。我知道，每个治疗师都有自己的治疗风格，有人更温和，有人更激进，有人甚至会直接挑战来访者。我觉得，没有一种风格能适合所有人。我也相信没有哪个治疗师能和所有来访者匹配。风格是自己的，当然可以根据自己的情况进行变动。要知道，我写在这本书里的不是金科玉律，一定要根据自己的风格进行调整。最重要的是，要记住，无论采用哪种技术、哪个流派，我们都要以来访者的利益为先，选择最适合他们的治疗方法。我们不能只迷信一种风格、一种技术，不能拘泥于一种流派的思想。我们要不断尝试，不断学习。

参考文献 [1]

Adler, A. (1964a). *Social interest: A challenge to man- kind* (J. Linton & R. Vaughan, Trans.). New York: Capricorn Books. (Original work published 1924)

Adler, A. (1964b). *The individual psychology of Alfred Adler: A systematic presentation in selections from his writings.* New York: Harper & Row.

Alhakami, A. S., & Slovic, P. (1994). A psychological study of the inverse relationship between perceived risk and perceived benefit. *Risk Analysis, 14*(6), 1085–1096.

Andersen, S. M., Saribay, S., & Przybylinski, E. (2012). Social cognition in close relationships. In S. T. Fiske & C. N. Macrae (Eds.), *The SAGE hand- book of social cognition* (pp. 350–371). London: SAGE.

Arkes, H. R. (1996). The psychology of waste. *Journal of Behavioral Decision Making, 9*(3), 213–224.

Arkes, H. R., & Ayton, P. (1999). The sunk cost and Con- corde effects: Are humans less rational than lower animals? *Psychological Bulletin, 125*(5), 591–600.

Arkes, H. R., & Blumer, C. (1985). The psychology of sunk cost. *Organizational Behavior and Human Decision Processes, 35,* 124–140.

Arntz, A., & Van Genderen, H. (2011). *Schema therapy for borderline personality disorder.* New York: Wiley.

Arntz, A., & Weertman, A. (1999). Treatment of child- hood memories: Theory and practice. *Behaviour Research and Therapy, 37*(8), 715–740.

Bargh, J. A., & Morsella, E. (2008). The unconscious mind. *Perspectives on Psychological Science, 3*(1), 73–79.

Bartlett, F. C. (1932). *Remembering: A study in experimental and social psychology.* Cambridge, UK: Cambridge University Press.

Beck, A. T. (1967). *Depression: Clinical, experimental and theoretical aspects.* New York: Harper & Row. Beck, A. T. (1976). *Cognitive therapy and the emo- tional disorders.* New York: International Univer-sities Press.

---

1 为了环保，也为了节省您的购书开支，本书参考文献不在此一一列出。如果您需要完整的参考文献，请通过电子邮箱 1012305542@qq.com 联系下载，或者登录 www.wqedu.com 下载。您在下载中遇到问题，可拨打 010-65181109 咨询。